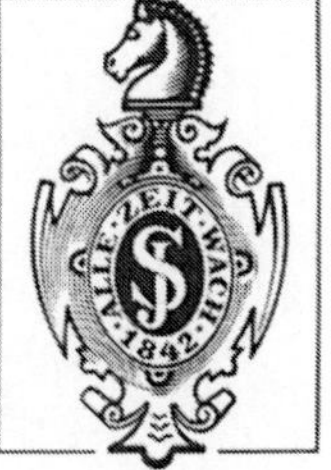

J. Freyschmidt

Knochenerkrankungen
im Erwachsenenalter

Röntgenologische Diagnose und
Differentialdiagnose

Mit 211 Abbildungen in 445 Teilbildern

Springer-Verlag
Berlin Heidelberg New York 1980

Professor Dr. Jürgen Freyschmidt
Medizinische Hochschule Hannover, Institut für Klinische Radiologie
Karl-Wiechert-Allee 9, 3000 Hannover 61 (Kleefeld)

ISBN-13: 978-3-642-67519-5   e-ISBN-13: 978-3-642-67518-8
DOI: 10.1007/978-3-642-67518-8

CIP-Kurztitelaufnahme der Deutschen Bibliothek.
Freyschmidt, Jürgen: Knochenerkrankungen im Erwachsenenalter / J. Freyschmidt. –
Berlin, Heidelberg, New York: Springer, 1980.

Reproduktion der Abbildungen: Gustav Dreher GmbH, Stuttgart

Für Gisela, Pia und Julia

Vorwort

Im vorliegenden Buch sind osteologische Krankheitsbilder im Erwachsenenalter aus röntgendiagnostischer und -differentialdiagnostischer Sicht beschrieben und durch Abbildungen dokumentiert, die meinen persönlichen Erfahrungen zufolge in der röntgenologischen Praxis anzutreffen sind und nicht zu den Raritäten zählen. Dabei handelt es sich um osteologische Veränderungen, die im klinischen Bereich eigentlich nur mit Hilfe radiologischer Methoden diagnostiziert werden können und radiologische Leitsymptome repräsentieren.

Primär traumatologische und spezielle orthopädische Veränderungen sind ausgeklammert. Erkrankungen der Gelenke und des fibroossären Übergangsbereiches, seltene angeborene und erworbene Skeletveränderungen finden in einem Glossar hinsichtlich ihrer wesentlichen Röntgenzeichen Erwähnung, soweit sie das differentialdiagnostische Spektrum häufiger Krankheitsbilder berühren.

Das häufigen bzw. relativ häufigen osteologischen Krankheitsbildern unter besonderer Berücksichtigung der Differentialdiagnose gewidmete Buch stellt kein Konkurrenzwerk zu den in den letzten Jahren auf dem Gebiete der osteologischen Radiologie erschienenen umfangreichen und hervorragenden Nachschlagwerken dar, die mehr den Spezialisten auf diesem Gebiet ansprechen. Es ist daher auch zwangsläufig frei von einem „Zuviel" an historischen, pathologisch-anatomischen und klinischen Darstellungen. Die Erläuterung pathologisch-anatomischer, pathophysiologischer und klinischer Daten und Zusammenhänge erfolgt in einem Rahmen, der durch die Grenzen des zum Verständnis radiologischer Veränderungen Notwendigen gesteckt wird.

Bei der Planung dieses Buches mußten in Anbetracht der Fülle radiologischer Knochenveränderungen Überlegungen angestellt werden, welche Krankheitsbilder breiter dargestellt und welche differentialdiagnostische Erwähnung finden sollen. Dadurch wurde notwendigerweise die Frage nach der Häufigkeit osteoradiologischer Krankheitsbilder in der täglichen Praxis aufgeworfen. In diesem Zusammenhang war zu berücksichtigen, daß sich in den letzten Jahren ein gewisser Wandel in der Repräsentanz einiger Krankheitsbilder eingestellt hat, die früher als ausgesprochen selten galten und heute aufgrund eines spezielleren Wissens und einer Verbesserung der Erkennungsmethoden häufiger vorkommen (z.B. endokrine Osteopathien). Fernerhin war zu bedenken, daß im Vergleich zur Radiologie der Thorax- und Abdominalorgane die eigentliche – nicht traumatologische – osteologische Radiologie an der Gesamtfrequenz von Röntgenuntersuchungen einen relativ geringen Anteil hat, wodurch sich die Häufigkeit osteologischer Krankheitsbilder insgesamt mehr in Richtung eines „selteneren Vorkommens" verschiebt.

Zusammenfassend ist also das Ziel dieses Buches, typische und in der täglichen Praxis mit großer Wahrscheinlichkeit auch vorkommende osteologische Krankheitsbilder darzustellen und dem röntgendiagnostischen Praktiker näherzubringen. Dazu dienen auch die in nahezu Originalgröße erstellten Abbildungen, die Gliederung des Buches nach rein röntgenmorphologischen Gesichtspunkten mit Herausstellung der Leitsymptome und ein differentialdiagnostisches Suchschema, das eine Zuordnung von im Röntgenbild gefundenen pathologischen Skeletveränderungen erleichtern soll.

Herrn Dr. H. Ostertag, Pathologisches Institut der Medizinischen Hochschule Hannover, danke ich für seine Beratung in Fragen der Pathologie und Histologie.

Hannover, Frühjahr 1980   JÜRGEN FREYSCHMIDT

Inhaltsverzeichnis

Osteoradiologische Differentialdiagnose

Tabelle I. Differentialdiagnose von Skeletveränderungen, die überwiegend mit einer Dichteabnahme und Strukturveränderungen einhergehen

Topographie	Röntgensymptomatik	Diagnose
Systemische oder generalisierte Dichteabnahme mit Strukturveränderungen		
Charakteristische Röntgenzeichen an der Wirbelsäule	Harmonisch, Spongiosa und Kompakta betreffend, Betonung der Randkonturen, hypertrophische Atrophie, scharfe Konturen und Strukturen, gleichmäßige Sinterungen	Senile Osteoporose, Osteoporose bei langbestehender Hyperthyreose und Hypothyreose
	Unharmonisch, z.T. feinfleckig, Spongiosa und Kompakta betreffend, fehlende oder nur geringfügige hypertrophische Atrophie, keine Betonung der Randkonturen bei insgesamt scharfen Strukturen, ungleichmäßige Wirbelkörpersinterung	Pathologische (vorzeitige) Osteoporose, generalisiertes Plasmozytom, Hyperparathyreoidismus
	Unharmonisch, Spongiosa und Kompakta betreffend, keine hypertrophische Atrophie, unscharfe bandförmige Verdichtungen unter den Grund- und Deckplatten, Sinterungen, Fischwirbel	Steroidosteoporose
	Unharmonisch, mittel- bis grobfleckig, z.T. mottenfraßähnlich, Kompakta und Spongiosa betreffend, keine hypertrophische Atrophie, überwiegend unscharfe Strukturen, ungleichmäßige Sinterungen der Wirbelkörper	Generalisiertes Plasmozytom, leukämische Infiltration, generalisierte Metastasierung
	Netzig-wabig und/oder -strähnig mit rundlichen bis polygonal begrenzten, reiskorn- bis erbsengroßen Defekten, Spongiosa und Kompakta betreffend, Strukturen leicht unscharf	Primärer und sekundärer Hyperparathyreoidismus, generalisiertes Plasmozytom
	Grobwabig mit unterschiedlich großen Osteolysen in verdickten, rahmenartig anmutenden Reststrukturen, Sinterungen	Plasmozytom
	Überwiegend harmonisch mit unscharfen verwaschenen Strukturen, „Radiergummi- oder Mattglasphänomen", bandförmige Sklerosen an den Grund- und Deckplatten	Osteomalazie
Charakteristische Röntgenzeichen am Schädel und Becken	Gleichmäßige Entkalkung der Kalotte im Aufsichtsbild, Verschwinden der anatomischen Dreischichtung	Primärer und sekundärer Hyperparathyreoidismus
	Relativ scharf begrenzte, stecknadelkopf- bis kirschgroße Osteolysen	Plasmozytom
	Grobwabige Strukturaufhellungen in verdickten, rahmenartig anmutenden Reststrukturen	Plasmozytom
	Unscharf begrenzte, stecknadelkopf- bis kirschgroße Osteolysen	Generalisierte Metastasierung, leukämische Infiltrate, Osteolysen bei Non-Hodgkin-Lymphom

Tabelle I. (Fortsetzung)

Topographie	Röntgensymptomatik	Diagnose
	Verwaschene Diploezeichnung, Verdünnung von Tabula interna und externa, Mattglasphänomen	Osteomalazie
Charakteristische Röntgenzeichen am Gliedmaßenskelet	Harmonisch, sehr dünne Kompakta, besonders diaphysär, insgesamt schmächtiger, glasiger Knochen, Frakturen, Fehlstellungen	Osteogenesis imperfecta tarda
	Harmonisch, Kompakta und Metaphysenspongiosa betreffend, Aufweitung des Markraumes, scharfe Konturen und Strukturen, hypertrophische Atrophie	Senile Osteoporose
	Unharmonisch fleckig, Kompakta und Spongiosa betreffend, Spongiosierung der Kompakta, keine hypertrophische Atrophie, überwiegend scharfe Strukturen	Pathologische (vorzeitige) Osteoporose, Steroidosteoporose
	Netzig-wabige Spongiosaumwandlung, Spongiosierung der Kompakta, subperiostale Resorptionen mit fransiger Außenkontur, enostale Resorption mit Verdünnung der Kompakta, braune Tumoren	Primärer Hyperparathyreoidismus
	Netzige Spongiosararefizierung mit überwiegend unscharfen wolligen Strukturen, deutliche Spongiosierung der verdünnten Kompakta, fransige Außenkonturen, Looser-Zonen, gelegentlich Akroosteolyse	Sekundärer Hyperparathyreoidismus mit stärkerer osteomalazischer Komponente
	Verwaschene unscharfe Spongiosastrukturen mit Strukturreduzierung („Mattglas- oder Radiergummiphänomen"), Spongiosierung der Kompakta, Looser-Zonen	Osteomalazie

Regionäre Dichteabnahme mit Strukturveränderungen

Topographie	Röntgensymptomatik	Diagnose
Vorwiegend in Gliedmaßengelenknähe	Gleichmäßige Dichte- und Strukturabnahme, Verdünnung der Kompakta	Inaktivitätsosteoporose
	Fleckförmige Dichteabnahme mit lakunärer Verdünnung der Kortikalis	Trophische Störungen mit Knochenatrophie, regionäre Metastasierung, regionär auftretendes Plasmozytom
	Feinfleckige Dichteabnahme	Sudecksche Atrophie
	Grobfleckige oder gleichmäßige Dichteabnahme	Inaktivitätsosteoporose bei älteren Menschen, Begleitosteoporose bei Polyarthritis
	Bandförmige Dichteabnahme metaphysär	Akute Immobilisation bei 20- bis 40jährigen

Vorwiegend polyostotische Dichteabnahme und Strukturveränderungen

Topographie	Röntgensymptomatik	Diagnose
Stamm- und Gliedmaßenskelet	Scharf begrenzte polygonale Defekte vorwiegend der Spongiosa mit unterschiedlich ausgeprägtem Sklerosesaum, gelegentlich Landkartenmuster	Histiozytose X
	Scharf begrenzte, rundliche polygonale Defekte von Erbsen- bis Pflaumengröße in Spongiosa und Kompakta, kein Sklerosesaum	Plasmozytom
	Scharf begrenzte Defekte der Spongiosa von Erbsen- bis Pflaumengröße ohne Sklerosesaum, zumeist Aufblätterung der Kompakta, fransige Außenkontur	„Braune Tumoren" bei PHPT
	Scharf begrenzte kirsch- bis pflaumengroße, z.T. zusammenfließende Defekte vorwiegend in der Spongiosa	Echinokokkus

Tabelle I. (Fortsetzung)

Topographie	Röntgensymptomatik	Diagnose
	Scharf begrenzte, stecknadelkopf- bis kirschgroße Defekte in der Spongiosa	Leukämische Infiltrate
	Unscharf begrenzte, unterschiedlich große Spongiosa- und Kompaktadefekte	Metastasen
	Unscharf begrenzte, z.T. mottenfraßähnlich anmutende Defekte von Erbsen- bis Pflaumengröße	Malignes Lymphom im Knochen
	Scharf begrenzte Defekte, reiskorn- bis kirschgroß, *an den Händen* oft mit Auftreibung des Knochens und endotumoralen Verkalkungen	Enchondromatose
	Scharf begrenzte, reiskorn- bis kirschgroße Defekte, *an den Händen* gelegentlich mit Zeichen der Expansion, keine Verkalkungen	Sarkoidose

Mono- und oligoostotische Dichteabnahme und Strukturveränderungen

Topographie	Röntgensymptomatik	Diagnose
	Seifenblasenartige, wabig-zystische oder mattglasartige Aufhellungen in der Spongiosa, umgeben von dicken Sklerosesäumen, häufig expansiv mit Volumenzunahme und Formveränderungen	Fibröse Dysplasie
	Strähnige Kompaktaumwandlung mit Dicken- und Volumenzunahme des Knochens, rarefizierte Spongiosastruktur, Verbiegungen	Morbus Paget im kombinierten Stadium

Monoostotische Dichteabnahme und Strukturveränderungen an Röhren- und flachen Knochen

Topographie	Röntgensymptomatik	Diagnose
	Vorwiegend diffus	
	Mottenfraßähnliche Strukturauslöschungen mit und ohne Periostverkalkungen	Akute Osteomyelitis, primäre und sekundäre grob destruierende Knochentumoren
	Zum Teil glatt begrenzte Strukturauslöschungen mit umgebender Sklerose und Periostverkalkung	Chronische Osteomyelitis, M. Hodgkin des Knochens
	Vorwiegend umschrieben	
	Rundliche Aufhellungen von Erbsen- bis Pflaumengröße mit umgebender flächiger Sklerose	Osteoidosteom, Osteoblastom, Brodie-Abszeß
	Wabig-streifige, strähnige Aufhellung	Hämangiom
	Wabig-zystische oder seifenblasenähnliche expansive Strukturauslöschung mit meist dickem Skleroserand, 3–10 cm im Durchmesser	Monoostotische Form der fibrösen Dysplasie
	Gekammerte, z.T. seifenblasenähnliche expansive Strukturauslöschung mit unscharfem Rand zum gesunden Knochen	Expansiv wachsende Metastasen (z.B. Hypernephrom)

Monoostotische Dichteabnahme und Strukturveränderungen an Röhrenknochen

Topographie	Röntgensymptomatik	Diagnose
Vorwiegend epiphysär	Scharf begrenzte, gelegentlich expansive, kirsch- bis apfelgroße Strukturauslöschung mit feinem Sklerosesaum	Chondroblastom
	Scharf begrenzte, rundliche, erbsen- bis pflaumengroße Strukturauslöschung mit feinem Sklerosesaum subartikulär	Intraossäres Ganglion
	Scharf begrenzte, „leere" oder gekammerte Strukturauslöschung von Pflaumen- bis Apfelgröße, gelegentlich Sklerosesaum, exzentrisch gelegen	Riesenzelltumor

Tabelle I. (Fortsetzung)

Topographie	Röntgensymptomatik	Diagnose
	Scharf begrenzte, multiple, mehrkammrig erscheinende Aufhellungen, umgeben von einem Sklerosesaum, zumeist an 2 artikulierenden Knochen	Villonoduläre Synovitis
Vorwiegend metaphysär	Scharf begrenzte, längsovale Aufhellung, umgeben von einem girlandenartigen Sklerosesaum, exzentrisch gelegen und von der Kompakta ausgehend mit einem Durchmesser von 1–7 cm	Nicht-ossifizierendes Knochenfibrom
	Rundliche Aufhellung, bis pflaumengroß, mit breiter und flächiger umgebender Sklerose	Brodie-Abszeß
	Scharf begrenzte, mehrkammrige Aufhellung, expansiv, exzentrisch gelegen, von Pflaumen- bis Birnengröße	Aneurysmatische Knochenzyste
	Scharf begrenzte, z.T. blasig-gekammerte Strukturauslöschung *mit Kalkeinlagerung*, gelegentlich expansiv, pflaumen- bis apfelgroß	Chondrom
	Unscharf begrenzte, grobe Strukturauslöschung mit begleitender Periostverkalkung, pflaumen- bis apfelgroß	Osteolytisches osteogenes Sarkom
	Unscharf begrenzte, mottenfraßähnliche Strukturauslöschung mit eingestreuten unscharfen Sklerosearealen, Periostverkalkungen	Gemischtförmiges osteogenes Sarkom
	Länglicher, kortikospongiöser Defekt mit vorwiegend parossalem Wachstum und Verkalkungen sowie periostalen Knochenneubildungen	Periostales Chondrom
Vorwiegend metadiaphysär	Scharf begrenzte, exzentrische Strukturauslöschung, häufig mit Beteiligung der Kompakta, feiner Sklerosesaum	Chondromyxoidfibrom
	Unscharf begrenzte, expansive, längliche Strukturauslöschung mit fleck- und spritzerförmigen Verkalkungen und Zerstörung der Kompakta	Chondrosarkom
	Fleckförmige oder mottenfraßähnliche Strukturauslöschung, expansiv mit Zerstörung der Kompakta, ohne endotumorale Verkalkungen	Retikulosarkom, Fibrosarkom
Vorwiegend diaphysär	Scharf begrenzte, längliche, einkammrige, expansive Strukturauslöschung, 5–15 cm im Durchmesser	Juvenile oder einfache Knochenzyste
	Mottenfraßähnliche Strukturauslöschung, bis zu 10 cm und mehr Längenausdehnung, Periostverkalkungen	Ewing-Sarkom, Osteomyelitis, Fibrosarkom

Monoostotische Dichteabnahme und Strukturveränderungen an flachen Knochen

Topographie	Röntgensymptomatik	Diagnose
Becken und Schädel	Scharf begrenzte, expansive, polygonale Strukturauslöschung, bis handtellergroß	Riesenzelltumor, solitäres Plasmozytom
	Scharf begrenzte, expansive, polygonale Strukturauslöschung mit rahmenartigen Reststrukturen	Plasmozytom
	Scharf begrenzte, polygonale Strukturauslöschung mit Sklerosesaum, landkartenartig	Eosinophiles Granulom
	Scharf begrenzte, z.T. gekammerte, expansive Strukturauslöschung, endotumorale Verkalkungen	Chondrom
	Scharf begrenzte, mehrkammrige, expansive Strukturauslöschung, bis Handtellergröße	Aneurysmatische Knochenzyste

Tabelle I. (Fortsetzung)

Topographie	Röntgensymptomatik	Diagnose
	Scharf begrenzte, seifenblasenartige Strukturauslöschungen mit relativ dicken Sklerosesäumen	Fibröse Dysplasie
	Wabig-strähnige Strukturaufhellung mit bis zu 5 cm Durchmesser	Hämangiom
	Unscharf begrenzte Aufhellungen mit breiter umgebender Sklerose	Subakute bis chronische Osteomyelitis, Osteoidosteom/Osteoblastom, M. Hodgkin
	Unscharf begrenzte, grobe Strukturauslöschung, expansiv, mit und ohne Verkalkungen	Chondrosarkom, Osteosarkom

Tabelle II. Differentialdiagnose von Knochenveränderungen, die mit einer Dichtezunahme einhergehen. Unberücksichtigt blieben dabei primär vom Periost ausgehende Veränderungen, die durch Überlagerung zu einer scheinbaren Dichtezunahme des Knochens führen

<table>
<tr><td colspan="2" align="center">Systemische oder generalisierte Dichtezunahme</td></tr>
<tr><td>Gleichmäßige Dichtezunahme mit Verdickung der Knochentrabekel und Einengung des Markraumes durch Kompaktaverdikkung</td><td>Osteomyelofibrosesyndrom, toxische Osteopathien, z.B. durch Schwermetallintoxikationen, Urticaria pigmentosa (seltene Form), sekundärer Hypoparathyreoidismus</td></tr>
<tr><td>Massive Dichtezunahme, z.T. aber mit ring- und bandförmiger sowie zentral-epiphysärer Anordnung („Sandwich-Wirbel", „Knochen im Knochen")</td><td>Marmorknochenkrankheit</td></tr>
<tr><td>Strähnige verwaschene Dichtezunahme</td><td>Seltene sklerosierende Form der renalen Osteopathie</td></tr>
<tr><td colspan="2" align="center">Vorwiegend polyostotische umschriebene Dichtezunahme</td></tr>
<tr><td>Scharf begrenzte, stecknadelkopf- bis erbsengroße Spongiosaverdichtungen</td><td>Osteopoikilie</td></tr>
<tr><td>Unscharf begrenzte, fleckförmige Verdichtungen, bis Pflaumengröße</td><td>Osteoplastische Metastasen</td></tr>
<tr><td>Verwaschene fleck- und inselförmige, z.T. inhomogene Dichtezunahme von Kirsch- bis Pflaumengröße</td><td>Sarkoidose, Herde bei tuberöser Sklerose und Urticaria pigmentosa, osteoplastische Metastasen</td></tr>
<tr><td colspan="2" align="center">Vorwiegend monoostotische Dichtezunahme und Strukturveränderungen</td></tr>
<tr><td>Inhomogene Dichtezunahme neben unregelmäßigen Aufhellungen, Volumenzunahme durch Periostverkalkungen</td><td>Chronische Osteomyelitis</td></tr>
<tr><td>Strähnig-streifige Dichtezunahme mit Volumenzunahme</td><td>M. Paget (Stadium III)</td></tr>
<tr><td>Flächige, unscharf begrenzte Sklerose</td><td>M. Hodgkin, primär sklerosierende Osteomyelitis, osteogenes Sarkom</td></tr>
<tr><td>Fleck- und traubenförmige, zentral gelegene Verkalkungen</td><td>Knocheninfarkt</td></tr>
<tr><td>Scharf begrenzte homogene, rundliche Verdichtungen, bis Kastaniengröße, z.T. parossal</td><td>Osteom</td></tr>
<tr><td>Scharf begrenzte, erbsen- bis kirschgroße Spongiosaverdichtung</td><td>Kompaktainsel</td></tr>
<tr><td>Fleckförmige, unscharf begrenzte Verdichtungen neben Aufhellungen, Formveränderung mit Volumenminderung</td><td>Osteonekrose</td></tr>
<tr><td>Parossale, mit dem Knochen aber meist zusammenhängende Verdichtung bis Straußeneigröße</td><td>Parossales/periostales osteogenes Sarkom, Myositis ossificans</td></tr>
</table>

1 Einführung in die röntgendiagnostische Osteologie

1.1 Aufbau eines Knochens

Die Grundbaustoffe des Knochens sind die *Kollagenfasern*, die *Kittsubstanz* und das *Knochenmineral*. Im Hinblick auf die *Mikrostruktur* der Knochensubstanz unterscheidet man zwischen Lamellen- und Geflechtknochen. Beim *Lamellenknochen* bilden die Kollagenfaserbündel ein dichtes dreidimensionales Mattenwerk (mit 3–10 µm dicken Lamellen), das infolge statischer Beanspruchung immer nach einer Hauptebene hin ausgerichtet ist. Beim *Geflechtknochen* findet sich ein ungeordnetes und nicht ausgerichtetes, relativ lockeres Netz von Kollagenfaserbündeln, das mit geringer Verkalkungsdichte im umgebenden Bindegewebe liegt. Dieser Knochentyp kommt vor allem dort vor, wo Knochen in kurzer Zeit und in großer Menge gebildet wird, wie z.B. beim M. Paget, beim primären und sekundären Hyperparathyreoidismus und beim primären Frakturkallus. Geflechtknochen kann zu Lamellenknochen ausreifen.

Makrostrukturell bildet der Lamellenknochen Spongiosa und Kompakta. In der *Spongiosa* sind die Lamellen parallel zur Längsachse der nächstgrößeren Grundeinheit, nämlich den Knochenbälkchen, angeordnet. Diese wiederum zeigen in ihrer dreidimensionalen Zusammensetzung ein Gitter- und Maschenwerk mit längs- (Träger) und querverstrebten Bälkchen, zwischen denen sich Fettgewebe, Blutgefäße und blutbildendes Gewebe finden. Die Trabekelzüge richten sich entsprechend ihrer statischen Beanspruchung aus. In der *Kompakta* verlaufen die Lamellen zirkulär um ein zentrales Blutgefäß (Haversscher Kanal) und bilden so die makrostrukturelle Grundeinheit, das *Osteon*. Diese Osteone sind wie dicht gepackte Zylinder in die sog. Grund- oder Generallamellen eingelagert, die in der frühkindlichen Entwicklung das Bild der Kompakta beherrschen.

Die Spongiosa verfügt aufgrund ihres Aufbaus über eine wesentlich größere Oberfläche, woraus sich – im Vergleich zur Kompakta – der wesentlich größere Anteil am aktiven Mineralstoffwechsel erklärt. Veränderungen im Mineralstoffwechsel werden sich demnach sowohl mikroskopisch (Histomorphometrie) wie radiographisch früher, rascher und deutlicher an der Spongiosa als an der Kompakta zeigen.

Einen ähnlichen Aufbau wie die Kompakta zeigt die wesentlich dünnere sog. *Kortikalis*, die vorwiegend den spongiösen Knochen an der Wirbelsäule und die Meta- und Epiphysen der Röhrenknochen umgibt. Im anglo-amerikanischen Schrifttum wird sowohl für die Kortikalis wie für die Kompakta der Begriff „cortex" gebraucht. Im deutschsprachigen Raum werden Kortikalis und Kompakta synonym verwendet, in adjektivischer Form wird ausschließlich von z.B. „kortikaler" Begrenzung gesprochen.

Nach außen, d.h. zum umgebenden Weichgewebsmantel hin, wird der Knochen im diametaphysären Bereich von *Periost* umschlossen; das Periost bildet die anatomische Grenze des Knochens. Die Oberfläche der Haversschen Kanäle und der Markräume wird von einem Belag aus Osteoblasten bedeckt und *Endost* genannt. Die *Blutversorgung* des Erwachsenenknochens erfolgt über die Nutritiagefäße, Gefäße des Periosts und in Gelenknähe über Kapselgefäße. Nutritia- und Periostgefäße anastomosieren besonders in den Haversschen Kanälen der Kompakta miteinander.

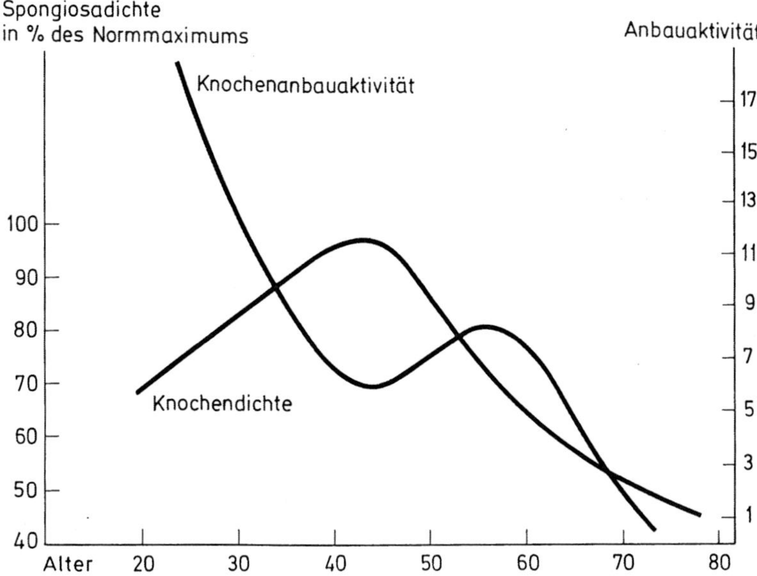

Abb. 1.1. Knochenanbauaktivität und -dichte in Abhängigkeit vom Lebensalter aus histomorphometrischer Sicht. Die Spongiosadichte (des Beckenkammes) entspricht der volumetrischen Dichte, d.h. dem Anteil des Knochenvolumens am Gesamtspongiosavolumen. (Nach Vittali 1970)

Die *zellulären Grundelemente* des Knochens sind die Osteoblasten, Osteoklasten und Osteozyten. Sie gehen wahrscheinlich aus pluripotenten undifferenzierten Mesenchymzellen des Gefäßbindegewebsapparates über eine Zwischenstufe, die Präosteoblasten, hervor. Aus den Präosteoblasten sollen sich im übrigen auch die Chondroblasten ableiten, aus den undifferenzierten und nicht spezialisierten Mesenchymzellen die sog. fibroblastischen Chondro- und Osteoblasten. Letztere treten bei der Bildung des Faserknochens auf.

Die *Osteoblasten* bilden die noch unverkalkte Knochengrundsubstanz (Matrix), das *Osteoid,* das an der Gesamtoberfläche der Spongiosa normalerweise einen Anteil von ca. 15–20% hat. In seiner etwa 8tägigen aktiven Phase bildet ein Osteoblast nach Angaben von Vittali (1970) ca. $1\,200\ \mu m^3$ Knochensubstanz. Danach mauert er sich entweder in den Knochen ein und wird zum Osteozyten, oder er bleibt an der Oberfläche als *inaktiver Osteoblast* liegen.

Die *Osteoklasten* spielen den Gegenpart zu den Osteoblasten, sie bauen den Knochen ab, in den sie mit ihren Zellausläufern (zwischen die Kollagenfasern) eindringen und ihn somit auffasern. Es entsteht die Howshipsche Lakune. Nach Vittali ist ein einziger Osteoklast in der Lage, in seiner 2tägigen Lebenszeit die Arbeit von 100 Osteoblasten zu zerstören. Berücksichtigt man, daß ein Osteoklast ca. 4–5 h nach Einsetzen eines Reizes (z.B. Parathor-

mon, metabolische Azidose, mechanische Momente) seine Arbeit aufnehmen kann, so wird seine Bedeutung für die Kalziumhomöostase deutlich.

Die *Osteozyten* und *inaktiven Osteoblasten,* die sich von Osteoblasten ableiten, können in geringerem Umfang sowohl knochenauf- wie -abbauende Funktionen übernehmen. Nach Vittali beruht ihre Hauptaufgabe jedoch in ihrer Fähigkeit, auf bestimmte Reize hin wesentlich rascher und wirkungsvoller in den Mineralstoffwechsel (z.B. Kalzium- und Phosphathomöostase) einzugreifen als die träger reagierenden Osteoklasten. Dementsprechend besitzen die besonders untereinander, aber auch mit den inaktiven Osteoblasten durch zahlreiche Zellausläufer kommunizierenden Osteozyten eine immense mineralstoffwechselaktive Zelloberfläche, die in einem Knochenvolumen von $1\,000\ cm^3$ so groß wie ein Tennisplatz sein soll. Die Wirkungsweise dieses Systems unterliegt offensichtlich einem eigenen Reglersystem, das aktuell weitgehend unabhängig ist vom Parathormon, dessen Produktion durch die Nebenschilddrüsen auf bestimmte Signale im Rahmen der Kalziumhomöostase erst mit einer Verzögerung von ca. 6–8 h einsetzen soll.

Die *Verkalkungsvorgänge* neugebildeten Osteoids setzen erst nach einer Latenz ein. Die Mineralisation beginnt knochenwärts und rückt zur Oberfläche vor.

Physiologisch unterliegt der Knochen während des Lebens ständigen *An-, Ab- und Um-*

bauvorgängen. Etwa um das 40. Lebensjahr erreicht er durch überwiegenden Anbau seine maximale Masse (Dicke und Zahl der Bälkchen pro Volumeneinheit), um dann physiologisch durch überwiegenden Abbau besonders des spongiösen Knochens stetig an Masse zu verlieren. Gleichzeitig kommt es dabei aber zu einem stetigen Knochenumbau, wobei durch eine vom 40.–50. Lebensjahr wieder ansteigende Anbauaktivität die verbliebenen Knochenstrukturen im Sinne der Erhaltung der statischen und mechanischen Belastbarkeit verstärkt werden (Abb. 1.1). Bei Frauen wird die größte Skeletdichte – entsprechend der größten Skeletmasse – deutlich früher als bei Männern erreicht (ca. 5–6 Jahre nach Vittali), das Normmaximum liegt um 10% niedriger als bei Männern.

Am mikroskopischen Bild der Knochenzellen und der einzelnen am Knochenbau beteiligten Elemente lassen sich vor allem mit Hilfe histomorphometrischer (quantitative Histologie) Parameter (z.B. Volumendichte des spongiösen Knochens und Osteoids, Anzahl der aktiven und inaktiven Osteoblasten, der Osteozyten) Aussagen machen über den An-, Ab- und Umbau des Knochengewebes und daraus wertvolle Schlüsse auf das Vorliegen osteopathischer Veränderungen ziehen.

Literatur

Bargmann W (1959) Histologie und mikroskopische Anatomie des Menschen, 3. Aufl. Thieme, Stuttgart
Delling G (1975) Endokrine Osteopathien. Fischer, Stuttgart
Sigelbauer F (1958) Lehrbuch der normalen Anatomie des Menschen, 8. Aufl. Urban & Schwarzenberg, München Berlin
Vittali HP (1970) Knochenerkrankungen, Histologie und Klinik. Sandoz, Nürnberg

1.2 Pathologische Grundvorgänge aus radiologischer Sicht

Unter der Voraussetzung suffizienter und reproduzierbarer technischer Aufnahmebedingungen, die vorgetäuschte Normabweichungen der röntgenologischen Dichte ausschließen, lassen sich folgende radiologische Grundvorgänge am Knochen differenzieren.

1.2.1 Form- und Konturveränderungen

Formveränderungen können aus einer Volumenzu- oder -abnahme (z.B. M. Paget bzw. metastatische Destruktion) und aus Achsenabweichungen (z.B. Verbiegung eines Knochens bei Osteomalazie) resultieren. Konturveränderungen sind die Folge produktiver (z.B. Exostose, Periostose) oder erosiver (usurierender und arrodierender), von außen den Knochen verändernder Vorgänge.

1.2.2 Dichteveränderungen

Unter „röntgenologischer Dichte" des Knochens wird seine Durchlässigkeit für Röntgenstrahlen (Röntgenstrahlentransparenz) verstanden. Sie wird beeinflußt sowohl von der Spongiosadichte (Anzahl der Knochenbälkchen pro Volumeneinheit) wie von der Kompaktadicke und der Kalksalzdichte. Aus pathophysiologischer Sicht ist letztere nicht identisch mit den beiden vorgenannten Parametern. Eine *geringere* „röntgenologische oder radiologische Dichte" drückt sich auf einer Röntgenaufnahme des Knochens unter gleichen aufnahmetechnischen Bedingungen (gleiche Aufnahmespannung, gleiches mAs-Produkt) durch eine höhere Schwärzung infolge geringerer Strahlenabsorption im Knochen aus, eine erhöhte „röntgenologische oder radiologische Dichte" spiegelt sich durch eine geringere Filmschwärzung infolge höherer Strahlenabsorption im Knochen wider. Das Wort *Strahlentransparenz* bezieht sich im radiologischen Sprachgebrauch also auf die Röntgenstrahlenabsorptionsverhältnisse im Objekt.

1.2.2.1 Dichteabnahme

Eine Dichteabnahme kann die Folge verschiedener Vorgänge sein:

1. *Osteoporose:* Durch Reduktion von Knochenmasse und -struktur (Strukturatrophie) bei erhaltener Form (Umbauvorgänge s. unten) wird die Röntgenstrahlentransparenz erhöht, die Strukturen bilden sich scharf ab. Die Osteoporose kann umschrieben an einem Skeletabschnitt (z.B. Inaktivitätsosteoporose),

aber auch generalisiert auftreten. Sie wird bei zahlreichen möglichen Ursachen zum Symptom und ist daher nicht als eigenständiges Krankheitsbild aufzufassen.

2. *Osteolyse:* Durch einen umschriebenen Verlust von Knochenmasse und -struktur ohne Umbauvorgänge entsteht im Gegensatz zur Osteoporose eine Formatrophie. Sie kann bedingt sein durch umschriebene *resorptive, osteoklastäre Abbauvorgänge* (z.B. Akroosteolyse, „braune Tumoren" bei Hyperparathyreoidismus), durch *Destruktion* mit Tumor- und tumorähnlichen Zellen (z.B. Metastasen, Plasmozytom-/Histiozytose X-Herde) und schließlich durch *intraossäre Verdrängungen* von seiten des blutbildenden Gewebes (bestimmte Anämieformen). Die äußere Begrenzung eines Osteolyseherdes hat für seine diagnostische und prognostische Zuordnung zu bestimmten Krankheitsbildern große Bedeutung: Ist sie unscharf, fransig und evtl. mit einer Übergangsosteoporose kombiniert, so läßt sich daraus in der Regel auf einen progressiven Prozeß schließen, ist sie hingegen scharf und vielleicht durch einen sklerotischen Randsaum verstärkt, so deutet das eher auf einen zur Ruhe gekommenen Prozeß hin.

3. *Osteomalazie:* Die Transparenzerhöhung des Knochens beruht auf einer mangelhaften Mineralisation normal oder im Überschuß gebildeten Osteoids. Die Knochenstrukturen sind dabei in der Regel unscharf und erscheinen verwaschen. Der Osteomalazie liegt im wesentlichen *eine* Ursache, nämlich eine Störung des Vitamin-D-Stoffwechsels, zugrunde. Dadurch kann diese radiologische Grundveränderung nosologisch als selbständiges Krankheitsbild eingeordnet werden. Im Gegensatz zur Osteoporose (Verlust an Knochenmasse pro Volumeneinheit) liegt hier also zunächst eine verminderte Kalkdichte vor.

1.2.2.2 Dichtezunahme (Osteosklerose)

Eine Transparenzverminderung des Knochens ist auf eine gegenüber der Norm vermehrte Knochenmasse oder eine erhöhte Mineralisationsdichte zurückzuführen. Dabei können der Knochenabbau durch eine Osteoklasten-

störung vermindert (z.B. Marmorknochenkrankheit) oder der Knochenanbau vermehrt sein (z.B. reaktive Sklerose um einen Entzündungsherd). Bei einer Fluorintoxikation ist z.B. die Mineralisation einerseits dadurch dichter, daß das fluorhaltige Apatit wahrscheinlich schwerer als kalziumhaltiges abgebaut wird, andererseits dadurch, daß das Fluor selbst zu einer verstärkten Kalziummineralisation führt. Eine Dichtezunahme des Knochens kann letztlich durch eine pathologische metaplastische Verkalkung des Periosts vorgetäuscht werden.

1.2.3 Strukturveränderungen

Strukturveränderungen können mit einer Dichtezu- oder -abnahme einhergehen. Wesentlich ist die veränderte trabekuläre Spongiosastruktur und die Auflockerung der „gewohnt" gleichmäßig dichten Kompakta. Pathologisch-anatomisch liegen entweder Veränderungen mit einer verstärkten Resorption zugrunde, die aus statischer Sicht einen kompensatorischen trabekulären Umbau nach sich ziehen kann (z.B. bei der Osteoporose), oder solche, bei denen überstürzt gebildetes Bindegewebe metaplastisch verkalkt (z.B. Fibroosteoklasie bei Hyperparathyreoidismus). Als mögliche Ursache struktureller Knochenveränderungen sind auch *osteodystrophe Prozesse* (z.B. fibröse Dysplasie, M. Paget) anzusehen. *Osteonekrosen* führen zu einer Zerstörung der normalen Knochenstruktur unter Hinterlassung von Defekten und mehr oder weniger umschriebenen Knochentrümmern, die zumeist dichter als die normalen Knochenstrukturen erscheinen. Erst in späteren reparativen Stadien glätten sich die Konturen und Strukturen insbesondere bei aseptischen Nekrosen (z.B. Köhler I und II, Lunatummalazie, M. Perthes).

1.2.4 Loosersche Umbauzone (Pseudofraktur, Ermüdungsbruch, schleichende Fraktur, Dauerbruch)

Sie entspricht kleinsten Materialermüdungsbrüchen und Zerrüttungen der Spongiosa und

Kortikalis im Bereich von Spannungs- und Druckspitzen und ist von gleichzeitig bestehenden Bruchheilungsvorgängen begleitet. Sie kann überall dort auftreten, wo ein chronisches Mißverhältnis zwischen der vorgegebenen Belastbarkeit eines Knochens und der tatsächlichen Belastung besteht. Demnach wird sie einerseits an Knochen gefunden, die aufgrund pathologischer Prozesse statisch insuffizient und normalen Belastungen nicht mehr gewachsen sind (Abb. 2.19 und 2.32), andererseits findet sie sich an gesunden Knochen, die einer ungewöhnlich hohen und/oder ungewohnten Belastung ausgesetzt sind (z.B. sog. Marschfraktur der Metatarsalia, aber auch an Kalkaneus, Tibia, Fibula, Femur; Abb. 1.2). Der chronische Prozeß drückt sich *im Rönt-*

genbild durch ein in der Regel quer zur Längsachse des Knochens verlaufendes Aufhellungsband aus, das von umschriebenen intraspongiösen Verdichtungen, die intraspongiösem Kallus entsprechen, umgeben ist. An Stelle des Aufhellungsbandes kann später aber auch eine umschriebene linien- oder bandförmige Verdichtung beobachtet werden. In der unmittelbaren Umgebung – supraperiostal – finden sich zunächst zarte, später auch gröbere kalkdichte Verschattungen bis zu 1 cm Breite, die unstrukturierten Kallusformationen entsprechen.

Während Loosersche Umbauzonen bei der Osteoporose nur in exzessiven Fällen, insbesondere bei der Steroidosteoporose, vorkommen, werden sie bei der Osteomalazie, dem

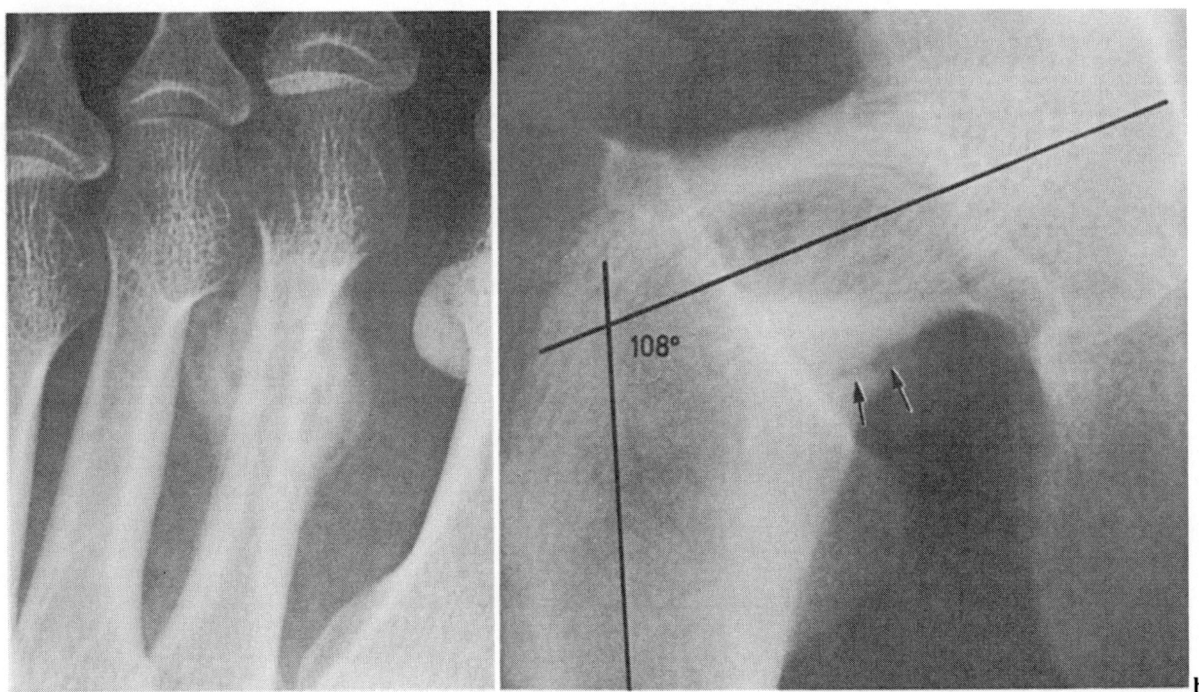

a
b

Abb. 1.2a, b. Loosersche Umbauzonen bzw. Pseudofrakturen am Os metatarsale II (sog. Marschfraktur) und am Schenkelhals. In beiden Fällen ließen sich keine Hinweise auf sonstige pathologische Skeletveränderungen z.B. im Sinne einer Osteoporose nachweisen. **a** Die sog. Marschfraktur am Os metatarsale II ist durch eine verhältnismäßig breite, unscharf abgegrenzte, querverlaufende Aufhellung erkennbar, die von einem ausgedehnten, unstrukturierten Kalluswulst umgeben ist. Die 38jährige Patientin (Verkäuferin in einem Warenhaus) klagte seit über $^1/_2$ Jahr über mäßiges Ziehen im linken Mittelfußbereich. Ein Trauma war nicht erinnerlich. Wahrscheinlich ist diese Dauerfraktur auf dem Boden einer chronischen Überbelastung durch langes Stehen bzw. Laufen entstan-

den. **b** Diese Patientin hatte ein Übergewicht von über 60 kg und klagte über ziehende Schmerzen in beiden Hüften. Die Röntgenaufnahmen beider Hüftgelenke zeigten eine Coxa vara beiderseits mit erheblichem trajektoriellem Umbau der Schenkelhalsspongiosa beiderseits. Fernerhin fiel beiderseits an der caudalen lateralen Schenkelhalskontur eine ziemlich breite Aufhellung auf, die über 1 cm nach lateral zog und von dichtem intraspongiösem Kallus umgeben war. Wahrscheinlich sind Coxa vara, trajektorieller Umbau und der Dauerbruch auf das unphysiologisch hohe Körpergewicht zurückzuführen. Die Dauerfraktur wäre dann in einem Gebiet maximaler Druckbelastung entstanden

primären und sekundären Hyperparathyreoidismus sehr häufig beobachtet. Dort treten sie bevorzugt an den Umbiegungsstellen der Rippen, den Schambeinen, am Schenkelhals, an der proximalen Fibula und an den Metatarsalia auf. Auch bei groben Verbiegungen von Röhrenknochen (z.B. bei fibröser Dysplasie, Ostitis deformans Paget, in grober Fehlstellung verheilten Frakturen) werden Loosersche Umbauzonen gesehen, hier finden sie sich häufiger an der Konvexität (Abb. 4.4c u. d), ihr Auftreten an der Konkavität (Abb. 1.2b) ist jedoch nicht ungewöhnlich.

Loosersche Umbauzonen sind *szintigraphisch* in Form von Aktivitätsanreicherungen in der Regel früher als auf röntgendiagnostischem Wege zu erkennen.

In den Tabellen I und II sind den radiologischen Grundvorgängen am Knochen unter Berücksichtigung der Verteilungsmuster und der häufigsten Lokalisationen wesentliche Krankheitsbilder zugeordnet. Sie sollen das Auffinden von am Röntgenbild festgestellten pathologischen Knochenveränderungen erleichtern.

2 Vorwiegend systemische Dichte- und Strukturveränderungen des Skelets: Osteopathien

In diesem Kapitel sollen die Skeleterkrankungen besprochen werden, bei denen histologisch weitgehend alle Skeletabschnitte befallen sind. Dabei handelt es sich um die sog. Osteopathien. *Röntgenologisch* sind die Veränderungen der Dichte und Struktur in der Regel nicht an allen Skeletabschnitten gleichmäßig und gleichzeitig nachweisbar, vielmehr gibt es, besonders in Frühstadien der Erkrankungen, Prädilektionsstellen für die röntgenologische Manifestation (z.B. Röhrenknochenmetaphysen und Wirbelsäule bei Osteoporose, Phalangen bei primärem Hyperparathyreoidismus). Aus röntgenmorphologischer Sicht gehen praktisch alle Dichteveränderungen des Knochens mit Strukturveränderungen einher. Die Strukturveränderungen sind dabei in der Mehrzahl der Fälle durch Umbauvorgänge bedingt. Bei der Osteomalazie lassen sich zumindest in Frühstadien zwar keine makrostrukturellen Veränderungen erkennen, durch die mangelhafte Mineralisation mit einer Zunahme des unverkalkten Osteoids verdämmern jedoch die trabekulären Spongiosastrukturen, so daß letzten Endes dann doch eine röntgenologische Strukturveränderung vorliegt.

Auf osteologischem Gebiet gibt es außer den Osteopathien kaum Erkrankungen, bei denen die *Röntgenaufnahmetechnik* eine so eminent wichtige Rolle spielt, insbesondere bei der Erkennung früher Veränderungen. Durch eine zu hohe Aufnahmespannung, durch schlecht zeichnende Folien, durch Bewegungsunschärfe, durch ungeeignete Abstandsverhältnisse und durch mangelhafte Filmbearbeitung können Unschärfen der Knochenstruktur, durch Überbelichtung Dichteminderungen, durch Unterbelichtung und mangelhafte

Tabelle 2.1. Aufnahmetechnische Richtdaten für die Röntgendiagnostik bei Osteopathien. Die Daten beziehen sich auf einen 6-Pulsgenerator und 2 mm Al-Vorfilterung. Bei Belichtungsautomatik ist streng auf identische Objekteinstellung zu achten, die Entwicklungsbedingungen müssen konstant sein. Bei der Früherkennung osteoporotischer, osteomalazischer und fibroosteoklastärer Knochenveränderungen haben sich für Handaufnahmen der Einsatz der direkten geometrischen Röntgenvergrößerung mit einem Mikrofokus (Kantenlänge 0,1–0,15 mm) und Vergrößerungsfaktoren von 1:3 bis 1:3,5 sowie die sog. Mammographietechnik (Feinfokus 0,3 mm, Mammographiefilm, Lupenvergrößerung) bewährt.

	Film[a] Folie	FFA	Fokus	kV	Raster
Schädel seitlich	Universalfolie	100 cm	1,2 mm	65	+
BWS seitlich	Universalfolie	100 cm	1,2 mm	60	+
LWS seitlich	Universalfolie	100 cm	1,2 mm	65	+
Beckenübersicht	Universalfolie	100 cm	1,2 mm	65	+
Beide Hände d.v.	Rubinfolie	100 cm	0,6 mm	40	
Beide Füße d.pl.	Rubinfolie	100 cm	0,6 mm	45	
Oberarm a.p.	Universalfolie	100 cm	0,6 mm	50	
Unterarm a.p.	Universalfolie	100 cm	0,6 mm	45	
Oberschenkel a.p.	Universalfolie	100 cm	0,6 mm	60	
Unterschenkel a.p.	Universalfolie	100 cm	0,6 mm	50	

[a]   Normal zeichnender Film für die 90s-Maschinenentwicklung

Filmentwicklung und zu niedrige Aufnahmespannungen Dichteerhöhungen des dargestellten Knochens vorgetäuscht werden.

Röntgenologische Verlaufskontrollen bei Osteopathien erfordern bei ein und demselben Patienten identische Aufnahmebedingungen. In Tabelle 2.1 sind die wichtigsten aufnahmetechnischen Daten für die einzelnen Skeletabschnitte aufgeführt. Sie gelten für Normalpersonen und bedürfen bei dickeren und dünneren Patienten selbstverständlich einer Korrektur. Immerhin bieten sie aber die Möglichkeit einer notwendigen standardisierten Aufnahmetechnik. Die relativ niedrigen kV-Werte für BWS, LWS und Becken beinhalten eine verhältnismäßig hohe Strahlenbelastung für den Patienten und sollten daher auch nur bei speziellen osteoradiologischen Fragestellungen wie den Osteopathien Anwendung finden. Bemerkenswert ist, daß eine Erhöhung der Aufnahmespannung von z.B. 60 auf 75 kV an der BWS schon deutliche „Unschärfen" der Knochenfeinstruktur verursacht, bedingt durch die Abnahme des Strahlenkontrastes.

Auf die verschiedenen Möglichkeiten der quantitativen Erfassung der Knochendichte und des Mineralgehaltes wird im Kapitel „Osteoporose" (2.15) eingegangen.

2.1 Osteoporose

2.1.1 Pathologische Anatomie

Pathologisch-anatomisch liegt durch endostalen Abbau eine Abnahme der Dicke und eine zahlenmäßige Reduktion von statisch weniger wichtigen Knochenbälkchen (histomorphometrischer Dichte- und Strukturverlust = Verlust von Knochenmasse bzw. -substanz und -struktur) vor, während gleichzeitig bei anderen Bälkchen eine Dickenzunahme (Strukturumbau, hypertrophische Atrophie) im Sinne einer funktionellen Anpassung stattfindet (s. Abb. 2.1). Durch Spongiosararefizierung dringt der freie Markraum an den Röhrenknochen metaphysenwärts vor. Die Kompakta der Röhrenknochen wird dünner. Durch Erweiterung der inneren Haversschen Kanäle (ebenfalls durch endostale Resorption) und Öffnung gegenüber dem Markraum wird die

Kompakta längs aufgeblättert („spongiosiert") und in den Markraum einbezogen.

2.1.2 Einteilung und Nomenklatur

Aus pathologisch-anatomischer Sicht liegt eine Osteoporose dann vor, wenn die Spongiosa weniger als 70% ihrer höchsten normalen (volumetrischen) Dichte hat (Vittali, 1970). Dieser Grenzwert entspricht auch dem geringsten röntgenologisch als Osteoporose erkennbaren Dichteverlust. Der spongiöse Knochen wird für die quantitative Diagnose der Osteoporose bevorzugt, da an der Kompakta meßbare Dichteverluste wesentlich später, häufig erst nach dem Einsetzen klinischer Symptome einer Osteoporose auftreten. Sich an der obengenannten 70%-Grenze orientierend, unterscheidet Vittali zwischen *physiologischer* und *pathologischer* Osteoporose. *Eine pathologische Osteoporose liegt demnach immer dann vor, wenn die gemessenen Dichtewerte des Knochens den altersentsprechenden physiologischen Bereich der Knochendichte unterschreiten.* Die Osteoporosegrenze, aber auch der Bereich drohender mechanischer Insuffizienz werden folglich bereits *in einem jüngeren Lebensalter, also vorzeitig erreicht.* Während die physiologische Osteoporose einem normalen Alterungsprozeß des Skelets entspricht, ist die pathologische Osteoporose stets Folge eines krankhaften, in der Regel extraossär gesteuerten Geschehens.

Die pathologischen Osteoporosen lassen sich weiter in *primäre und sekundäre (symptomatische) Osteoporosen* einteilen, wobei die primäre Osteoporose als genuin aufzufassen ist. Zu ihnen gehören die sog. präsenilen und postklimakterischen Osteoporosen.

Aus *klinischer Sicht* unterscheiden Prager et al. (1977) in Anlehnung an Nordin (1973) zwischen der *Osteopenie* und der eigentlichen Osteoporose. Die „Osteopenie" entspricht einem Befund der Reduktion des Knochengewebes unter die altersentsprechende Normgrenze, die Osteoporose ist eine klinische Erkrankung mit Schmerzen und Frakturen. Als Begründung für diese Unterscheidung wird u.a. angeführt, daß nur eine Minderzahl der Patienten mit reduzierter Skeletmasse klinisch

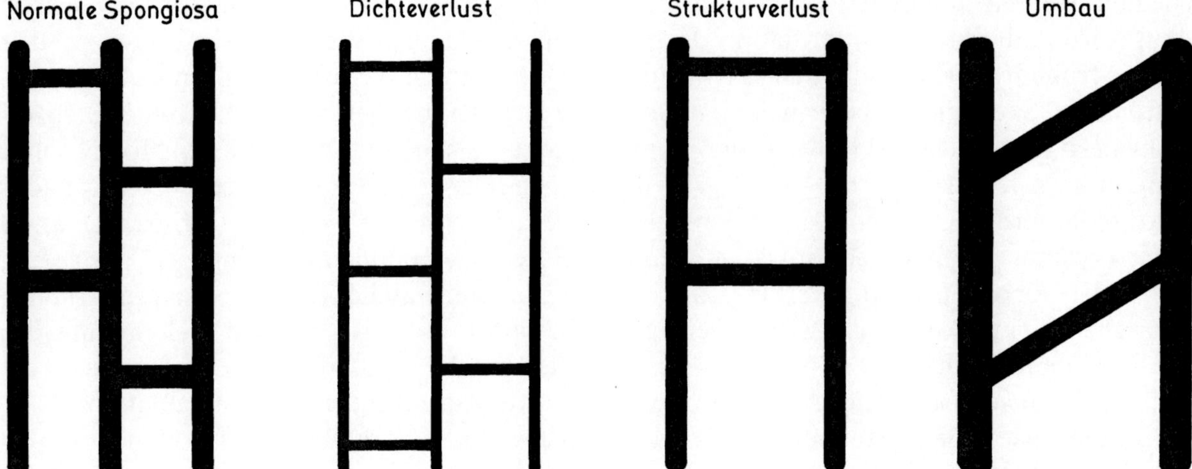

Abb. 2.1. Schematische Darstellung der Spongiosaveränderungen bei Osteoporose in Anlehnung an Vittali (1970). Bei einem (histomorphometrisch bestimmten) Dichteverlust werden die Knochenbälkchen dünner, bei einem Strukturverlust findet sich ein zahlenmäßiger Abbau der Knochenbälkchen. Im Rahmen des Knochenumbaus wird die Spongiosaarchitektur neu gestaltet

symptomatisch wird. Gegen diese Argumentation spricht die Überlegung von Vittali, der zufolge Komplikationen nicht zur Charakterisierung des „Krankhaften" herangezogen werden dürfen. Seiner Meinung nach gehören zu physiologischen Alterungsprozessen, wie z.B. der Arthrose und der Arteriosklerose, gewisse Komplikationen, wie Schmerz bzw. Herzinfarkt, ohne daß sich davon die Berechtigung zu der Annahme ableiten lassen dürfe, Arthrose und Arteriosklerose im Alter seien Krankheiten. Als Krankheiten, als pathologisch lassen sie sich seiner Meinung nach erst dann ansehen, wenn sie vorzeitig, d.h. im jüngeren Lebensalter auftreten. Das induziert schließlich auch Denkansätze zu rechtzeitigen suffizienten therapeutischen Maßnahmen.

Ich möchte mich dieser Meinung im folgenden anschließen und die „physiologische" von der „pathologischen" Osteoporose entsprechend der Definition von Vittali abgrenzen.

2.1.3 Zur Entstehung der „physiologischen" und „pathologischen" Osteoporose

Nach histomorphometrischen Untersuchungen von Vittali (1970) nimmt die Spongiosadichte (Bälkchendicke) von der Geburt an ständig zu und erreicht um das 40.–45. Lebensjahr ihre größte Dichte, das sog. Normmaximum. Dieses Normmaximum liegt bei Frauen um ca. 10% niedriger als bei Männern und wird ca. 5–6 Jahre früher erreicht. Nach dem 45. Lebensjahr setzt dann physiologisch eine gleichmäßige Dichteabnahme der Spongiosa ein, sie erreicht um das 62. Lebensjahr bei Männern und um das 57. Lebensjahr bei Frauen die Osteoporoseschwelle von 70%. Nach Vittali soll der Knochensubstanzverlust am Beckenkamm im 80. Lebensjahr bereits 50% der ursprünglichen Spongiosadichte betragen. Der Dichteverlust der Kortikalis setzt etwa 8 Jahre später ein und erreicht die Osteoporoseschwelle deshalb erst um das 70. Lebensjahr.

Nach Untersuchungen von Nordin (1971) verliert das Skelet im Alter etwa 15% der ursprünglichen Masse, wobei im fortgeschrittenen Alter die Masse des spongiösen Knochens um 50%, des kompakten Knochens um 5% reduziert ist. Da der kompakte Knochen am Gesamtskelet einen Anteil von 80%, der spongiöse Knochen von 20% hat, ergibt sich letztlich ein physiologischer Gesamtverlust von ca. 15%. Diese Daten stimmen gut mit den morphometrischen Untersuchungen von Vittali überein.

Bei der Entscheidung der Frage, ob bei Patienten im höheren Lebensalter röntgenologisch eine pathologische Osteoporose vorliegt, muß also die physiologische Osteoporose vorweg sozusagen subtrahiert werden, was quantitativ (s.S. 18) nur mit Hilfe großer verglei-

chender Meßreihen möglich ist. Die Entscheidung wird dadurch erschwert, daß in der Regel das früher erreichte individuelle Normmaximum der Skeletdichte bei einem Patienten nicht bekannt ist. Das erklärt u.a. die Abneigung einiger Kliniker gegen den Begriff der „pathologischen" Osteoporose. Sie sprechen – wie erwähnt – von Osteoporose erst dann, wenn der Knochensubstanzverlust zu einer klinischen Erkrankung mit Schmerzen und Frakturen geführt hat.

Die *physiologische, senile Osteoporose* wird bei Frauen wesentlich häufiger als bei Männern beobachtet. Das Verhältnis der Osteoporosehäufigkeit von Frauen zu Männern wird mit 2:1 bis 5:1 angegeben. Diese Relation drückt sich u.a. auch in der statistischen Geschlechtsverteilung von Schenkelhalsfrakturen und distalen Radiusfrakturen aus, die bei Frauen wesentlich häufiger vorkommen. Nach Angaben von Vittali (histomorphometrische Ergebnisse) beträgt im Alter von ca. 62 Jahren das Verhältnis der Osteoporosehäufigkeit von Männern zu Frauen 1:2,5 (38% der Männer, 80% der Frauen), während im Alter von 57 Jahren das Verhältnis bei etwa 1:5 (10% der Männer, 50% der Frauen) liegt. Diese unterschiedliche Häufigkeit in der Geschlechtsverteilung läßt sich aus dem unterschiedlichen Verlauf des physiologischen Knochensubstanzverlustes ableiten. Er setzt bei Frauen früher (ca. 6 Jahre) und von niedrigeren Ausgangswerten der Skeletdichte (ca. 10%) ausgehend ein.

Für die Entstehung der pathologischen, insbesondere der sog. *präsenilen Osteoporose* wird angenommen, daß im Vergleich zur physiologischen der Knochensubstanzverlust rascher verläuft oder daß die Ausgangswerte der individuellen maximalen Spongiosa- und Kompaktadichte primär niedriger liegen, so daß beim Einsetzen des physiologischen Knochenabbaus die Osteoporoseschwelle früher erreicht wird. Denkbar sind auch pathologische Prozesse mit einer Senkung der Spongiosa- und Kompaktadichte ohne Erlangung der Osteoporoseschwelle, die aber nach Einsetzen der physiologischen Osteoporose rasch unterschritten wird und zum Bild der pathologischen Osteoporose führt. Schließlich wird als mögliche Ursache eine mangelhafte physiologische Gegenregulation des Organismus mit einem ungenügenden strukturellen, den mechanischen Beanspruchungen nicht gerecht werdenden Umbau von Spongiosa und Kompakta diskutiert, wodurch qualitativ und quantitativ eine Osteoporose vorzeitig nachweisbar wird. Die Ursache einer mangelhaften Gegenregulation kann bedingt sein durch fehlende mechanische Reize (z.B. stärkere Immobilisation im Matronenalter), Hemmung der Zellaktivität (z.B. durch Steroide) und eine Unwirksamkeit der Gegenregulation (z.B. mangelhafte Verkalkung des Osteoids infolge einer Osteomalazie).

Der vergleichsweise hohe Verlust des spongiösen Knochens gegenüber dem kompakten, der durch die größere endostale Angriffsfläche der Spongiosa bedingt ist, macht die bevorzugte Topographie des klinischen und röntgenologischen Osteoporosebefalls erklärbar: Die Wirbelsäule und die Metaphysen der Röhrenknochen werden zuerst und am häufigsten befallen. Daraus ergeben sich auch die Prädilektionsorte für osteoporotische Komplikationen (Wirbelkörperkollaps = crush fracture, bes. mittlere BWS, Th12, L1 und L4, L5, Radiusfraktur, Schenkelhalsfraktur).

2.1.4 Zur Ätiologie der pathologischen Osteoporose

In Tabelle 2.2 sind die generalisierten Osteoporosen in Anlehnung an Greenfield (1975) nach ätiologischen Gesichtspunkten klassifiziert. Die physiologische Osteoporose, die wir als normalen Alterungsprozeß des Knochens ohne Einwirkung extraossärer Faktoren ansehen, ist in dieser Tabelle nicht erfaßt. Auch finden sich dort keine Hinweise auf die Ursachen der sog. präsenilen pathologischen Osteoporose, die im 60. Lebensjahr ca. 25% der Frauen und ca. 10% der Männer befällt und ätiologisch nach wie vor als unbekannt angesehen werden muß. Mögliche pathogenetische Mechanismen sind oben besprochen worden. Es ist aber anzunehmen, daß hier Faktoren im Spiel sind, die im wesentlichen extraossär liegen. Alle bisher aufgestellten Theorien (z.B. Kalziummangel-, Hormonmangeltheorie) finden engagierte Widersa-

Tabelle 2.2. Ätiologische Faktoren der pathologischen Osteoporose

---

Kongenitale Osteoporosen

Osteogenesis imperfecta
Neuromuskuläre Erkrankungen
Keimdrüsendysgenesie
Trisomie 18
Trisomie 13–15
Progerie
Ehlers-Danlos-Syndrom
Sichelzellanämie, Thalassämie

Erworbene Osteoporosen

Endokrin:

    Hypogonadismus:
    a) *Ovarien:*
       Turner-Syndrom
       Primäre ovarielle Insuffizienz
    b) *Testes:*
       Hypogonadismus
       Eunuchoidismus
       Präpubertales Kastrationssyndrom

    Nebennierenrinde:
    Cushing-Syndrom
    Nebennierenatrophie
    Addisonsche Erkrankung

    Hypophyse:
    Cushing-Syndrom bei basophilem Adenom
    Akromegalie

    Schilddrüse:
    Hyperthyreoidismus

    Pankreas:
    Diabetes mellitus

Nicht-endokrine Tumoren, die ACTH-ähnliche Polypeptide produzieren: z.B. Oat-cell-Karzinom („paraneoplastische Osteoporosen")

Inaktivitätsatrophie:
Astronautenosteoporose

Mangelernährung:
Vitamin C (Skorbut)
Eiweißmangel
Kalziummangel
Hunger
Alkoholismus

Lebererkrankungen mit und ohne Ikterus

Hypoxämie: Chronische Lungenerkrankungen, kongenitale Herzvitien

Idiopathische Osteoporosen bei jungen Menschen ohne erkennbare Ursache

Iatrogene Osteoporose:
Steroidtherapie
Heparintherapie
Experimentelle Hyperoxie

Angeborene Stoffwechselstörungen:
Homozystinurie

---

cher. Neuerdings wird diskutiert, ob im Zusammenhang mit dem altersentsprechenden Verlust an Östrogenen eine Steigerung der Empfindlichkeit des Knochens gegenüber der Parathormonwirkung eintritt (*relativer Hyperparathyreoidismus in der Menopause*).

2.1.5 Radiologische Diagnostik

Das diagnostische Vorgehen bei der Osteoporose hat im Hinblick auf vermeidbare Komplikationen (Prophylaxe) und die frühzeitige Anwendung therapeutischer Maßnahmen die *rechtzeitige Erkennung einer (pathologischen) Osteoporose* zu berücksichtigen. Dabei genügt es in der Regel nicht, ganz allgemein das qualitative Urteil „Osteoporose" abzugeben, denn bekanntlich wird dieses Urteil auch bei standardisierter Aufnahmetechnik zu sehr von subjektiven, nicht reproduzierbaren Momenten und von der Aufnahmetechnik (s. oben) beeinflußt. Kompliziert wird die subjektive Knochenbeurteilung durch die individuelle und durch Alter und Geschlecht bedingte enorme Variationsbreite. So häufen sich besonders bei der Gruppe älterer Frauen mit altersentsprechender „normaler" Knochendichte die falsch-positiven Fehlbeurteilungen in Richtung einer pathologischen Osteoporose und bei jüngeren Patienten mit objektiv vermindertem Mineralgehalt falsch-normale Befunde. Eine höhere diagnostische Sicherheit läßt sich durch Zuhilfenahme von weitgehend *objektiven radiologischen Meßmethoden* erreichen. Im folgenden werden einige von vielen Methoden zur *quantitativen Erfassung der Knochendichte* erwähnt, die allerdings sehr aufwendig und nur in größeren Kliniken anwendbar sind. Ihnen haftet der Nachteil an, daß sie nur die röntgenologische Dichte erfassen. Diese kann sich durch eine Abnahme der Spongiosadichte, aber auch durch eine alleinige Abnahme der Kalkdichte (z.B. bei der Osteomalazie) ändern. Dadurch ist eine Differenzierung zwischen Osteoporose und Osteomalazie nicht möglich, auch die Übertragbarkeit von Ergebnissen von einer zur anderen Krankheit ist eingeschränkt. Definiert wird mit diesen Methoden also nur der Normbereich mit Standardabweichung der radiolo-

gischen Dichte in verschiedenen Alters- und Geschlechtsgruppen, wobei eine Abgrenzung des Pathologischen aber möglich wird.

1. *Filmdensitometrische Methoden* (Heuck u. Schmidt 1960; Meema et al. 1964): Vergleichende Filmschwärzungsmessung, wobei mit dem zu untersuchenden Knochen ein Referenzsystem (z.B. Aluminiumtreppe oder Standardknochen) aufgenommen wird. Die von dem untersuchten Skeletabschnitt (z.B. Kalkaneus, Mittelphalanx des Ringfingers) vorliegende Schwärzung wird mit der des Vergleichskörpers korreliert.

2. *Methode nach Cameron et al.* (1968): Bestimmung des Absorptionskoeffizienten peripherer Knochen (z.B. Kalkaneus, distaler Radius) mit Hilfe einer monochromatischen Gammastrahlung eines Radionuklids (z.B. J 128 oder J 125). Die erhaltenen Werte können direkt in Knochendichtewerten ausgedrückt werden. Voraussetzung ist allerdings eine gute Korrelation zwischen dem untersuchten peripheren Skeletabschnitt und den Veränderungen an der Wirbelsäule. In dieser Hinsicht bestehen berechtigte Zweifel, da nicht zu erwarten ist, daß sich osteoporotische Veränderungen gleichsinnig in Skeletabschnitten ausbilden, die qualitativ und quantitativ unterschiedlichen mechanischen Beanspruchungen ausgesetzt sind und dementsprechend auch differente Gegenregulationsmechanismen zeigen werden. Neuerdings wird daher versucht, den Hydroxylapatitgehalt am Stammskelet selbst (z.B. 3. und 5. Lendenwirbelkörper) mit seitlicher Durchstrahlung zu erfassen. Voraussetzung dazu ist eine Messung genügend großer Spongiosavolumina, um falsche, nicht repräsentative Werte von umschriebenen strukturellen Spongiosaveränderungen zu vermeiden.

3. *2-Spektrenmethode* (Killig 1975): Diese Methode beruht auf dem unterschiedlichen Absorptionsverhalten 2er differenter Röntgenspektren (z.B. 85 und 150 kV) in Materie (Gewebe bzw. Knochen). Während die Schwächung des Spektrums mit 85 kV Erzeugerspannung im wesentlichen von der Ordnungszahl, Dichte und Dicke der durchstrahlten Materie abhängt (vorwiegend also Photoabsorptionsvorgänge), spielen bei dem hochenergetischen Spektrum mit 150 kV Erzeugerspannung nur noch Dichte und Dicke die wesentliche Rolle, bedingt durch die hier vorherrschende Compton-Streuung. Ist infolge einer Osteoporose oder Osteomalazie der Kalziumgehalt (Element mit relativ hoher Ordnungszahl) eines durchstrahlten Knochenvolumens vermindert, so wird demnach die veränderte Absorptionsdifferenz zwischen Knochen- und Weichteilgewebe bei einer 85 kV-Strahlung deutlicher als bei einer 150 kV-Strahlung sein. Aus dem Verhältnis der beiden sich ergebenden Strahlenintensitäten läßt sich der Hydroxylapatitflächenwert und bei Kenntnis der durchstrahlten Knochendicke das Hydroxylapatitvolumen (in mg/cm^3) berechnen. Für diese Methode gelten im Prinzip dieselben kritischen Anmerkungen, die für die Cameron-Methode gemacht wurden.

4. *Neutronenaktivierungsanalyse* (Nelp et al. 1970), bei der durch eine kurzzeitige, niedrig dosierte Neutronenganzkörperbestrahlung das kurzlebige Kalzium-49-Isotop in einer Menge entsteht, die dem gesamten Kalziumgehalt des Skelets proportional ist. Das Isotop kann mit einem entsprechenden Ganzkörperzähler gemessen werden.

5. *Caesium-137-Methode* (Reiss u. Steinle 1973): Hierbei wird die Streustrahlung (Compton-Effekt) gemessen, die durch die Bestrahlung eines Skeletabschnittes mit einer Caesium-137-Quelle entsteht.

Wie erwähnt, sind diese quantitativen Methoden in der röntgenologischen Praxis kaum durchführbar. Hinsichtlich des Aufwandes unkomplizierter, aber in der Aussage ungenauer sollten dennoch als *Ergänzung zur subjektiven Röntgenbildbeurteilung* folgende Methoden herangezogen werden.

1. *Barnett-Nordin-Wirbelindex:* Hierbei wird die niedrigste zur höchsten Höhe des 3. und 4. Lendenwirbelkörpers gemessen (s. Abb. 2.2) und in Prozent angegeben. Der Normwert liegt um 80% und höher.

2. *Peripherer Barnett-Nordin-Index:* Es wird der Quotient von Kompaktabreite zu Gesamtdurchmesser in der Mitte vom Metacarpale II und am Übergang vom proximalen zum mittleren Femurdiaphysendrittel gebildet (s. Abb. 2.2). Der Barnett-Nordin-Index gibt also die Kompaktadicke in Prozent des Gesamtdurchmessers an. Beim gesunden Menschen liegt die untere Grenze des Index für das Metacarpale II bei 43–44%, für den Femur bei 45%. Die Summe der beiden Werte wird als peripherer Index bezeichnet, dessen Normwert über 88% liegen sollte.

3. In Anlehnung an 2., Bestimmung des Kompaktaanteils pro Knochendurchmesser an der Grenze zwischen mittlerem und distalem Radius- und Ulnadrittel. Der Normwert liegt beim Radius bei 46,6 ± 8,6%, bei der Ulna bei 48,5 ± 9,9% (Ringe 1978).

Als *röntgenologisches Minimalprogramm* zur Osteoporose-Diagnostik sind folgende Aufnahmen durchzuführen: seitliche BWS und LWS, Beckenübersicht mit proximalen Femura, beide Hände dorsovolar.

Es sei hervorgehoben, daß die Diagnose einer pathologischen Osteoporose aus dem Röntgenbild allein nicht gestellt werden sollte. Ein Hyperparathyreoidismus, eine Osteomalazie und auch ein Plasmozytom weisen in der Initialphase durchaus ähnliche Veränderungen auf und können von einer Osteoporose nicht unterschieden werden. Aus diesem Grund müssen klinische und vor allem laborchemische Parameter zur Abgrenzung dieser Veränderungen gegen eine Osteoporose herangezogen werden. Läßt sich auf diese Art und Weise die Diagnose nicht sichern, so muß eine Beckenkammbiopsie zur Gewinnung histologischen Materials erfolgen.

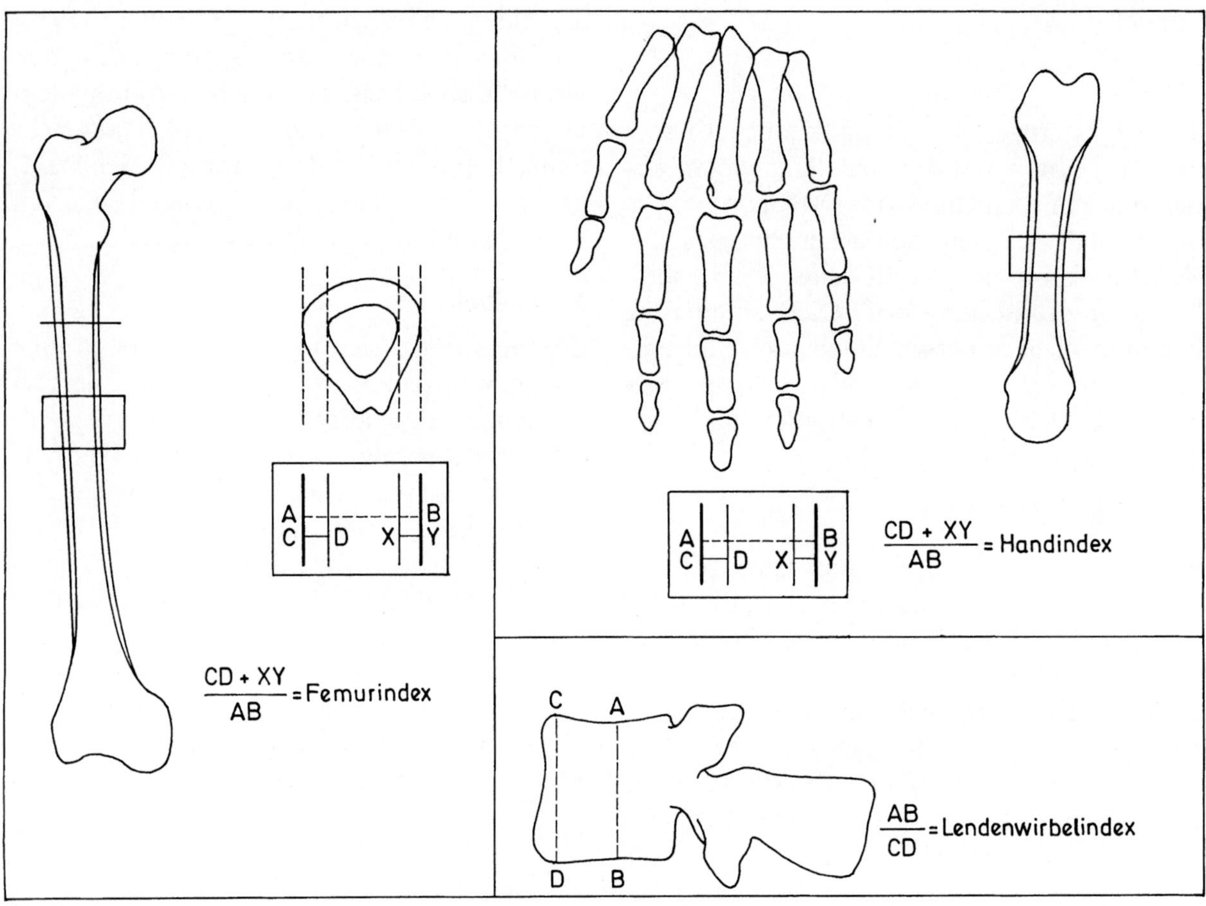

Abb. 2.2. Barnett-Nordin-Indizes. (Schema von Heuck 1976)

2.1.6 Röntgensymptomatik

Allgemein

Die Transparenz des Knochens nimmt zu. Die Fein- und Grobstruktur ist *scharf* gezeichnet, oft wie mit dem Bleistift nachgezogen.

Spongiosa

Bei beginnender Osteoporose werden vornehmlich die querverlaufenden Trabekel rarefiziert, später verschwinden sie und die längsverlaufenden weisen eine Verdickung (hypertrophische Atrophie) auf, sie treten dann stärker hervor. Insgesamt resultiert ein strähniges Bild bei allgemeiner Transparenzerhöhung. Bei schweren Formen besonders der pathologischen, nicht kompensierten Osteoporosen kann diese Trabekelverdickung durch mangelhaften gegenregulatorischen Umbau fehlen (s. auch unter „Steroidosteoporose").

Kompakta

Auch hier hängen die sichtbaren Veränderungen vom Schweregrad der Osteoporose ab. Durch Erweiterung der Markhöhle infolge der von enostal her fortschreitenden Resorption verschmälert sich die Kompakta, die darüber hinaus durch die Erweiterung der Haversschen Kanäle längsgestreift oder „tunneliert" erscheinen kann (bes. bei Osteoporosen mit hohem Knochenumsatz wie bei Akromegalie, Hyperthyreose und Hyperparathyreoidismus). Während sich von der Markhöhle her lakunäre Kompaktadefekte nachweisen lassen, finden sich subperiostal keine Veränderungen, wie sie z.B. vom primären Hyperparathyreoidismus her bekannt sind.

Frakturen treten nur bei sehr schweren Osteoporosen auf, wegen mangelnder Kallusbildung heilen sie verzögert.

Speziell

Schädel

Tabula externa und interna können dünner werden, Dorsum sellae und Sellaboden verdämmern mit zunehmender Osteoporose. Die Schädelnähte treten deutlicher hervor. Die Kalotte kann insgesamt eine feinfleckige Transparenzerhöhung bzw. Dichteminderung bekommen. Bei einer im Wachstumsalter aufgetretenen Osteoporose finden sich exzessiv pneumatisierte Nasennebenhöhlen und Felsenbeine.

Wirbelsäule

Die längstrabekuläre Zeichnung tritt – bei vorhandenem Umbau – stärker hervor, die Konturen der Wirbelkörper, insbesondere der Grund- und Deckplatten, werden relativ dicht, so daß „Rahmenwirbel" entstehen. Entsprechend der stärkeren ventralen statischen Belastung der BWS sintern und frakturieren die ventralen Wirbelkörperabschnitte (Keilwirbel), die physiologische Kyphose der BWS nimmt besonders im mittleren Bereich zu.

An der LWS tritt insbesondere bei noch gut erhaltenen Bandscheiben eine konkave Eindellung zunächst der Grundplatten, dann auch der Deckplatten ein, in fortgeschrittenen Stadien entstehen die typischen *bikonkaven Fischwirbel*. Frischere Einbrüche zeigen sich an stärkeren Verdichtungszonen unter den Grund- und Deckplatten (durch komprimiertes Knochenmaterial und durch reparativen intraspongiösen Kallus). *Reaktiv-abstützende Osteo- bzw. Spondylophytenbildungen* sind im Gegensatz zu traumatischen Frakturen bei sonst gesunden Wirbelsäulen äußerst selten.

Prädilektionsorte für Frakturen bei Osteoporose (crush fractures) nach Bagatelltraumen, zu denen schon das Heben eines schweren Gegenstandes gehört, sind der mittlere Brustwirbelsäulenbereich, der thorakolumbale Übergang, besonders Th12 und L1, sowie der untere Lendenwirbelsäulenbereich, besonders L4 und L5.

Becken

Die Beckenschaufeln bekommen ein strähniges Aussehen, an den Schenkelhälsen (Metaphysen!) schwinden zunächst die querverlaufenden Bälkchen, dann aber auch diejenigen, die den Zug- und später auch den Drucklinien folgen. Bei gutem funktionellem Umbau verstärkt sich die Schenkelhalszeichnung (Betonung der Trajektorien). Schenkelhalsfrakturen treten in Abhängigkeit vom Schweregrad der Osteoporose auf.

Röhrenknochen

Zunächst findet sich in den Metaphysen eine Spongiosararefizierung, oft treten die querverlaufenden sog. (alten) Wachstumslinien infolge relativ geringerer Resorption stärker hervor. Die Kompakta wird durch enostale Resorption mit Erweiterung des Markraumes dünner (s. oben). Muskel- bzw. Bandinsertionen werden deutlicher. Auf primären Vergrößerungsaufnahmen der Hand und auf Aufnahmen mit Mammographietechnik mit anschließender Lupenvergrößerung läßt sich eine Streifung, insbesondere der enostalseitigen Metakarpalkompakta, erkennen.

Differentialdiagnose generalisierter Osteoporosen

Da das Leitsymptom der Osteoporose eine Abnahme der Knochendichte bzw. eine Transparenzerhöhung ist, kommen insbesondere bei fehlenden gegenregulatorischen Umbauvorgängen grundsätzlich alle Krankheitsbilder in Betracht, die zu einer generalisierten Abnahme der Knochendichte führen: Osteomalazie, primärer und sekundärer Hyperparathyreoidismus, Plasmozytom. Die Osteomalazie grenzt sich in der Regel durch mehr unscharfe Knochenstrukturen und -konturen von der Osteoporose ab, beim Hyperparathyreoidismus liegen gewöhnlich zusätzlich fibroosteoklastische Veränderungen vor, die dem Knochen ein strähnig-wabiges Aussehen geben. Außerdem ist beim Hyperparathyreoidismus das Befallsmuster anders: Die Veränderungen beginnen in der Regel an den Händen, während sie bei der generalisierten Osteoporose zuerst an der Wirbelsäule auftreten. Die osteoporotische Form des Plasmozytoms ist von einer generalisierten pathologischen Osteoporose nicht zu differenzieren, hier können nur labor-chemische (Immunelektrophorese) oder bioptische Befunde die Diagnose weiter eingrenzen.

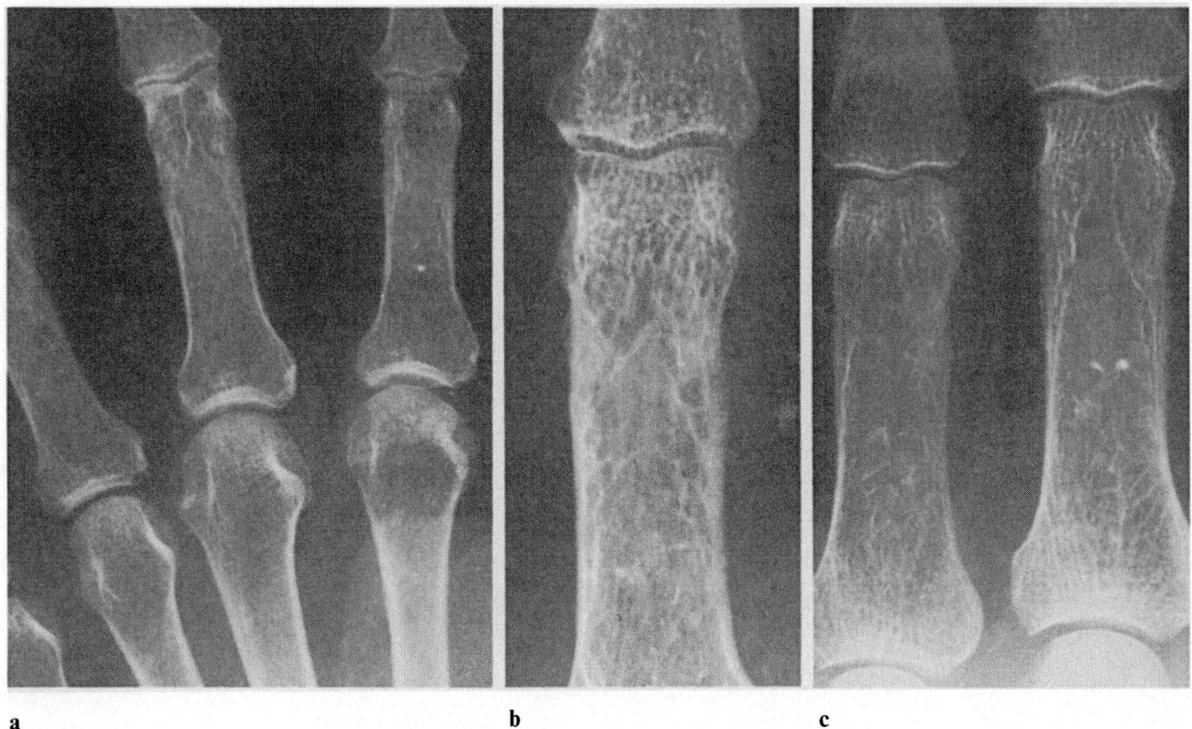

a b c

Abb. 2.3a–c. Verschiedene Ausdrucksformen der Osteoporose an den Händen. **a** Mehr ungeordnete Rarefizierung der Spongiosastrukturen, vor allem in den dargestellten Grundphalangen. Die verstärkten restlichen Trabekel geben dem Knochen ein wabig-netziges Aussehen, wie besonders auf der Vergrößerungsaufnahme der II. Grundphalanx (**b**) deutlich wird. Die Kortikalis ist von enostal her mit unregelmäßiger Kontur „aufgebrochen" und hochgradig verdünnt. **c** Hier (Vergrößerungsaufnahme der Grundphalangen eines anderen Patienten) imponiert hingegen neben der ausgeprägten Rarefizierung der Spongiosastrukturen eine deutliche Längsstreifung bzw. „Aufblätterung" der Kompakta durch endostale Resorption bei hochgradiger Verdünnung. Der Markraum ist erweitert. Sämtliche Fein- und Grobstrukturen sind scharf, wie mit dem Bleistift nachgezogen. Der Patient litt an einer Hyperthyreose.

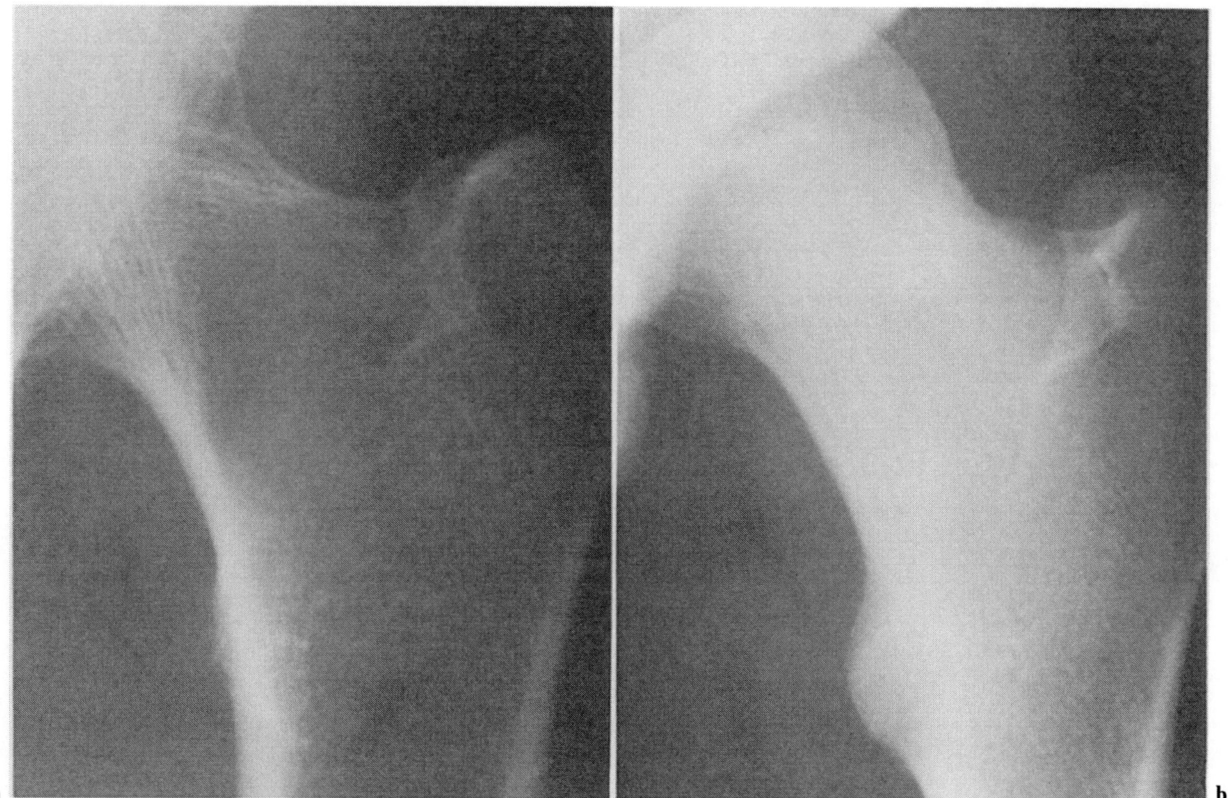

Abb. 2.4a, b. Osteoporose am Schenkelhals. **a** Es imponiert die betonte trajektorielle Spongiosazeichnung im medialen Schenkelhalsgebiet bei deutlich „verarmter" feintrabekulärer Zeichnung besonders in den lateralen und intertrochantären Schenkelhalsabschnitten. **b** Zum Vergleich normale Knochenstrukturen

Abb. 2.5a–c. Extreme Osteoporose am Schenkelhals und im Bereich der distalen Femurmetaphyse. **a** Erhebliche Reduktion der gesamten trabekulären Knochenstruktur im Schenkelhals und im Intertrochantärgebiet mit einer fast strukturlosen Zone in den lateralen Schenkelhalsabschnitten. Im Vergleich zu Abb. 2.4a ist in diesem Fall einer hochgradigen pathologischen Osteoporose der Knochenumbau mit Betonung der trajektoriellen Zeichnung ausgeblieben. Deutliche Rarefizierung der Knochenstrukturen auch im Acetabulum und im Sitzbeinbereich. ↗ Pertrochantäre Fraktur bei einem Minimaltrauma, erkennbar an der pertrochantär verlaufenden bandförmigen ▷ Aufhellung. **b, c** Hochgradige Osteoporose in den distalen Femurmetaphysen mit ausgeprägtem trajektoriellem Umbau in **c** und weniger deutlichen Anpassungsvorgängen in **b**, wo im metadiaphysären Bereich die sog. Wachstumslinien mit welligem Verlauf vorwiegend quer zur Längsachse des Knochens hervortreten. Erhebliche Kortikalisverdünnung mit angedeuteter Längsstreifung. Der Patient in **b** war über 1 Jahr immobilisiert, wodurch die mangelnden Umbauvorgänge verständlich werden

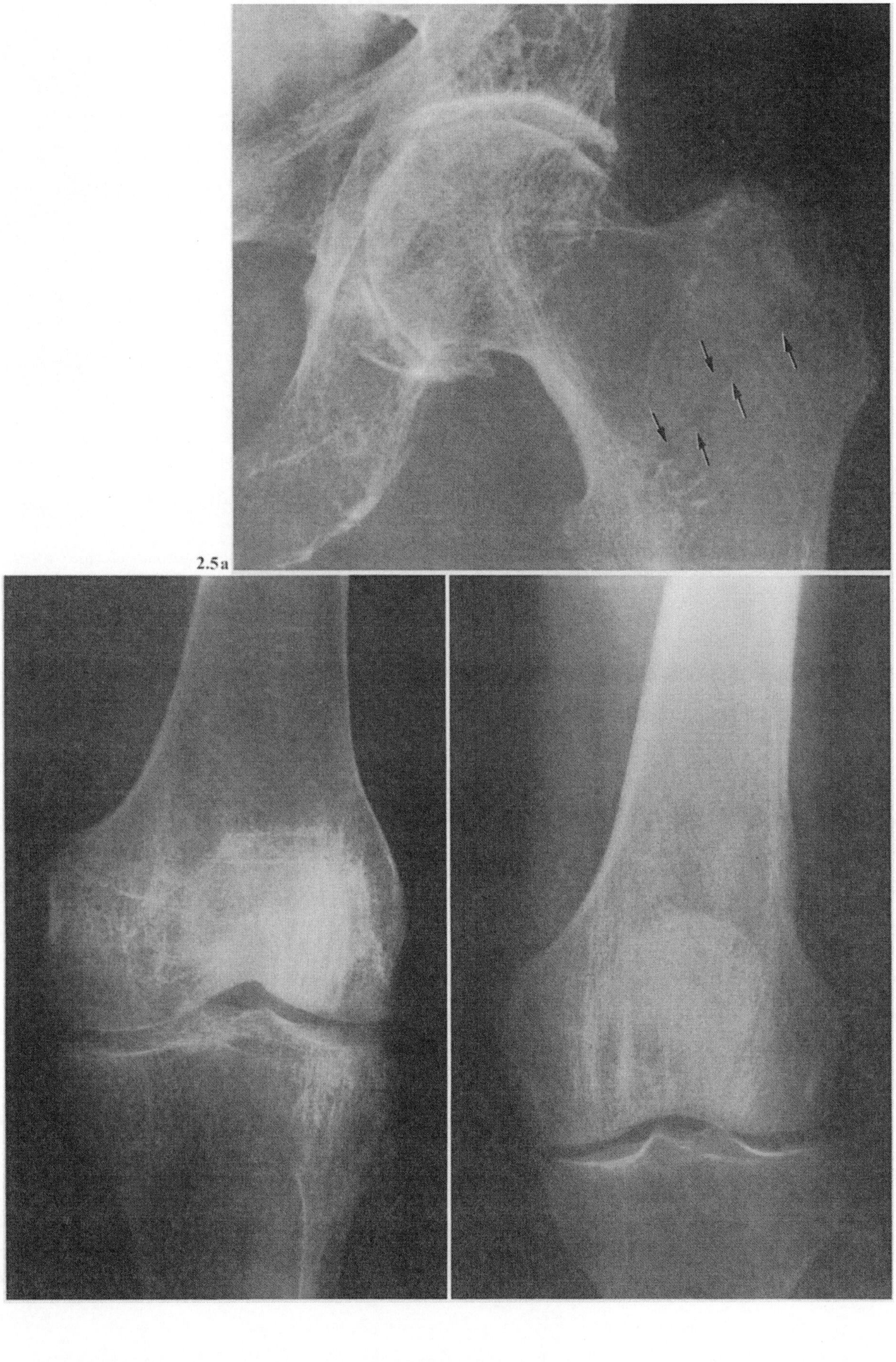

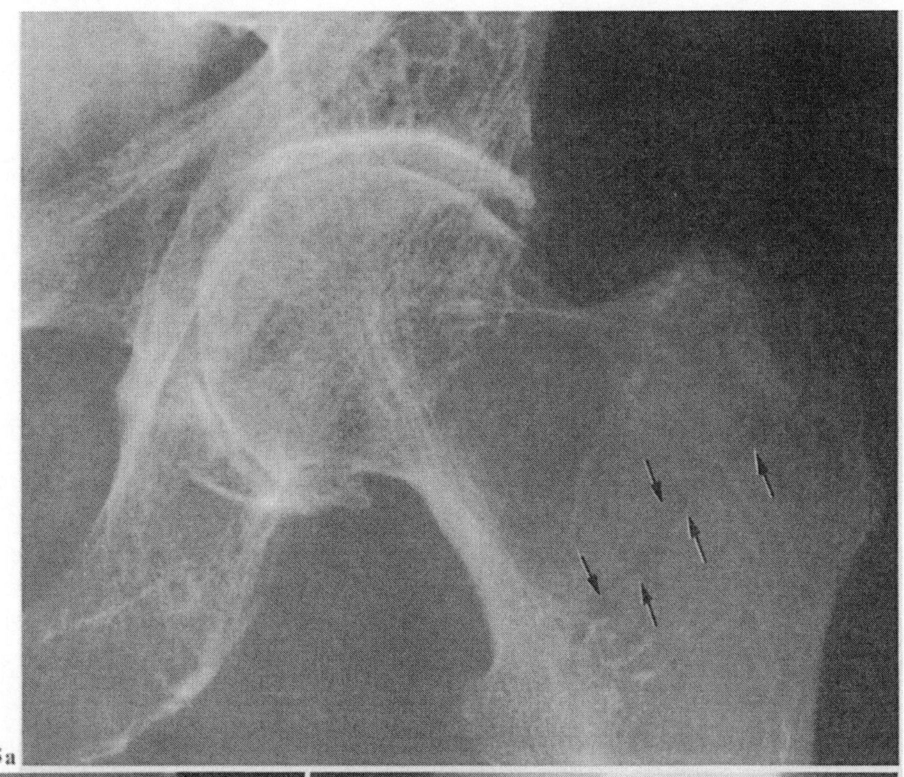

2.5a

b c

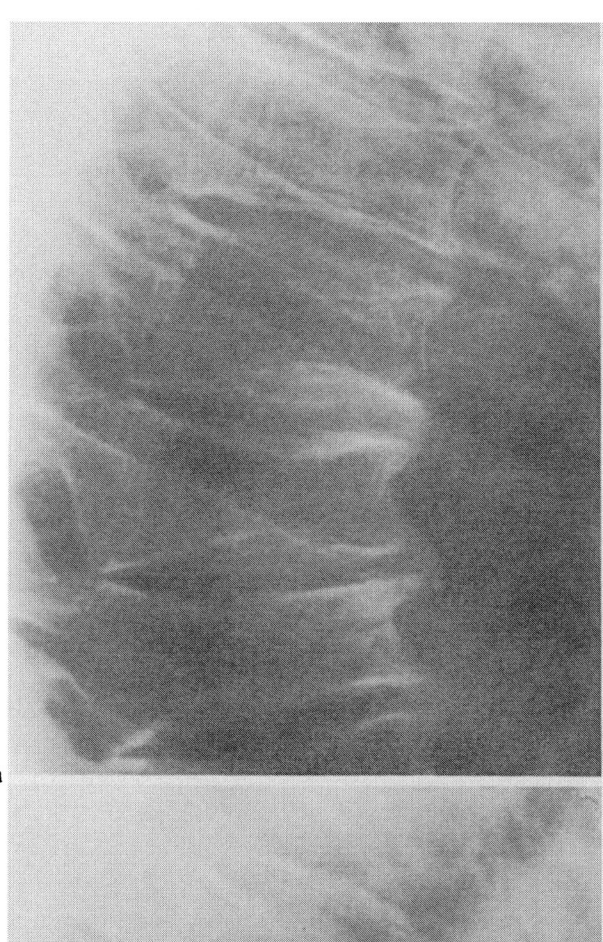

a

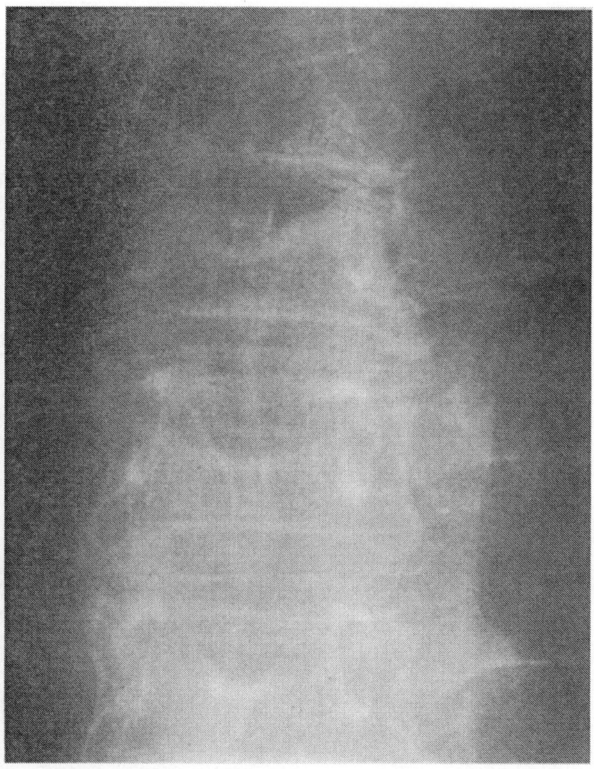

c

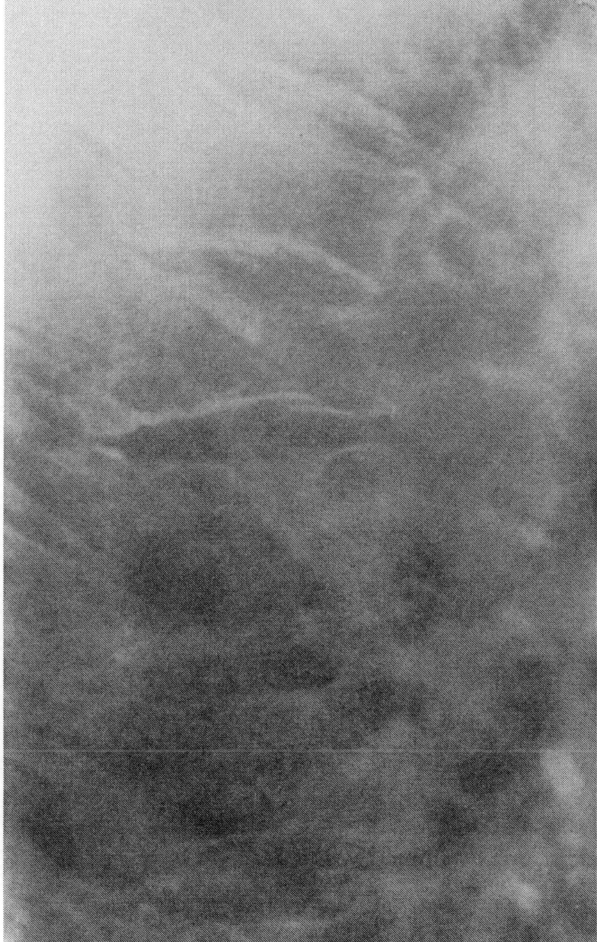

b

Abb. 2.6 a–c. Verschiedene Osteoporoseformen an der Brustwirbelsäule. In **a** (72jährige, klinisch beschwerdefreie Patientin) finden sich bikonvexe Brustwirbelkörpersinterungen, es tritt eine deutliche Rahmenstruktur hervor, die tragenden Längstrabekel sind verdickt. Reparationsspondylophyten an den Vorderkanten der mittleren dargestellten Wirbelkörper. Die beschriebenen Veränderungen sind Ausdruck eines mehr langsam ablaufenden osteoporotischen Prozesses (senile Osteoporose) mit gegenregulatorischen Vorgängen (verstärkte Rahmenstruktur, Verdickung der tragenden Trabekel, gleichmäßige Sinterung, Reparationsspondylophyten). In **b** und **c** hingegen (41jährige Patientin mit starken Rückenschmerzen) fällt eine deutliche Strukturreduzierung auf, der äußere Wirbelkörperrahmen ist zwar scharf gezeichnet, aber sehr dünn, die oberen Brustwirbelkörper sind ungleichmäßig gesintert. Es finden sich keine Zeichen gegenregulatorischer Vorgänge bei dieser (pathologischen) sog. präsenilen Osteoporose

Abb. 2.7 a, b. (Senile) Osteoporose an BWS und LWS ▷ bei einem 68jährigen Mann, der klinisch völlig symptomlos ist. Die Spongiosastruktur aller dargestellten Wirbelkörper ist vertikal streifig ausgerichtet, die Wirbelkörperkonturen erscheinen wie mit dem Bleistift nachgezogen, nennenswerte Sinterungen fehlen

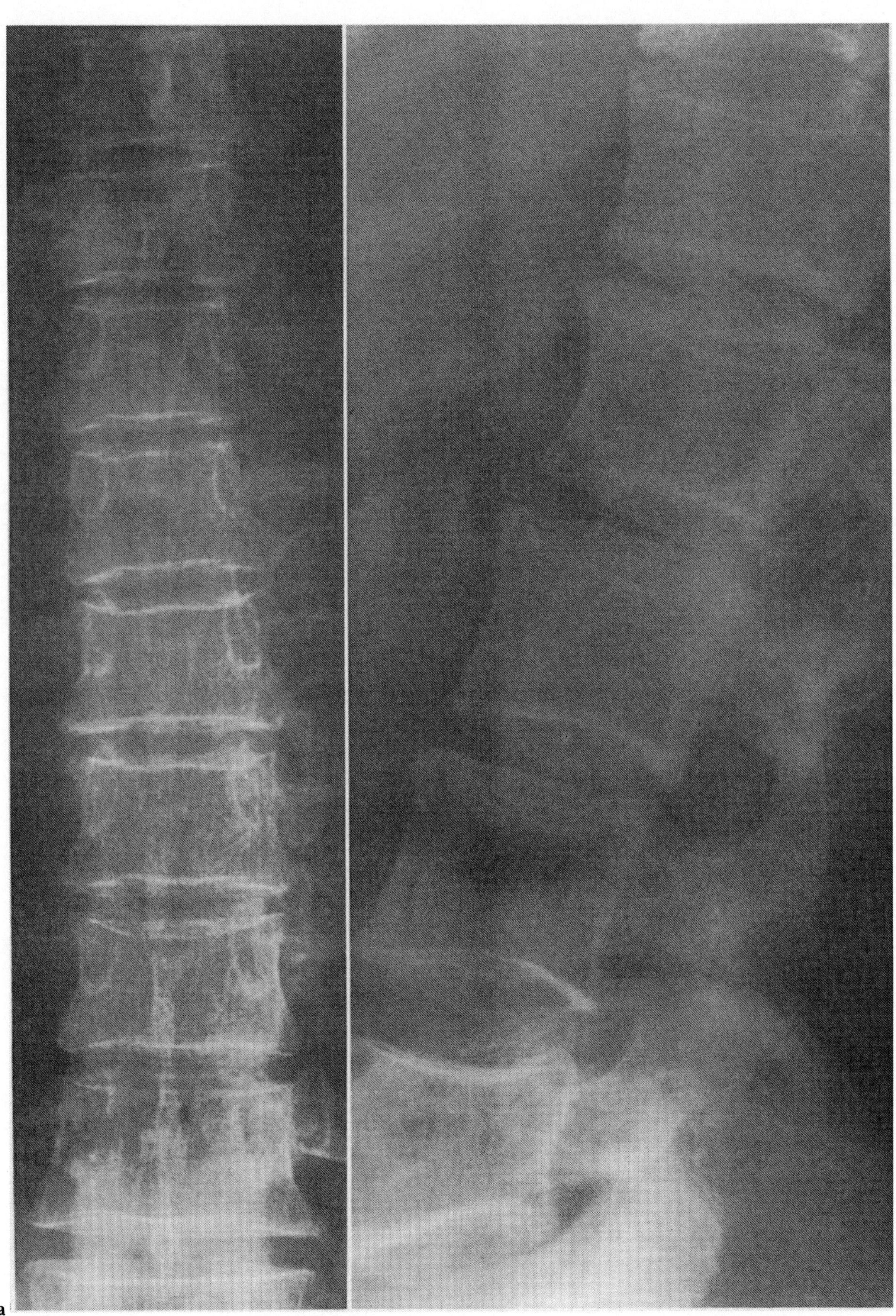

2.7 a
b

Abb. 2.8a–c. Brustwirbelsäulenausschnittsaufnahmen und seitlicher Schädel bei einer hochgradigen (pathologischen) Osteoporose einer 52jährigen Frau. **a** Die Schichtaufnahme (sagittal) zeigt sämtliche Wirbelkörper gesintert, die trabekuläre Längsstruktur ist wie auch in der seitlichen Ausschnittsaufnahme nur mäßig verstärkt. **b** Vor allem die oberen dargestellten Wirbelkörper sind auf fast $^{1}/_{4}$ der Normhöhe (bikonvex) gesintert. **c** Die seitliche Schädelaufnahme demonstriert die Verdünnung von Tabula interna und externa der Schädelkalotte und das praktisch völlige Fehlen der sonst gewohnten Gefäßzeichnung. Klinisch und labor-chemisch konnte ein primärer und sekundärer Hyperparathyreoidismus als Ursache dieser schweren Veränderungen ausgeschlossen werden ▷

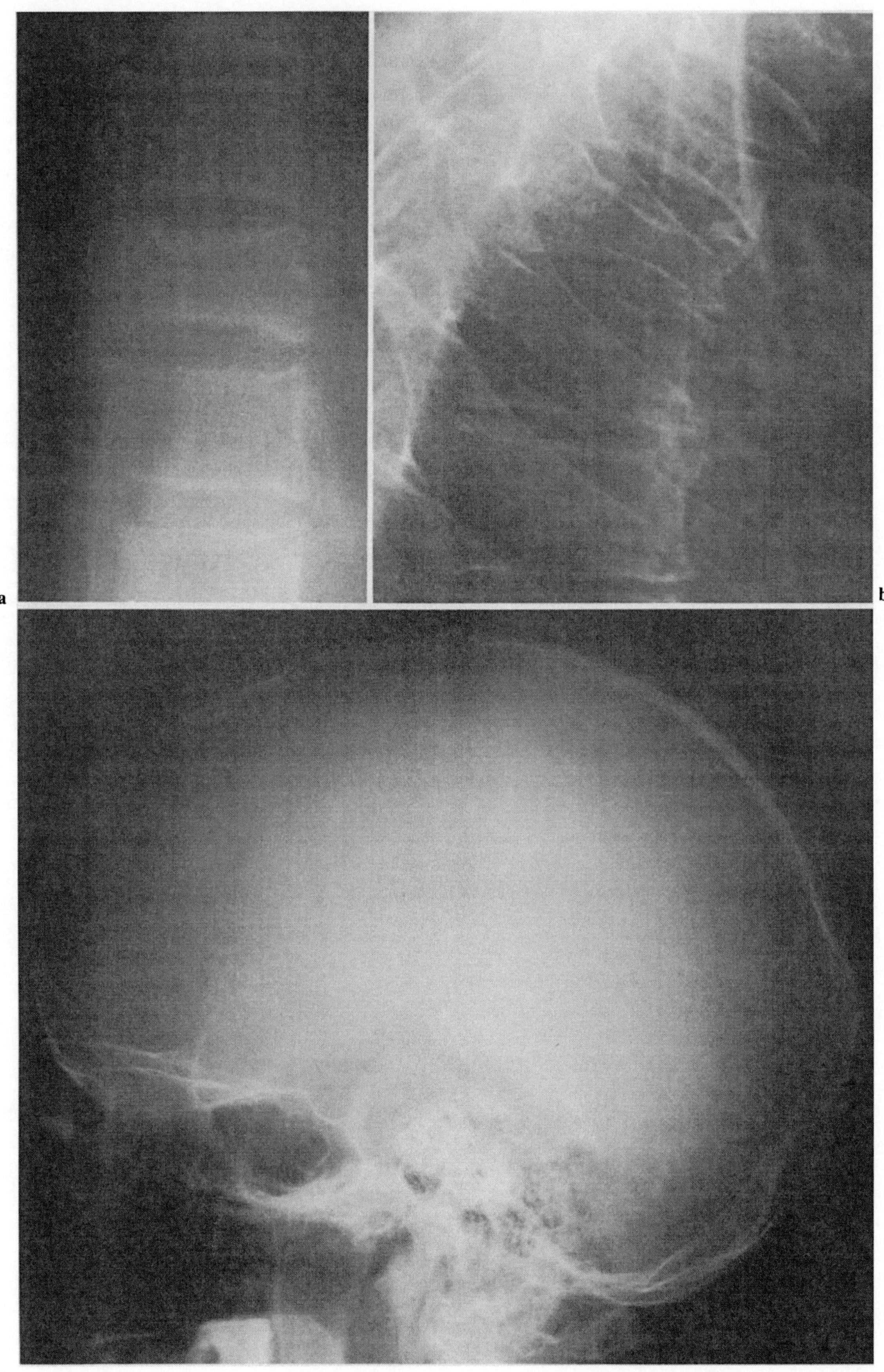

2.1.7 Sonderformen der systemischen Osteoporose

Steroidosteoporose (Morbus Cushing, iatrogener Hyperkortizismus)

Kortison und Hydrokortison bewirken eine Abnahme des pro Osteoblasten gebildeten Matrixvolumens und eine zahlenmäßige Abnahme der Osteoblasten durch Hemmung der Zellproliferation. Durch letztere wäre die histologisch und röntgenologisch nachweisbare mangelnde Gegenregulation mit Verstärkung der tragenden Knochenbälkchen erklärt. Im Gegensatz zur pathologischen primären präsenilen Osteoporose werden im Röntgenbild der Spongiosa die Zeichen der hypertrophischen Atrophie mit strähniger Bälkchenstruktur vermißt, die Bälkchenstruktur ist rarefiziert und bleibt zart. Ein weiterer Effekt der Steroide auf das Skeletsystem liegt in dem Befund, daß die protektive Sensibilität der Gelenke herabgesetzt wird, wodurch ähnliche Verhältnisse wie bei neuropathischen Gelenkstörungen auftreten. Durch unkoordinierte Gelenkbewegungen kann es zu permanenten Mikrotraumen des Knorpels und der subchondralen Sponiosa mit anschließender ischämischer Nekrose der entstandenen Fragmente kommen, wodurch gelenktragende Knochenabschnitte einer Zerstörung anheimfallen. Diese Veränderungen sind sowohl durch orale Steroidgaben wie auch durch intraartikuläre Injektionen induzierbar. Weitere pathogenetische Möglichkeiten zur Entstehung von gelenknahen Knochennekrosen bei Hyperkortizismus werden in den Kapiteln „Knocheninfarkt" (s.S. 120) und Osteonekrose (s.S. 279) diskutiert. Wegen der herabgesetzten Schmerzempfindung ist es offensichtlich auch möglich, daß sich Knocheninfektionen (Osteomyelitiden) klinisch unbemerkt ausbreiten können. Bei der röntgenologischen Untersuchung eines steroidgeschädigten Skelets sind also entzündliche Veränderungen auch ohne klinische Zeichen zu erwarten.

Die oben beschriebenen Veränderungen sind zeit- und dosisabhängig. Bei einer Dosis von 50–75 mg Kortison oder Kortison-Äquivalent pro Tag über einen Zeitraum von 9–24 Monaten treten sie jedoch mit großer Wahrscheinlichkeit auf.

Spezielle Röntgensymptomatik

An der Wirbelsäule finden sich in ausgeprägten Fällen bandförmige Verdichtungen, die durch überschießenden Kallus bei multiplen Infraktionen bedingt sind. Die Grund- und Deckplatten können verdickt und leicht unscharf sein. Keil-, Fisch- und Plattwirbel sind in fortgeschrittenen Fällen obligat.

Schädel. Die Schädelkalotte weist eine gesprenkelte Transparenzerhöhung auf, gelegentlich findet sich ein Erscheinungsbild wie bei einem Plasmozytom. Die lateralen Partien der Schädeldecke können darüber hinaus deutlicher als andere Schädelregionen entkalkt sein.

Rippen. Neben einer stärkeren Entkalkung finden sich Frakturen, die in der Regel mit einem überschießenden, unstrukturierten (wollartigen) Pseudokallus verheilen. Klinisch sind diese Frakturen meist stumm.

Gelenke. Am Femur- und Humeruskopf sowie am Kniegelenk treten aseptische Nekrosen auf, die mit erheblichen Formveränderungen, Fragmentationen und Dissektionen einhergehen (s. auch S. 283).

Looser-Zonen an den Rippen und an der Symphyse werden beobachtet.

Spontanfrakturen, insbesondere am Schenkelhals, treten häufiger als bei Osteoporosen anderer Ursache auf.

Osteoporose bei Hyperthyreose

In der Mehrzahl der Osteoporosefälle bei Hyperthyreose und Thyreotoxikose liegt eine Stammskeletosteoporose vor. Zusätzlich finden sich gelegentlich Zeichen einer Osteomalazie und einer Fibroosteoklasie, wodurch die betonte Längsstreifung der Kompakta, insbesondere im Metakarpalbereich, erklärt werden könnte.

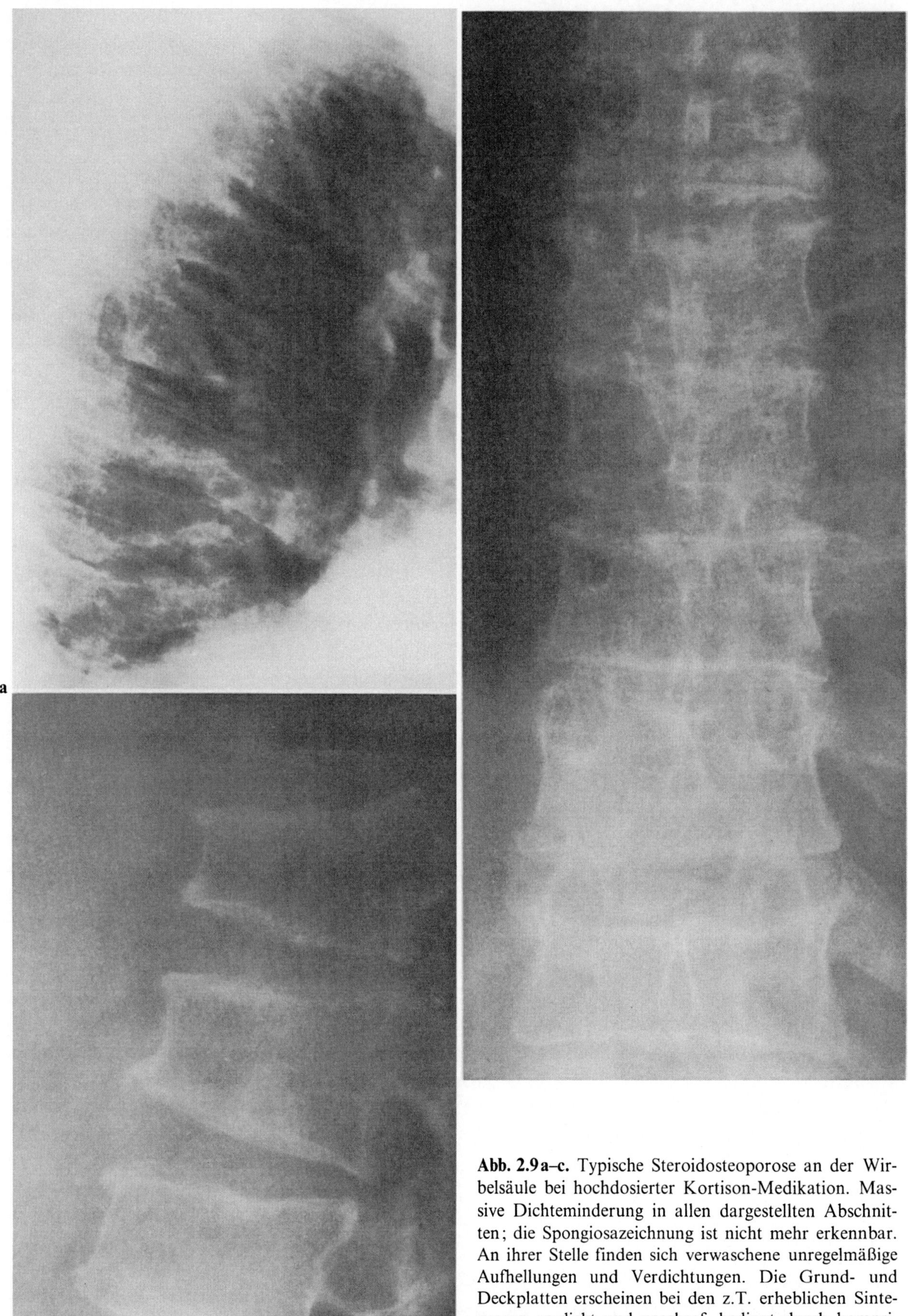

Abb. 2.9a–c. Typische Steroidosteoporose an der Wirbelsäule bei hochdosierter Kortison-Medikation. Massive Dichteminderung in allen dargestellten Abschnitten; die Spongiosazeichnung ist nicht mehr erkennbar. An ihrer Stelle finden sich verwaschene unregelmäßige Aufhellungen und Verdichtungen. Die Grund- und Deckplatten erscheinen bei den z.T. erheblichen Sinterungen verdickt und unscharf, bedingt durch komprimiertes Knochengewebe und überschießenden intraspongiösen Kallus

2.1.8 Regionale oder lokale Osteoporosen

Sie entstehen auf dem Boden einer trophischen Störung, die z.B. durch Immobilisation, durch primäre Veränderungen der arteriellen, venösen und lymphatischen Zirkulation sowie durch primäre nervale und muskuläre Läsionen ausgelöst werden kann.

In Tabelle 2.3 sind die wesentlichen Ursachen lokaler Osteoporosen aufgeführt.

Tabelle 2.3. Ursachen lokaler Osteoporosen

1. Inaktivitätsatrophie (akute Immobilisation nach Trauma, chronische Ruhigstellung bei neurogenen Störungen oder entzündlichen Veränderungen)
2. Sudecksche Atrophie
3. Muskeldys- und -atrophie
4. Zustand nach Denervation oder Sehnenverletzungen
5. Entzündliche Prozesse
   a) Chronische Polyarthritis
   b) Osteomyelitis
   c) Tuberkulose.
6. Kollagenosen, bes. Sklerodermie
7. Tumoren (maligne und benigne)
8. Transitorische Femurkopfosteoporose
9. Primäre arterielle, venöse, lymphatische Zirkulationsstörungen (fakultativ)

Das Röntgenbild wird im Gegensatz zur generalisierten Osteoporose durch eine mehr flekkige, z.T. auch unscharfe Entkalkung geprägt. Dadurch kann es insbesondere bei Malignomträgern zu erheblichen differentialdiagnostischen Schwierigkeiten im Hinblick auf das Vorliegen einer Metastasierung kommen (Abb. 2.10.). Durch das regionäre Auftreten der Veränderungen ist im allgemeinen aber die Abgrenzung möglich.

An der Wirbelsäule kommen gelegentlich regionäre Osteoporosen an einzelnen Wirbelkörpern vor. Ihre Ätiologie ist unbekannt. Das mit Hämangiomwirbeln fast identische Röntgenbild könnte mit sekundären Vakatektasien von Blutgefäßen bei Verlust von Knochensubstanz erklärt werden.

Sudecksche Knochenatrophie

Hier liegt eine multifaktoriell bedingte trophische Störung mit Beteiligung des Weichgewebsmantels einer Extremität oder eines ihrer Abschnitte vor. Sie muß nicht unbedingt Folge einer traumatischen Läsion mit oder ohne Ruhigstellung sein, sie kann auch auf dem Boden primär neurogener Störungen entstehen.

Röntgensymptomatik

In frühen Stadien beherrscht eine mehr flekkige Entkalkung der gelenknahen Knochenabschnitte das Röntgenbild, beim Fortbestehen der Störung setzt schließlich eine gleichmäßige Atrophie (Osteoporose) von Spongiosa und Kompakta ein (Endatrophie). Differentialdiagnostisch ist ein entzündlicher Gelenkprozeß mit begleitender Knochenentkalkung auszuschließen. Das Differenzierungskriterium liegt in der normalen Gelenkspaltweite bei der Sudeckschen Knochenatrophie.

Transitorische Femurkopfosteoporose

Die Ursache dieser Erkrankung ist unbekannt. Wie die Bezeichnung schon sagt, tritt eine massive Entkalkung des Femurkopfes mit einer Verdämmerung der Außenkonturen (subchondrale Grenzlamelle) auf. Gelegentlich können auch der Schenkelhals und das Acetabulum beteiligt sein. Klinisch gehen diese Erscheinungen mit erheblichen Schmerzen in der Hüfte mit Ausstrahlung bis zum Knie einher. Labor-chemisch ergeben sich bis auf eine gelegentlich beschleunigte Blutsenkung keine pathologischen Veränderungen. Histologisch liegt eine Osteoporose begleitet von einer erhöhten Erythrozytenzahl vor; das Gelenkpunktat gibt Hinweise auf eine aseptische Synovitis.

Die Erkrankung befällt Männer 3mal so häufig wie Frauen und heilt in ca. 2–3 Monaten aus. Bei Frauen beginnen die Symptome oft im letzten Schwangerschaftsdrittel und dabei häufiger auf der linken Seite.

Röntgendifferentialdiagnostisch ist die transitorische Femurkopfosteoporose von entzündlichen Gelenkerkrankungen spezifischer und unspezifischer Genese aktuell kaum abzugrenzen. Die Diagnose wird im wesentlichen aus dem Verlauf gestellt.

Inaktivitätsosteoporose

In Abhängigkeit vom Alter und Geschlecht sowie von der Zeit einer Immobilisation führt

diese zu einer lokalen oder regionären Osteoporose. Bei Frakturen werden sowohl distales wie proximales Fragment betroffen. Als pathogenetisch entscheidend werden bei der akuten *Immobilisations- bzw. Inaktivitätsosteoporose* regionale Veränderungen der Durchblutungsverhältnisse (aktive und passive Hyperämie) angesehen. Durch die Ruhigstellung entfällt die Muskelpumpe, die den venösen Blutfluß unterhält, und es kommt zu einer Stase. Andererseits sind durch neurogene Störungen aktive Hyperämien denkbar. Die veränderten Durchblutungsverhältnisse können zu einer regionalen metabolischen Azidose führen, die wiederum eine vermehrte Osteoklastenaktivität induziert. Die Latenzzeit zwischen Ruhigstellung und Nachweis einer Immobilisationsosteoporose im metaphysären Gebiet liegt in der Regel zwischen 3 und 5 Wochen, bei Kindern kann sie nur wenige Tage betragen.

Bei einer akuten Immobilisation im Zusammenhang mit einem Trauma können sich besondere röntgenologische altersabhängige Erscheinungen ergeben, die im Zusammenhang mit der epimetadiaphysären Gefäßversorgung stehen: Bis zum 20. Lebensjahr findet sich in der Regel eine mehr homogene Dichteminderung der gelenknahen Knochenabschnitte infolge der relativ gleichmäßigen Gefäßversorgung dieser Region. Bei 20- bis 40jährigen hingegen läßt sich in etwa $^1/_3$ der Fälle eine mehr bandförmige (8–10 mm breite) metaphysäre Osteoporose nachweisen, da bei dieser Patientengruppe im Bereich der ehemaligen Wachstumszonen das Gefäßnetz im Gegensatz zu den proximalen und distalen Bereichen noch mehr oder weniger erhalten ist. Im späteren Lebensalter kann – allerdings zeitlich verzögert – wiederum eine mehr gleichmäßige oder grobfleckige und vor allem auch die Diaphyse befallende Osteoporose auftreten, da hier die Gefäßrückbildung in allen Abschnitten relativ gleichmäßig ist. Sehr häufig wird daher in dieser Altersgruppe eine Inaktivitätsosteoporose röntgenologisch kaum deutlich.

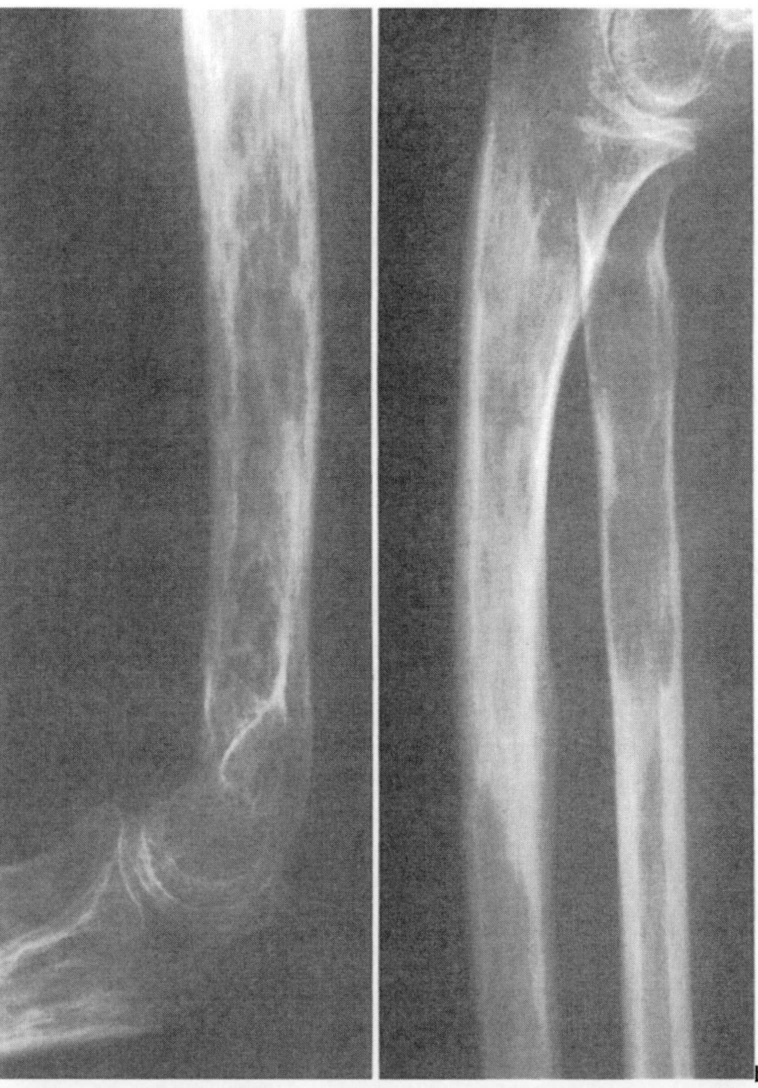

2.10a

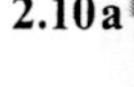b

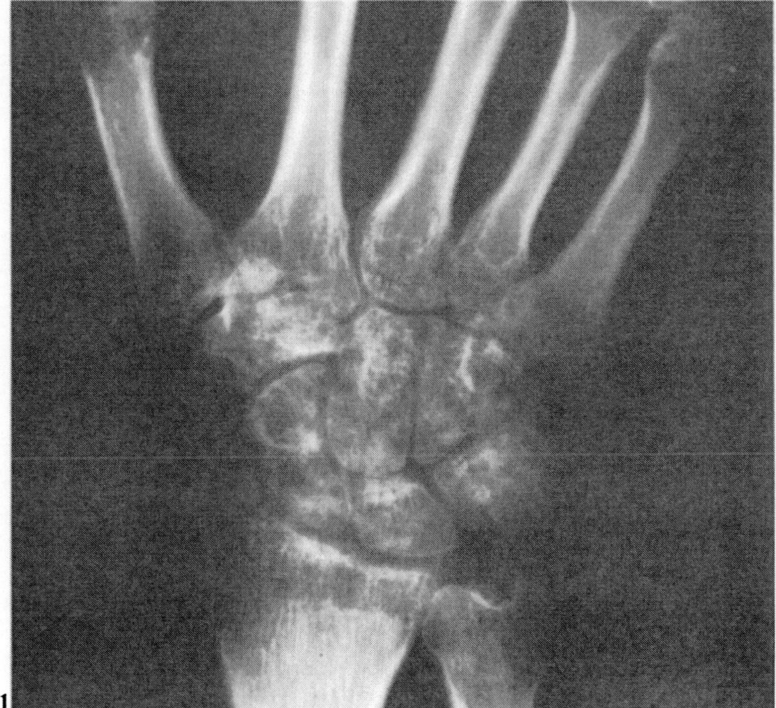

2.11

Abb. 2.10a, b. Schwere regionale Osteoporose des rechten Armes bei einer Patientin mit Zustand nach Ablatio mammae rechts wegen eines Karzinoms. Klinisch Lymphödem und trophische Störungen. Im Gegensatz zur generalisierten Osteoporose besteht hier eine mehr fleckförmige Entkalkung besonders in den gelenknahen Knochenabschnitten. Die Knochenstrukturen von Radius und Ulna erscheinen leicht verwaschen. *Differentialdiagnostisch* ist dabei durchaus an eine diffuse Metastasierung oder auch an ein Plasmozytom zu denken

Abb. 2.11. Sudeksche Atrophie im frühen Stadium. Fleckförmige Entkalkung besonders der gelenknahen Knochenabschnitte. Die diaphysäre Kompakta ist erhalten

Abb. 2.12a, b. Verlauf einer Sudeckschen ▷ Knochenatrophie bei Unterarmfraktur. **a** Typische fleckförmige Entkalkung aller Handwurzelknochen, der angrenzenden Abschnitte des distalen Unterarmes und der Mittelhandregion. Die unterschiedlich großen rundlichen Aufhellungen sind unscharf begrenzt. Deutliche gelenknahe, z.T. auch fleckig anmutende Entkalkung im Metakarpophalangeal- und im proximalen Interphalangealbereich. **b** Ein Jahr später Rückbildung der fleckigen Entkalkung vor allem im Handwurzelbereich. Im Metakarpophalangealbereich treten zarte längsgerichtete Knochentrabekel auf. Die Kortikalis der Röhrenknochenschäfte ist sowohl bei **a** wie bei **b** an dem Prozeß unbeteiligt

Abb. 2.13a–c. Beispiele für Inaktivitäts- ▷ osteoporosen in verschiedenen Altersgruppen. **a, b** (54jähriger Mann). Die Aufnahmen zeigen eine mehr grobflekkige Inaktivitätsosteoporose der gelenknahen Abschnitte 12 Wochen nach Immobilisation wegen einer Schenkelhalsfraktur. Klinisch keine Hinweise auf trophische Störungen. **c** (23jähriger Mann) Etwa 6 Wochen nach Immobilisation wegen einer oberen Sprunggelenksfraktur wird eine bandförmige Osteoporose deutlich. Das 5–7 mm breite Aufhellungsband liegt exakt in der ehemaligen Epiphysenfugenregion

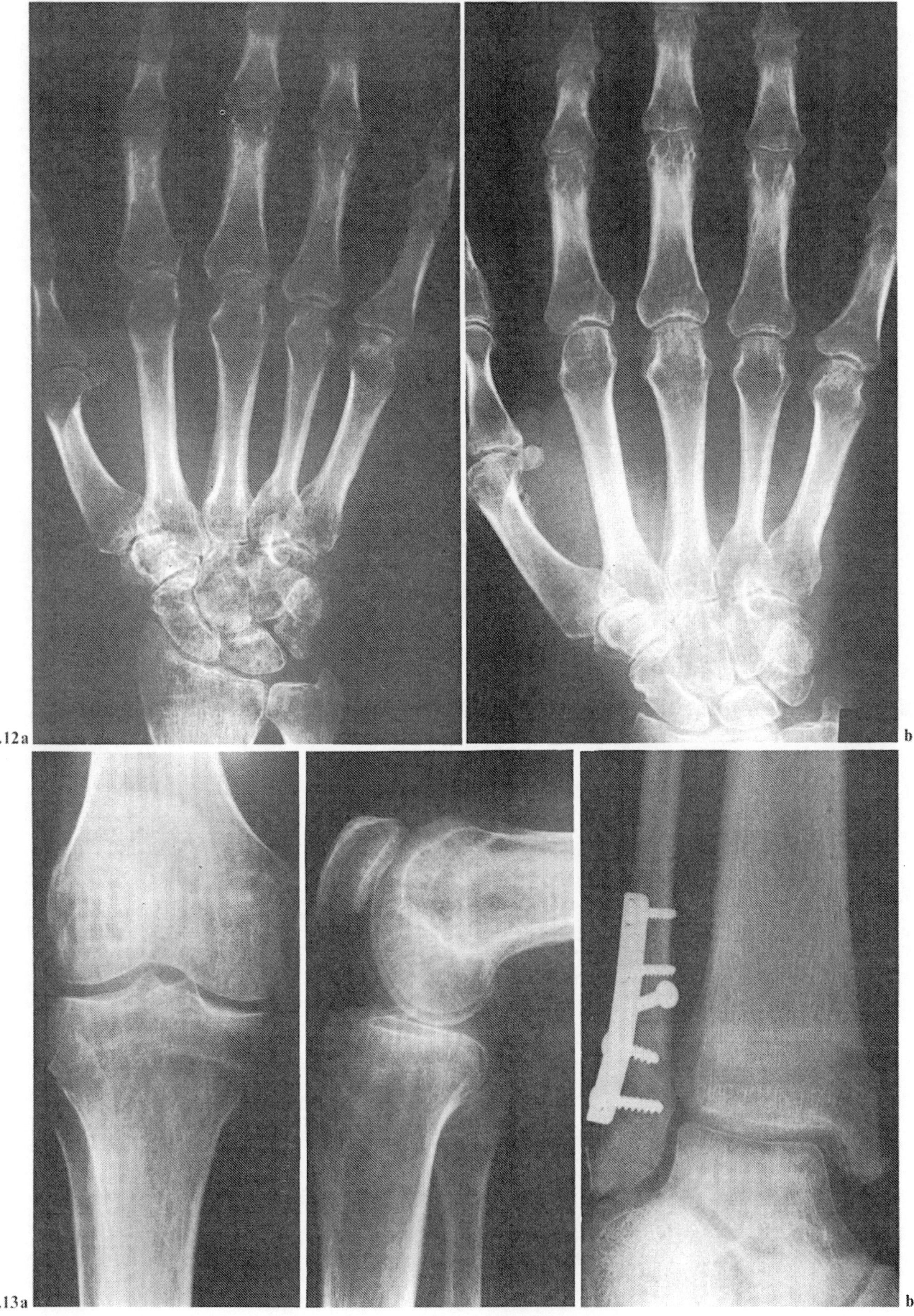

2.12 a

b

2.13 a

b, c

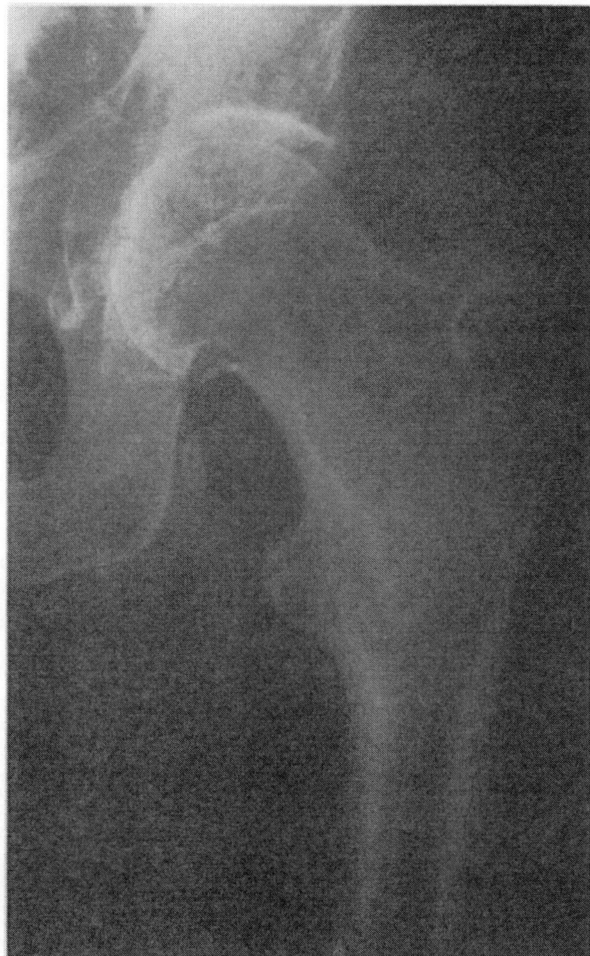

2.14

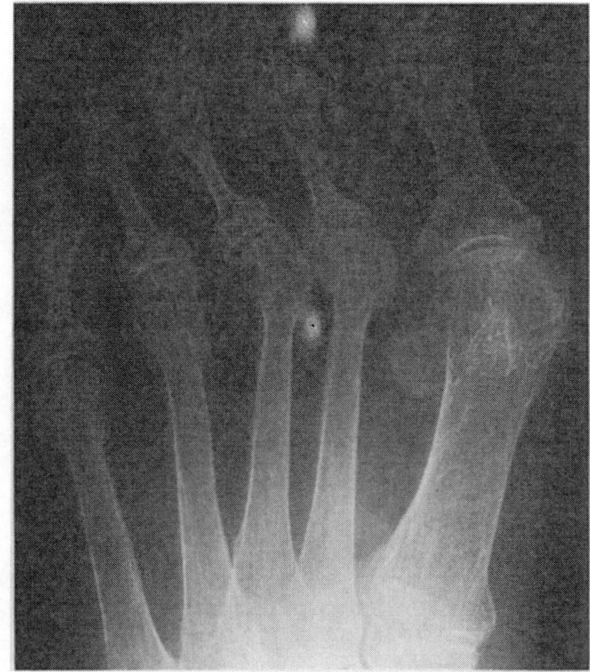

2.15

Abb. 2.14. Stumpfosteoporose bei Zustand nach Amputation des linken Oberschenkels in Schaftmitte. Der 35jährige Patient ist klinisch völlig symptomlos. Die Strukturaufhellungen im proximalen Femurschaft sind unregelmäßig und erscheinen sogar verwaschen, die Kortikalis ist enostal unregelmäßig begrenzt und insgesamt unterschiedlich dicht und dick

Abb. 2.15. Inaktivitätsosteoporose bei chronischer Polyarthritis. Die dargestellten Metatarsal- und Phalangealabschnitte muten glasig transparent an infolge einer ausgeprägten Reduzierung der Kortikalis und einer weitgehenden Eliminierung der Spongiosastruktur. Typische Veränderungen an den Metatarsophalangealgelenken, besonders II und III, bei chronischer Polyarthritis

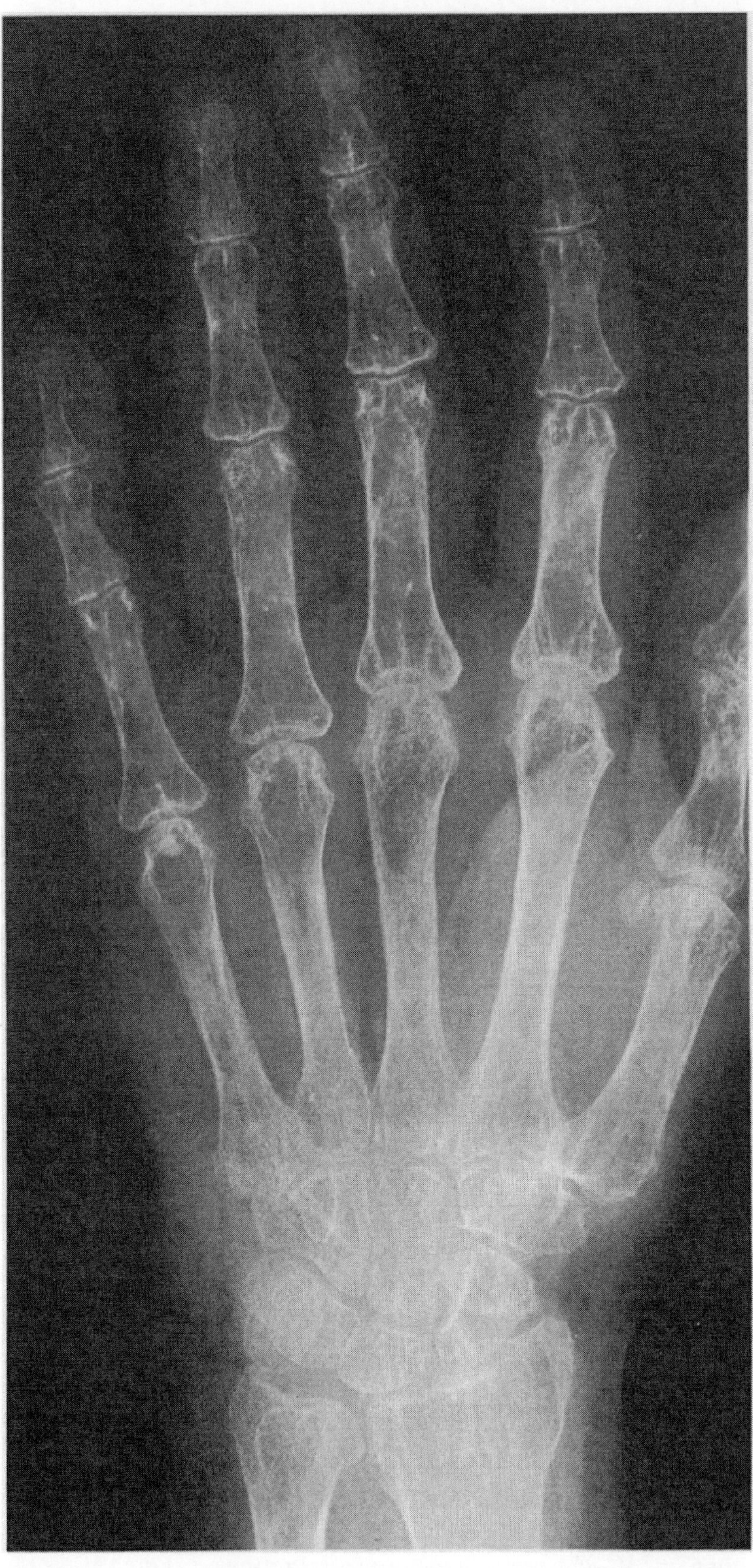

Abb. 2.16. Ausgeprägte Inaktivitätsosteoporose der linken Hand infolge einer seit Jahren bestehenden Plexusparese. Auf den ersten Blick imponiert in diesem Fall die Schärfe, in der sämtliche Knochenstrukturen dargestellt sind. In den einzelnen Abschnitten ist die Spongiosa in unterschiedlicher Form rarefiziert, wobei die resorptiven Veränderungen im Mittel- und Vorhandbereich mehr fleckförmig und im Handwurzel- und distalen Unterarmbereich mehr streifig-strähnig anmuten

2.2 Osteomalazie

Bei der Osteomalazie liegt eine Hemmung der Verkalkung des Knochengewebes vor. Histologisch findet sich dementsprechend ein Überschuß an unverkalktem pathologischem Osteoid (Matrix), histomorphometrisch läßt sich ein Anstieg des nicht von aktiven Osteoblasten bedeckten Osteoids auf über 45% des Gesamtosteoids feststellen. Es nimmt den Platz des normalerweise verkalkten Osteoids, d.h. also des Knochens, ein und ist nicht zu verwechseln mit physiologisch unverkalktem Osteoid, das bei hoher Anbaurate vermehrt sein kann.

Pathophysiologisch stehen Mangelzustände von Vitamin D sowie andere sekundäre und primäre Kalziummangelzustände im Vordergrund. In Tabelle 2.4 sind die häufigsten Ursachen dieser Mangelzustände zusammengefaßt.

Klinisch imponieren Rückenschmerzen, vorsichtiger Gang mit Vermeidung aller Erschütterungen, Druck- und Kompressionsschmerz von Symphyse und Becken, das sog. ,,Rippenfedern'', in fortgeschrittenen Fällen ein watschelnder Gang.

Diagnostisches Vorgehen

Klinisch-chemische Untersuchungsmethoden (Ca, PO_4 und alkalische Phosphatase) sind besonders in Frühstadien der Erkrankung in der Regel nicht sehr spezifisch. Röntgenologische Veränderungen lassen sich meist erst in histologisch ausgeprägten und fortgeschrittenen Fällen nachweisen. Die sicherste Methode in der Früherkennung einer Osteomalazie stellt die quantitative histomorphometrische Analyse aus der Beckenkammspongiosa im unentkalkten Präparat dar.

Röntgensymptomatik

Generell liegt eine Transparenzerhöhung bzw. Dichteminderung des Knochens vor, wobei besonders die Spongiosastrukturen verwaschen und unscharf erscheinen (Radiergummiphänomen, Mattglasphänomen). Diese röntgenologischen Veränderungen erklären sich zwanglos aus den oben beschriebenen histologischen Veränderungen. In ausgeprägten Fäl-

Tabelle 2.4: Wesentliche Ursachen der Osteomalazie

I *Vitamin-D-Mangel mit Kalziumresorptionsstörungen*
Mangelnde Vitamin-D-Zufuhr (in Europa selten)
Malabsorption von Vitamin D:
1. Mangelnde Fettaufbereitung.
   a) Reduktion der Lipaseproduktion (z.B. chronische Pankreatitis, Pankreasresektion, zystische Pankreasfibrose)
   b) Ungenügende oder fehlende Gallesekretion (biliäre Zirrhose, biliäre Obstruktion von längerer Dauer)
2. Post-Gastrektomiesyndrom
   (Besonders Billroth-II- und totale Magenresektion mit ungenügender Fett- und Vitamin-D-Resorption
3. Mangelnde Resorptionsleistung der Darmwand (Dünndarmresektion, Umgehungsanastomosen, Fisteln, entzündliche Darmprozesse mit Atrophie der Resorptionsfläche, Zöliakie, Sprue, gluthensensitive Enteropathie)

II Ernährungsbedingter Kalziummangel

III Erhöhter enteraler Kalziumverlust (Exsudative Gastroenteritis mit Verlust des kalziumbindenden Albumins)

IV Vorwiegend tubuläre Nierenschäden:
1. Angeborene tubuläre Nierenerkrankungen (Fanconi-Syndrom, Vitamin-D-resistente Rachitis, tubuläre Azidose)
2. Erworbene tubuläre Nierenerkrankungen (chronische Pyelonephritis, interstitielle Nephritis)

V Vorwiegend parenchymatöse Nierenschäden (Reduktion der Alpha-1-Hydroxylasebildung):
1. Kongenitale Anomalien (polyzystische Nieren, chronische Obstruktion)
2. Erworbene Nierenerkrankungen (z.B. Glomerulonephritis)

VI Langzeiteinnahme von Antiepileptika:
Wahrscheinlich durch Störung der Vitamin-D-Aktivierung durch die Alpha-1-Hydroxylase in Niere und Leber oder durch Inaktivierung des normal gebildeten stoffwechselaktiven 1,25-Hydroxycholesterols

len ist der Knochen röntgenologisch strukturlos, die äußeren Konturen sind bei verdünnter Kompakta unscharf und kaum erkennbar. Als Zeichen einer statischen Insuffizienz stellen sich Skeletverformungen ein. Bevorzugt davon betroffen sind das Becken (Protrusio acetabuli, Verkürzung der Längsachse), die Wirbelsäule (Kyphoskoliose), der knöcherne Thorax (Glockenthorax), die proximalen Extremitätenknochen (großbogige Verbiegungen) und die Schädelbasis (basiläre Impression).

Sehr charakteristisch sind *Looser-Zonen*. Bei der Osteomalazie weisen sie oft sehr ausge-

prägte supraperiostale, d.h. also um den Knochen herum liegende, homogene Verkalkungen durch im Überschuß gebildeten Kallus auf. Sie sind in folgenden Regionen anzutreffen: Skapula, Femurhals und -schaft, Scham- und Sitzbein, proximale Ulna, distales Radiusdrittel, proximale untere Rippen, Fibula, Klavikula, Metacarpalia, Metatarsalia und Phalangen.

Differentialdiagnose

Im Initialstadium ist röntgenologisch eine Differenzierung zwischen Osteomalazie und Osteoporose sowie primärem und sekundärem Hyperparathyreoidismus nicht möglich. Erst wenn die Knochenstrukturen unscharf werden und sich Looser-Zonen einstellen, wird das Bild charakteristischer. Beim Hyperparathyreoidismus imponieren in der Regel betonte strähnig-wabige Knochenstrukturen, außerdem werden selten subperiostale Resorptionen besonders an den Fingerknochen vermißt. In sehr fortgeschrittenen Stadien kann sich infolge des niedrigen Kalziumspiegels zur Osteomalazie ein sekundärer Hyperparathyreoidismus gesellen, der dann das röntgenologische Bild mit beeinflußt.

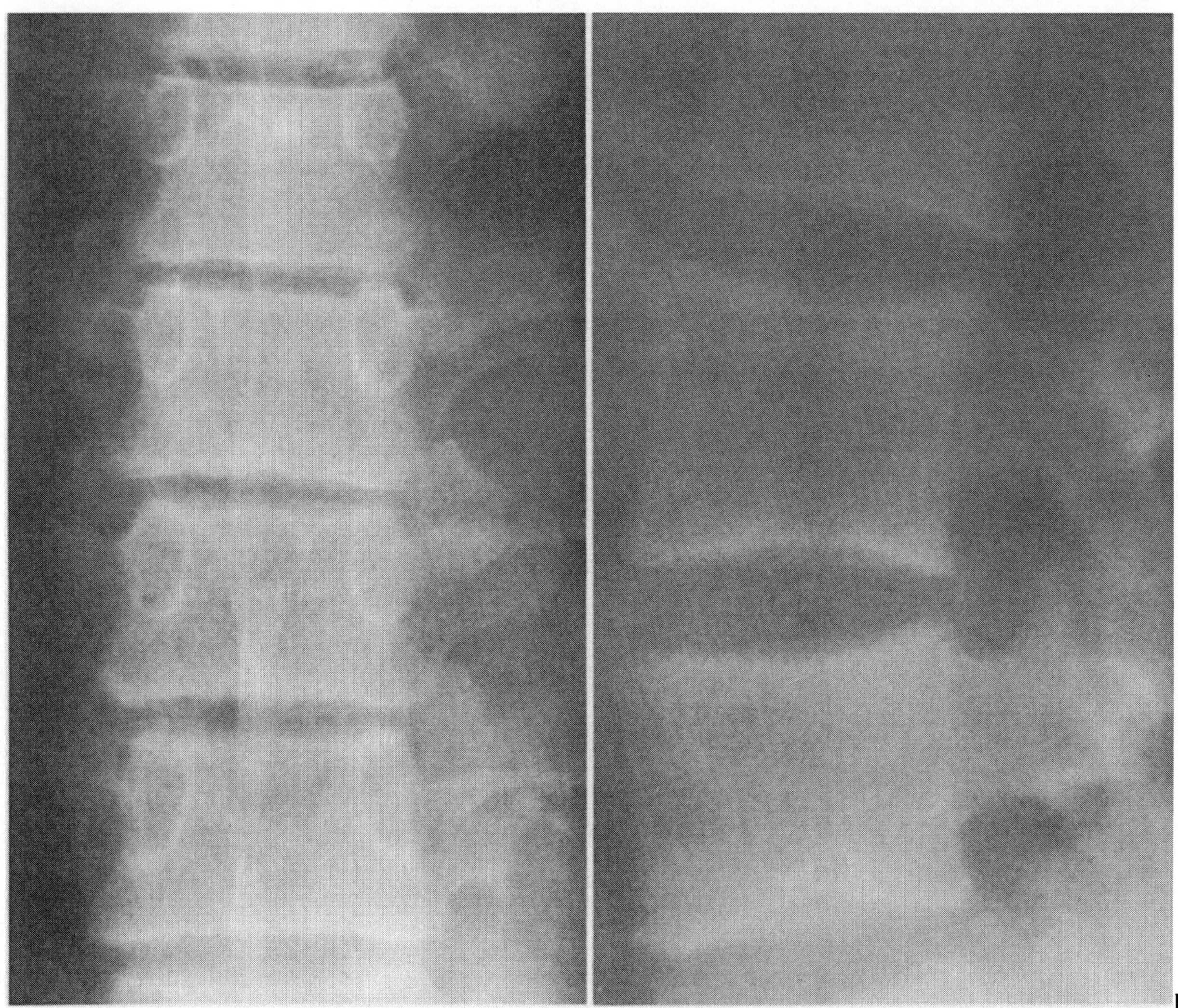

Abb. 2.17a, b. Ausgeprägte osteomalazische Veränderungen an der Wirbelsäule bei einer 54jährigen Patientin mit einem Malabsorptionssyndrom. Die Spongiosastruktur ist verwaschen und unscharf, die grund- und deckplattennahen Abschnitte sind verdichtet. Im Gegensatz zur Osteoporose sind die Wirbelkörperkonturen breit und kaum abgrenzbar

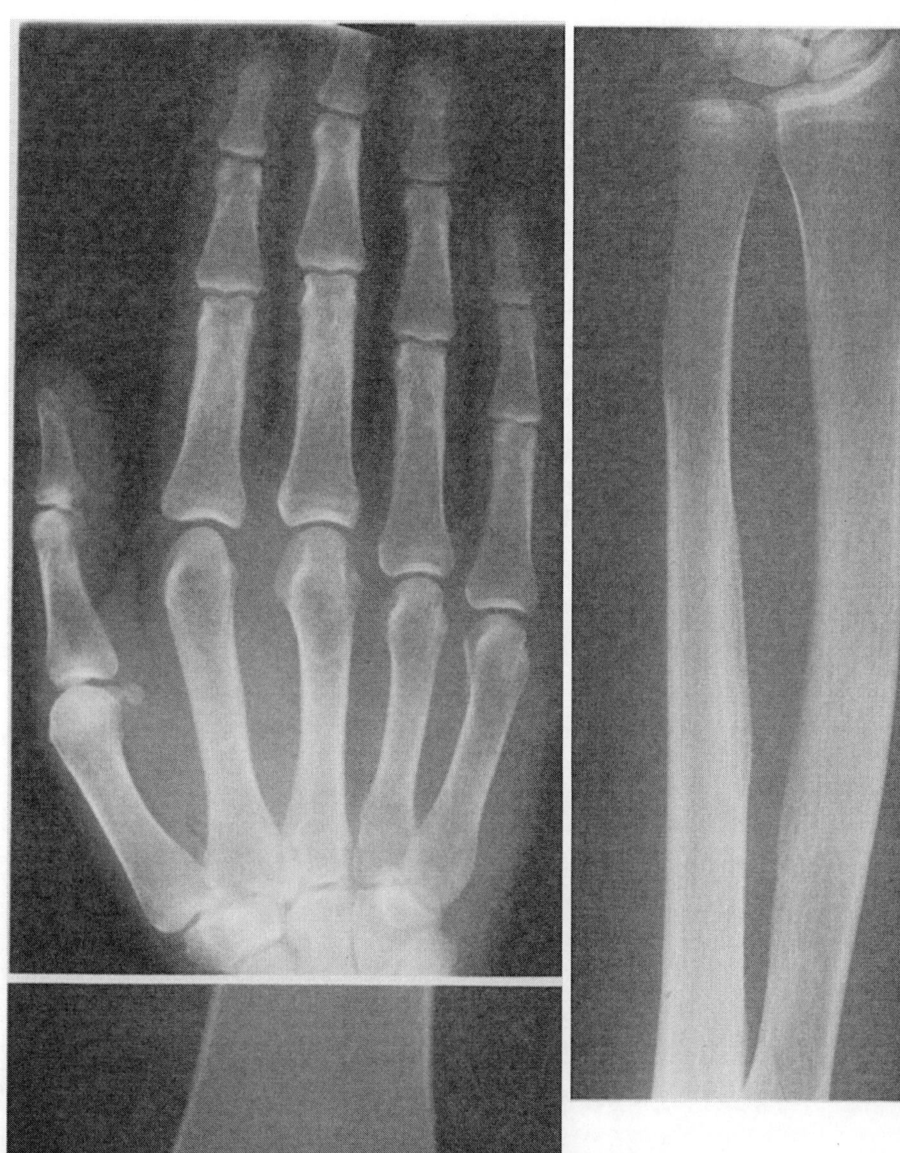

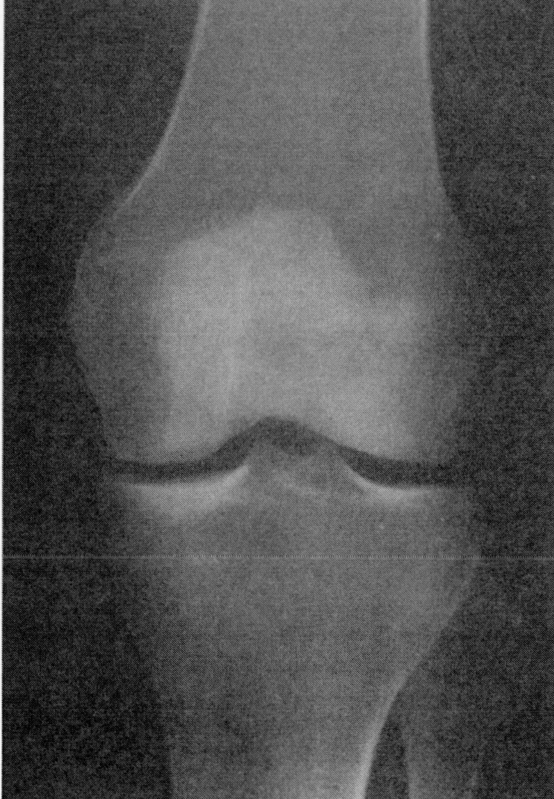

Abb. 2.18a–c. Osteomalazie. Die dargestellten Abschnitte der Hand, der Kniegelenksregion und des Unterarmes fallen durch ihre Strukturverarmung und verwaschene Zeichnung (Mattglasphänomen) auf, sie erscheinen wie mit dem Radiergummi verwischt. Die Kompakta der Fingerknochen ist angedeutet längsgestreift. Subperiostale Veränderungen sind nicht erkennbar

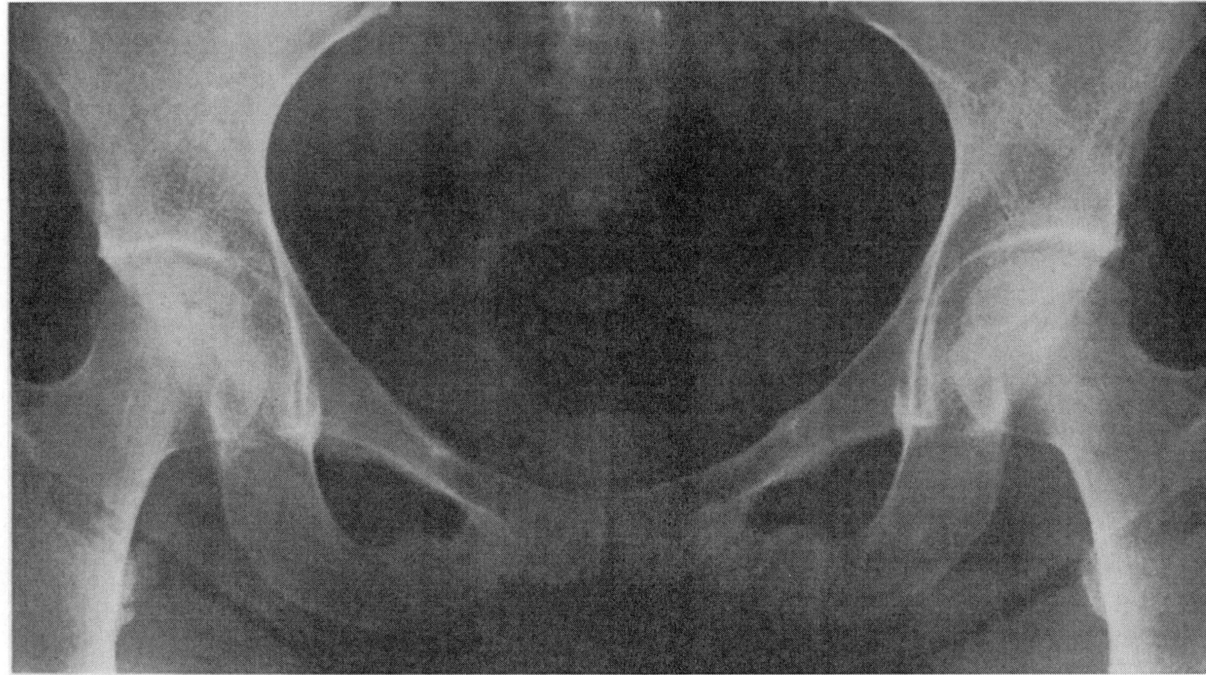

a

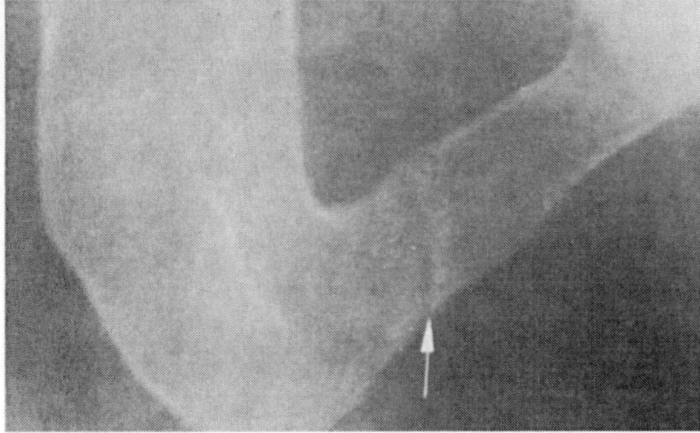

b

Abb. 2.19a, b. Loosersche Umbauzonen im Scham- und Sitzbeinbereich bei Patienten mit einer Osteomalazie. **a** Die Looserschen Umbauzonen sind bilateral ausgebildet, wobei sich besonders im Sitzbeinbereich spindelförmige Kallusformationen erkennen lassen. Der Pseudofrakturspalt in den horizontalen Schambeinästen ist durch intraspongiösen Kallus durchbaut und imponiert als eine verti- kalgestellte bandförmige Verdichtung. **b** Der Pseudofrakturspalt (↗) ist noch deutlich als verwaschen gezeichnete, vertikalgestellte bandförmige Aufhellung im Sitz- Schambeinübergangsbereich erkennbar. Er ist umgeben von zarten Spongiosaverdichtungen, die intraspongiösem Kallus entsprechen

2.3 Primärer Hyperparathyreoidismus (PHPT, Osteodystrophia fibrosa generalisata Recklinghausen, Ostitis fibrosa generalisata)

Infolge einer gesteigerten pathologischen Parathormonproduktion in Epithelkörperchenadenomen kommt es über eine Aktivierung der knochenabbauenden Zellen (Osteoklasten und Osteozyten) zur einer verstärkten Mobilisation von Kalziumsalzen aus der verkalkten Knochenmatrix. Die Knochensubstanz wird also abgebaut. Histologisch entspricht das einer *dissezierenden Osteoklasie.* Die Osteoklastenzahl ist im histologischen Bild eindeutig erhöht. Gleichzeitig bildet sich gleichsam kompensatorisch eine Markfibrose aus. Damit zusammenhängend entsteht zusätzlich im Bereich der Markfibrose inselförmig Faserknochen offensichtlich infolge einer Stimulation von Fibroosteoblasten (osteogenetische bzw. osteoplastische Wirkung des Parathormons).

Die histologischen Veränderungen spiegeln sich im Röntgenbild wider: Es besteht eine Osteoporose, die Kompakta wird aufgeblättert, es kommt zu subperiostalen Resorptionen und zur Ausbildung von zystenähnlichen Defekten (sog. „braune Tumoren"). Die Faserknochenbildung mag dazu beitragen, daß neben der aufgelockerten Knochenstruktur (durch Fibroosteoklasie) die Spongiosa ein strähniges irreguläres, netzförmiges Aussehen bekommt.

Klinisch lassen sich in Abhängigkeit vom Schweregrad der blutchemischen Veränderungen (Hyperkalzämiesyndrom) folgende Störungen nachweisen: Neurologisch (Adynamie, Reflexabschwächung); psychisch (Antriebsstörungen, Verstimmungen, mnestische Störungen); kardiologisch (Rhythmusstörungen, Digitalisempfindlichkeit); intestinal (Übelkeit, Erbrechen, Obstipation, Hyperazidität, gesteigerte Enzymausscheidung); nephrologisch (Polyurie, Kaliurie, Hypokaliämie, Hyposthenurie). *Komplikationen* liegen in einer Nephrolithiasis (10–20%), einer Pankreatitis und Magen- sowie Duodenalulzera. Durch die Skeletveränderungen entstehen Knochen- und Muskelschmerzen sowie Spontanfrakturen mit entsprechenden klinischen Symptomen. Der *Erkrankungsgipfel* liegt bei Frauen zwischen dem 40. und 70. Lebensjahr, bei Männern zwischen dem 40. und 50. Lebensjahr.

Labor-chemisch findet sich in Abhängigkeit vom Ausmaß der Osteoklasie eine Hyperkalzämie, in Abhängigkeit von der osteoplastischen Aktivität eine erhöhte alkalische Phosphatase. Diese Parameter sind jedoch unsicher. Von hoher diagnostischer Treffsicherheit ist die *radioimmunchemische Bestimmung des Parathormonspiegels.* Mit dieser Methode kann ein Hyperparathyreoidismus zu einem Zeitpunkt erkannt werden, zu dem röntgenologisch noch keine Veränderungen vorliegen.

Röntgensymptomatik

Das Skelet ist beim PHPT in ca. 20–30% röntgenologisch nachweisbar beteiligt. Am häufigsten und frühesten betroffen sind die Handknochen, weshalb diese Skeletregion für die Röntgendiagnose als hoch spezifisch angesehen werden kann. Ein PHPT mit röntgenologischem Skeletbefall aber ohne erkennbare Veränderungen am Handskelet kann als Rarität gelten.

Allgemein

Kalksalzminderung mit Erhöhung der Strahlentransparenz des Knochens. Netzförmig/wabige und/oder strähnige Spongiosastruktur, subperiostale Knochenresorption, enostale und endostale Resorption. Die subperiostalen Resorptionen führen zu einer Unschärfe und Ausfransung der Kompaktaaußenkontur, die enostalen Resorptionen zu einer Unschärfe, Zerfaserung und Undulierung der Kompaktainnenkontur, die endostalen zu einer Längsstreifung der Kompakta. Insgesamt wird also die Kompakta verdünnt und „spongiosiert". Zystenähnliche Aufhellungen mit Durchmessern von wenigen Millimetern bis zu einigen Zentimetern (sog. „braune Tumoren").

Als Frühzeichen sind immer die Handknochen (besonders Radialseite der 2. und 3. Mittelphalanx) vor allem mit subperiostalen, endostalen und enostalen Resorptionen bzw. Erosionen befallen. Subchondrale Resorptionen führen zur röntgenologischen Erweiterung (Pseudoerweiterung) besonders der Akromio-

klavikulargelenke, der Iliosakralgelenke und der Symphyse. Weichteilverkalkungen insbesondere des Faser- und Hyalinknorpels sowie der Media der Blutgefäße werden beobachtet.

Gelegentlich tritt eine zusätzliche osteomalazische Komponente im Röntgenbild auf. Sie ist wahrscheinlich durch eine Reduzierung des 1,25-Dihydroxycholecalciferols infolge Suppression der Alpha-1-Hydroxylase bedingt. Dadurch wären die in manchen Fällen so ausgeprägten Unschärfen der Spongiosastrukturen erklärt.

Nicht selten wird eine Osteosklerose besonders am proximalen Femur mit Zunahme der Kompaktadicke beobachtet. Diese Veränderungen basieren wahrscheinlich auf einer stärkeren osteoplastischen Komponente des Hyperparathyreoidismus, da ja bekanntlich das Parathormon nicht nur einen osteoklastären, sondern auch einen osteoplastischen Effekt hat.

Speziell

Schädel. Granuläre Athrophie (Osteoporose), Verschwinden der Dreischichtung der Schädelkalotte, in schweren Fällen basiläre Impression.

Kiefer. Feinmaschig verwaschene Spongiosastruktur in Kombination mit Schwund der Lamina dura. Alveolarfortsatzresorption (das Bild der „schwebenden Zähne"), Zahnverlust, Zystenbildungen.

Wirbelsäule. Strähnige Entkalkung, Spontanfrakturen mit Wirbelkörperkollaps und sekundärer Kyphoskoliose.

Flache Knochen. Subperiostale und subchondrale Resorptionen an Klavikula, Tuberositas ischii, Os pubis, Oberkante der Rippen, Sakroiliakalgelenke. Dadurch werden die Außen- und Innenkonturen dieser Knochen unscharf, verwaschen und fransig. Strähnige Struktur der Beckenschaufeln mit mehr oder weniger ausgedehnten Defekten. Loosersche Umbauzonen im Scham- und Sitzbein.

Lange Röhrenknochen. Im Vergleich zu den Röhrenknochen der Hände seltener subperiostale und enostale Resorption mit Verdünnung der Kompakta, besonders an proximaler medialer Tibia und am Femur sowie an den distalen Enden von Radius und Ulna. Lamelläre Kortikalisaufsplitterung, netz- und wabenförmige, strähnige Spongiosatransformation. Gut begrenzte ovaläre oder polygonal gestaltete zystoide, z.T. gekammerte Defekte in Spongiosa und Kompakta („braune Tumoren"), ggf. Spontanfrakturen. Loosersche Umbauzonen (relativ selten).

Hand- und Fußskelet. Als erstes treten subperiostale Kompaktaerosionen bzw. -resorptionen („fransige Außenkontur") besonders der Radialseite der Mittelphalangen des 2. und 3. Fingers auf. Dann kommt es zu enostalen und endostalen Resorptionen, die Kompakta besonders der Metacarpalia und Metatarsalia „spongiosiert", es stellt sich eine netzig/wabige Rarefizierung und/oder strähnige Umwandlung der Spongiosa ein, zystoide Aufhellungen, besonders kompaktanahe, vervollständigen das Bild. Akroosteolysen werden relativ häufig beobachtet. Die Sesambeine „verkleinern" sich.

Gelenke. Meniskus- und Knorpelverkalkungen, ggf. Gelenkkonturarrosionen infolge Synoviareizung bei Hyperkalzämie, auch marginale usurenähnliche Defekte wie bei erosiver Polyarthritis können beobachtet werden. Die akromioklavikularen sowie die iliosakralen Gelenkspalten und auch die Symphyse können sich infolge subperiostaler Knochenresorption röntgenologisch erweitern.

Weichteile. Vor allem Mediaverkalkungen der Arterien, Verkalkungen der Schleimbeutel.

Differentialdiagnose

Im Initialstadium ist der PHPT von einer Osteoporose nicht zu unterscheiden, die Differenzierung muß durch die obengenannten labor-chemischen und evtl. histologischen Methoden getroffen werden. Auch eine Unterscheidung vom disseminiert auftretenden Plasmozytom kann schwierig sein. Bei gröberen Destruktionen an Röhrenknochen und bei Wirbelkörperspontanfrakturen sind neben einem Plasmozytom differentialdiagnostisch Metastasen, eine Histiozytose X und auch solitäre Knochentumoren in Erwägung zu ziehen. Durch das im Vollstadium in der Regel generalisierte Auftreten des PHPT lassen sich röntgenologisch mono- und multilokuläre Läsionen wie z.B. die fibröse Dysplasie ausschließen.

2.4 Paraneoplastischer Hyperparathyreoidismus

Es ist bisher ungeklärt, ob primär nicht-endokrine (parathyreoidale) Tumoren entweder direkt Parathormon oder aber eine parathormonähnliche Substanz bilden, die histologisch und röntgenologisch zu Veränderungen führt, die von einem eigentlichen primären Hyperparathyreoidismus nicht zu unterscheiden sind. Möglicherweise basieren auch die paraneoplastischen Osteoporosen (s. Tabelle 2.2) auf einem solchen Mechanismus, wobei die Osteoporose als Initialstadium und Frühzeichen aufzufassen wäre. Andererseits werden als Ursache dieser paraneoplastischen Osteoporosen ACTH-ähnliche Polypeptide angesehen, die in nicht-endokrinen Tumoren produziert werden sollen.

Im Vordergrund der *klinischen Symptomatologie* eines solchen paraneoplastischen Hyperparathyreoidismus steht das Hyperkalzämiesyndrom, ohne daß röntgenologisch eine (metastatische) Skeletdestruktion vorliegt, die die Hyperkalzämie erklären könnte.

Röntgenologisch finden sich die typischen Zeichen eines Hyperparathyreoidismus, wie er oben beschrieben wurde.

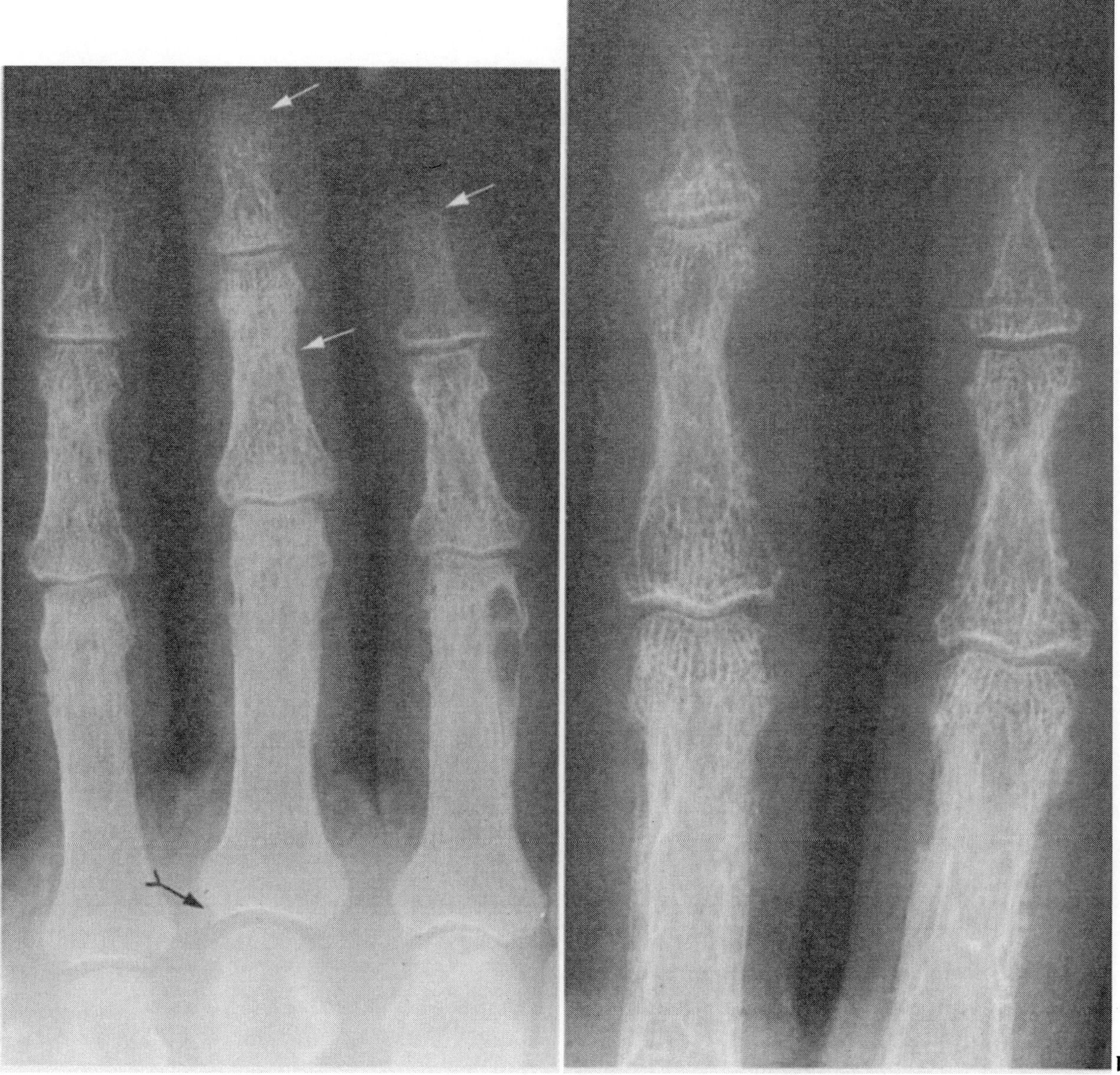

a   b

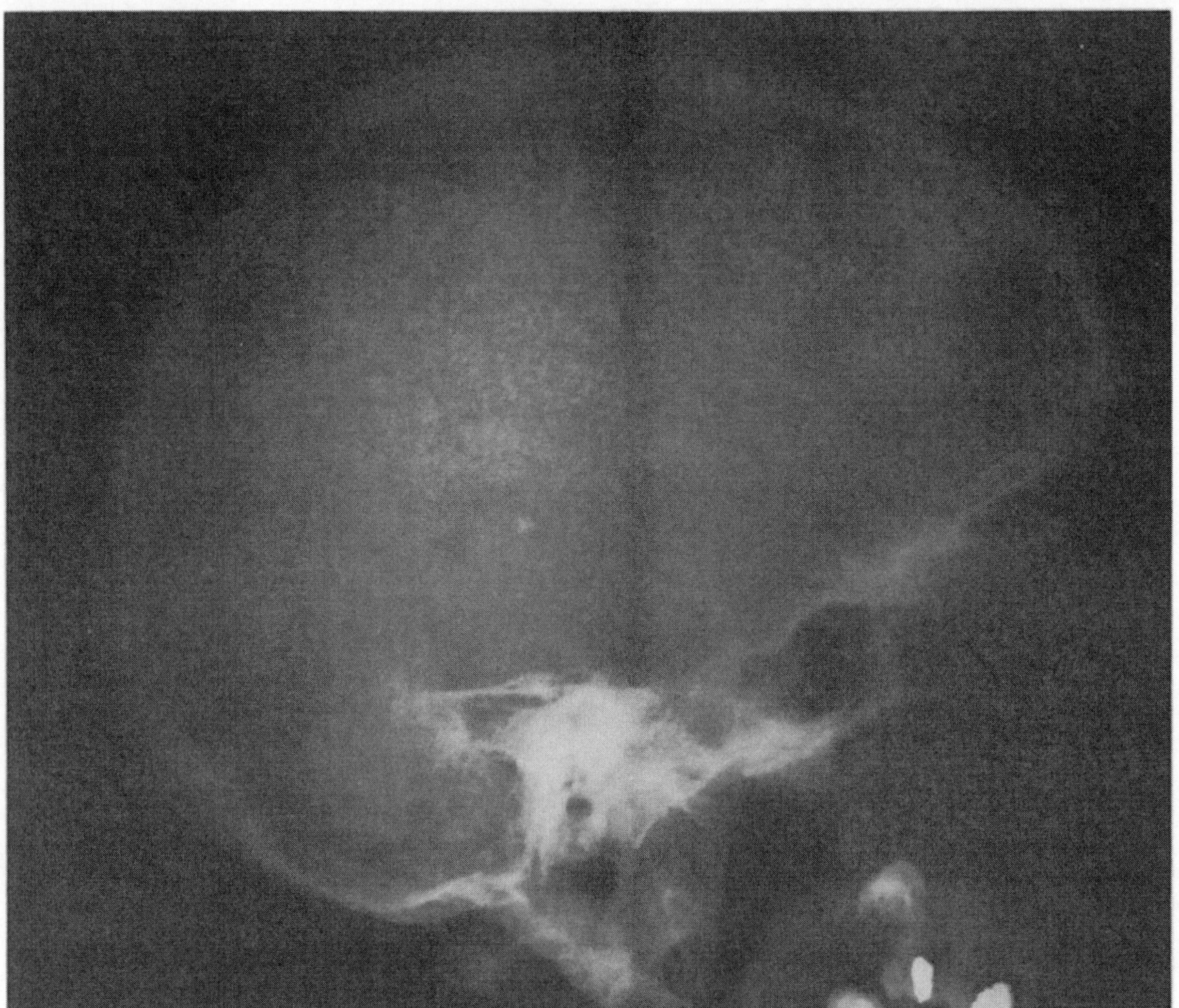

Abb. 2.21. Primärer Hyperparathyreoidismus am Schädel. Grobgranuläre Atrophie des Schädeldaches mit vollständigem Verschwinden der normalerweise erkennbaren Dreischichtung der Schädelkalotte

◁ **Abb. 2.20a, b.** Primärer Hyperparathyreoidismus. An den Mittelphalangen treten die subperiostalen und endostalen Resorptionen zutage, wodurch die Kompakta verdünnt und „spongiosiert" wird. Die äußeren Konturen sind, wie besonders auf einer Vergrößerungsaufnahme (**b**) deutlich wird, fransig und verwaschen, die Innenkonturen der Kompakta aufgeblättert. Netzig-wabige Spongiosatransformation. Zahlreiche kleine zystoide Aufhellungen besonders in den distalen Grundphalanxabschnitten. Längliche gekammerte Aufhellung in der distalen, radialseitigen Grundphalanx II mit hochgradiger Verdünnung und Vorwölbung der Kortikalis. Hierbei handelt es sich um einen „braunen Tumor"

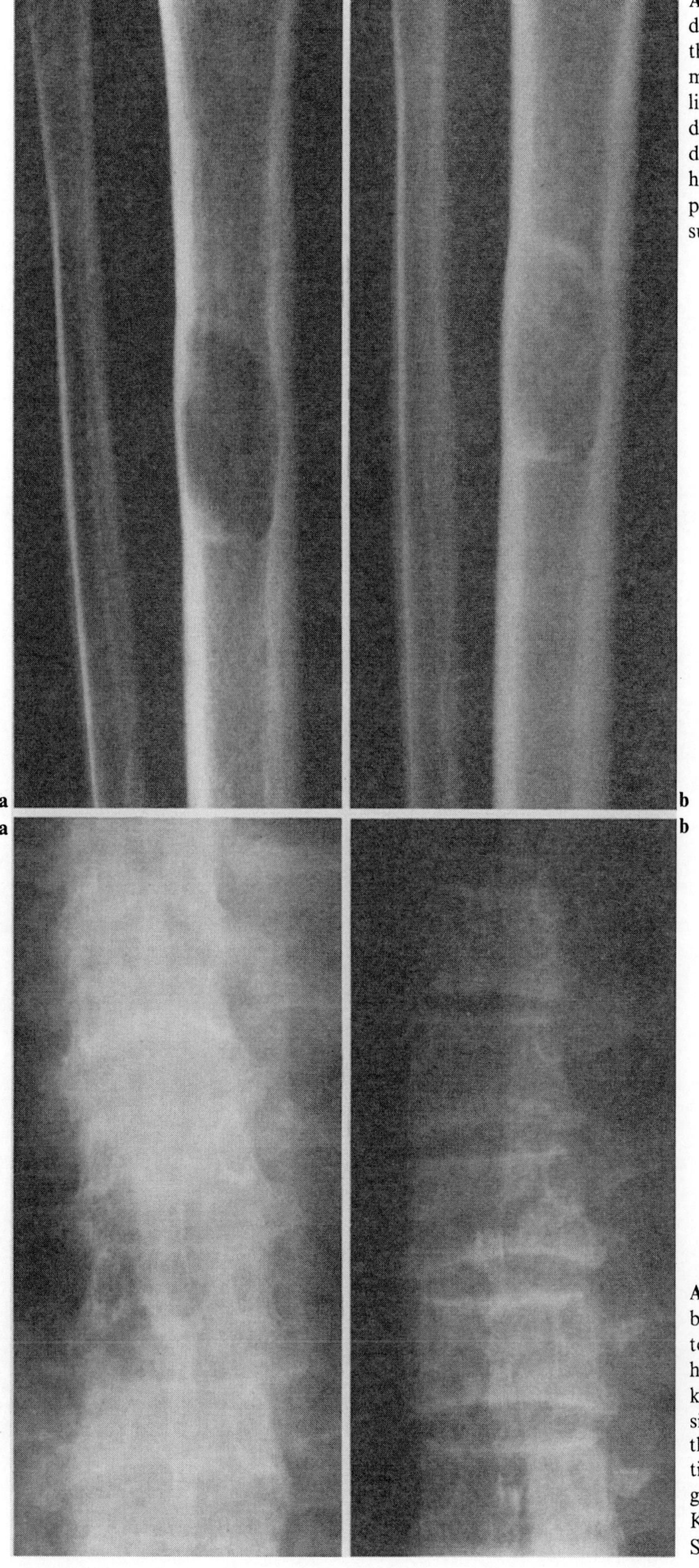

Abb. 2.22a, b. „Brauner Tumor" in der Tibia bei PHPT vor und nach Parathyreoidektomie. **a** Vor Therapie erkennt man einen relativ gut begrenzten, ziemlich ausgedehnten Defekt in der Tibiadiaphyse mit Vorwölbung der hochgradig verdünnten Kortikalis zur Fibula hin. **b** Nach Entfernung des Epithelkörperchenadenoms und massiver Kalziumsubstitution deutliche Rekalzifizierung

Abb. 2.23a, b. Mittlere Brustwirbelsäule bei PHPT vor und nach Parathyreoidektomie. **a** Voll ausgeprägter PHPT mit hochgradiger, z.T. strähniger Entkalkung der Wirbelkörper. Die Konturen sind kaum noch erkennbar. **b** Nach Parathyreoidektomie und Kalziumsubstitution deutliche Rekalzifizierung der dargestellten Wirbelkörper, die jetzt wieder Konturen angenommen haben, auch eine Spongiosastruktur wird erkennbar

Abb. 2.24a, b. Ausschnittaufnahme vom Femur und vom mittleren Unterschenkeldrittel bei PHPT. Die Kortikalis ist besonders von enostal her resorbiert und stellt sich insgesamt verdünnt und mit welligen unscharfen Innenkonturen dar. Netzig-wabig anmutende Spongiosatransformation in allen dargestellten Abschnitten

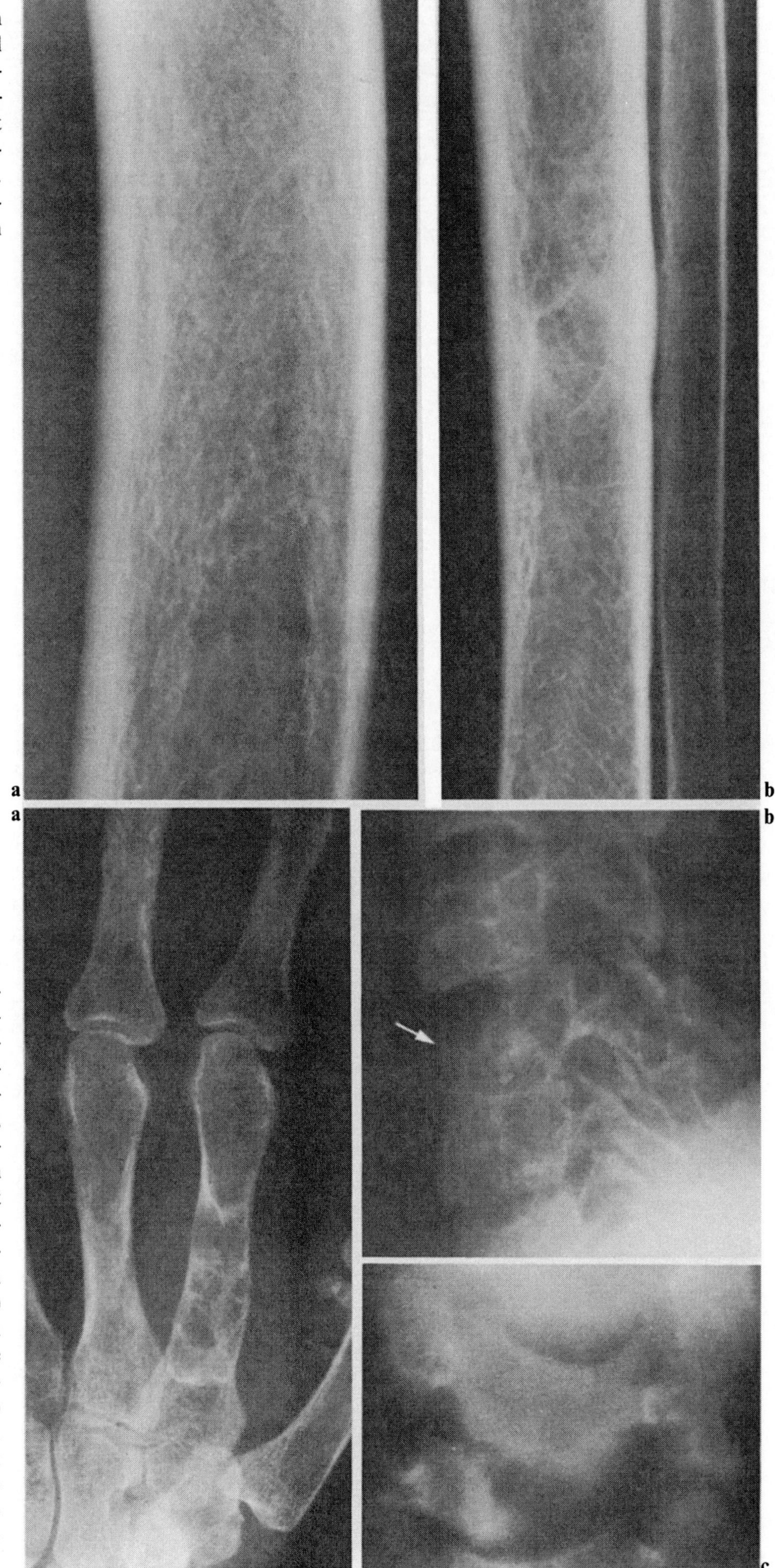

Abb. 2.25a–c. Zur Differentialdiagnose des PHPT. a Die Auftreibung der proximalen Abschnitte des dargestellten Metakarpalknochens mit hochgradiger Verdünnung der Kompakta, wabig-netziger Spongiosaumwandlung mit zystenähnlichen Aufhellungen macht – isoliert betrachtet – die Abgrenzung gegen eine fibröse Dysplasie notwendig. b, c Grobe Destruktion des 5. Halswirbelkörpers (↗) mit Zerstörung der gesamten ventralen und linken Anteile einschließlich des Bogenbereiches (c, Sagittaltomogramm) mit Subluxationsstellung bei PHPT. Auf den ersten Blick würde hier differentialdiagnostisch am ehesten eine metastatische Destruktion in Frage kommen

2.5 Hypoparathyreoidismus

Dem Krankheitsbild liegt eine Unterfunktion der Nebenschilddrüsen zugrunde, die entweder primär, d.h. angeboren, oder sekundär durch operative Entfernung der Epithelkörperchen bedingt sein kann. Der angeborene Hypoparathyreoidismus äußert sich am Skelet in einem Minderwuchs, einer *diffusen Skeletverdichtung,* in verzögerter Zahnentwicklung mit Anomalien der Wurzeln bleibender Zähne sowie in einer Neigung zu periartikulären Osteophytenbildungen und ähnlichen abnormen Ossifikationen.

Ein sekundärer Hypoparathyreoidismus muß relativ lange Zeit, d.h. über Jahre, bestehen, um sich am Skelet röntgenologisch auszudrücken.

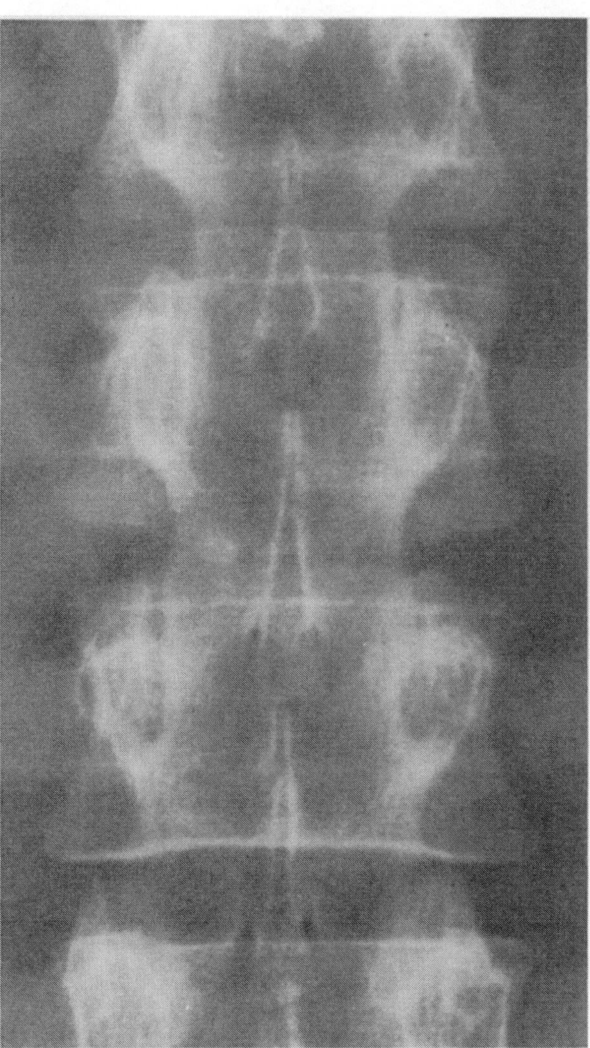

Abb. 2.26. Sekundärer Hypoparathyreoidismus 7 Jahre nach versehentlicher Entfernung der Epithelkörperchen anläßlich einer Schilddrüsenoperation. Die Patientin zeigte klinisch eine Tetanie, die ihre Ursache in einer Hypokalzämie hatte. Fernerhin bestanden eine Hyperphosphatämie und eine Hypokalziurie, es fanden sich Wachstumsstörungen an den Haaren und Fingernägeln. Die Ausschnittsaufnahme der LWS zeigt eine abnorme Dichte der Spongiosa bei der 56jährigen Patientin. Die Kortikalis der Röhrenknochen erschien ebenfalls sehr dicht und verdickt

2.6 Renale Osteopathie (sekundärer, renaler Hyperparathyreoidismus)

Die renale Osteopathie wird in den letzten Jahren immer häufiger beobachtet und erkannt. Das mag einerseits daran liegen, daß immer mehr Patienten durch die Dialysebehandlung oder eine Nierentransplantation ihre terminale Niereninsuffizienz längere Zeit überleben, andererseits sind die klinischen, röntgenologischen und histologischen Untersuchungsmethoden und Parameter bei renaler Osteopathie verfeinert worden und zunehmend bekannt. Der röntgendiagnostisch tätige Arzt muß die Zeichen einer renalen Osteopathie kennen, denn sie stellen einen Mosaikstein in der Erkennung und Prognose dieses Krankheitsbildes dar und tragen damit zu einer rechtzeitig einsetzenden Therapie (z.B. Änderung des Kalziumgehaltes des Dialysates, Vitamin-D-Substitution, Parathyreoidektomie) bei. Letzlich wird auch die Frage einer Nierentransplantation von dem Vorliegen einer röntgenologisch sichtbaren renalen Osteopathie abhängig zu machen sein.

Bei chronischer globaler Niereninsuffizienz kommt es wahrscheinlich über eine reduzierte oder gar fehlende Bildung der Alpha-1-Hydroxylase (in der Niere) zu einem Mangel an stoffwechselaktivem 1,25-Dihydroxycholecalciferol (Vitamin-D-Stoffwechselstörung).

Dadurch entsteht das Bild einer Osteomalazie. Infolge der mit der Osteomalazie im Zusammenhang stehenden Hypokalzämie (durch verminderte Kalziumaufnahme bei Vitamin-D-Mangel und durch einen Phosphatstau) einerseits, des gestörten Rückkopplungsmechanismus zwischen der Bildung von Alpha-1-Hydroxylase und der Parathormonsekretion andererseits sowie einer durch Vitamin-D-Man-

gel induzierten Herabsetzung der Empfindlichkeit des Knochens gegenüber Parathormon bildet sich zunächst physiologisch-kompensatorisch, dann pathologisch ein Hyperparathyreoidismus sekundärer und gelegentlich auch tertiärer Art (autonomes Adenom) aus. Dieser führt zur Osteoklasie und Fibroosteoklasie, in seltenen Fällen auch zu einer Osteosklerose (s. 2.3). Gleichzeitig kann eine Osteoporose infolge des vermehrten Knochenabbaus oder gehemmten Umbaus entstehen. Nach Angaben von Vittali ist bei renal bedingten Knochenveränderungen histologisch in 25% der Fälle mit einer Osteoklasie oder Fibroosteoklasie, in 25% mit einer Osteomalazie und in etwa 50% mit einer Kombination beider Skeletreaktionen zu rechnen.

Klinisch-chemisch findet sich in der Regel ein erhöhter Parathormonspiegel, der z.T. exzessive Werte erreichen kann. Die radioimmunchemische Bestimmung des Parathormonspiegels ist gemeinsam mit der Histologie die empfindlichste Untersuchungsmethode in der Früherkennung einer renalen Osteopathie.

Röntgensymptomatik

Allgemein

Entsprechend dem eben Gesagten sind bei der renalen Osteopathie zu erwarten: Zeichen eines (regulativen) Hyperparathyreoidismus, einer Osteomalazie, einer Osteoporose oder einer Osteosklerose und Weichteilverkalkungen. Diese Zeichen können in Abhängigkeit vom jeweils dominierenden pathogenetischen Faktor getrennt oder kombiniert auftreten. Exakte, übereinstimmende Zahlenangaben über die relative Häufigkeit der einzelnen röntgenologischen Grundvorgänge bei der renalen Osteopathie liegen zur Zeit nicht vor. Wahrscheinlich ist die Kombination von Osteomalazie und Hyperparathyreoidismus besonders bei dialysierten Patienten am häufigsten. Bei Behebung der ätiologischen Faktoren sind die Veränderungen bis zu einer weitgehenden Restitutio ad integrum rückbildungsfähig.

Speziell

Schädel. Fein- bis grobgranuläre Atrophie der Schädelkalotte (pepper-pot skull). Mattglasphänomen durch Diploesklerose, die Gefäßzeichnung wird verwaschen oder verschwindet ganz.

Kiefer. Schwund der Lamina dura mit feinmaschiger verwaschener Spongiosa in der Umgebung. Diese Röntgenzeichen treten jedoch nur fakultativ auf und sind relativ unspezifisch.

Hände. Subperiostale, subchondrale und subtendinöse Knochenresorption (Frühzeichen). Durch die subperiostale Knochenresorption finden sich an den Röhrenknochen des Handskelets, besonders an der radialen Seite der Mittelphalanx II und der Ulnarseite der Grundphalanx I, bürstensaumartige Aufrauhungen der Kompaktaaußenkontur. Auch die Kompaktainnenkontur wird unscharf und verwaschen, durch enostale Arrosion wird sie von innen her aufgebrochen, dünner und immer mehr in den Markraum einbezogen. Durch Erweiterung der Haversschen Kanäle (endostale Resorption) kommt es zur longitudinalen Aufblätterung der Kortikalis, sie wird längsgestreift und erscheint insgesamt bald „spongiosiert". Bevorzugt sind die diametaphysären Übergänge besonders der Metacarpalia. In der Spongiosa findet sich ein fleckförmiger Trabekelschwund mit z.T. bizarr gezeichneter vergröberter Trabekelstruktur durch raschen Umbau, die Spongiosazeichnung wird verwaschen, „wollig" und unscharf, wie mit einem Radiergummi behandelt. Unscharf begrenzte Pseudozysten können in der Spongiosa auftreten. Die äußeren Konturen der Processus unguiculares werden unscharf, sie können sich auflösen (Akroosteolyse).

Die Veränderungen an den Händen sind sehr spezifisch für die Röntgendiagnose einer renalen Osteopathie und ein empfindlicher Parameter für das Ausmaß der Erkrankung. Röntgenaufnahmen der Hände insbesondere mit der direkten und indirekten Vergrößerungstechnik eignen sich daher vorzüglich für Verlaufsbeobachtungen bei renaler Osteopathie. Im eigenen Krankengut wurde bisher kein Fall beobachtet, wo den übrigen Skeletveränderungen nicht Veränderungen am Handskelett vorausgingen. Röntgenologische Handskeletveränderungen werden in ca. 50–60% aller Fälle mit histologisch gesicherter renaler Osteopathie gefunden.

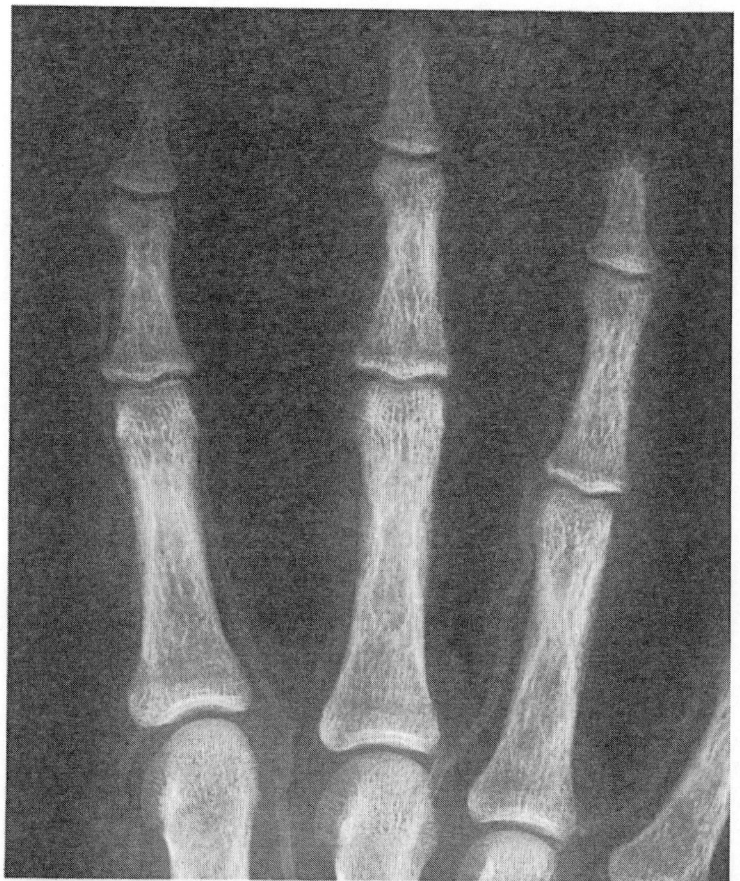

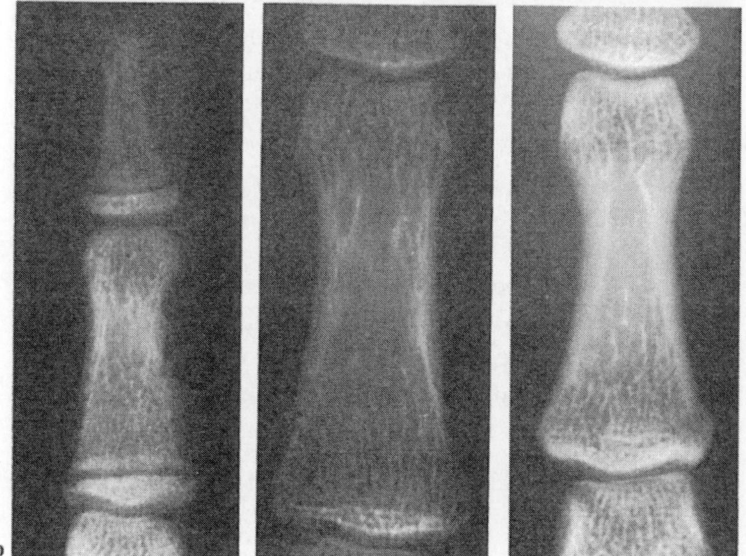

Abb. 2.27a–d. Renale Osteopathie am Handskelet bei verschiedenen Patienten. **a–c.** An allen Phalangen finden sich subperiostale Resorptionen, die der Außenkontur ein z.T. „fransiges" (bes. **b**) oder auch ein mehr diskret faseriges Aussehen (**c**) geben. Die Kortikalis ist verdünnt, aufgeblättert und „spongiosiert", der Markraum findet sich erweitert. In **a** und **b** ist die Spongiosazeichnung verwaschen, wollig und unscharf (Radiergummiphänomen), während sie in **c** praktisch nicht verändert ist, was durch einen Vergleich mit der Vergrößerungsaufnahme einer normalen Phalange (**d**) deutlich wird. **d** Die abgebildete gleichmäßig dichte Kortikalis steht in deutlichem Kontrast zu den Aufblätterungsphänomenen in **a–c. a** Erhebliche Mediaverkalkung an den Fingergefäßen; **b** beginnende Akroosteolyse

---

Abb. 2.28a, b. Ausgeprägte renale Osteopathie am Schädel mit grobgranulärer Transformation der Kalottenstrukturen. **a** Die normalerweise dreigeschichtete Schädelkalotte ist im tangentialen Anschnitt kaum noch erkennbar, man sieht in ihrer Region noch einen verwaschenen bogenförmigen Strich. Im Frontalbereich sind mehrere nebeneinander liegende große „braune Tumoren" erkennbar. Die Veränderungen sind Ausdruck eines exzessiven Hyperparathyreoidismus (tertiärer Hyperparathyreoidismus). ▷
b Nach Parathyreoidektomie Rekalzifizierung der Schädelkalottenstrukturen, das grobgranuläre Bild ist einer mehr gleichmäßigen Dichteverteilung gewichen. Im Anschnitt ist die Schädelkalotte wieder erkennbar. In Rückbildung auch die „braunen Tumoren"

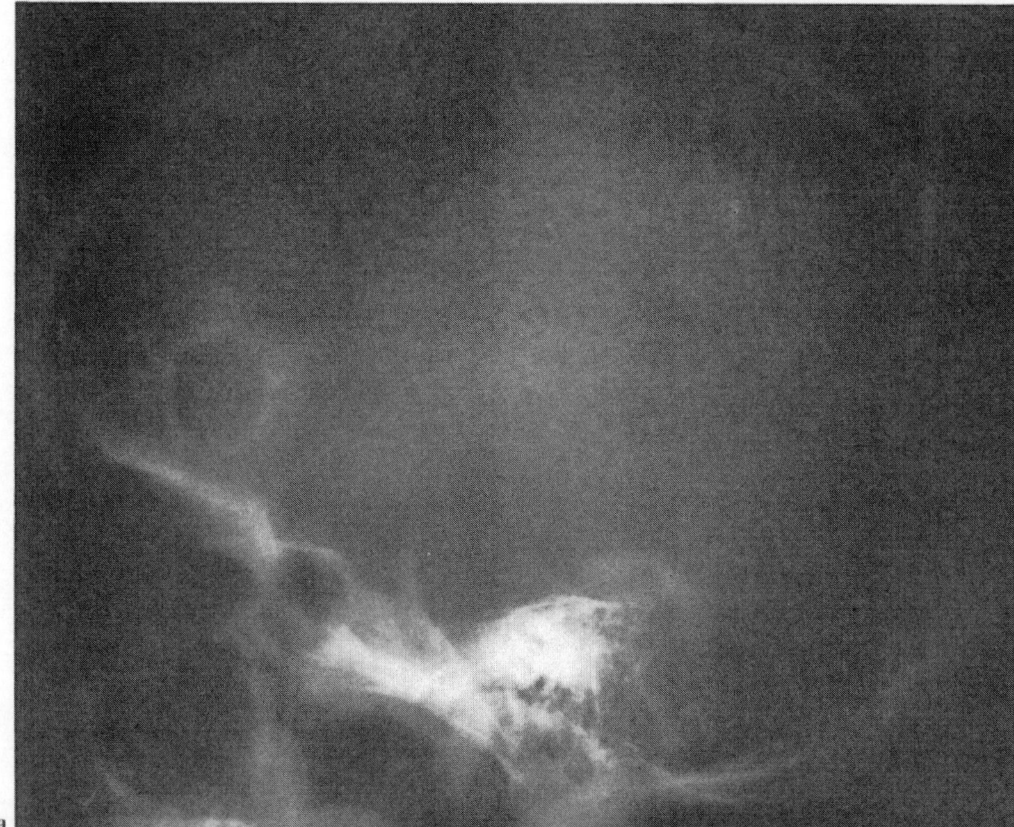

2.28 a

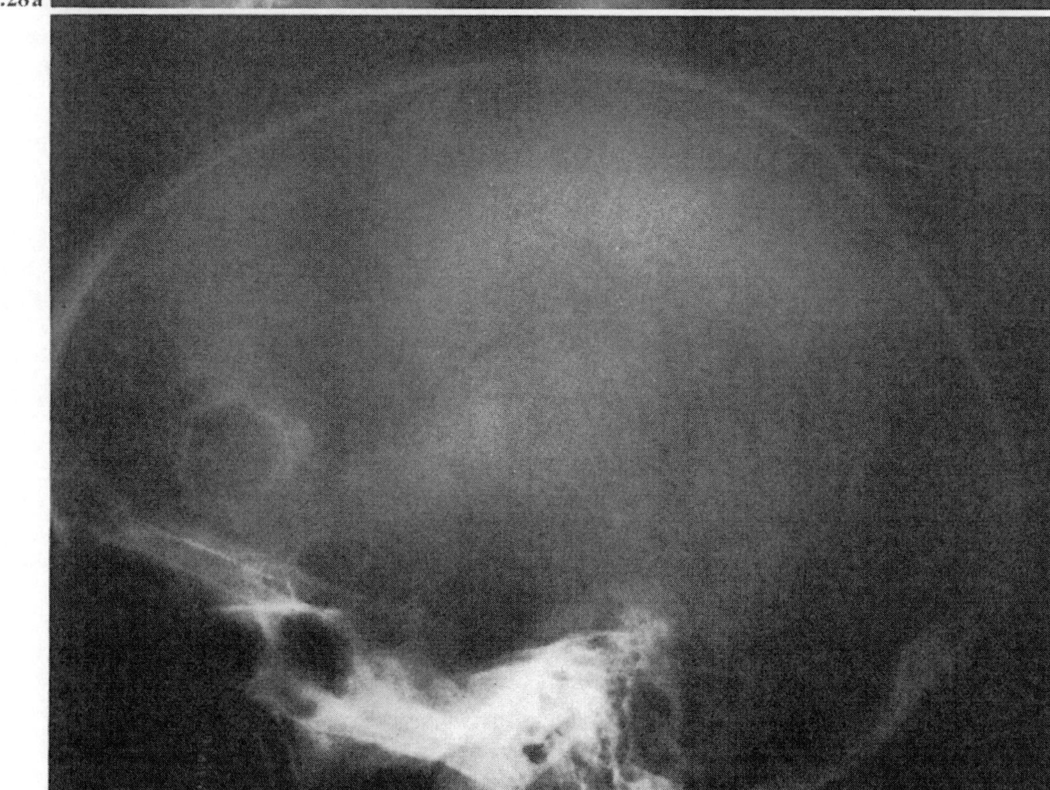

b

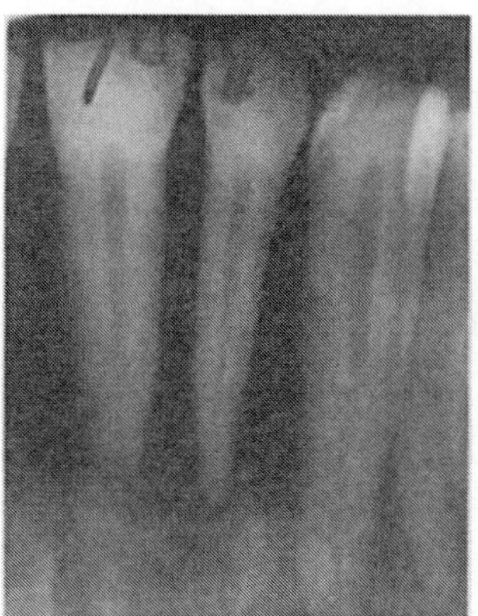

2.29

Abb. 2.29. Renale Osteopathie mit nicht mehr erkennbarer Lamina dura, die normalerweise einer scharf begrenzten Verdichtung um das Zahnfach herum entspricht. Die umgebende Spongiosa ist verwaschen

2.30a

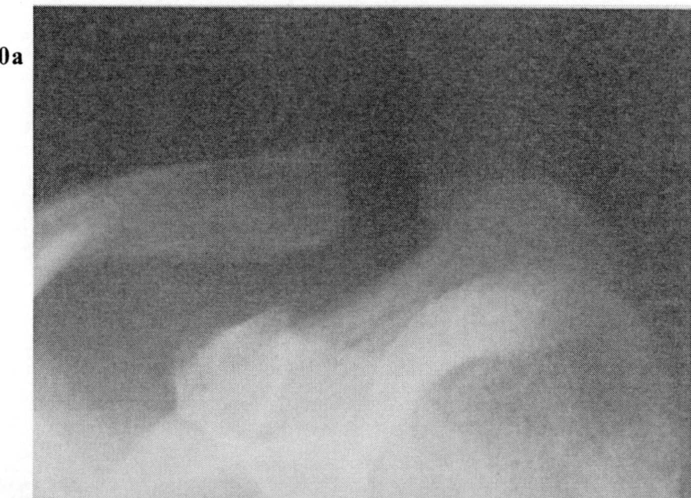

b

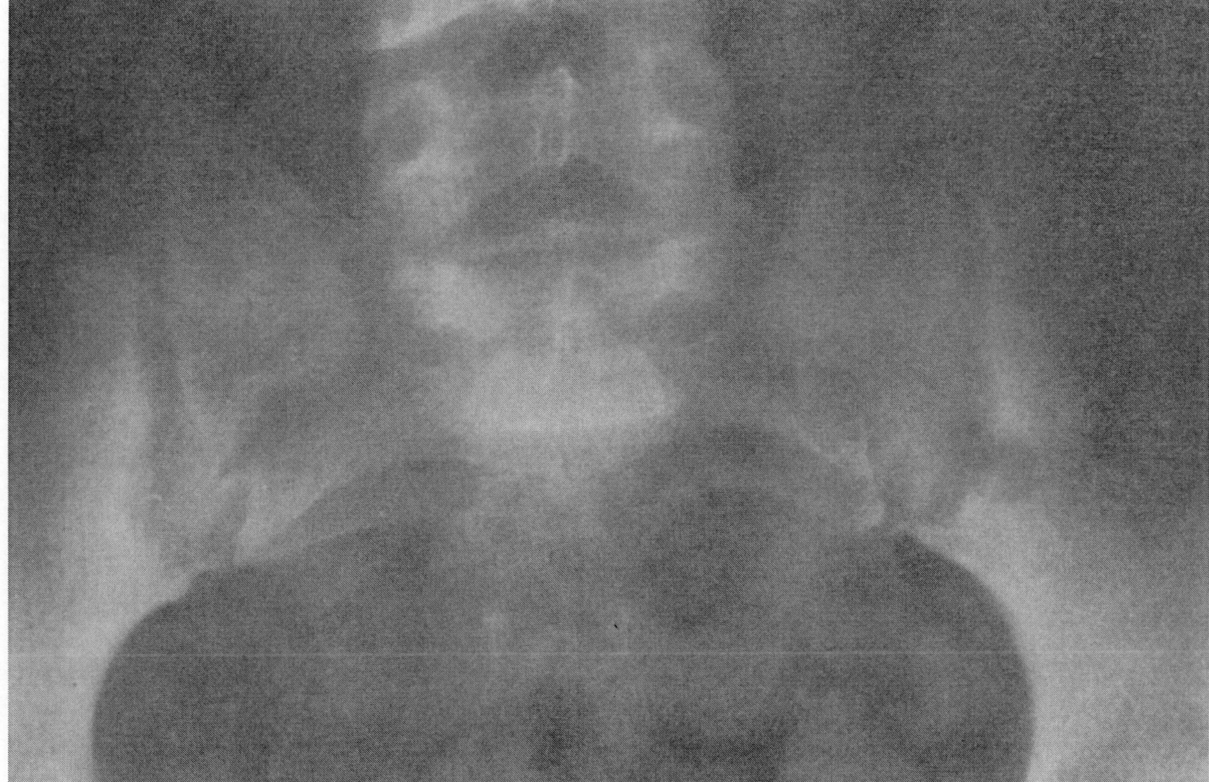

Abb. 2.30a, b. Pseudoerweiterung des akromioklavikularen sowie des sakroiliakalen Gelenkspaltes beiderseits bei renaler Osteopathie. Infolge akraler Resorptionen stellen sich die genannten Spalten pathologisch erweitert dar, die angrenzenden Knochenkonturen und -strukturen sind verwaschen, fransig und iliumseitig leicht bandförmig verdichtet (Differentialdiagnose: Sakroiliitis Typ „buntes Bild")

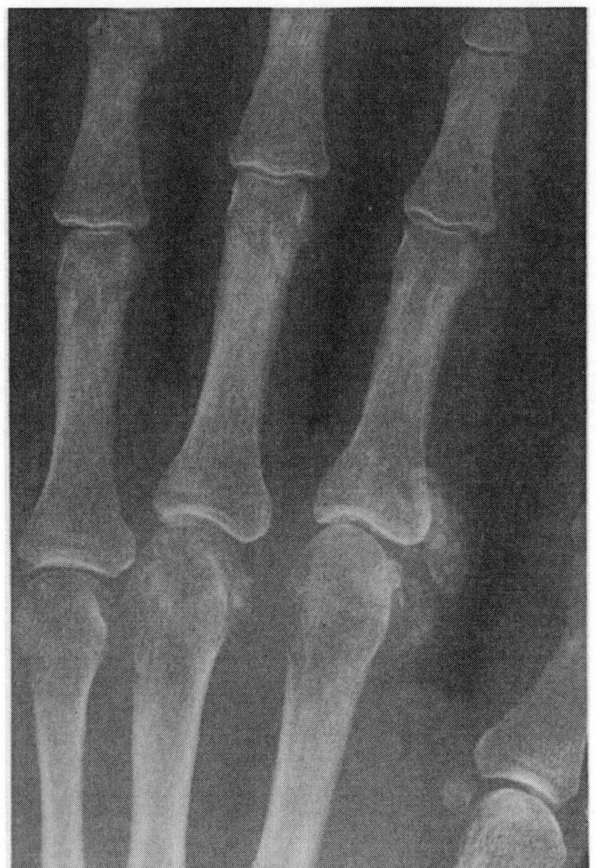

2.31

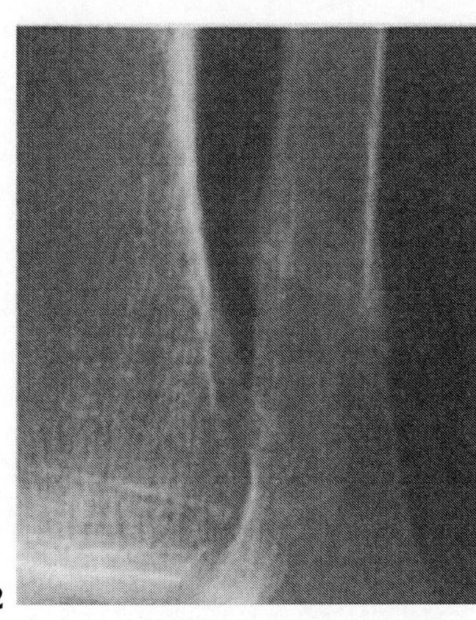

2.32

Abb. 2.32. Loosersche Umbauzone an der distalen Fibula bei renaler Osteopathie. Unregelmäßige, querverlaufende, bandförmige Sklerose durch unstrukturierten periostalen Kallus

Abb. 2.31. Erhebliche periartikuläre Weichteilverkalkungen im Metakarpophalangealgelenk II bei renaler Osteopathie. Die Kortikalis der Grundphalangen erscheint aufgeblättert

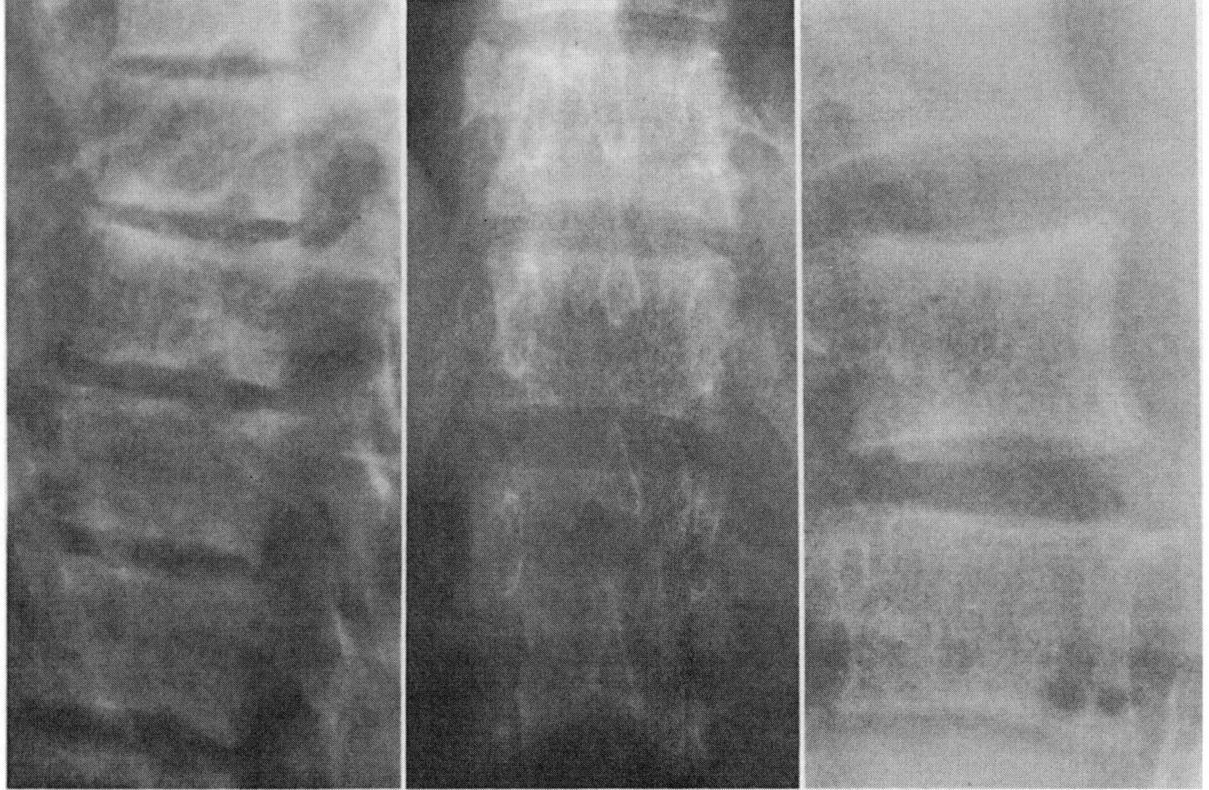

a

b, c

Abb. 2.33a–c. Renale Osteopathie an der Brust- und Lendenwirbelsäule. Allen Bildern gemeinsam sind die auffallende Unschärfe der Spongiosastrukturen und die Dreischichtung der Wirbelkörper mit grund- und deckplattennahen Verdichtungen. Während sich in **a** noch unregelmäßige fleckförmige Aufhellungen als Ausdruck resorptiver Veränderungen (sekundärer Hyperparathyreoidismus) nachweisen lassen, stehen in **b** und **c** überwiegend osteomalazische Veränderungen im Vordergrund

Akromioklavikulargelenke. Pseudoerweiterung der Gelenkspalten durch subchondrale Knochenresorption. Die Gelenkkonturen werden unscharf und verwaschen.

Wirbelsäule. Verwaschene und unscharfe Spongiosazeichnung. Grund- und deckplattennahe bandförmige Sklerosierung (Drei-Schichtung oder sogenanntes Rugger-Jersey-Zeichen analog den abwechselnden zirkulären Farbstreifen von Rugbytrikots). Auflockerung und Längsstreifung der mittleren Spongiosaabschnitte.

Becken. Pseudoerweiterung der iliosakralen Gelenkspalten sowie des Symphysenspaltes mit unscharfen und verwaschenen Gelenkkonturen durch subchondrale Resorption. Subperiostale Resorptionen an der unteren Begrenzung der Pars acetabuli ossis ischii. Loosersche Umbauzonen, besonders im Scham-, Sitzbein- und im Femurhalsbereich.

Lange Röhrenknochen. Subperiostale Resorption, besonders im metaphysären Bereich. Kompaktaspongiosierung und -verdünnung mit Erweiterung des Markraumes. Unschärfe der Spongiosa mit fleckförmigem Trabekelschwund. Loosersche Umbauzonen. Als alleiniges pathologisches Röntgenzeichen kann auch eine Dickenzunahme besonders der proximalen und distalen metaphysären Humerus-, Femur- und Tibiakompakta vorkommen (Osteosklerose).

Weichteile. Gefäße, Gelenkknorpel, Schleimbeutel und periartikuläre Abschnitte können verkalken. In seltenen Fällen kann es auch zu einer kutanen und subkutanen Kalkeinlagerung kommen. Gelegentlich werden Weichteilverkalkungen als einziges Röntgensymptom bei renaler Osteopathie beobachtet.

Differentialdiagnose

In Abhängigkeit von der Dominanz der einzelnen radiologischen Grundvorgänge am Knochen bei renaler Osteopathie kommen differentialdiagnostisch eine Osteoporose, ein primärer Hyperparathyreoidismus und eine Osteomalazie anderer Ursachen in Frage. Die Abgrenzung ist auf radiologischem Weg allein nicht möglich; zur Differenzierung müssen klinisch-chemische Parameter und andere Daten herangezogen werden.

2.7 Osteomyelofibrosesyndrom

Es handelt sich um ein ätiologisch unklares Krankheitsbild, das zu den chronisch-myeloproliferativen Erkrankungen gezählt wird und bei dem es zu einer Markfibrose und -sklerose kommt, wodurch eine extramedulläre Blutbildung provoziert wird.

Die Erkrankung tritt in der Regel jenseits des 50. Lebensjahres auf.

Klinisch finden sich eine Splenomegalie z.T. beträchtlichen Ausmaßes, eine Anämie und eine Blutungsneigung. Fernerhin werden Knochenschmerzen und sekundäre hyperurikämische Veränderungen beobachtet. Erstes klinisches Symptom kann eine Polycythaemia vera sein.

Röntgensymptomatik

Etwa 50% aller Patienten entwickeln über eine Knochenmarksfibrose metaplastischen Geflechtknochen (echte Knochenneubildung), der sich röntgenologisch in einer Zunahme der Knochendichte ausdrückt (Osteosklerose bzw. Osteomyelosklerose). Die trabekuläre Struktur kann verdickt sein oder auch ein mattglasartiges Aussehen bekommen. Die Zunahme der Knochendichte tritt in gleichmäßiger, seltener in einer fleckförmigen Form auf. Die Kompakta kann sowohl enostal mit einer Einengung des Markraumes wie periostal verdickt sein. Dieser Befund tritt bevorzugt lateral und distal am Femur und an der proximalen Tibia sowie in der Knöchelregion auf. Von der Osteosklerose am häufigsten betroffen sind das Becken, die Wirbelsäule, die Rippen sowie die Oberarme und -schenkel. Hände und Füße sind seltener befallen. Osteolytische Veränderungen werden gelegentlich beobachtet. Sie finden sich dann als diskrete ovaläre Aufhellungen in der Spongiosa der langen Röhrenknochen oder auch als mottenfraßähnliches Bild. Die osteolytischen Veränderungen sind in der Mehrzahl der Fälle mit osteosklerotischen Veränderungen kombiniert. Beim Auf-

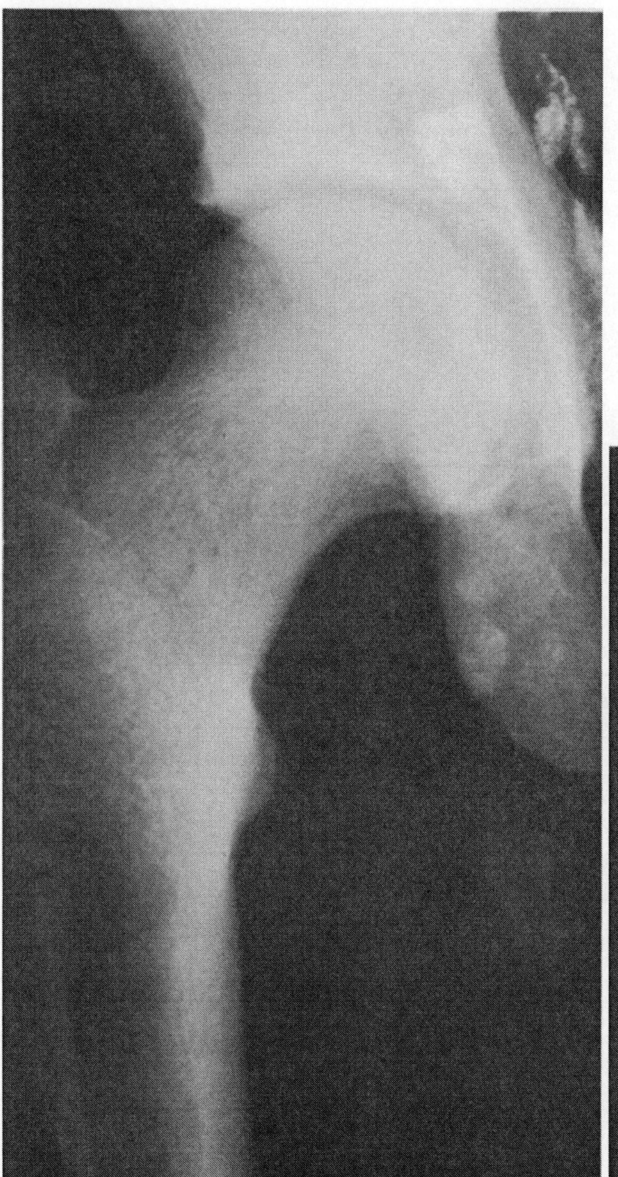

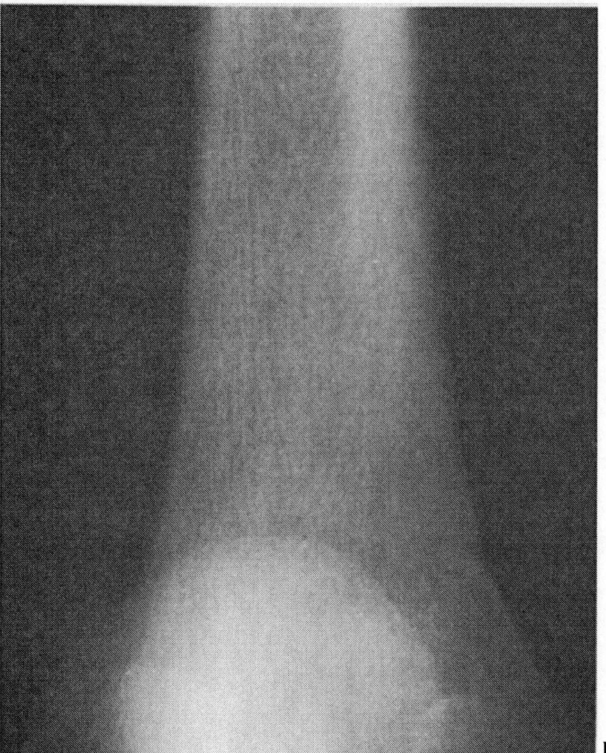

Abb. 2.34a, b. Osteomyelofibrosesyndrom. An den dargestellten Abschnitten des Femurs findet sich eine diffuse Dichtezunahme des Knochens mit Verbreiterung der trabekulären Strukturen

treten einer Hyperurikämie stellt sich das Bild einer sekundären Gicht ein.

Differentialdiagnose

Gleichmäßige Dichtezunahmen des Erwachsenenskelets werden auch bei toxischen Osteopathien z.B. durch Fluor, Phosphor und Blei beobachtet. Die Marmorknochenkrankheit kann im Initialstadium ähnliche Veränderungen wie das Osteomyelofibrosesyndrom verursachen, wenngleich die Sklerosezonen mehr ring- und bandförmig auftreten. Bei der selteneren fleckförmigen Form des Osteomyelofibrosesyndroms ist differentialdiagnostisch an osteoplastische Metastasen und an multil-

okuläre Hodgkin- und Non-Hodgkin-Lymphominfiltrationen des Knochens sowie an Skeletmanifestationen bei der tuberösen Sklerose und der Urticaria pigmentosa zu denken.

2.8 Marmorknochenkrankheit (Osteopetrosis, Albers-Schoenbergsche Erkrankung)

Die Erkrankung entsteht auf dem Boden einer Osteoklasteninsuffizienz, so daß die physiologische Knochenresorption wegfällt und der Knochen zwangsläufig stetig an Dichte zu-

nimmt. Dadurch ist die Elastizität des Knochens erheblich gemindert, er neigt – besonders an den Röhrenknochen – zu Frakturen.

Die Erkrankung ist angeboren. Bei den mehr malignen Verlaufsformen sterben die Kinder entweder schon postpartal oder in der 1. Lebensdekade, die benignen oder protrahierten Verlaufsformen werden in der Regel erst im Erwachsenenalter diagnostiziert.

Klinisch stehen eine Anämie und eine Thrombozytopenie durch die zunehmende Einengung des Markraumes neben einer erhöhten Knochenbrüchigkeit im Vordergrund. Leber und Milz sind infolge der extramedullären Blutbildung häufig vergrößert. Auch Leukämien werden beobachtet.

Die Erkrankung ist durch folgende Symptomentrias gekennzeichnet:

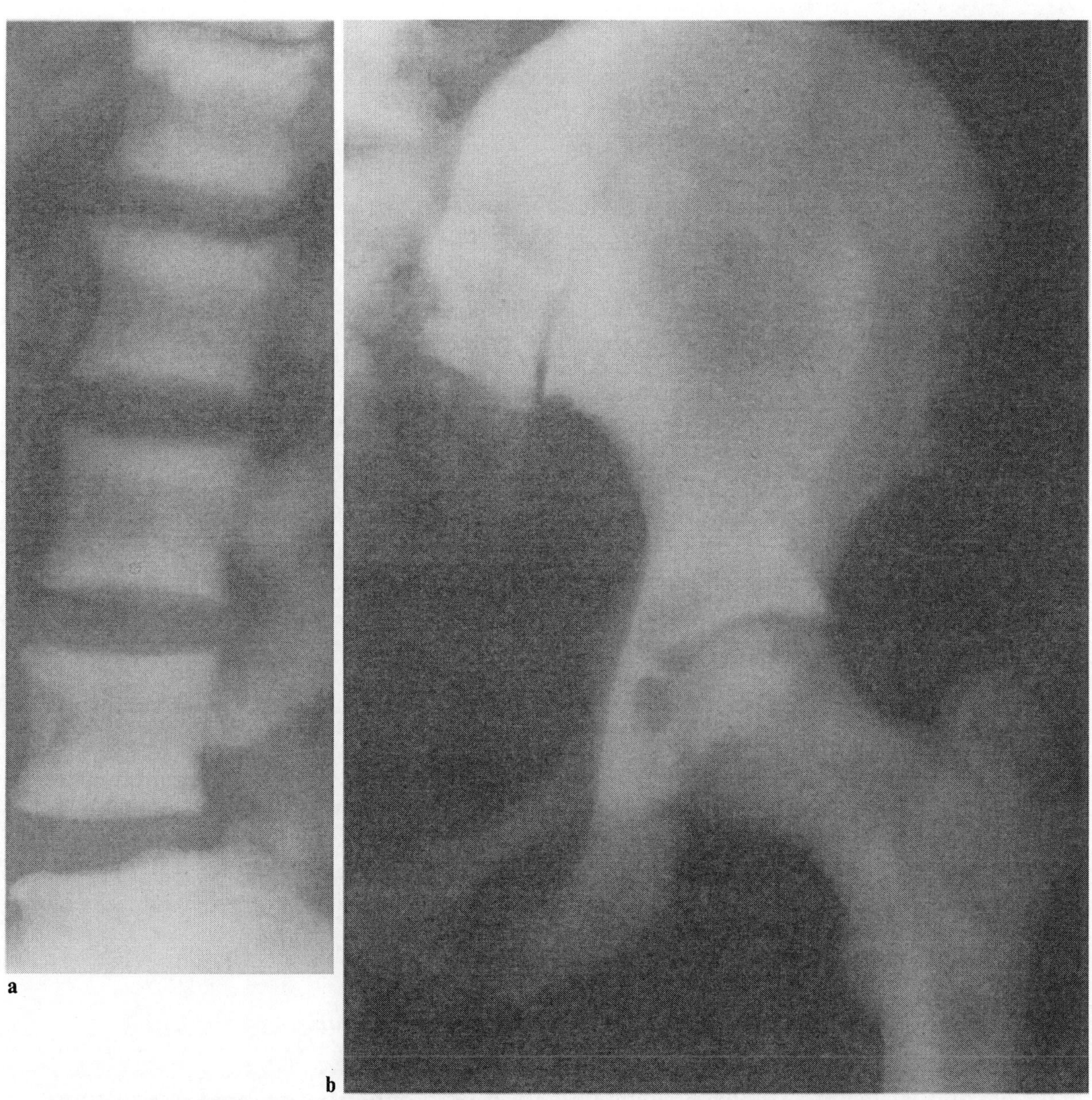

Abb. 2.35a, b. Marmorknochenkrankheit bei einer 56jährigen Patientin. Klinisch bestehen eine Anämie, Leber- und Milzvergrößerung. Rezidivierende Ober- und Unterschenkelbrüche in der Anamnese. An der Lendenwirbelsäule imponiert eine ausgeprägte Dichtezunahme mit typischer „Sandwichkonfiguration". An der linken Beckenschaufel (**b**) findet sich neben einer generalisierten Dichtezunahme eine ringförmige Sklerosezone in den zentralen Abschnitten. Die Sklerosierungen sind im Inneren des Femurkopfes sowie des Schenkelhalses dichter als in den äußeren Partien („Knochen im Knochen"). In allen dargestellten Regionen der Lendenwirbelsäule und der linken Beckenhälfte ist eine normale Spongiosaarchitektur nicht mehr erkennbar

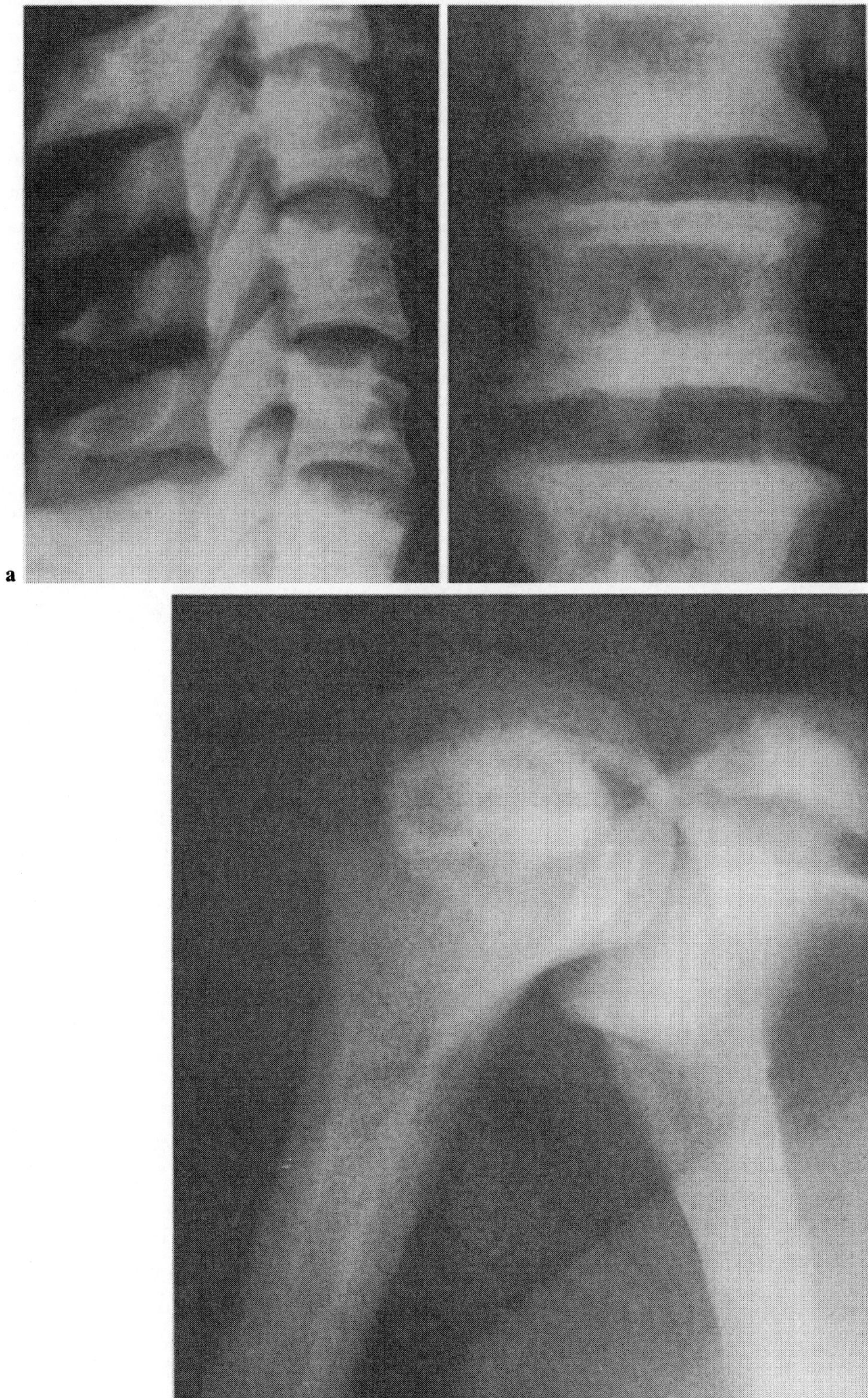

Abb. 2.36a–c. Marmorknochenkrankheit mit den typischen Zeichen des „Knochens im Knochen" und der „Sandwichform" der Wirbelkörper. **a** Die seitliche Halswirbelsäule zeigt in den Wirbelkörpern gelegene, rechteckig anmutende rahmenförmige Verdichtungen, die sich als Wirbelkörper „en miniature" beschreiben lassen. **b** Der dargestellte Lendenwirbelkörper weist grund- und deckplattennahe bandförmige Sklerosierungen auf, denen sich feine bandförmige Aufhellungen und weiter zum Zentrum wiederum Verdichtungen jahresringähnlich anschlie-ßen. **c** Die subchondralen und metaphysären Abschnitte sind weniger als die im Zentrum der Epiphyse gelegenen Areale sklerosiert, so daß das Phänomen des „Knochens im Knochen" deutlich wird. Diese auf den ungleichmäßigen Sklerosierungsablauf zurückzuführenden Röntgenzeichen sind symptomatisch für die Marmorknochenkrankheit und grenzen sie von anderen Knochenveränderungen mit systemischer Dichtezunahme wie z.B. dem Osteomyelofibrosesyndrom oder Schwermetallintoxitationen ab

1. vorwiegend enostale Osteosklerose aller Knochen,
2. abnorme Knochenbrüchigkeit,
3. Anämie.

Röntgensymptomatik

Die röntgenologischen Veränderungen können von Fall zu Fall und auch innerhalb eines Knochens verschieden ausgeprägt sein. Gemeinsam ist aber allen Erscheinungsformen die Zunahme der Knochendichte. Der Markraum sklerosiert progredient, so daß er schließlich so dicht wie die Kortikalis erscheint.

Im Verlauf der Erkrankung treten dichte ringförmige Sklerosezonen an den Hand- und Fußwurzelknochen auf. An den Röhrenknochen können die peripheren epimetaphysären Abschnitte noch normal strukturiert sein, während die zentralen schon massiv verdichtet sind, so daß das Bild eines „Knochens im Knochen" entsteht. Ein solches Erscheinungsbild findet sich auch an flachen Knochen wie den Rippen, am Schambein und am Kalkaneus. Die Dichtezunahme kann auch in ringförmigem Wechsel mit normaler Dichte auftreten, wodurch der bildliche Vergleich mit den sog. Jahresringen von Bäumen gerechtfertigt erscheint. An den Wirbelkörpern nimmt die Dichte von den subchondralen Regionen aus nach zentral zu, es entsteht der sog. Sandwichwirbel.

Infolge der erhöhten Knochenbrüchigkeit werden sehr häufig Spontanfrakturen beobachtet, die auffallend glatt begrenzt sind.

Differentialdiagnose

Differentialdiagnostisch ergeben sich in Anbetracht des systemischen Auftretens der Erkrankung keine Schwierigkeiten. Im Initialstadium sind das Osteomyelofibrosesyndrom und Schwermetallintoxikationen (z.B. durch Blei) abzugrenzen. Bei letzteren liegen aber in der Regel stärkere periostale Knochenneubildungen vor, auch erfolgt die Zunahme der Dichte gleichmäßiger in Spongiosa und Kompakta ohne das Bild des „Knochens im Knochen", der „Jahresringe" und der „Sandwichwirbel".

2.9 (Exogene) toxische Osteopathien

Toxische Osteopathien werden durch eine chronische, meist über Jahre und Jahrzehnte andauernde Aufnahme vorwiegend osteotroper Elemente verursacht. Dazu gehören vor allem Fluor, Phosphor und Blei. Diese Elemente können unterschiedlich zu einer Osteoklasten- oder Osteoblastenstimulation, aber auch zu einem Untergang der Osteozyten führen. Dementsprechend werden je nach Art der Intoxikation Osteoporosen, Osteosklerosen und – wesentlich seltener – Osteonekrosen beobachtet.

2.9.1 Fluorose

Die Fluorose tritt bei jahre- und jahrzehntelang andauernder, vorwiegend oraler Fluorintoxikation auf. Sie wird als Berufserkrankung bei Arbeitern in Aluminium- und Keramikfabriken beobachtet. Übersteigt der Fluorgehalt des Trinkwassers 0,4%, so sind die Voraussetzungen für eine Fluorintoxikation gegeben. Wieweit die Benutzung von stärker fluorhaltiger Zahnpasta zu einer Fluorintoxikation führen kann, ist umstritten.

Das Fluor wird über den Gastrointestinaltrakt als Fluorapatit, Kalziumfluorid oder Kryolith aufgenommen und zu über 90% im Knochen abgelagert. Es verhindert die Knochenresorption entweder durch Hemmung der Osteoklastenaktivität oder durch Reduktion der Löslichkeit von Knochensalzen. Die Synthese des normalen Kollagens ist gestört. Die Kalziummineralisation wird stimuliert.

Klinisch imponieren nach einer zunächst symptomlos verlaufenden Phase rheumaähnliche Knochen- und Gelenkschmerzen. Bei einer schon im Kindesalter erfolgenden Intoxikation entsteht das Bild der „gesprenkelten Zähne".

Röntgenologisch stehen eine Spongiosasklerose sowie eine produktive Periostose mit Bandverknöcherungen und Weichteilverkalkungen im Vordergrund. Die ersten Zeichen, die allerdings vieldeutig sein können, bestehen aus diskreten Strukturverdichtungen und Verdickungen der Spongiosabälkchen (bes.

LWS), darüber hinaus werden diskrete Periostverkalkungen an den langen Röhrenknochen beobachtet. Es folgt dann nach mindestens 2- bis 4jähriger Fluorintoxikation eine unscharfe Spongiosasklerose mit deutlicher Dichtezunahme derselben bei verwaschenem Aussehen (Stadium I). Nach 5- bis 10jähriger Intoxikation nimmt die Spongiosasklerose zu, die Knochenbälkchen sind im einzelnen jetzt nur noch eben erkennbar. Fernerhin finden sich periostale Knochenneubildungen (s. dort), die überwiegend solide, aber auch fransig aussehen. Der Bandapparat der Wirbelsäule verknöchert (Stadium II). Bei über 10jähriger Fluoreinwirkung eburnisiert der Knochen zunehmend, er mutet marmorartig an, und die Verknöcherungen der Sehnenansätze werden massiver, exostosenartig (Stadium III).

Differentialdiagnose

Differentialdiagnostisch ist vor allem in späteren Stadien der Intoxikation an das Osteomyelofibrose-Syndrom zu denken, obwohl dieses Krankheitsbild klinisch (Milzvergrößerung) ganz andere Aspekte bietet. Die Veränderungen bei der Marmorknochenkrankheit sind mit den Zeichen des „Knochens im Knochen" sowie fehlenden Bandverknöcherungen leicht von einer chronischen Fluorintoxikation abzugrenzen. Bei den erblichen produktiven Periostosen sowie bei der hypertrophischen Osteoarthropathie stehen die periostalen Verkalkungen im Vordergrund, während Spongiosaveränderungen mit Dichtezunahme und verwaschenem Aussehen fehlen.

2.9.2 Chronische Bleiintoxikation

Die früher vor allem bei Lackierern, Anstreichern und Schriftsetzern, heute mehr bei Arbeitern in Akkumulatorenfabriken und bei Spritzlackierern beobachteten chronischen Bleiintoxikationen führen röntgenologisch zu höchstens diskreten Spongiosasklerosen, obwohl pathologisch-anatomisch das zu 90% im Knochen als Bleiapatit abgelagerte Blei osteoplastische Lamellenbildungen und eine dissezierende Fibroosteoplasie hervorruft. Anders

liegen die Verhältnisse bei Kindern, wo bei chronischer Bleiintoxikation die bekannten „Bleilinien oder Bleibänder" beobachtet werden.

2.9.3 Phosphorintoxikation

Sie wird heute praktisch nicht mehr beobachtet. Am wachsenden Skelet verursacht sie die sog. Phosphorlinien, die linienförmigen Spongiosasklerosen entsprechen. Bei Erwachsenen kann es zu einer Kiefernekrose kommen.

2.9.4 Strontiumintoxikation

Durch Hemmung der physiologischen Knochenresorption und Stimulationen der Osteoblasten führt eine chronische Strontiumintoxikation zu Spongiosa- und Kompaktasklerosen.

2.9.5 Kadmiumintoxikation

Im Vordergrund steht eine toxische Nephrose, die dann das Bild der renalen Osteopathie nach sich zieht.

2.9.6 Äthylen-, Buthylen- und Propyleninhalationsintoxikationen

Bei diesen berufsbedingten Intoxikationen treten bandförmige Aufhellungen in den Endphalangen der Finger auf, fernerhin werden Loosersche Umbauzonen beobachtet.

2.9.7 Polyvinylchloridintoxikation

Auch hier treten bandförmige Aufhellungen und später Akroosteolysen (s. dort) auf. Sie sind mit größter Wahrscheinlichkeit Folge von akralen Durchblutungsstörungen, denn die Patienten bieten klinisch ein Raynaud-artiges Bild.

2.9.8 Berylliumintoxikation

Durch Hemmung der alkalischen Phosphatase führt eine chronische Berylliumintoxikation zu rachitisähnlichen Knochenveränderungen. Intoxikationen werden bei Beschäftigten der elektronischen und metallverarbeitenden Industrie beobachtet.

Literatur

Barnett E, Nordin BEC (1960) The radiological diagnosis of osteoporosis. A new approach. Clin Radiol 11: 166

Barnett E, Nordin BEC (1964) Radiological assessment of bone density. Br J Radiol 34: 683

Cameron JR, Mazess, RB, Sørenson JA (1968) Precision and accuracy of bone mineral determination by direct photon absorptiometry. Invest Radiol 3: 141

Eichler J (1970) Inaktivitätsosteoporose durch Ruhigstellung im Gipsverband. Fortschr Med 88: 198

Ellegast HH (1973) Das Röntgenbild der Knochenfluorose. Therapiewoche 43: 3963

Freyschmidt J, Hehrmann R (1978) Primärer Hyperparathyreoidismus als Differentialdiagnose von schweren Skelettdestruktionen. Roentgenblaetter 31: 495

Gebman JW et al. (1977) Radiological/pathological correlations in uremic bone disease. Radiology 125: 653

Genant HK et al. (1973) Primary hyperparathyreoidism. A comprehensive study of clinical, biochemical and radiographic manifestations. Radiology 109: 513

Greenfield JB (1975) Radiology of bone diseases Lippincott, Philadelphia

Hesch RD, Hehrmann R (1977) Diagnostische Wertigkeit von Parathormonbestimmungen. Internist (Berlin) 18: 544

Heuck F, Schmidt E (1960) Die quantitative Bewertung des Mineralgehaltes der Knochen aus dem Röntgenbild ROEFO 93: 523

Heuck F, Schmidt E (1960) Die praktische Anwendung einer Methode zur quantitativen Bewertung des Kalksalzgehaltes gesunder und kranker Knochen. ROEFO 93: 761

Heuck F (1976) Quantitative Röntgenbildanalyse und Isotopendensitometrie. In: Diethelm L (Hrsg) Röntgendiagnostik der Skeleterkrankungen. Springer, Berlin Heidelberg New York (Handbuch der medizinischen Radiologie, Bd V/1, S 217)

Heuck F, Babo H von (1974) Röntgenbefunde bei primärem Hyperparathyreoidismus. Radiologe 14: 206

Hinkel CL, Beiler DD (1955) Osteopetrosis in adults. AJR 74: 46

Howland WJ Jr, Pugh OG, Sprague RG (1958) Roentgenologic changes of the skeletal system in Cushing's syndrome. Radiology 71: 69

Jensen PS, Kliger AS (1977) Early radiographic manifestations of secondary hyperparathyreoidism associated with chronic renal disease. Radiology 125: 645

Jones G (1969) Radiological appearance of disuse osteoporosis. Clin Radiol 20; 345

Killig K (1975) Die Bestimmung des Mineralsalzgehaltes mit einer Zweispektrenmethode. Röntgen Praxis 28: 54

Meema HE (1973) The combined use of morphometric and microradioscopic methods in the diagnosis of metabolic bone diseases. Radiologe 13: 111

Meema HE, Harris CK, Porret RE (1964) A method for determination of bone-salt-content of cortical bone. Radiology 82: 986

Meema HE, Oreopoulous, DG, Meema S (1978) A roentgenologic study of cortical bone resorption in chronic renal failure. Radiology 126: 67

Mencken HJ (1974) Rickets, osteomalacia and renal osteodystrophy, part I. J Bone Joint Surg [Am] 56: 101

Mencken HJ (1974) Rickets, osteomalacia and renal osteodystrophy, part II. J Bone Joint Surg [Am] 56: 352

Meszaros WT, Zisson M (1961) Myelofibrosis. Radiology 77: 958

Nelp WB et al. (1970) Measurement of total body calcium (bone mass) in vivo with the use of total body neutron activation analysis. J Lab Med 76: 151

Nordin BEC (1971) Clinical significance and pathogenesis of osteoporosis Br Med J 1: 571

Nordin BEC (1973) Osteoporosis Clin Endocr Metab 2: 155

Pettigrew JD, Ward, HP (1969) Correlation of radiologic, histologic and clinical findings in agnogenic myeloid metaplasia. Radiology 93: 541–548

Prager P, Ritz E, Krempien B, Bommer J (1977) Derzeitiger Stand der praktischen Osteoporosediagnostik. Therapiewoche 27: 2103

Prather JL et al. (1977) Scintigraphic findings in stress fractures. J Bone Joint Surg [Am] 59: 869

Reiss KH, Steinle B (1973) Medical application of the Compton effect. Siemens-Forsch- und Entwickl-Ber 2: 1

Resnick G, Niwayama G (1976) Subchondral resorption of bone in renal osteodystrophy. Radiology 118: 315

Ringe JD, Buurman R (1978) Der Wert der visuellen Beurteilung des Kalksalzgehaltes an Skelettröntgenaufnahmen. ROEFO 128: 546

Ringe JD, Rehpenning W, Kuhlencordt F (1977) Physiologische Änderung des Mineralgehaltes von Radius und Ulna in Abhängigkeit von Lebensalter und Geschlecht. ROEFO 126: 376

Ritz E et al. (1973) Röntgenologische Zeichen des gestörten Kalziumstoffwechsels bei Dialysepatienten. I. Häufigkeit röntgenologischer Skelettveränderung. ROEFO 119: 52

Rose GA (1964) The radiological diagnosis of osteoporosis, osteomalacia and hyperparathyreoidism. Clin Radiol 15: 75

Schwörer J, Schmidtkunz U (1978) Die bandförmige Osteoporose. ROEFO 128: 264

Vittali HP (1970) Knochenerkrankungen, Histologie und Klinik. Sandoz, Nürnberg

Ziegler R (1978) Physiologie und Pathophysiologie des Kalzium- und Phosphathaushaltes beim Hyperparathyreoidismus. Therapiewoche 28: 3600

3 Vorwiegend polyostotische Struktur- und Dichteveränderungen des Skelets

3.1 Osteopoikilie

Bei der Osteopoikilie handelt es sich um eine in der Regel nur auf röntgenologischem Wege erkennbare seltene erbliche Knochenveränderung mit charakteristischen 2–5 mm großen, scharf begrenzten Verdichtungen der Spongiosa mit bevorzugtem Befall der Epi- und Metaphysen des Gliedmaßenskelets. Schädel und Wirbelsäule bleiben meist frei. Die einzelnen Herde ordnen sich häufig entlang den Kraftlinien eines Knochens an.

Die Osteopoikilie ist auch unter den Namen *Osteopathia condensans disseminata* und „spotted bones" bekannt.

Das *histologische* Korrelat der umschriebenen Spongiosaverdichtungen sind lediglich dicht gepackte Knochenbälkchen.

Die Erkrankung ist vornehmlich *dominant erblich*, wobei das männliche Geschlecht häufiger befallen sein soll. In den einzelnen Generationen *wechselt das röntgenologische Erscheinungsbild*.

Die *Inzidenz* liegt bei etwa 12 pro 100 000 der normalen Bevölkerung. Ein Zusammenhang zwischen gelegentlich beobachteten gelenknahen oder Gelenkschmerzen und der Osteopoikilie ist bisher nicht bewiesen. Laborchemische Veränderungen werden nicht beobachtet. Zuweilen tritt die Osteopoikilie gemeinsam mit Hautveränderungen (Dermatofibrosis lenticularis disseminata, Keratoma hereditarium dissipatum palmare et plantare, Neigung zu Keloidbildung) auf. Auch ein gemeinsames Vorkommen mit Skeletmißbildungen wird beschrieben.

Röntgensymptomatik

Es werden 3 Formen unterschieden:
1. die fleckige oder lentikuläre Form,
2. die streifige oder striäre Form,
3. die sog. Mischform.

Die häufigste Form ist die lentikuläre, bei der sich 2–5 mm große, rundliche, gut abgrenzbare, in der Regel multipel auftretende Spongiosaverdichtungen in den Epi- und Metaphysen des Gliedmaßenskelets zeigen. Die umgebenden Knochenstrukturen stellen sich unauffällig dar.

Differentialdiagnostisch bietet die Osteopoikilie in der Regel keine Schwierigkeiten. Eine Verwechselung mit osteoplastischen Metastasen kann nur dann vorkommen, wenn die Osteopoikilieherde besonders groß sind und nur ein Skeletabschnitt, z.B. die Hüftgelenksregion, zur Beurteilung vorliegt.

Literatur

Forgács S (1970) Osteopoikilia familiaris. ROEFO 112: 254

Jonasch E (1955) 12 Fälle von Osteopoikilie. ROEFO 82: 344

Schmorl G (1931) Anatomische Befunde bei einem Fall von Osteopoikilie. ROEFO 44: 1

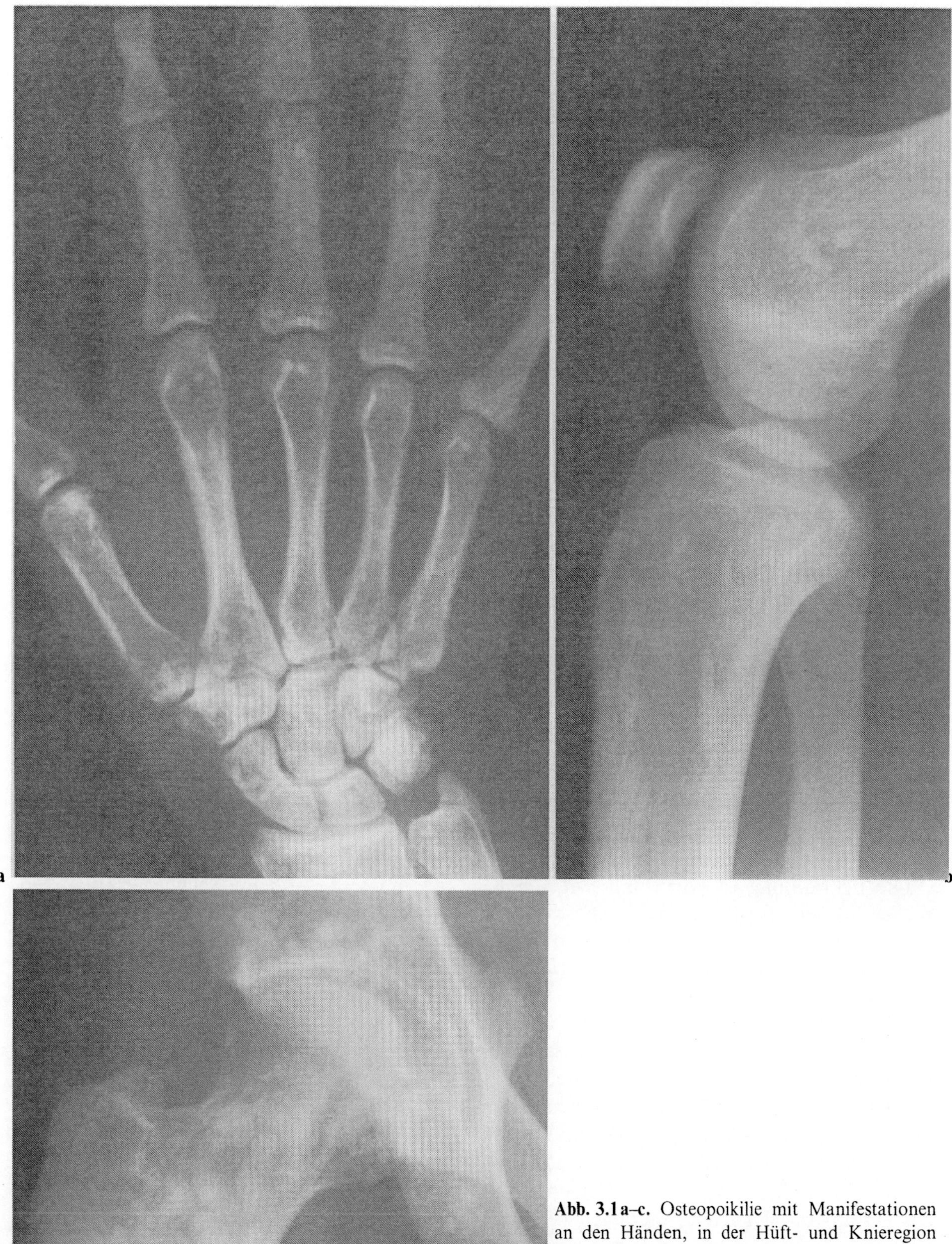

Abb. 3.1a–c. Osteopoikilie mit Manifestationen an den Händen, in der Hüft- und Knieregion bei einem 21jährigen männlichen Patienten. Man erkennt auf allen Aufnahmen rundliche, gut begrenzte, z.T. unterschiedlich große, gelenknahe Spongiosaverdichtungen bei klinischer Symptomfreiheit. Das multilokuläre polyostotische gelenknahe Auftreten ist beweisend für die Osteopoikilie, differentialdiagnostisch kommen keine anderen Veränderungen in Frage

3.2 Skeletsarkoidose

Die Skeletsarkoidose ist eine granulomatöse Erkrankung des Knochenmarkes im Rahmen der lymphogenen und hämatogenen Ausbreitung der Granulomatose über den ganzen Körper. Im Stadium der bihilären Adenopathie (Löfgren-Syndrom) wird eine Skeletbeteiligung in der Regel nicht beobachtet, dieses Initialstadium heilt ohnehin in 95–98% aller Fälle spontan aus.

Aus histologischer Sicht unterscheidet man *die reine Sarkoidose des Knochenmarkes* von *der Marksarkoidose* (Uehlinger u. Wurm 1976). Bei ersterer werden die granulomatösen Veränderungen (nicht-verkäsende Granulome aus Epitheloidzellen und Langhansschen Riesenzellen) ohne Reaktion von seiten des Skelets toleriert, sie sind daher röntgenologisch auch nicht sichtbar. Im Fall der Marksarkoidose kommt es zu begleitenden Knochenveränderungen in Form von umschriebenen Osteoporosen, Osteolysen (perigranulomatöse Spongiolyse) oder seltener zu reaktiven Osteosklerosen.

Die Angaben über die *Häufigkeit* einer röntgenologisch nachweisbaren Skeletbeteiligung bei Sarkoidose schwanken in der Literatur von 5,3–26%, der Mittelwert liegt bei 14%. Diese Schwankungsbreite wird von Uehlinger und Wurm (1976) dadurch erklärt, daß in einigen Statistiken im wesentlichen Früh- und in anderen im wesentlichen Spätfälle bewertet wurden und in manche Statistiken auch histologische Befunde mit der reinen Sarkoidose des Knochenmarkes einfließen.

Klinisch verursacht die Skeletsarkoidose ganz in Abhängigkeit vom Ausmaß des Befalls unterschiedliche Beschwerden. Bei geringem Befall bzw. geringer Ausdehnung der einzelnen Veränderungen wird selten eine Schmerzsymptomatik angegeben, bei ausgedehnteren Zerstörungen hingegen werden Schmerzen und bei gelenknahem Befall auch Bewegungseinschränkungen geäußert. Der Kveim-Test ist in der Regel positiv, obwohl dieser Test nicht sarkoidosespezifisch ist. Die Tuberkulinreaktion ist in der Regel negativ.

Am häufigsten sind die Hände und – in einem deutlich geringeren Ausmaß – die Füße von der Skeletsarkoidose befallen; wesentlich seltener kommt es zu einer Manifestation an den langen Röhrenknochen, dem Schädel, der Wirbelsäule und dem Becken.

Röntgensymptomatik

Allgemein

Den röntgenologischen Veränderungen der Marksarkoidose gemeinsam ist in der Regel das Fehlen einer begleitenden Osteoporose in den befallenen Abschnitten sowie eine nur selten ausgeprägte Periostreaktion im Sinne einer ossifizierenden Periostitis. Bei Steroidlangzeittherapie wird sich allerdings – in Abhängigkeit von der Dosierung – eine systemische Osteoporose einstellen.

Speziell

Hände und Füße. Röntgenmorphologisch werden folgende Formen des Sarkoidosebefalls an den Händen und Füßen unterschieden:

1. *Polyzystische Form:* Hier finden sich ausgestanzte Lochdefekte vorwiegend in den epimetaphysären Abschnitten der Phalangen und gelegentlich in den Metacarpalia und -tarsalia. Diese Form wird auch als Ostitis cystoides multiplex Jüngling bezeichnet. Die einzelnen Defekte sind reiskorn- bis höchstens erbsengroß, polygonal und sehr scharf begrenzt.

2. *Netzig-wabige Strukturveränderungen zunächst der epimetaphysären Abschnitte, später auch des ganzen Knochens:* Hierbei findet sich die Kortikalis verschmälert und unregelmäßig begrenzt, die Spongiosa ist netzig transformiert, wobei sich neben einer erheblichen Reduktion der Zahl der Spongiosatrabekel Verdickungen und Umlagerungen der restlichen Trabekel erkennen lassen.

3. *Größere scharf begrenzte Defekte in den Phalangen, Metacarpalia und Metatarsalia gelegentlich mit Auftreibung des Knochens und zarten Verkalkungen:* Hierbei ist differentialdiagnostisch an eine Enchondromatose zu denken.

4. *Mutilierende Spätform* mit groben Zerstörungen besonders der Endphalangen. Diese Befunde ähneln sehr neuropathischen Osteolysen, z.B. bei Sklerodermie oder Lepra.

Abb. 3.3a, b. Ausgeprägter Sarkoidosebefall beider Vorfüße bei derselben Patientin wie in Abb. 3.2. An der Grund- und Endphalanx I links stehen grob mutilierende Veränderungen mit Zerstörung des Gelenkes im Vordergrund; rechts zeigt sich in derselben Region ein mehr retikulärer Knochenumbau, der übrigens auch an der Basis der Grundphalanx I links und in den Metatarsalköpfchen beiderseits, besonders links, erkennbar wird. Gelenkrandständige Defekte an den Köpfchen der Metatarsalia I medial links und lateral rechts erinnern an Usuren. Schwere Mutilation an den Endphalangen II und III links, die wie ▷ abgelutscht aussehen. *Differentialdiagnostisch* ist an eine neuropathische Osteoarthropathie zu denken. Gegen eine mutilierende Polyarthritis spricht der normale Kalksalzgehalt in den übrigen Knochen und auch in der Umgebung der befallenen Skeletabschnitte. Psoriatrische Veränderungen können ähnlich aussehen, verfügen aber meist über eine stärkere ossifizierende Periostitis bzw. Periostose. Fehlende Weichteilschwellungen und Verkalkungen sowie Periostveränderungen sprechen gegen eine Gicht

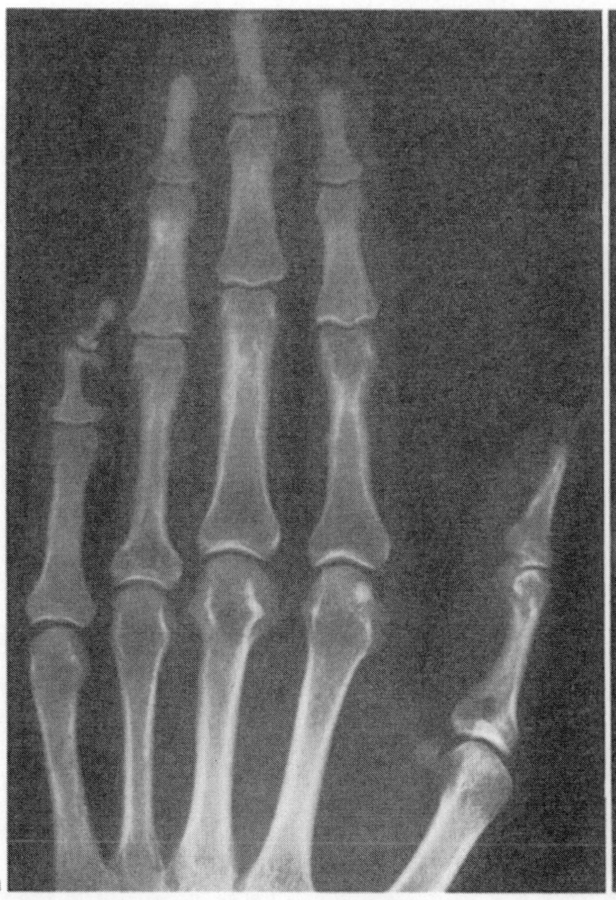
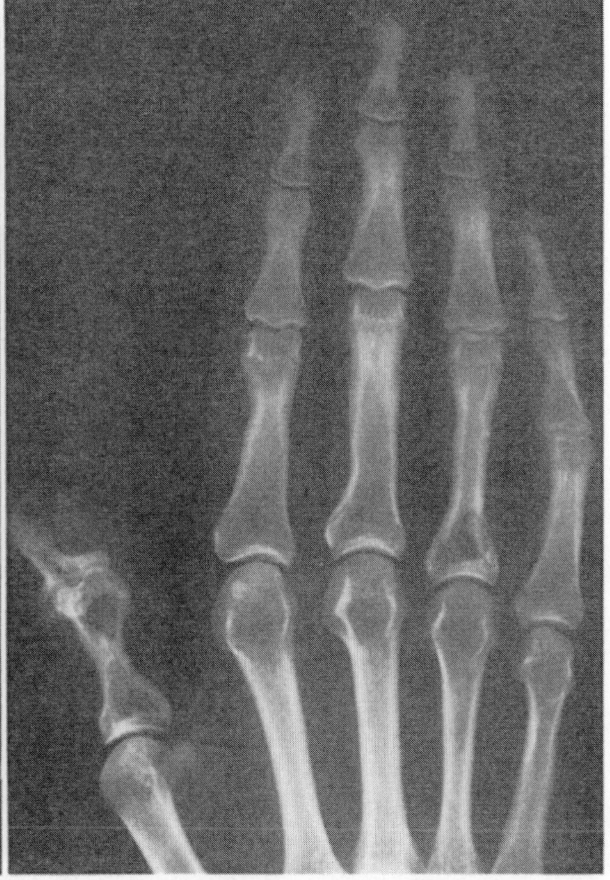

Abb. 3.2a, b. Sarkoidose an den Händen bei einer 46jährigen Frau. An beiden Händen manifestieren sich verschiedene Formen des Sarkoidosebefalls: 1. Polyzystische Veränderungen (Basen der Grundphalangen I und IV beiderseits, Köpfchen Metacarpale II und III links); 2. mutilierende Form (Endphalanx V links); 3. grobe, scharf begrenzte, z.T. randständige Defekte (distale Grundphalanx I rechts, Mittelphalanx V links); 4. subperiostale Erosionen (Grundphalanx IV beiderseits, besonders links); 5. Spongiosklerose besonders an den Mittel- und Endphalangen. Die Zusammenschau der einzelnen Veränderungen läßt eine Abgrenzung z.B. gegen eine Enchondromatose zu

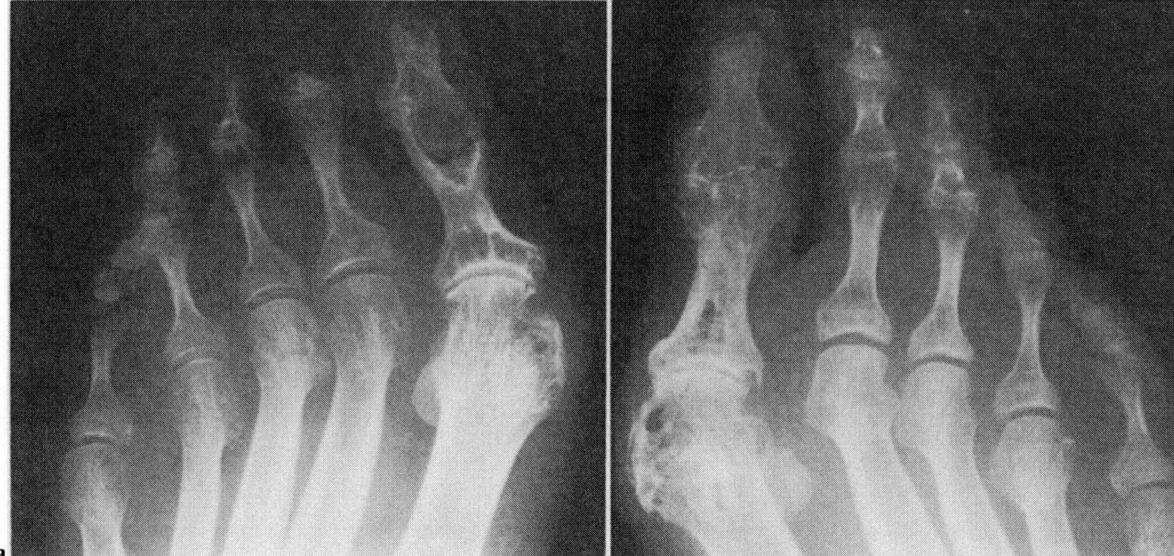

3.3a, b

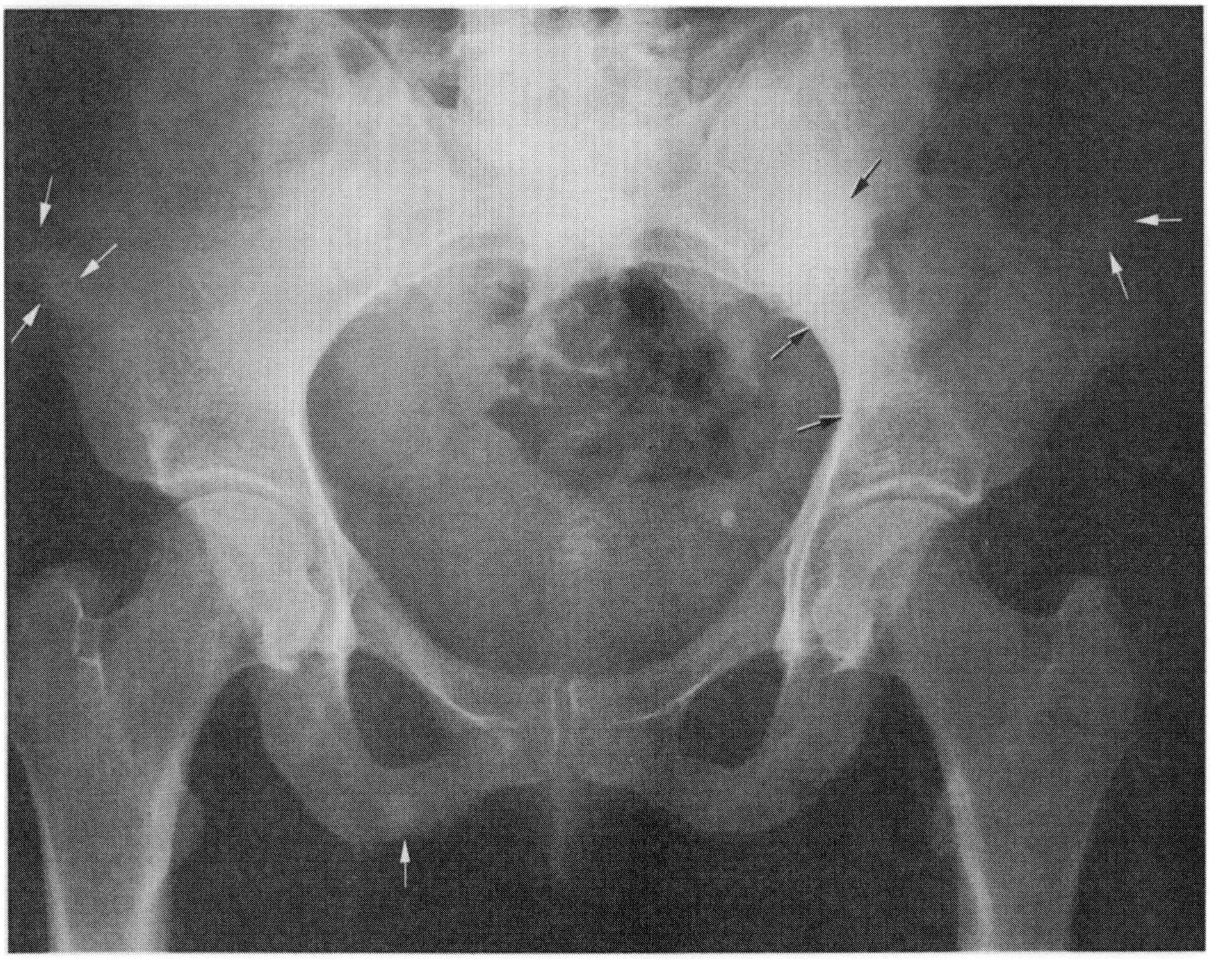

Abb. 3.4. Sarkoidoseherde im Becken. Besonders im re. Sitzbein sowie in den Beckenschaufeln lateral und medial sind rundliche Osteoskleroseherde erkennbar. *Differentialdiagnostisch* kommen osteoblastische Metastasen in Frage. (Die Abbildung entstammt der Sammlung von Herrn Prof. Dr. Wurm, Sanatorium St. Georg, Höchenschwand/Schwarzwald)

5. *Fleckige Spongiosklerose* besonders der Processus unguiculares der Endphalangen.

6. *Subperiostale Erosionen* mit fransenartiger Außenkontur der Kortikalis. Diese Erscheinungsform hat große Ähnlichkeit mit den subperiostalen Resorptionen beim Hyperparathyreoidismus.

7. *Periostale Form* mit rechtwinklig zum Schaft abzweigenden Spiculae. Diese Form ist ungewöhnlich selten.

Schädel. Befallen wird ausschließlich die Schädelkalotte, wo sich singuläre oder multiple runde und ovaläre Löcher von Stecknadelkopf- bis Bohnengröße vorwiegend im Stirnbein und in der Schläfenbeinschuppe finden. Eine reaktive Randsklerose fehlt. Zumeist liegen die Defekte in Gruppen, erfahrungsgemäß kommen höchstens 10 solcher Defekte vor. Die Kombination mit Veränderungen an den Händen ist selten. Die Defekte am Schädel können über Jahre beobachtet werden, eine Spontanremission ist möglich; auch Rückbildungen unter massiver Steroidtherapie werden beobachtet. *Differentialdiagnostisch* kommen bei den Schädelveränderungen osteolytische Karzinommetastasen, das Plasmozytom und auch das eosinophile Granulom in Frage. Plasmozytomherde sind in der Regel disseminierter verteilt und relativ gleich groß, auch liegt das Manifestationsalter höher als bei der Sarkoidose. Das eosinophile Granulom verursacht in der Regel größere, landkartenähnliche Defekte; der Verlauf ist rascher progredient.

Becken. Hier findet sich eine mehr flächenhafte Osteosklerose in den medialen Dritteln der Beckenschaufeln und eine mehr grobfleckige Osteosklerose und Osteolyse im lateralen Drittel beider Darmbeinschaufeln, in den Sitz- und Schambeinen. Auffallend ist die Symmetrie dieser Knochenveränderungen. Der Osteosklerose liegt nach Uehlinger und Wurm (1976) eine Akkretion von Tafel-, Sichel- und Haversschen Ringosteonen an das bestehende Spongiosagerüst zugrunde. *Differentialdiagnostisch* bestehen große Ähnlichkeiten dieser Beckenveränderungen mit der osteoplastischen Metastasierung z.B. beim Prostatakarzinom. Eine Abklärung läßt sich besonders bei nicht nachweisbaren Lungen- und Hautver-

änderungen nur durch die Biopsie herbeiführen.

Wirbelsäule. Bevorzugt befallen werden die untere Brust- und die Lendenwirbelsäule, wo sich auf den Wirbelkörper beschränkte Umbauprozesse in Form von fleckigen oder grobsträhnigen Osteosklerosen kombiniert mit umschriebenen Osteolysen bis zu Kirschgröße finden. Die Wirbelkörperform bleibt in der Regel erhalten, Kompressionen mit daraus resultierender Skoliose oder Kyphose sind eher selten. Die Zahl der erkrankten Wirbelkörper schwankt zwischen 1 und 9. *Differentialdiagnostisch* muß in erster Linie an die Spondylitis tuberculosa gedacht werden, bei der aber in der Regel paravertebrale Senkungsabszesse und eine Begleitosteoporose sowie auch eine Beteiligung der anliegenden Bandscheiben vorkommen. Fernerhin ist differentialdiagnostisch eine diffuse gemischtförmige Metastasierung in Erwägung zu ziehen.

Röhrenknochen. Die Manifestation einer Sarkoidose an den Röhrenknochen ist sehr selten; ein einheitliches Befallsmuster wurde deshalb auch noch nicht beschrieben. Bei einzelnen Fällen fanden sich diffuse Osteolysen in der Kortikalis. Von dieser Form ist die erosive Sarkoidose im Insertionsgebiet der Gelenkkapseln bei granulomatöser Sarkoidarthritis zu unterscheiden.

Rippen. Auch dieser Befall ist ungewöhnlich selten, hier finden sich herdförmige Osteosklerosen oder Osteolysen bei zumeist erhaltener Form. Differentialdiagnostisch ist an osteolytische und osteosklerotische Metastasen, an das Plasmozytom und auch an das eosinophile Granulom zu denken.

Literatur

Bonakdarpour A, Levy WM, Aegerter E (1971) Osteosclerotic changes in sarcoidosis. AJR 113: 646

Fitzgerald P (1958) Sarcoidosis of hands. J Bone Joint Surg [Br] 40: 256

Rodman Th, Funderburk EE, Myerson RM (1959) Sarcoidosis with vertebral involvement. Ann Intern Med 50: 213

Uehlinger E, Wurm K (1976) Skelettsarkoidose – Literaturübersicht und Fallbericht. ROEFO 125: 111

Young DA, Lamann ML (1972) Radiodense skeletal lesions in Boeck's sarcoid. AJR 114: 553

3.3 Histiozytose X (Eosinophiles Granulom, M. Hand-Schüller-Christian, M. Letterer-Siwe)

Unter Histiozytose X werden folgende Krankheitsbilder zusammengefaßt: *M. Letterer-Siwe, M. Hand-Schüller-Christian* und das *eosinophile Granulom*. Ihr wesentliches gemeinsames histologisches Merkmal ist eine granulomatöse, gewebsdestruierende Wucherung von histiozytären Zellen an Orten des retikuloendothelialen Systems (RES). Die Ätiologie ist letztlich unbekannt, wenn sich auch Hinweise darauf finden, daß die Ursache in einem entzündlichen Prozeß zu suchen ist. Die pathologischen Veränderungen können mono- oder multilokulär und generalisiert im Knochen und in den Weichteilen auftreten. Im Knochen rufen die Granulome Destruktionen bzw. Osteolysen hervor. Mit zunehmender Zahl der zuerst beobachteten Herde verschlechtert sich die Prognose.

Interessanterweise ist ein Übergang von einem in das andere Krankheitsbild möglich, z.B. von einer mit Antibiotika und Steroiden behandelten Letterer-Siweschen Erkrankung in den M. Hand-Schüller-Christian.

In der Regel verläuft die Letterer-Siwesche Erkrankung maligne, der M. Hand-Schüller-Christian mehr chronisch und schubweise, während das eosinophile Granulom besonders bei monolokulärem Auftreten als benigne anzusehen ist.

Von der Histiozytose X abzugrenzen ist die im anglo-amerikanischen Schrifttum bekannte „maligne Histiozytose", bei der es sich um eine maligne aleukämische Erkrankung des RES mit Weichteiltumoren, Lymphknotenschwellungen, Leber- und Milzinfiltrationen sowie Hautveränderungen handelt, die aber im Skelet nicht die bei der Histiozytose X beobachteten Destruktionen, sondern – allerdings selten – leukämieähnliche Infiltrate mit feinen Osteolysen und Osteoporose verursacht. Da die Letterer-Siwesche und die Hand-Schüller-Christiansche Erkrankung ausschließlich im Säuglings- und Kleinkindalter auftreten, soll hier nur das *eosinophile Granulom* besprochen werden, das bei Kindern, Jugendlichen und *bis in die 3. Lebensdekade hinein anzutreffen ist.*

Eosinophiles Granulom

Skeletveränderung treten in ca. 50–70% der Fälle *solitär* auf. *Bei multilokulärem Befall* werden in der Regel 2–3, seltener 4–5 und mehr Herde gleichzeitig gefunden.

Prädilektionsorte sind Becken, Schädel, knöcherner Thorax, Wirbelsäule und lange Röhrenknochen, wobei mindestens $^{3}/_{4}$ aller Manifestationen in flachen Knochen nachgewiesen werden können. Etwa 10% aller Fälle sind mit interstitiellen pulmonalen Herden vergesellschaftet.

Klinisch stehen lokaler Schmerz durch Knochendestruktion bei sonst gutem Allgemeinbefinden im Vordergrund. Die Skeletläsionen heilen in der Regel in 2 bis max. 10 Jahren spontan aus. Stärkere Schmerzen sind gut durch eine niedrig dosierte Radiotherapie zu beeinflussen, wodurch auch der Heilungsprozeß beschleunigt werden kann.

Röntgensymptomatik

Allgemein

Entsprechend den pathologisch-anatomischen Veränderungen finden sich, besonders bei solitären Läsionen, gut begrenzte erbsen- bis birnengroße Strukturauslöschungen bzw. Defekte mit polygonaler Begrenzung mit meist nur geringfügigem Sklerosesaum, der allerdings in der Ausheilungsphase deutlicher wird. Gelegentlich – besonders bei raschem Verlauf – werden kleinere Sequester in einem Herd beobachtet. Verhältnismäßig selten haben die Herde eine derartige Ausdehnung, daß sie zu Spontanfrakturen Anlaß geben. Dabei handelt es sich dann auch meist um sehr aggressive Veränderungen, die – offensichtlich infolge ihres raschen Wachstums – röntgenologisch unscharfe Konturen aufweisen und bevorzugt polytop auftreten.

Speziell

Becken. Die Herde sind zumeist oberhalb der Hüftgelenksregion in der Beckenschaufel lokalisiert und zeigen besonders in der initialen Ausheilungsphase einen scharfen Sklerosesaum.

Schädel. Tabula externa und interna können isoliert oder zusammen befallen sein, die Herde erreichen gelegentlich bis zu Hühnereigröße. Bei einem Zusammenfließen mehrerer Herde mutet das Befallsmuster landkartenähnlich an.

Wirbelsäule. Bevorzugt sind die Brustwirbelsäule und die obere Lendenwirbelsäule befallen. Bei entsprechender Ausdehnung der Herde kann es zu Spontanfrakturen mit Ausbildung von Platt- und Keilwirbeln (Gibbus) kommen. Häufig wird dabei eine begleitende paraspinale Weichteilverschattung beobachtet, die wahrscheinlich einem Hämatom entspricht und sich später zurückbildet. Beachtenswerterweise können sich kollabierte Wirbelkörper im Kindes- und Jugendalter wieder weitgehend remodellieren, oft verbleibt nur ein in seiner Höhe geringfügig reduzierter, aber strukturell sonst unauffälliger Wirbelkörper.

Röhrenknochen. In der Regel sind die Diaphysen befallen, wo sich in der Spongiosa zumeist ovale Aufhellungsherde finden. Bei primärem Befall der Kompakta oder bei einem Übergreifen eines in der Spongiosa gelegenen Herdes auf die Kompakta werden z.T. periostale Verkalkungen bzw. Knochenneubildungen provoziert, die die Abgrenzung gegen ein Osteoidosteom oder eine chronische Osteomyelitis erheblich erschweren können.

Differentialdiagnose

In Abhängigkeit von der Ausdehnung des Befundes, ob solitär oder multilokulär-polyosto-tisch, kommen im wesentlichen folgende Skeleterkrankungen differentialdiagnostisch in die engere Wahl:

1. *Solitär:*
Tumoröse Form des Plasmozytoms (eigentliches Plasmozytom)
Metastase mit scharfen Konturen, z.B. von einem Hypernephrom oder einem Schilddrüsenkarzinom
Knochentumor, z.B. aneurysmatische Knochenzyste, Riesenzelltumor, Chondrom, Chondrosarkom
Osteomyelitis, z.B. in der Wirbelsäule und an den Röhrenknochen. Das gilt besonders für stark infiltrativ wachsende, aggressive Formen des eosinophilen Granuloms.

2. *Multilokulär-polyostotisch:*
Multilokulär-polyostotische Form des Plasmozytoms (multiples Myelom)
Metastasen, z.B. beim Hypernephrom und Schilddrüsenkarzinom
Sarkoidose
Echinokokkuszysten
Regionale Osteoporose (z.B. Sudecksche Knochenatrophie an einer Extremität)

Literatur

Lichtenstein L (1953) Histiocytosis X; integration of eosinophilic granuloma of bone, "Letterer-Siwe disease", and "Schüller-Christian disease" as related manifestations of a single nosologic entity. Arch Pathol Lab Med 56: 84

Prager PJ et al. (1976) Das eosinophile Knochengranulom bei Erwachsenen. Radiologe 16: 21

Takahashi M, Martel W, Oberman HA (1966) The variable roentgenographic appearence of idiopathic histiocytosis. Clin Radiol 17: 48

Abb. 3.5. Eosinophiles Granulom an der rechten Beckenschaufel. Großer, polygonal begrenzter, längsovaler Defekt. Der besonders kaudal schon relativ breite Sklerosesaum zeigt die Ausheilung an. *Differentialdiagnostisch* kommen neben einem Chondrom eine aneurysmatische Knochenzyste, ein Riesenzelltumor, die tumoröse solitäre Form des Plasmozytoms, aber auch die Metastase z.B. eines Hypernephroms in Frage

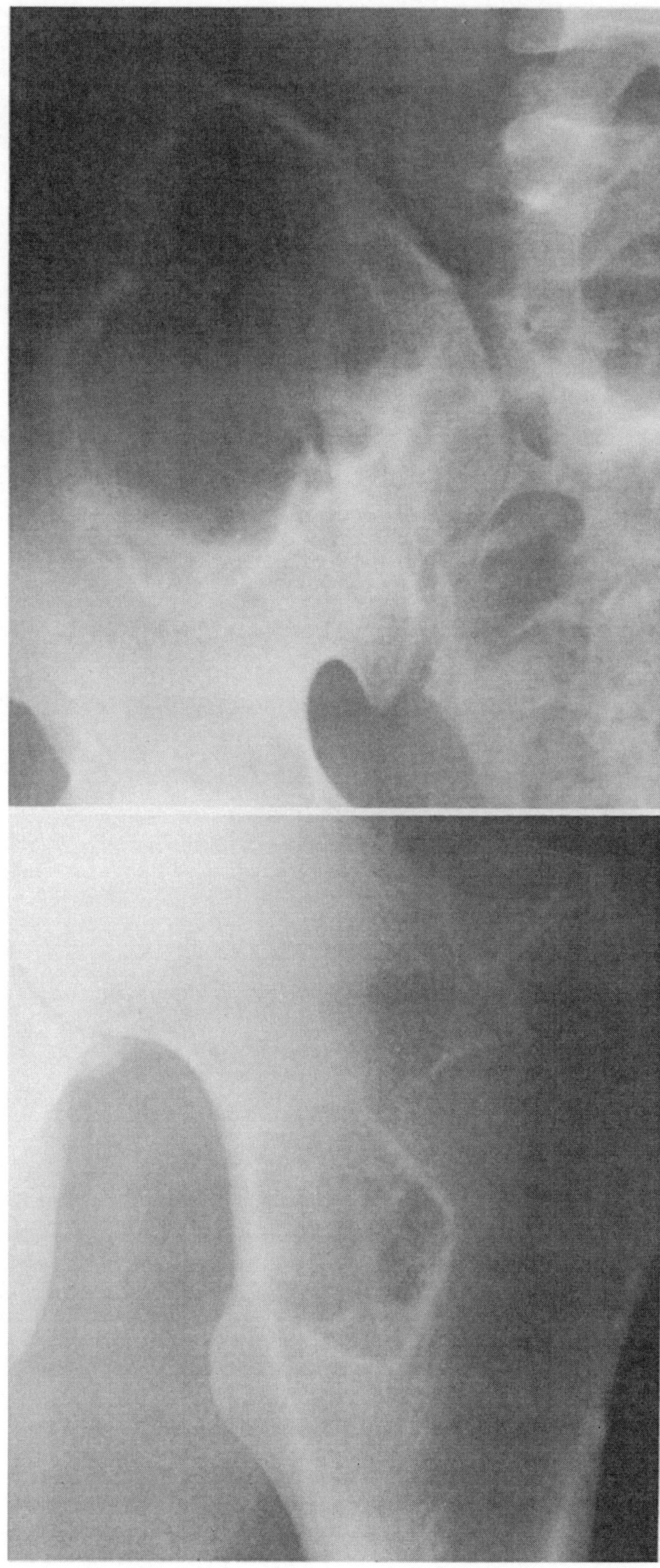

Abb. 3.6. Eosinophiles Granulom in der proximalen Femurmetaphyse. Länglicher, durch einen zarten Sklerosesaum begrenzter Aufhellungsherd, bei dem *differentialdiagnostisch* chondromatöse und fibromatöse Knochentumoren in Erwägung gezogen werden müssen

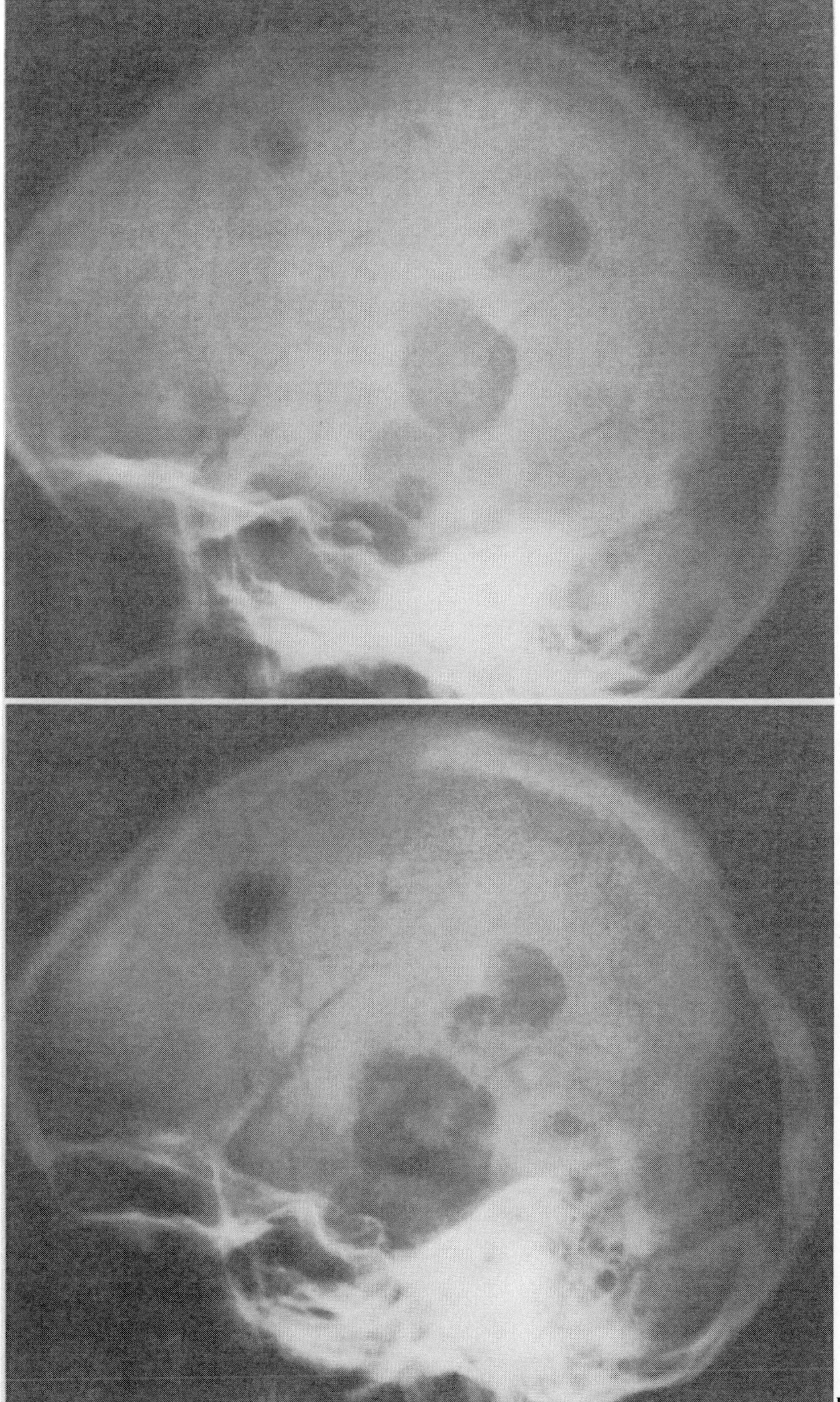

Abb. 3.7a, b. Verlauf eines eosinophilen Granuloms an der Schädelkalotte. **a** Erkennbar sind zahlreiche unterschiedlich große, relativ scharf begrenzte Herde, besonders im Temporoparietal- und Parietookzipitalbereich. **b** Ein halbes Jahr später deutlicher Progreß mit Vergrößerung der einzelnen Herde, die jetzt leicht unscharfe Konturen bekommen haben und besonders temporal zusammenfließen, so daß hier schon ein landkartenähnliches Bild entsteht. Besonders schön kommen kleinere Knochensequester in den letztgenannten Herden zur Darstellung. Dadurch ist die *differentialdiagnostische Abgrenzung* gegenüber dem Plasmozytom röntgenologisch mit größerer Sicherheit möglich

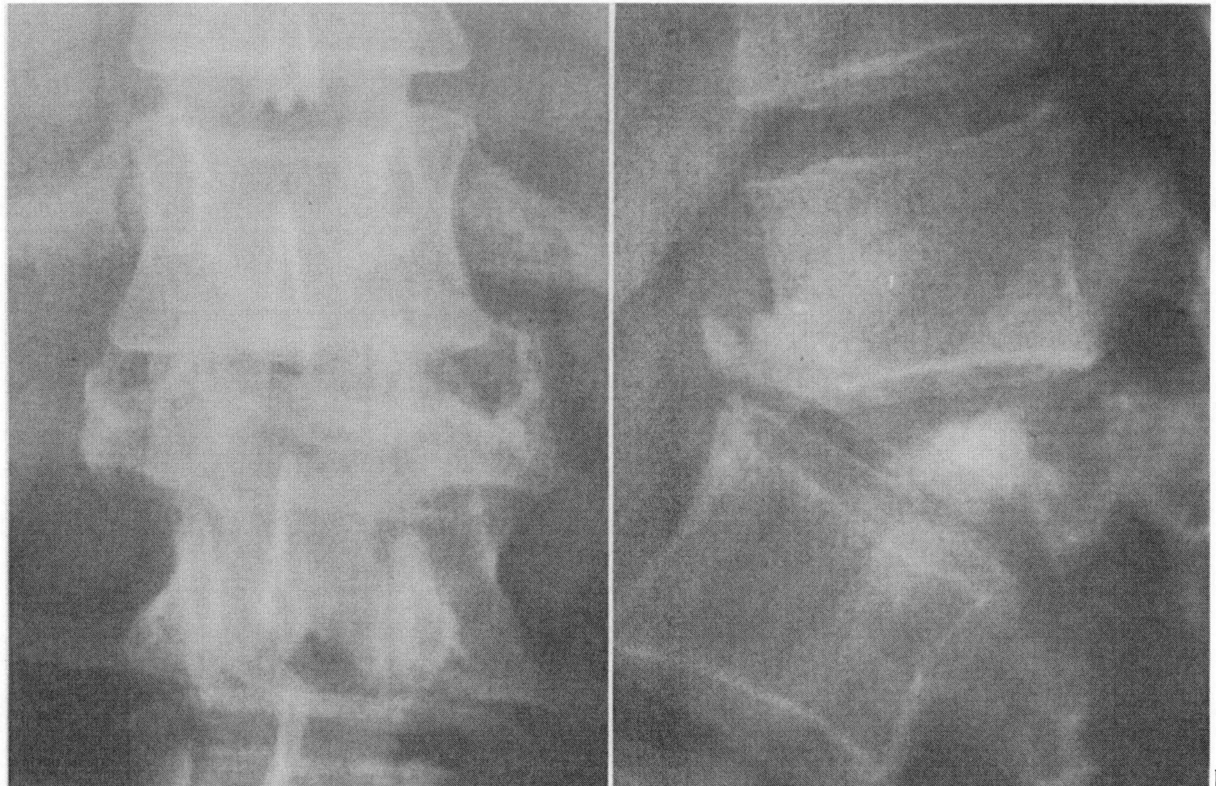

a														b

Abb. 3.8a, b. Eosinophiles Granulom mit Zerstörung des 1. Lendenwirbelkörpers. Bei dem 31jährigen Patienten fand sich als alleinige Manifestation eine fast komplette Zerstörung des 1. LKW ohne Hinterlassung nennenswer- ter reaktiver Veränderungen. Durch die keilförmige Zerstörung resultiert eine deutliche Gibbusfehlstellung. *Differentialdiagnostisch* konnte ein metastatischer Prozeß ausgeschlossen werden

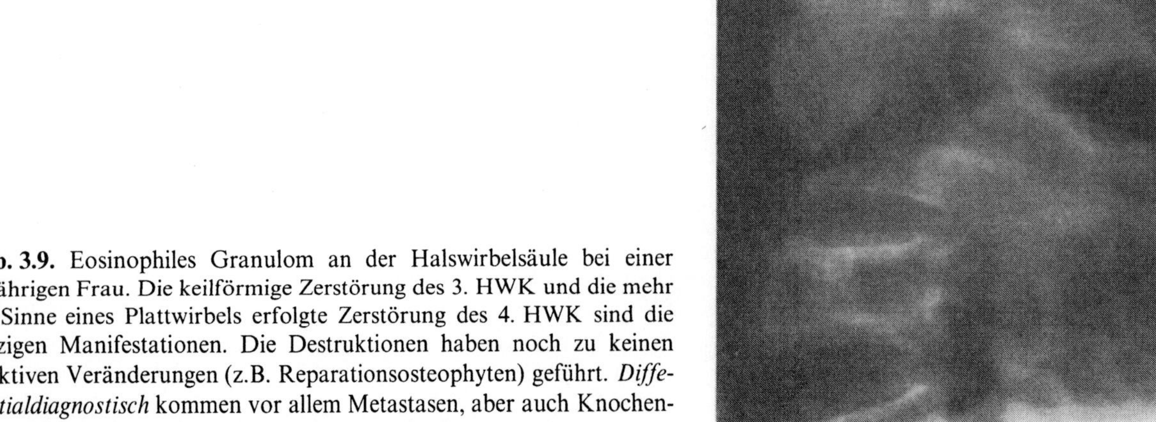

Abb. 3.9. Eosinophiles Granulom an der Halswirbelsäule bei einer 26jährigen Frau. Die keilförmige Zerstörung des 3. HWK und die mehr im Sinne eines Plattwirbels erfolgte Zerstörung des 4. HWK sind die einzigen Manifestationen. Die Destruktionen haben noch zu keinen reaktiven Veränderungen (z.B. Reparationsosteophyten) geführt. *Differentialdiagnostisch* kommen vor allem Metastasen, aber auch Knochendestruktionen bei malignen Lymphomen in Frage

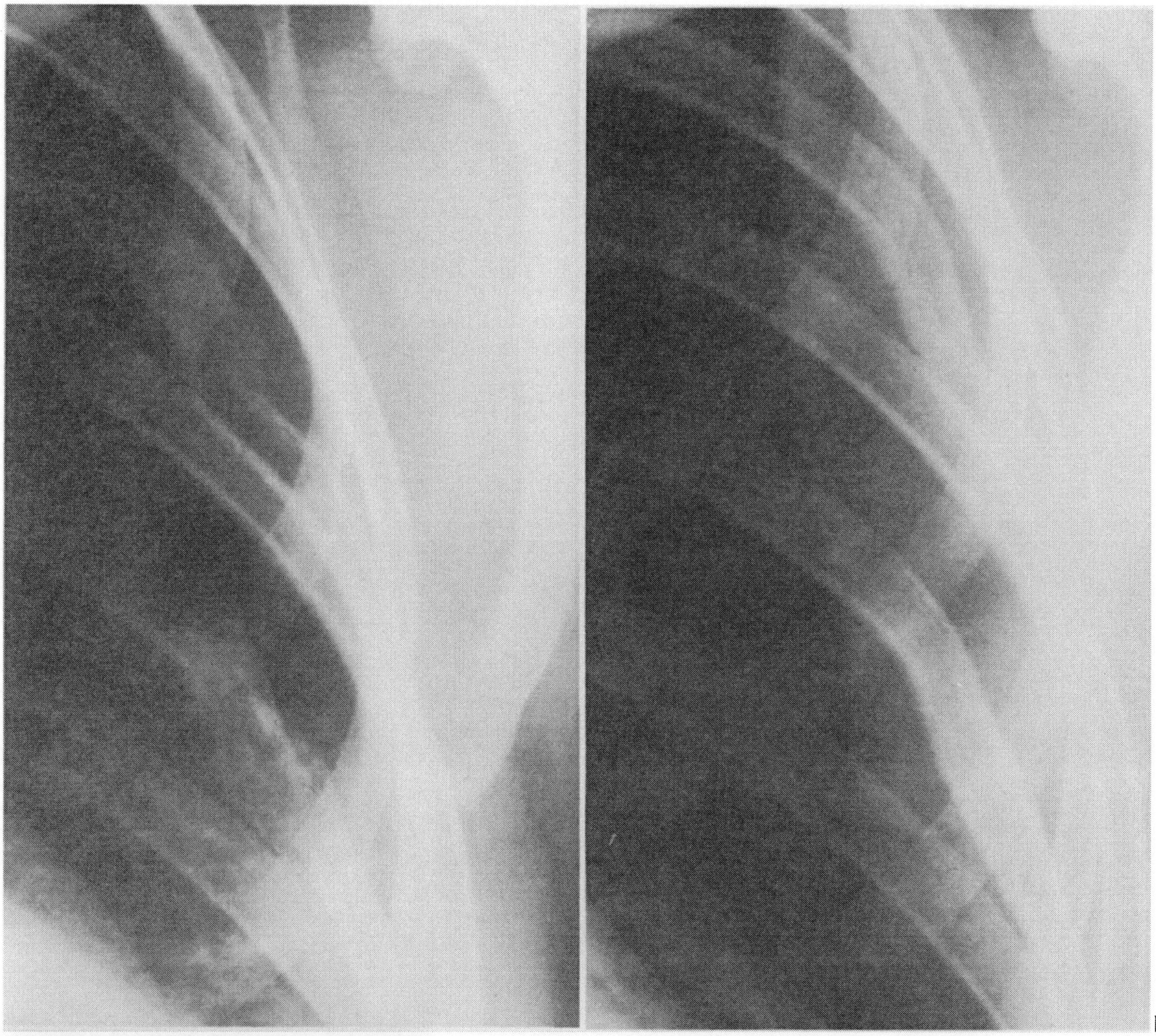

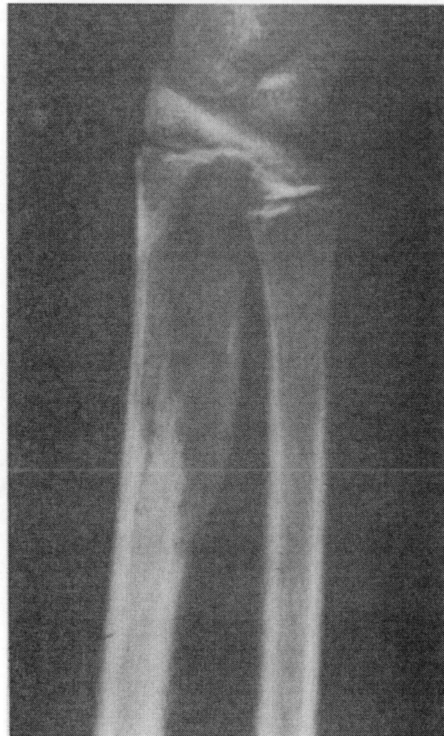

Abb. 3.10a, b. Eosinophiles Granulom bei einer 38jährigen Frau mit Zerstörung zweier Rippen. Bei der Patientin liegen noch weitere Skeletveränderungen am Becken und an den Röhrenknochen vor. Bei dieser mehr aggressiven Form des eosinophilen Granuloms weist die Skeletdestruktion mehr unscharfe Konturen und – wie im vorliegenden Fall – fast mottenfraßähnliche Zerstörungen auf. Zwei Jahre später (**b**) sind die Zerstörungen spontan ausgeheilt; es resultiert lediglich noch eine leichte Formveränderung der beteiligten Rippen

Abb. 3.11. Eosinophiles Granulom am distalen Radius bei einem 9jährigen Knaben. Dieser Fall aus der Pädiatrischen Radiologie soll demonstrieren, daß die Skeletveränderungen des eosinophilen Granuloms auch ein mottenfraßähnliches, stark destruktives Aussehen haben können, so daß die *differentialdiagnostische Abgrenzung* gegen eine Osteomyelitis und ein Ewing-Sarkom röntgenologisch unmöglich wird

Abb. 3.12. Eosinophiles Granulom in den vorderen Abschnitten des 2. Lendenwirbelkörpers bei einem 27jährigen Mann. In der vorderen Wirbelkörperhälfte besteht eine mäßiggradige Strukturaufhellung, die von einem feinen Sklerosesaum umgeben ist. *Differentialdiagnostisch* käme ein entzündlicher Prozeß, z.B. eine Knochentuberkulose oder eine Plasmazellenosteomyelitis, in Frage

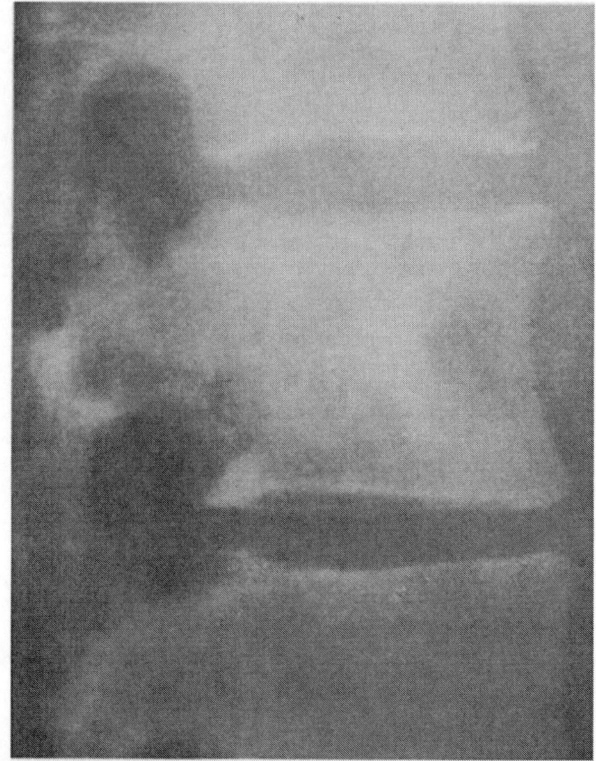

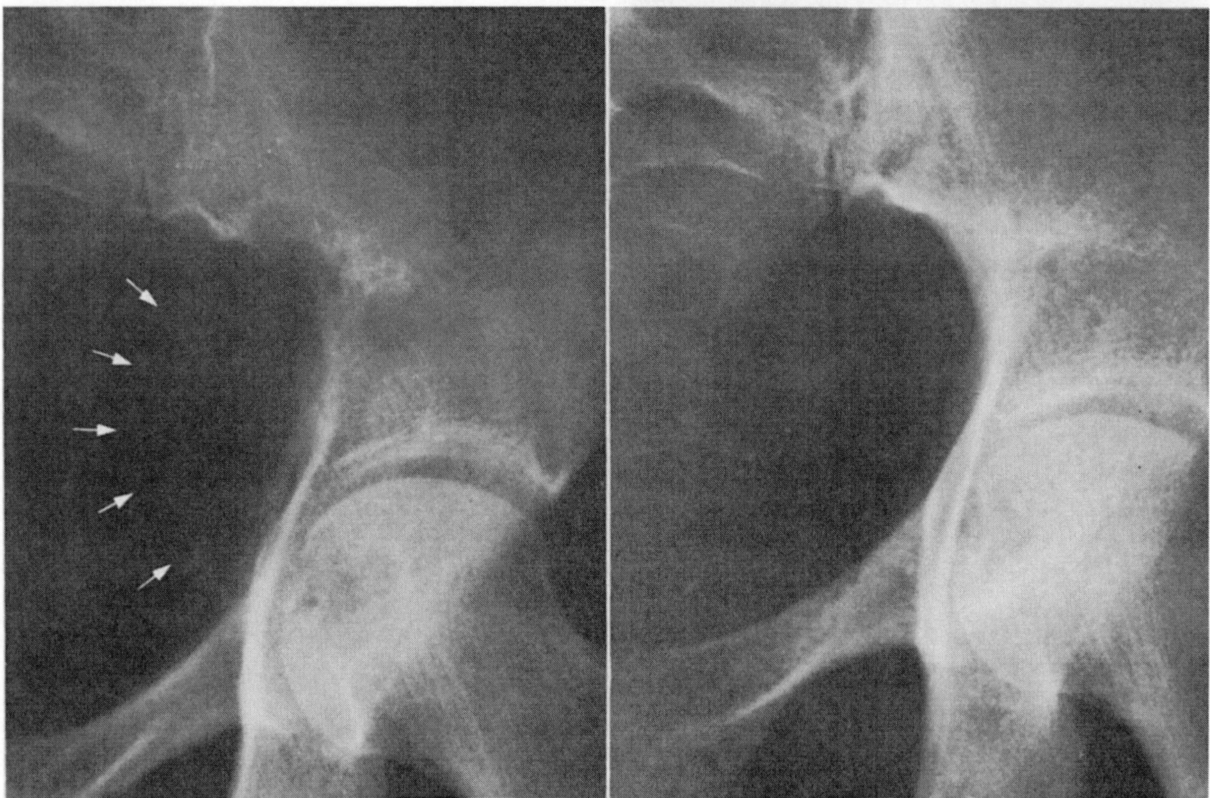

a

b

Abb. 3.13a, b. Eosinophiles Granulom im linken unteren Os ilium entlang der Linea terminalis bei einer 35jährigen Frau. **a** Die Linea terminalis ist mit den darunter gelegenen Knochenstrukturen unregelmäßig, z.T. auch mottenfraßähnlich anmutend zerstört, zum gesunden Knochen hin erkennt man diskrete Spongiosaverdichtungen. Oberhalb des Hüftgelenkes sind über die Linea terminalis hinausgehende periostale Verkalkungen erkennbar. Erheblicher parossaler Geschwulstanteil, der sich in das kleine Becken hinein vorwölbt (↗ ↗). Sonographisch handelt es sich hierbei wohl am ehesten um ein begleitendes Hämatom. **b** Ein Jahr später ohne Therapie vollständige Rückbildung des Prozesses mit Restitutio ad integrum. Diese Manifestation einer Histiozytose im Beckenbereich ist zwar von der Lokalisation her typisch, von der Röntgenmorphologie her jedoch eher atypisch. Die mehr feinherdigen Osteolysen würden auch sehr gut zu einem metastatischen oder entzündlichen Prozeß passen. Für den letzteren spräche u.a. der Weichteilschatten, der sich in das kleine Becken hinein vorwölbt

3.4 Plasmozytom

Pathologisch-anatomisch liegt dieser malignen Erkrankung eine neoplastische Wucherung von Plasmazellen vorwiegend im roten Knochenmark des Skelets, seltener in den inneren Organen, Schleimhäuten und den Weichteilen zugrunde. Das Knochenmark wird durch das tumoröse Gewebe verdrängt, die Knochentrabekel der Spongiosa werden verdünnt (Osteoporose) und schließlich zerstört (Osteolyse); die Kompakta erfährt durch Druck eine Dikkenreduzierung und unterliegt schließlich ebenfalls einer Zerstörung. Pathogenetisch wird darüber hinaus für die Knochenveränderungen ein *osteoklastenstimulierender Faktor* angenommen, der offensichtlich von lymphoiden Zellen einschließlich Plasmazellen gebildet werden kann. Die Erkrankung kann *primär solitär (eigentliches Plasmozytom)* oder *multilokulär-polyostotisch (multiples Myelom)* auftreten. Gelegentlich werden regelrechte Tumormassen beobachtet, die hämorrhagisch und zystisch sein können.

Das *Prädilektionsalter* liegt zwischen dem 45. und 64. Lebensjahr, Männer sind häufiger als Frauen betroffen (ca. 3:2). Reiht man das Plasmozytom unter die malignen Knochentumoren ein (s. WHO-Klassifikation S. 150), so hat es an diesen einen relativen Anteil von >40%.

Klinisch stehen besonders Skeletschmerzen im Vordergrund, weitere Zeichen sind Gewichtsverlust, Reduzierung des Allgemeinbefindens und Anämiesymptome wie Müdigkeit, Schwindel, Sehstörungen, Ohrensausen, Tachykardie und Dyspnoe.

Vom Anämiesyndrom abzugrenzen ist das sog. Hyperviskositätssyndrom, das besonders bei hohen Serumkonzentrationen von IgM- und IgA-Paraproteinen auftreten kann und neben Sehstörungen, Schwindel, Angina pectoris in der Regel auch mit einem Raynaud-Syndrom assoziiert ist. Nicht selten werden die Patienten klinisch zuerst durch Spontanfrakturen und – bei Befall der Wirbelsäule – durch eine Querschnittssymptomatik auffällig. Gelegentlich dominiert auch ein nephrotisches Syndrom als Folge von „Plasmozytomnieren"

oder einer Nierenamyloidose bei Paraproteinämie.

Labor-chemisch finden sich eine maximal beschleunigte Blutsenkung und typischerweise eine schmalbasige, monoklonale Immunglobulinzacke im Gamma-Globulinbereich (M-Gradient). In der Immunelektrophorese kann das Paraprotein in der Regel einer der drei Immunglobulinklassen zugeordnet werden (IgG, IgM, IgA). Extrem selten sind Paraproteine der Klassen IgD und IgE. Charakteristischerweise findet sich in Verbindung mit der Paraproteinämie ein sekundäres Antikörpermangelsyndrom für normale polyklonale Immunglobuline. Neben monoklonalen Paraproteinen der verschiedenen Immunglobulinklassen können auch zusätzlich freie leichte Ketten (Kappa, Lambda) synthetisiert und zum überwiegenden Teil im Urin ausgeschieden werden (Bence-Jones-Eiweißkörper). Bei ausschließlicher Leichtkettenparaproteinproduktion liegt ein sog. Bence-Jones-Plasmozytom vor.

Ein empfindlicher Parameter für die Schwere des Knochenbefalls ist das Ausmaß der in der Regel normo- bis hyperchromen Anämie. Fernerhin tritt durch die Knochenzerstörungen vor allem im Finalstadium oft ein Hyperkalzämiesyndrom auf, das mit Verwirrtheitszuständen und rasch eintretender Niereninsuffizienz (Nephrokalzinosis) einhergeht.

Ein therapiebedürftiges Plasmozytom wird heute als gesichert angenommen, wenn neben einer Paraproteinämie Osteolysen vorliegen und sich im Sternalpunktat mindestens 20–25% Plasmazellen nachweisen lassen. Fehlen Osteolysen, Anämie und Plasmazellvermehrung, so spricht man von einer *benignen Paraproteinämie.* Nur in 10–15% der Fälle entwickeln sich hieraus später therapiebedürftige Myelome.

Röntgensymptomatik

Die röntgenologischen Veränderungen sind sehr vielgestaltig und werden im wesentlichen von dem Ausmaß des Skeletbefalls geprägt. *Vorwiegend werden die Skeletabschnitte befallen, in denen rotes Knochenmark vorkommt;* eine Manifestation an den Skeletabschnitten

distal der Knie- und Handgelenksregion ist demnach äußerst selten.

Es lassen sich folgende Formen abgrenzen:

Solitäre, tumoröse Form (eigentliches Plasmozytom)

Sie findet sich besonders an den Beckenschaufeln und am Schädel, wo sie zu einem in der Regel sehr ausgedehnten, z.T. in sich septierten Defekt mit unregelmäßigen, mehr oder weniger scharfen Konturen führt. Der Defekt wird im wesentlichen durch eine hämorrhagisch-zystische Tumormasse verursacht. Eine mehr oder weniger ausgeprägte begleitende Weichteilverschattung durch einen Weichteiltumor ist obligat.

Die solitären Herde, besonders im Beckenbereich, haben große Ähnlichkeit mit einer aneurysmatischen Knochenzyste, mit Riesenzelltumoren und mit Metastasen eines Nieren- oder Schilddrüsenkarzinoms, bei denen das Tumorgewebe ebenfalls stark hämorrhagisch ist.

Multilokuläre, polyostotische Form (generalisiertes Plasmozytom, generalisierte Myelomatose, multiples Myelom)

Diese Form ist röntgenphänomenologisch in Abhängigkeit vom Stadium der Erkrankung sowie vom Ort der Manifestation besonders variabel.

An der Wirbelsäule und an den Rippen lassen sich im wesentlichen folgende Erscheinungsbilder in chronologischer Reihenfolge abgrenzen:

a) *Generalisierte pathologische Osteoporose ohne eindeutig nachweisbare umschriebene Osteolysen.* Eine solche Osteoporose, die meist auffallend grobsträhnig ist, läßt sich selbstverständlich von Osteoporosen anderer Ursachen und einem PHPT röntgenologisch nicht abgrenzen, differentialdiagnostisch ist sie daher nur mit äußerster Vorsicht zu bewerten.

b) *Ausgedehnte Osteoporose in Kombination mit multilokulären bzw. generalisierten Osteolysen. Es resultiert das typische Bild der fleckigen, wabigen Osteoporose.* Diese Form wird röntgenologisch am häufigsten gesehen. Die meist scharf begrenzten Osteolysen sind in der Regel stecknadelkopf- bis reiskorngroß, gelegentlich erreichen sie auch Erbsengröße. Fernerhin sind sie jeweils relativ einheitlich hinsichtlich ihrer Ausdehnung, was in einem gewissen Gegensatz zu den in ihrer Größe meist variablen Karzinommetastasen steht. Bei dicht nebeneinander stehenden gröberen Osteolysen erscheinen deren Ränder auffallend dick, woraus sich ein *grobwabiges Bild* ergibt. Die befallenen Wirbelkörper können in relativ kurzen Zeiträumen sintern, wodurch es besonders in der Brustwirbelsäule zu erheblichen Kyphosen (Gibbus) und auch Skoliosen kommen kann. Im Bereich gesinterter Wirbelkörper werden gelegentlich erhebliche paravertebrale Weichteilverschattungen gesehen.

Auffallenderweise werden die Wirbelbogenquer- und -dornfortsätze nur äußerst selten und dann nur in Finalstadien von der Erkrankung befallen. Die Erklärung dieses Phänomens ist wahrscheinlich darin zu suchen, daß in den Quer- und Dornfortsätzen rotes Knochenmark normalerweise nicht vorkommt, so daß das Myelom hier auch – zumindest in den Frühstadien der Erkrankung – nicht Fuß fassen kann. Metastasen hingegen werden sehr häufig und früh in den Quer- und Dornfortsätzen (Verbindung zu den Batsonschen paravertebralen Venenplexus) gefunden.

Bei Spontanfrakturen im Rippenbereich treten sehr häufig ausgedehnte begleitende Weichteilverschattungen auf, die aus einer hämorrhagischen Tumormasse bestehen.

c) *Fleckförmige, „mottenfraßähnliche" Knochendestruktionen.* Diese Veränderungen sind Ausdruck einer raschen infiltrativen Ausbreitung des tumorösen Myelomgeschehens. Die Konturen der einzelnen Herde, die bis zu Bohnengröße erreichen können, sind in der Regel unscharf. Solche Veränderungen werden u.a. auch bei disseminierten Metastasen, z.B. von anaplastischen Karzinomen, beobachtet, fernerhin bei Leukämien und malignen Lymphomen.

Am Schädel reicht die Skala der Manifestationen vom solitären Herd über mehrere Osteolysen unterschiedlicher Größe bis zu einem generalisierten Befall mit nicht mehr zähl- und abgrenzbaren Osteolysen. Bei einem oder mehreren Herden kann die Abgrenzung gegen Pacchionische Granulationen und gegen

angeborene Schädellücken besonders schwierig sein.

An den langen Röhrenknochen des Oberarmes und Oberschenkels sowie auch am Becken treten beim multiplen Myelom polygonal begrenzte, in der Regel sehr scharf konturierte Osteolysen auf. Ihre Ausdehnung reicht am Humerus und Femur von Erbsen- bis zu Pflaumengröße, während sie im Beckenbereich eine ganze Beckenschaufel erfassen und zerstören können. Bei einem aggressiven Tumorwachstum wird die Kompakta der Röhrenknochen zerstört, es treten Spontanfrakturen ein. In diesen Fällen sind die Konturen des Tumorgeschehens meist sehr unscharf begrenzt.

Osteosklerotische Veränderungen sind relativ selten und meist Folge der Therapie. Gelegentlich werden Veränderungen angetroffen, die osteoplastischen Metastasen sehr ähnlich sind.

Nicht selten werden beim Plasmozytom infolge der Hyperkalzämie und des nephrotischen Syndroms *Weichteilverkalkungen,* besonders in den Nieren und Lungen, röntgenologisch gefunden.

Differentialdiagnose

Die Differentialdiagnose der solitären monoostotischen Form wurde oben bereits erörtert.

Bei der multilokulären polyostotischen und generalisierten Form steht differentialdiagnostisch an erster Stelle die generalisierte osteolytische Metastasierung. Bei der Abgrenzung kann röntgenologisch der Nachweis von disseminierten Lungenmetastasen behilflich sein.

Schwierigkeiten kann auch die Abgrenzung gegen leukämische und durch maligne Lymphome bedingte Knocheninfiltrationen bereiten. Die dabei auftretenden Knochenveränderungen bestehen im wesentlichen aus rundlichen Osteolysen, die an praktisch allen Knochen vorkommen können.

Als weiteres müssen der primäre und sekundäre Hyperparathyreoidismus sowie die Histiozytose X in die röntgenologische Differentialdiagnose einbezogen werden. Die grob- und feinwabige Form des Plasmozytoms an der Wirbelsäule kann große Ähnlichkeit mit dem PHPT haben. In der Regel finden sich aber beim Plasmozytom keine für den PHPT so typischen Veränderungen an den Händen und auch am übrigen Gliedmaßenskelet. Die renale Osteopathie weist häufig eine osteomalazische Komponente mit generalisierten Unschärfen der Feinstruktur auf, was beim generalisierten Plasmozytom nicht beobachtet wird. An den Röhrenknochen kann die Histiozytose X Abgrenzungsprobleme gegen das Plasmozytom bieten, obwohl die Histiozytose X kaum oder selten von einer Osteoporose begleitet wird.

Literatur

Heiser J, Schwartzman JJ (1952) Variations in the roentgen appearance of the skeletal system in myeloma. Radiology 58: 178

Jacobson HG et al. (1958) The vertebral pedicle sign. A roentgen finding to differentiate metastatic carcinoma from multiple myeloma. AJR 80: 817

Mundy GR et al. (1974) Evidence for the secretion of an osteoclast stimulating factor in myeloma. N Engl J Med 291: 1041

Mundy GR, Rick ME, Turcotte R, Kowalski MA (1978) Pathogenesis of hypercalcemia in lymphosarcoma cell leukemia. Role of an osteoclast activating factor-like substance and a mechanism of action for Glucocorticoid-therapy. Am J Med 65: 600

Abb. 3.15a, b. Solitäre Plasmozytommanifestationen an den Beckenschaufeln. **a** Ausgedehnte Destruktion mit Erfassung großer Anteile der rechten Beckenschaufel und der Massa lateralis des Kreuzbeines. Verhältnismäßig scharfe Grenzen zur Umgebung hin, angedeutete Septierung im kaudalen Abschnitt des Tumors. Erhebliche begleitende Weichteilverschattung sowohl in das kleine Becken hinein wie nach außen ventral zu. Der Weichteiltumor war auch tastbar. *Differentialdiagnostisch* sind der Riesenzelltumor (s. Abb. 5.65) und die aneurysmatische Knochenzyste zu diskutieren. **b** Massive Osteolyse in den vorderen seitlichen Abschnitten der Beckenschaufel links mit relativ „weichem" Übergang zum gesunden Knochen hin. Eine röntgenologische Abgrenzung gegen ein Chondrom, eine aneurysmatische Knochenzyste und auch einen metastatischen Prozeß ist nicht möglich ▷

Abb. 3.14. Solitäres Plasmozytom in der proximalen Femurmetaphyse bei einem 57jährigen Mann. Verhältnismäßig großer Defekt im Intertrochantärgebiet mit unregelmäßigen Konturen zum gesunden Knochen hin. *Differentialdiagnostisch* käme in erster Linie eine Solitärmetastase in Frage

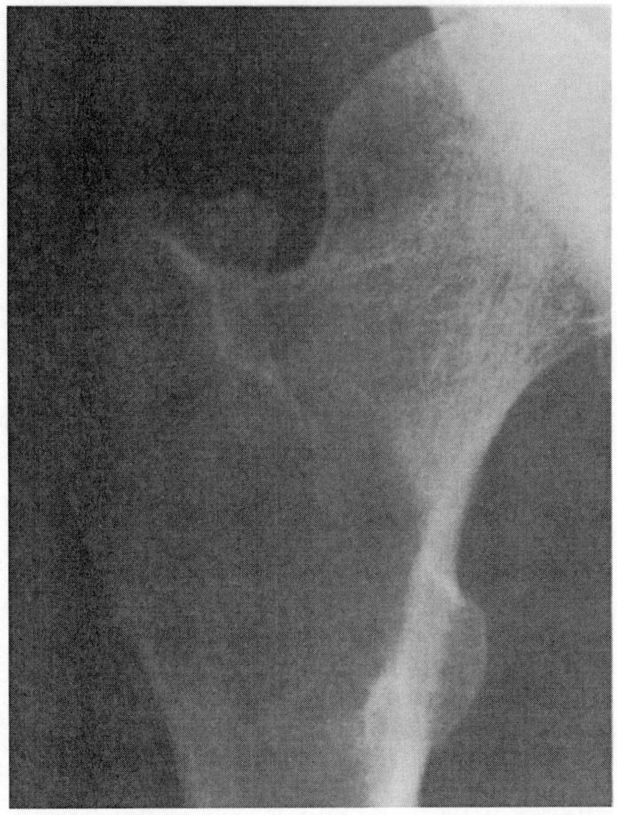

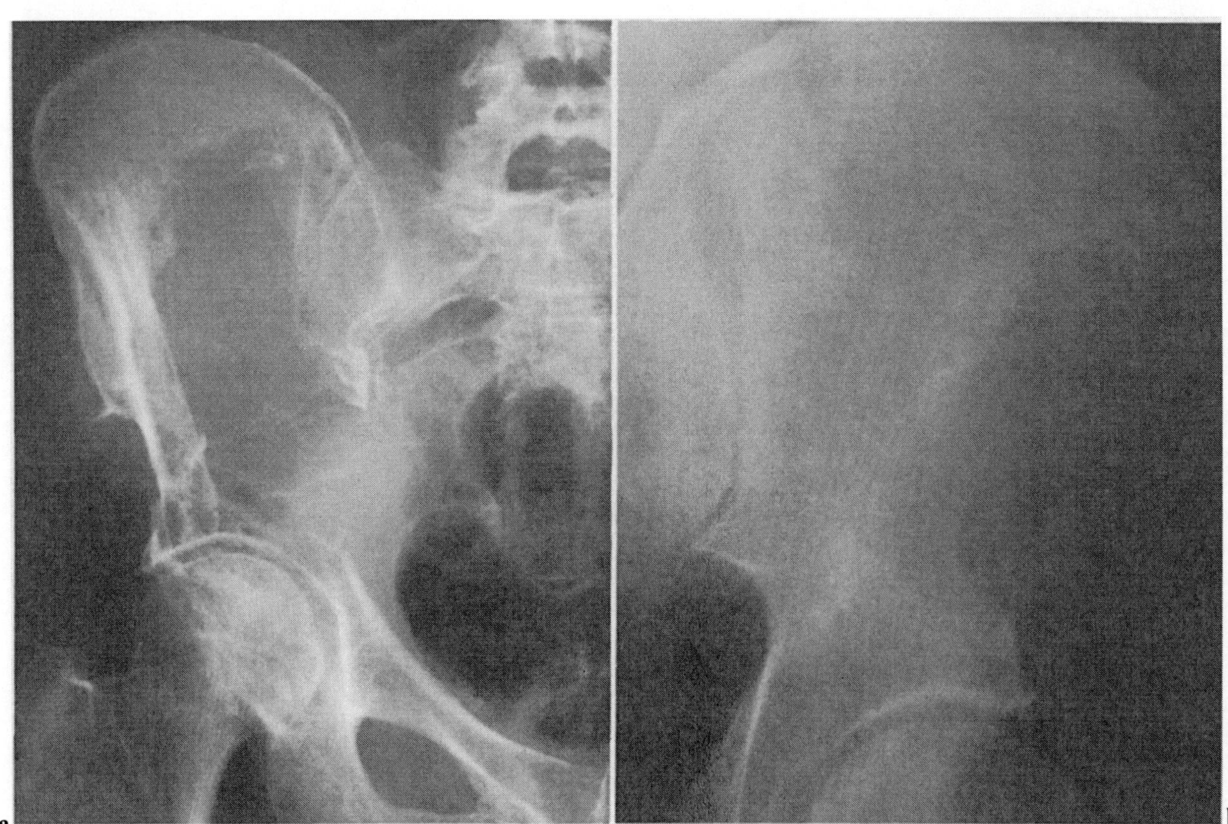

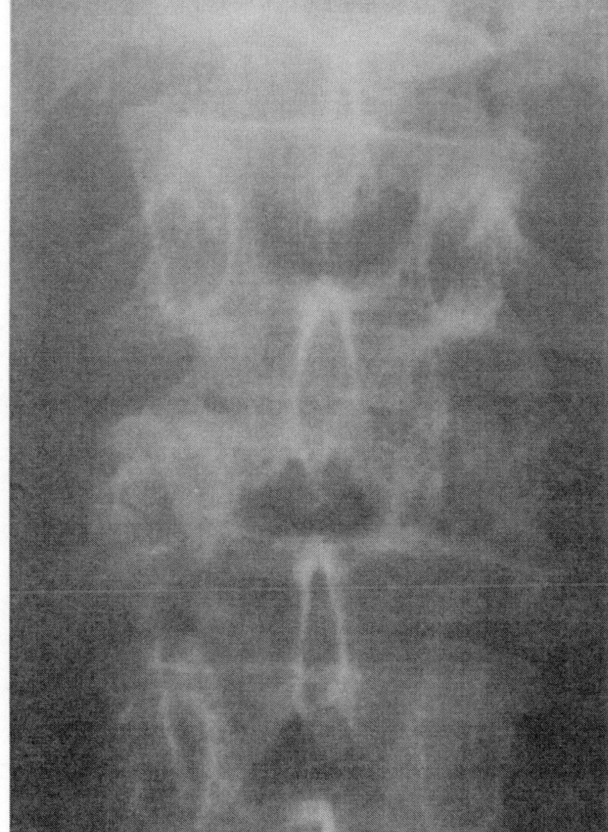

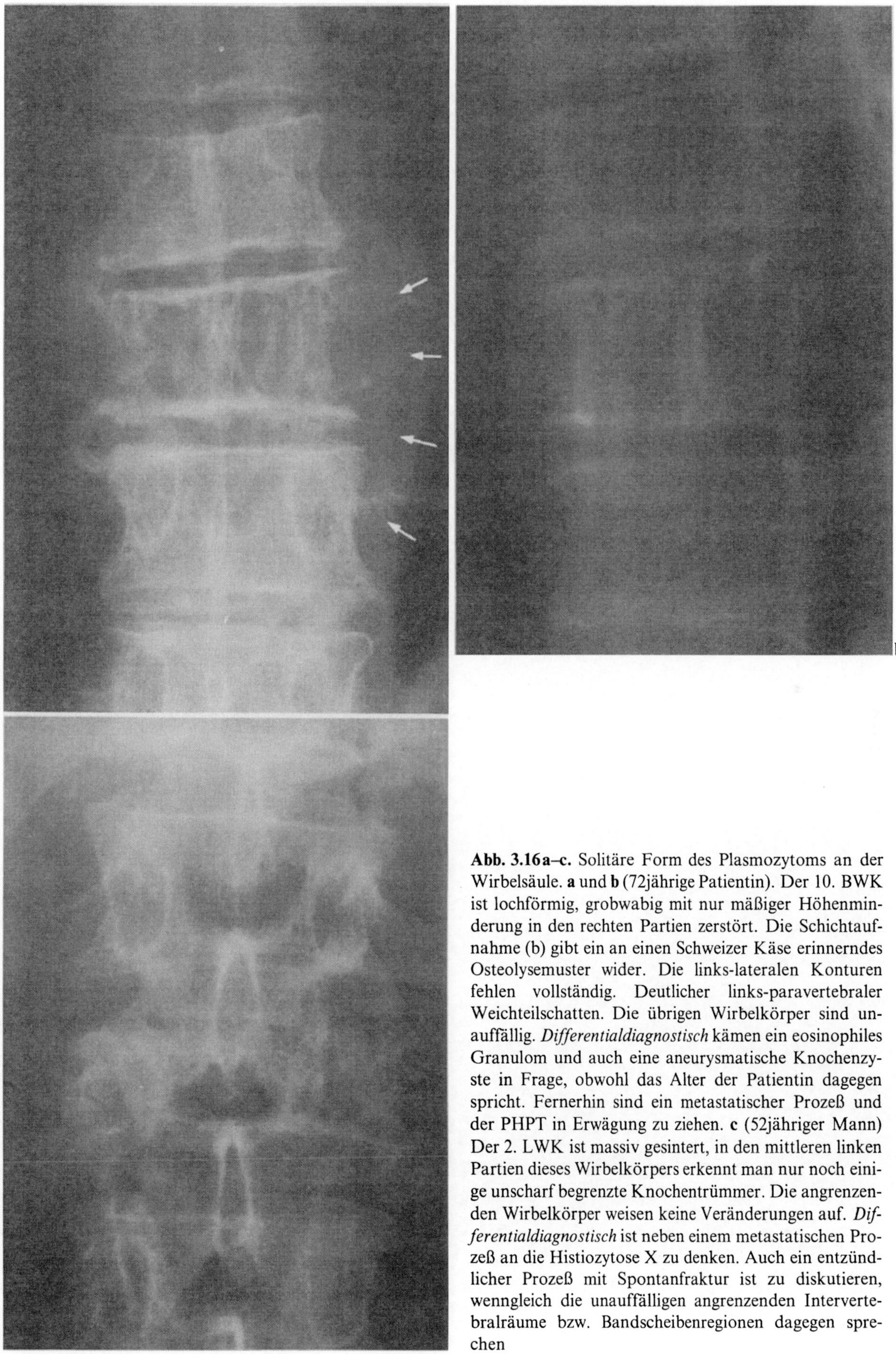

Abb. 3.16a–c. Solitäre Form des Plasmozytoms an der Wirbelsäule. **a** und **b** (72jährige Patientin). Der 10. BWK ist lochförmig, grobwabig mit nur mäßiger Höhenminderung in den rechten Partien zerstört. Die Schichtaufnahme (b) gibt ein an einen Schweizer Käse erinnerndes Osteolysemuster wider. Die links-lateralen Konturen fehlen vollständig. Deutlicher links-paravertebraler Weichteilschatten. Die übrigen Wirbelkörper sind unauffällig. *Differentialdiagnostisch* kämen ein eosinophiles Granulom und auch eine aneurysmatische Knochenzyste in Frage, obwohl das Alter der Patientin dagegen spricht. Fernerhin sind ein metastatischer Prozeß und der PHPT in Erwägung zu ziehen. **c** (52jähriger Mann) Der 2. LWK ist massiv gesintert, in den mittleren linken Partien dieses Wirbelkörpers erkennt man nur noch einige unscharf begrenzte Knochentrümmer. Die angrenzenden Wirbelkörper weisen keine Veränderungen auf. *Differentialdiagnostisch* ist neben einem metastatischen Prozeß an die Histiozytose X zu denken. Auch ein entzündlicher Prozeß mit Spontanfraktur ist zu diskutieren, wenngleich die unauffälligen angrenzenden Intervertebralräume bzw. Bandscheibenregionen dagegen sprechen

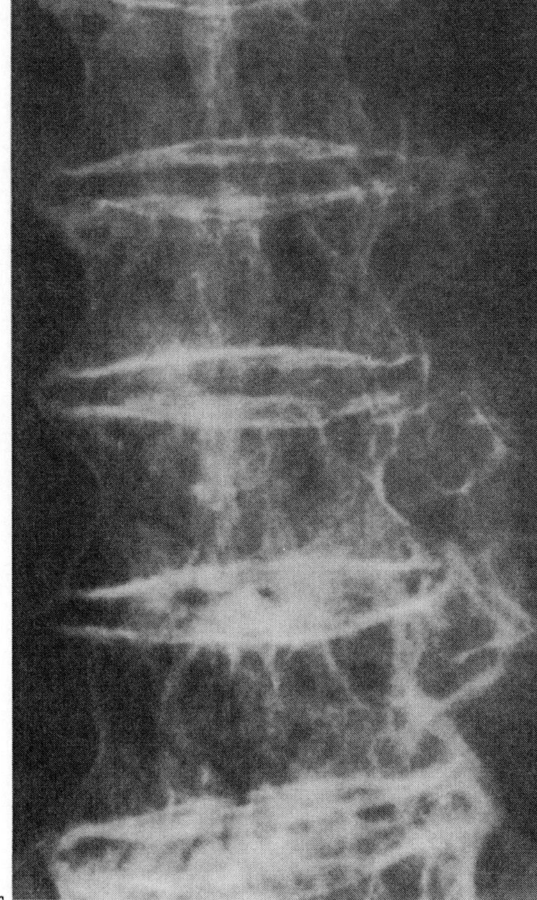

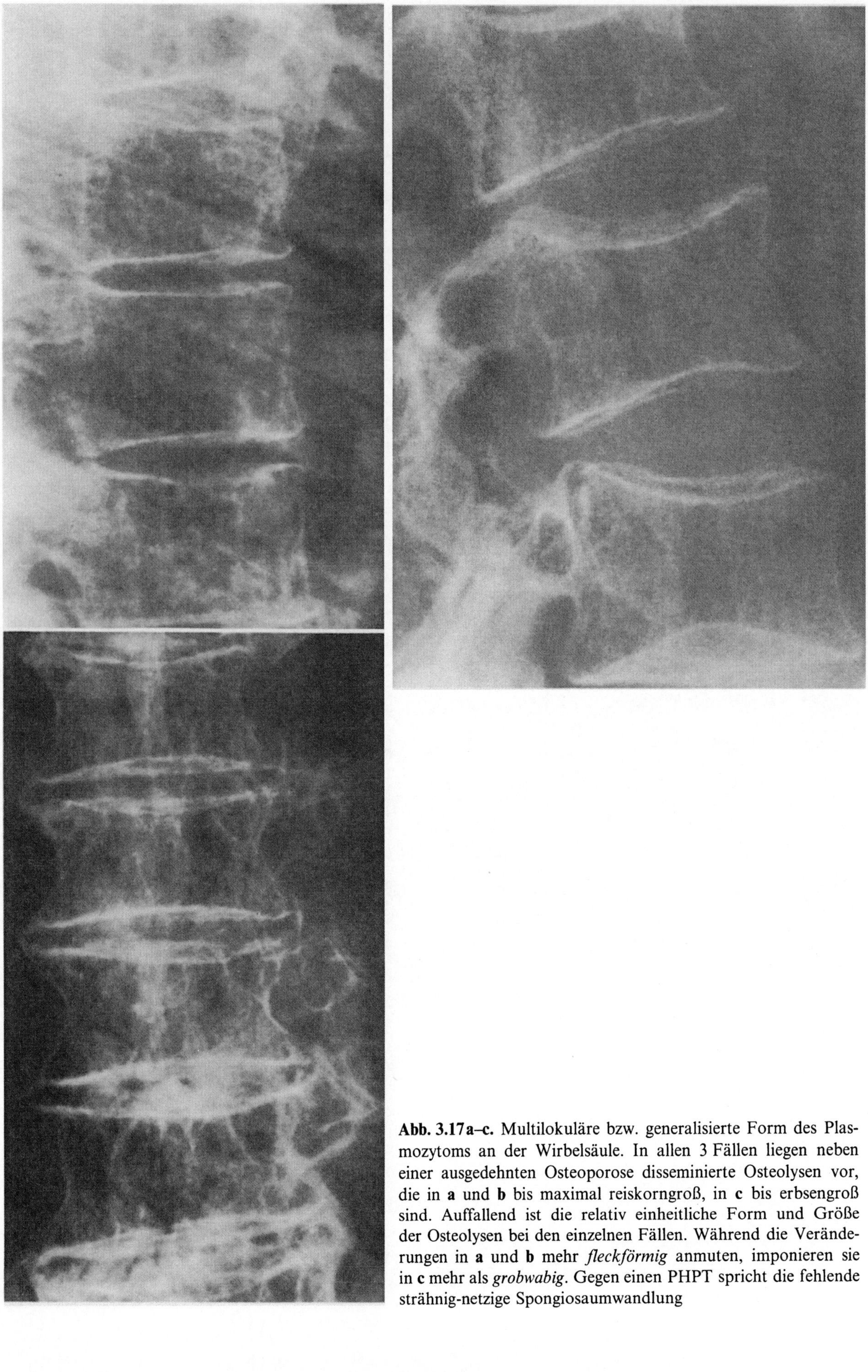

Abb. 3.17a–c. Multilokuläre bzw. generalisierte Form des Plasmozytoms an der Wirbelsäule. In allen 3 Fällen liegen neben einer ausgedehnten Osteoporose disseminierte Osteolysen vor, die in **a** und **b** bis maximal reiskorngroß, in **c** bis erbsengroß sind. Auffallend ist die relativ einheitliche Form und Größe der Osteolysen bei den einzelnen Fällen. Während die Veränderungen in **a** und **b** mehr *fleckförmig* anmuten, imponieren sie in **c** mehr als *grobwabig*. Gegen einen PHPT spricht die fehlende strähnig-netzige Spongiosaumwandlung

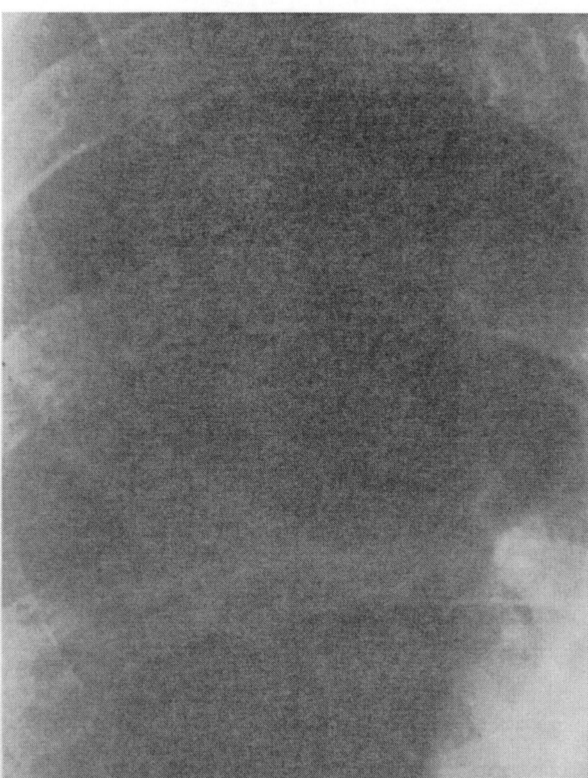

Abb. 3.18. Generalisierte Osteolysen neben einer starken Osteoporose an den Rippen eines Patienten mit Plasmozytom. Die einzelnen Osteolysen sind bis reiskorngroß, relativ scharf begrenzt und in ihrer Größenausdehnung ziemlich einheitlich

Abb. 3.19a, b. Verlauf eines Plasmozytoms an der Brustwirbelsäule bei einem 63jährigen Patienten. **a** Neben einer deutlichen Osteoporose sind bis kleinerbsengroße, diffus verteilte Osteolysen erkennbar. **b** Eineinhalb Jahre später ist der mit *Pfeil* markierte Wirbelkörper hochgradig gesintert und besteht praktisch nur noch aus einer schmalen Platte. Auch die übrigen Wirbelkörper sind gesintert. Die Osteoporose mutet jetzt mehr strähnig an

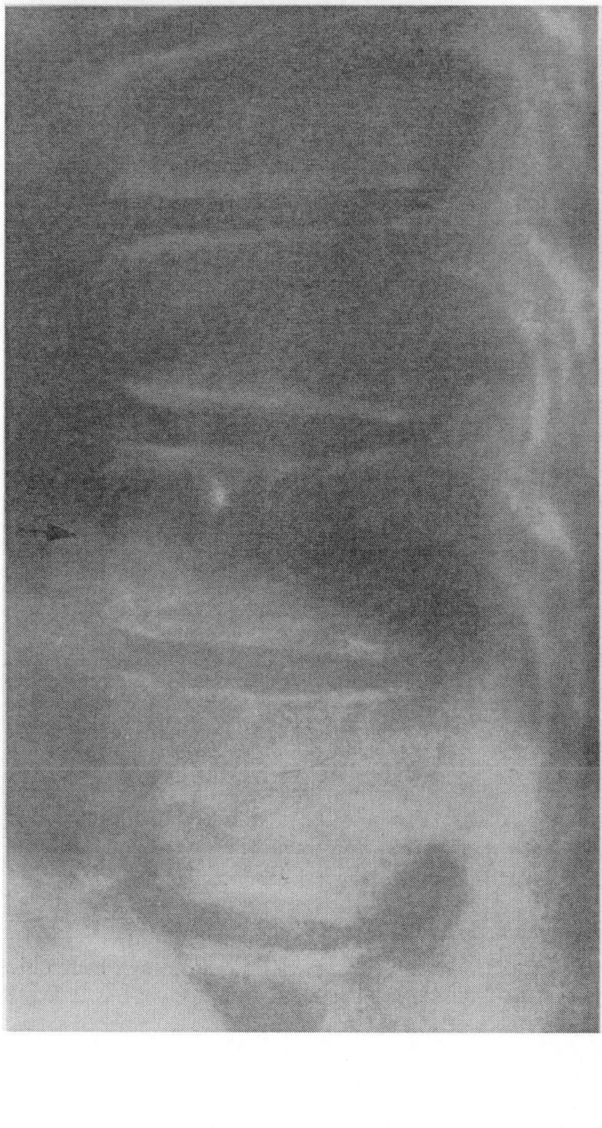

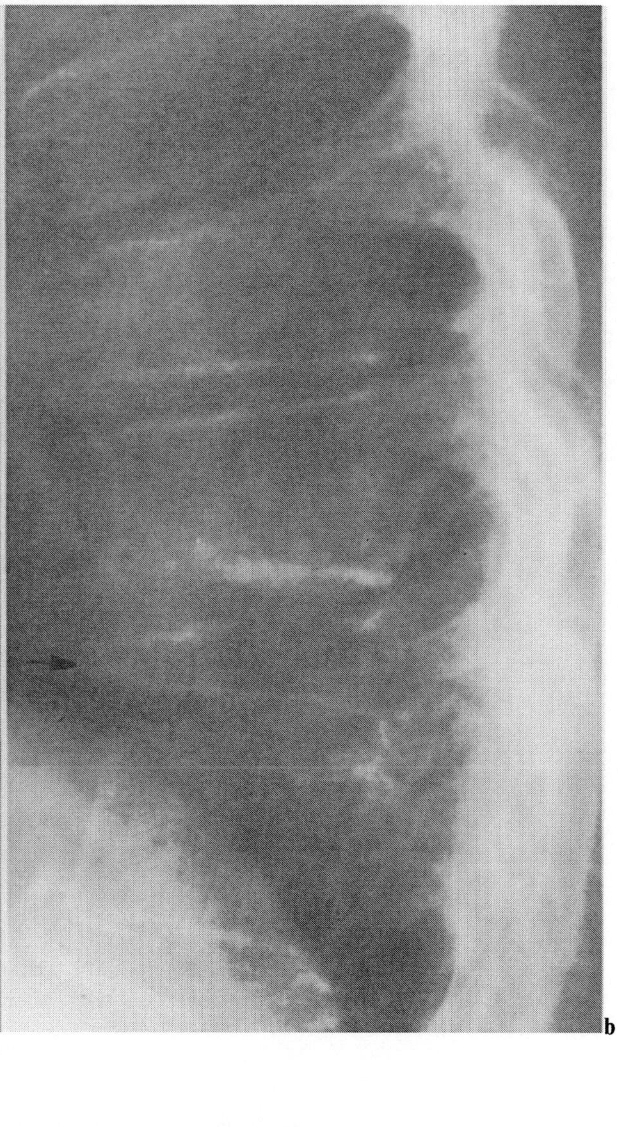

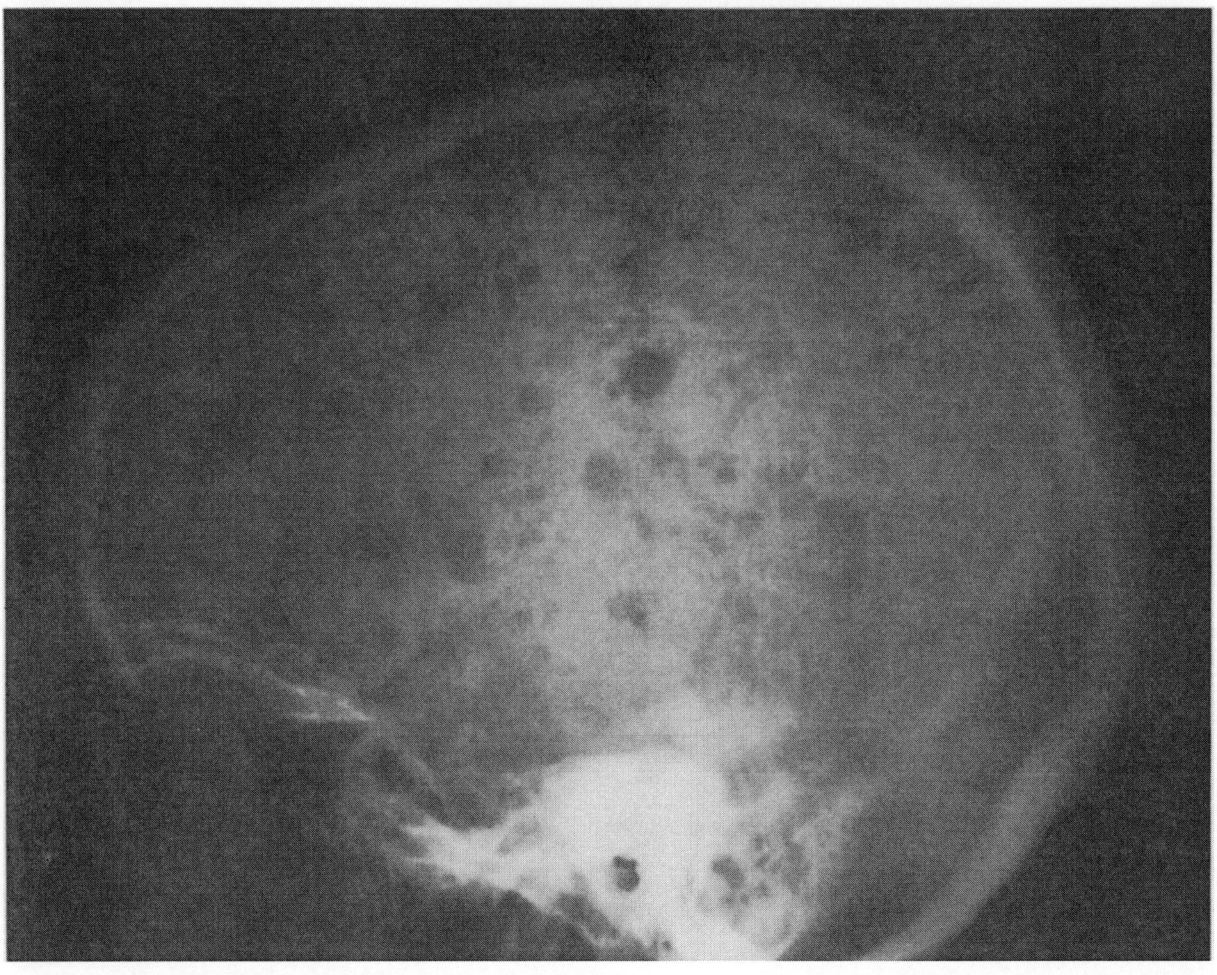

Abb. 3.20. Ausgedehnter Plasmozytombefall der Schädelkalotte mit kaum noch voneinander abgrenzbaren z.T. konfluierenden Aufhellungsherden (Osteolysen). Tabula externa und interna sind kaum noch erkennbar. *Differentialdiagnostisch* muß neben einer disseminierten Metastasierung, z.B. bei Mammakarzinom, auch an einen primären Hyperparathyreoidismus gedacht werden

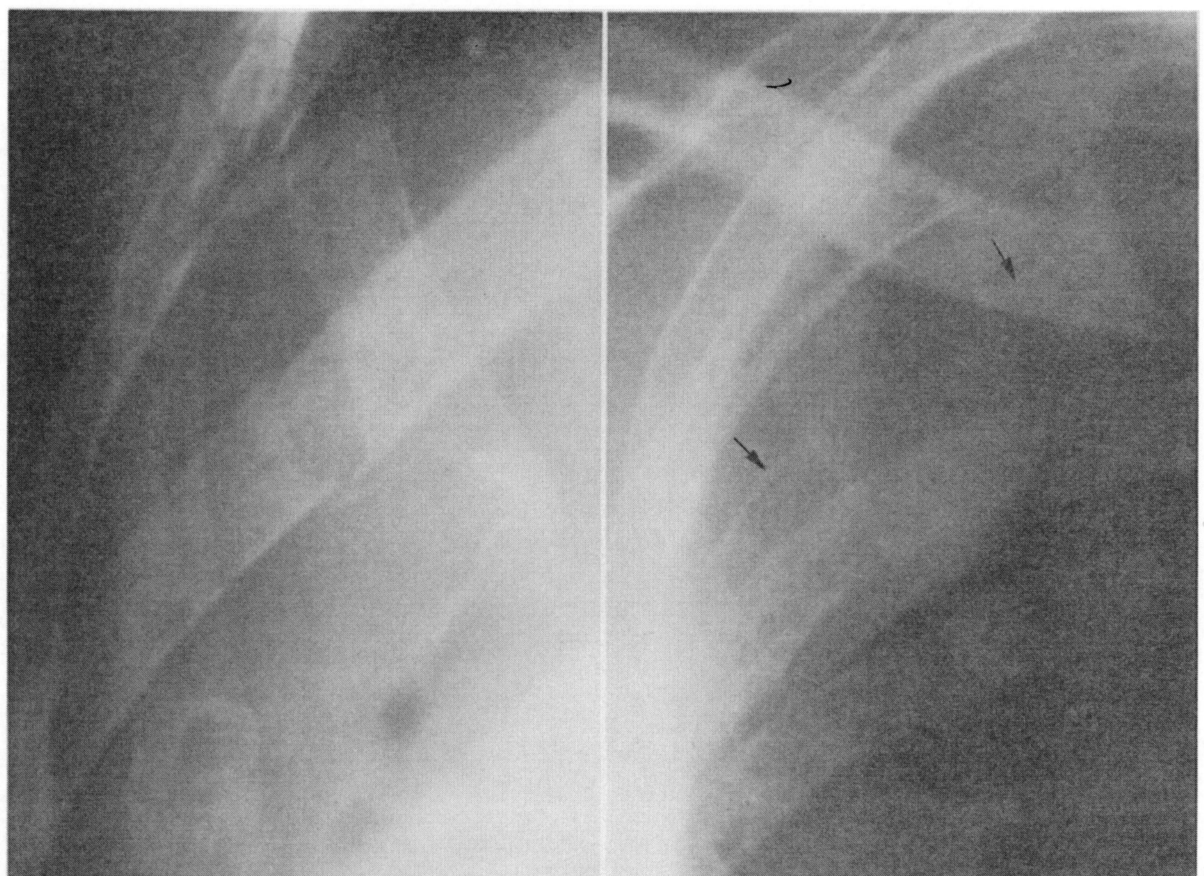

3.21 a   b

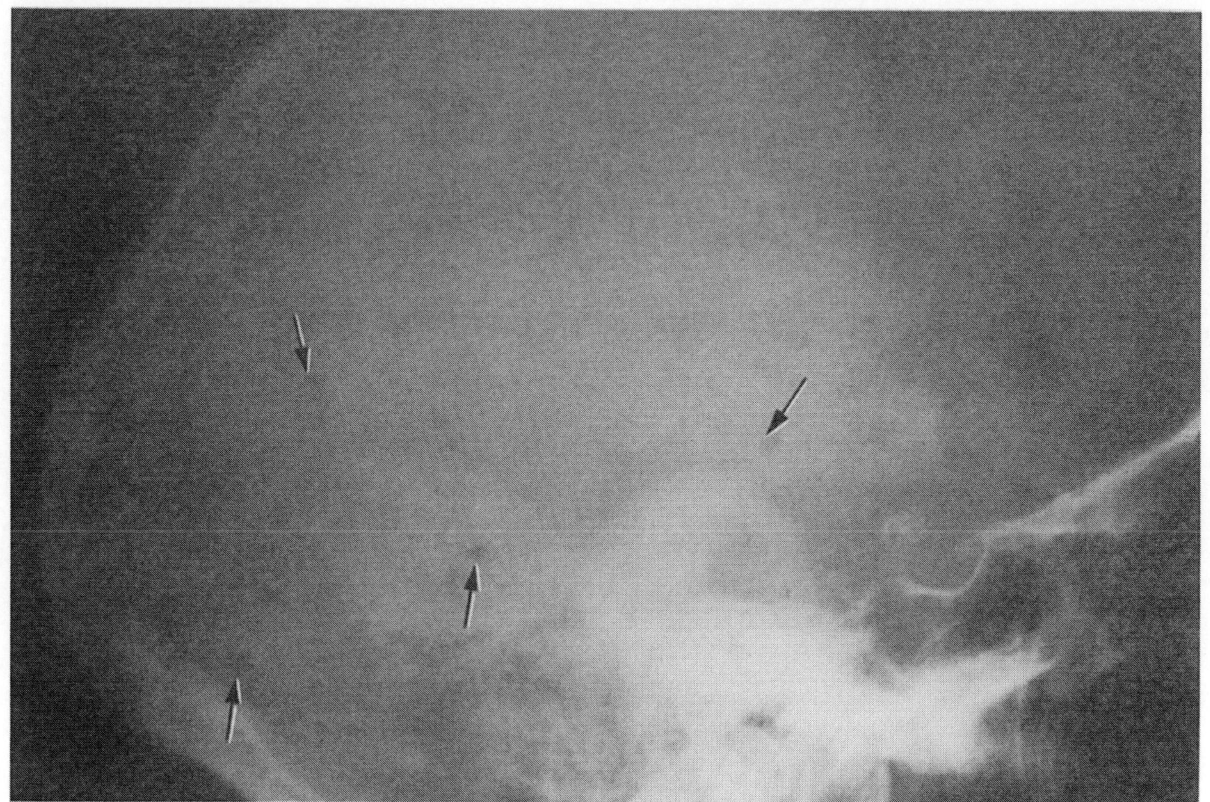

3.22

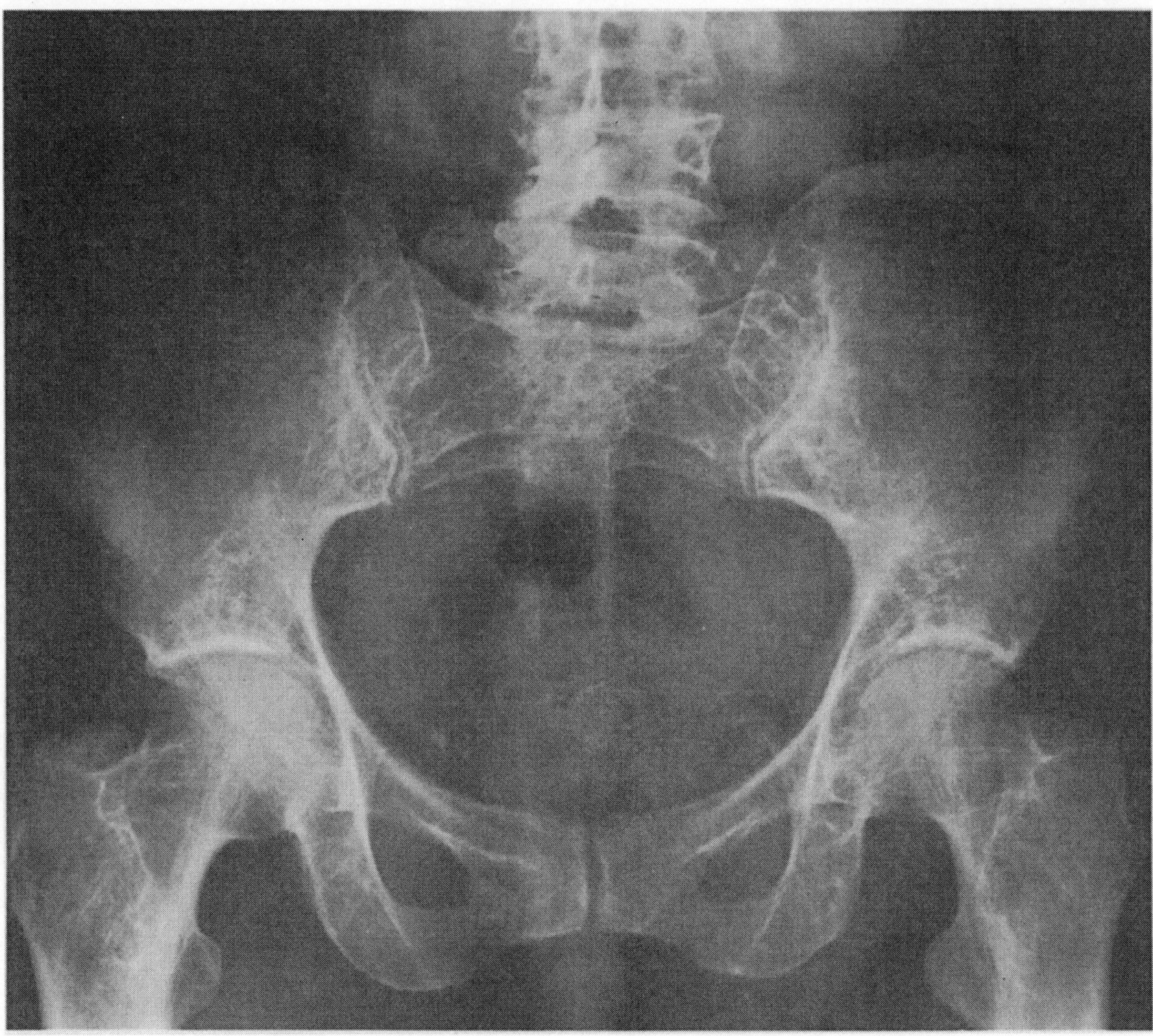

Abb. 3.23. Disseminierter Plasmozytombefall des Beckens. Besonders im Sakralbereich sowie um die Hüftgelenke herum und im Schambein finden sich polymorphe, gut begrenzte, insgesamt aber etwa gleich große Aufhellungen, die den befallenen Regionen ein etwas wabiges Aussehen geben. Die relativ einheitliche Größe der Herde sowie ihre gute Begrenzung sprechen gegen einen metastatischen Prozeß. *Differentialdiagnostisch* ist aber ein PHPT sehr wahrscheinlich

◁ **Abb. 3.21a, b.** Fortgeschrittenes Plasmozytom an den Rippen: **a** Im Gegensatz zur Abb. 3.18 sind die unterschiedlich großen Osteolysen z.T. unscharf begrenzt, es finden sich Spontanfrakturen. **b** Eine ganze Rippe ist zerstört worden; man erkennt lediglich noch den linienförmigen Kompaktarest (↗). Ausgedehnter begleitender Weichteiltumor, der sich sowohl nach außen wie nach innen zur Pleura hin ausdehnt. Eine *differentialdiagnostische Abgrenzung* der Veränderungen in **a** und **b** gegen disseminierte Metastasen ist röntgenologisch kaum möglich

Abb. 3.22. Feinherdige Osteolysen im Parietookzipitalbereich bei Plasmozytom (↗) Die einzelnen Defekte sind relativ scharf begrenzt und muten z.T. wie ausgestanzt an

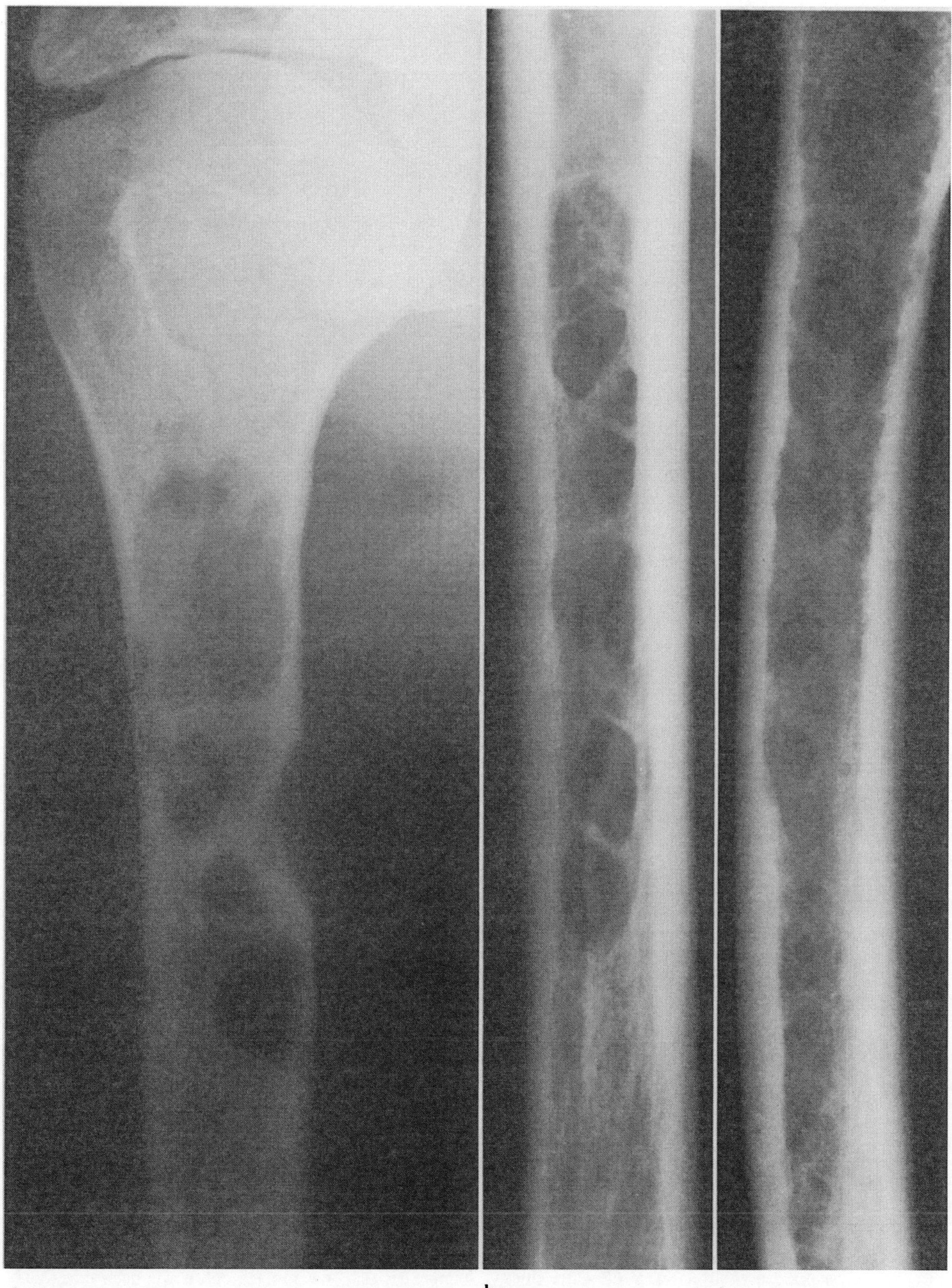

a   b   c

Abb. 3.24a–c. Morphologisch unterschiedliche Plasmozytommanifestationen an langen Röhrenknochen mit **a** sehr großen, ineinander übergehenden Osteolysen, **b** mittelgroßen Herden und **c** mehr wabig-blasig anmutenden Veränderungen. Dementsprechend ist auch das *differential-diagnostische Spektrum* breit, es reicht von Metastasen, der Histiozytose X, dem Echinococcus cysticus (**a**) über den primären und sekundären Hyperparathyreoidismus (**b, c**) bis zur fibrösen Dysplasie (**c**)

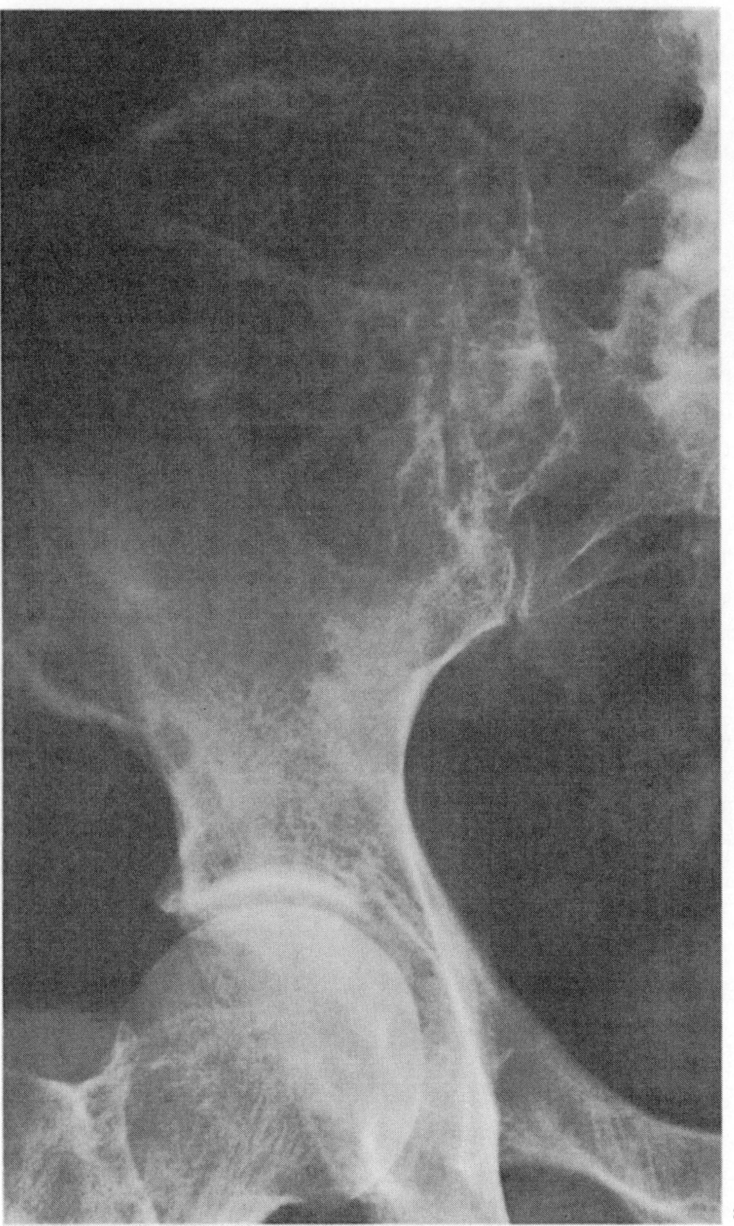

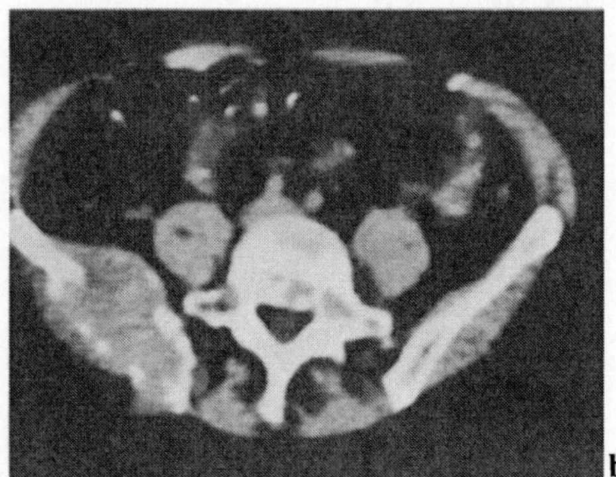

Abb. 3.25a, b. Plasmozytom mit grober, z.T. blasig anmutender Destruktion der mittleren und medialen cranialen Beckenschaufelabschnitte rechts. Weitere Manifestationen in den vorderen Beckenschaufelpartien sowie feinere Herde im Hüftbereich. Das Computertomogramm **(b)** demonstriert den sich in das Becken und nach dorsal vorwölbenden Weichteiltumor bei grober Zerstörung der Beckenschaufel. Vor allem in den ventromedialen, aber auch in den dorsalen Partien des Weichteiltumors sind rindenförmige knochendichte Verschattungen erkennbar, die entweder zerstörten und auseinandergedrängten Knochentrümmern entsprechen oder auf ausgedehnte periostale Verkalkungen zurückzuführen sind

3.5 Knochenmetastasen

Metastasen sind die häufigste Ursache maligner Knochenveränderungen. Etwa 21–27% aller an malignen Tumoren Verstorbenen weisen Skeletmetastasen auf. Grundsätzlich ist jeder maligne Primärtumor in der Lage, Metastasen im Skelet zu bilden, ungeachtet, ob diese Metastasen rein osteolytisch, rein osteoplastisch oder gemischtförmig sind, wenn auch die Beobachtung allgemeine Bedeutung hat, daß bestimmte Tumoren bestimmte Arten von Metastasen setzen (s. Tabelle 3.1 bis 3.3).

Die pathogenetischen Mechanismen für die Entstehung osteolytischer Metastasen sind bisher nicht geklärt. Es wird aber angenommen, daß der von der Metastase ausgehende Druck die entscheidende Rolle beim Abbau der Knochentrabekel spielt, während einer Osteoklastenstimulation dabei offensichtlich eine mehr untergeordnete Rolle zukommt. Schließlich werden humorale Faktoren diskutiert (lysosomale Enzyme und Prostaglandine), die zu einer Osteolyse führen. Die Dichtezunahme bei osteoplastischen Metastasen wird auf die Ablagerung neugebildeten metaplastischen Knochens zurückgeführt, wobei es sich aber nicht um tumorbedingten Knochen wie z.B. beim osteogenen Sarkom handelt. Osteoplastische Metastasen können röntgenologisch dann vorgetäuscht werden, wenn durch Nekrose in den Metastasen bzw. den zerstörten Knochenabschnitten Kalzium abgelagert wird oder wenn in sehr seltenen Fällen das Knochenmark bei erhaltenen Knochentrabekeln ungewöhnlich dicht von metastatischem Gewebe durchsetzt bzw. vollgestopft ist.

In der Regel werden bevorzugt die Skeletabschnitte von Metastasen besiedelt, die über rotes Knochenmark verfügen. Das erklärt den mit etwa 90% sehr hohen Anteil des Stammskelets an der Skeletmetastasierungsinzidenz. So sind die Wirbelsäule (ca. 64%), besonders die Lumbal- und Sakralregion, die Rippen einschließlich des Sternums (ca. 12%), die Beckenknochen (ca. 5%) und die Schädelkalotte (ca. 9%) Prädilektionsorte für eine Skeletmetastasierung. Die obere Extremität hat einen

Tabelle 3.1. Relative Häufigkeit der einzelnen Metastasentypen beim Karzinom und Sarkom. (Nach Dominok u. Knoch 1977)

	Karzinom	Sarkom
Osteolytisch	50,8%	73,7%
Osteoplastisch	40,0%	21%
Gemischtförmig	9,2%	5,3%

Tabelle 3.2. Beim Nachweis rein osteolytischer oder osteoplastischer oder überwiegend gemischtförmiger Metastasen ist – in der Reihenfolge der Wahrscheinlichkeit – ursächlich an folgende Primärtumoren zu denken:

Osteolytische Metastasen

    Bronchialkarzinom

    Nierenkarzinom

    Schilddrüsenkarzinom

    Gastrointestinale Karzinome

    Multiples Myelom

    Mammakarzinom

    Uteruskarzinom

Osteoplastische Metastasen
(= osteosklerotische Metastasen)

    Prostatakarzinom

    Magenkarzinom (bes. Siegelringkarzinom)

    Kolonkarzinom

    Blasenkarzinom

    Bronchialkarzinom (bes. Adenokarzinom)

    Pankreaskarzinom

    Seminom

    Karzinoide des Darmes und der Bronchien

Gemischtförmige Metastasen

    Mammakarzinom

    Magenkarzinom

    Schilddrüsenkarzinom

Anteil von ca. 1–2%, die untere von ca. 8–9%. Regionen distal der Knie- und Ellenbogengelenke sind nur in etwa 1–2% aller Fälle von Knochenmetastasen befallen, da hier vorwiegend schlechter durchblutetes inaktives Fettmark besteht.

Was die Skeletmetastasierungswege anbetrifft, so steht ganz eindeutig die hämatogene Metastasierung über Arterien und Venen gegenüber der lymphogenen im Vordergrund, insbesondere wenn man berücksichtigt, daß Lymphbahnen im Knochenmark offensichtlich nicht vorkommen. Eine direkte Tumorinvasion in das Skelet spielt ebenfalls eine mehr untergeordnete Rolle, sie wird am häufigsten beim Zervixkarzinom mit direkter In-

Tabelle 3.3. Dominierende Röntgenmorphologie und relatives Vorkommen von Skeletmetastasen einiger Karzinome und Sarkome

Primärtumor	Röntgenmorphologie der Skeletmetastasen	Vorkommen von Skeletmetastasen		
		Sehr häufig	Häufig	Selten
Mammakarzinom	Vorwiegend gemischtförmig, seltener rein osteolytisch	ca. 62%		
Prostatakarzinom	Vorwiegend osteoplastisch, bei sehr alten Patienten mehr osteolytisch	ca. 51%		
Bronchialkarzinom	Vorwiegend osteolytisch, beim Adenokarzinom auch osteoplastisch		ca. 34%	
Magenkarzinom	Osteoplastisch oder gemischtförmig			×
Kolonkarzinom	Vorwiegend osteolytisch, gelegentlich osteoplastisch		ca. 10–12%	
Rektumkarzinom	Vorwiegend osteolytisch			×
Zervixkarzinom	Osteolytisch und osteoplastisch			×
Korpuskarzinom	Osteolytisch			×
Nebenhöhlenkarzinom	Osteolytisch			×
Nierenkarzinom	Osteolytisch und expansiv		×	
Harnblasenkarzinom	Osteolytisch u. osteoplastisch			×
Schilddrüsenkarzinom	Osteolytisch und expansiv, auch gemischtförmig		ca. 17%	
Oesophaguskarzinom	Osteolytisch			×
Ovarialkarzinom, Hodenkarzinom	Vorwiegend osteolytisch, gelegentlich osteoplastisch			×
Gallenwegs-, Pankreas-, Leberzellkarzinom	Osteolytisch u. osteoplastisch			×
Phäochromocytom	Osteolytisch und expansiv			×
Nebennierenkarzinom	Osteolytisch			×
Nasopharyngealkarzinom	Osteolytisch oder osteoplastisch			×
Speicheldrüsenkarzinom	Osteolytisch			×
Chordom	Osteolytisch			×
Plattenepithelkarzinom	Osteolytisch			×
Plattenepithelkarzinom der Haut	Osteolytisch			×
Melanom	Osteolytisch u. expansiv			×
Osteosarkom	Osteolytisch oder osteoplastisch			×
Chondrosarkom	Osteolytisch oder gemischtförmig			×
Ewing-Sarkom	Grob osteolytisch	×		
Fibrosarkom	Osteolytisch			×

filtration des Darmbeines beobachtet. Die Tatsache, daß bei generalisierter Skeletmetastasierung vielfach ein Befall der inneren Organe wie der Leber und Lunge fehlt, wird dadurch erklärt, daß Tumorzellen unter Umgehung der Lungen und der Leber über das sog. Batsonsche vertebrale Venensystem direkt in das Skelet gelangen können. Dieses Batsonsche Venensystem besteht aus besonders um die Lumbalregion lokalisierten vertebralen Venen, die mit der unteren und oberen Hohlvene, mit Extremitätengefäßen sowie mit dem Gehirn- und Körperwandgefäßsystem kommunizieren können. Sie sind klappenlos, Druckerhöhungen in größeren, mit ihnen kommunizierenden Venen führen leicht zu

einer Stromumkehr. Besonders relevant ist dieser Metastasierungsweg für Karzinome des Intestinums, die sonst ja primär in die Leber und Lunge (Kavatyp) metastasieren müßten. Für das nach dem Pulmonalistyp metastasierende Bronchialkarzinom ist der primäre Skeletbefall leichter verständlich, so wie sich auch für das Prostatakarzinom die Erklärung für den bevorzugten Skeletbefall in der Kommunikation zwischen den venösen prostatischen Plexus und dem Vertebralvenensystem finden läßt.

Ein Blick auf das Alter der Patienten mit metastatischen Destruktionen läßt erkennen, daß im Kindesalter vorwiegend Metastasen des Neuroblastoms vorkommen, während im Erwachsenenalter bei Männern als Primärtumor das Bronchial- und Prostatakarzinom und bei Frauen das Mammakarzinom dominieren.

Der relative Anteil der einzelnen Primärtumoren an allen beobachteten Knochenmetastasen beträgt:
35% Mammakarzinom, 30% Prostatakarzinom (einschließlich osteoplastischer Metastasen), 10% Bronchialkarzinom, 5% Nierenkarzinom, 2% Uteruskarzinom, 2% Schilddrüsenkarzinom, 2% Magenkarzinom, 1% Kolonkarzinom, 13% andere Organkarzinome.

Röntgensymptomatik

Interessanterweise können ca. 40% der Spongiosa eines Wirbelkörpers durch eine Metastase zerstört sein, ohne daß dieser Befund röntgenologisch erkennbar wird. Dabei handelt es sich um sog. osteoneutrale Metastasen, die im Sektionsgut in ca. 30% aller Metastasen des Knochens gefunden werden. Andererseits weisen schon kleinere kortikale Defekte am Wirbelkörper bei nur geringfügigem Befall des Knochenmarkes röntgenologisch erkennbare Aufhellungen auf. Das beleuchtet die Bedeutung der *Skeletszintigraphie* mit osteotropen Radiopharmaka bei der Metastasensuche, denn mit Hilfe dieser Methode können relativ geringfügige spongiöse Zerstörungen relativ früh, d.h. zu einem Zeitpunkt entdeckt werden, zu dem das Röntgenbild auch mit Hilfe der Tomographie „stumm" ist. Das gilt im wesentlichen für das Mammakarzinom und

seine Skeletmetastasen. Zu beachten ist dabei allerdings, daß in ca. 5% der Fälle falschpositive Skeletszintigramme gefunden werden. Trotzdem erscheint die Skeletszintigraphie für die Stadieneinteilung und die daraus abzuleitenden therapeutischen Konsequenzen für das Mamma-, aber auch das Prostatakarzinom unerläßlich.

Aus röntgenmorphologischer Sicht unterscheidet man zwischen *osteolytischen, osteoplastischen* oder besser *osteosklerotischen* und *gemischtförmigen Metastasen.* Die osteolytischen Metastasen gehen mit einer hinsichtlich der Ausdehnung erheblich schwankenden, unscharf begrenzten Strukturauslöschung von Spongiosa und später auch Kompakta einher, die osteoplastischen bzw. osteosklerotischen Metastasen zeigen eine Dichtezunahme, die einen relativ breiten, d.h. unscharfen Übergang zum gesunden Knochen hin hat. Eine relativ seltene Erscheinungsform osteoplastischer Metastasierung stellt die diffuse Sklerose, besonders von Wirbelkörpern, dar. Gemischtförmige Metastasen muten in der Regel fleckförmig an, wobei sich unscharf begrenzte Areale erhöhter Knochendichte mit verwaschenen mottenfraßähnlichen Strukturauslöschungen abwechseln. In Tabelle 3.3 ist eine Übersicht über die im Vordergrund stehende Röntgensymptomatik von Metastasen in Abhängigkeit vom Primärtumor dargestellt, wobei die Primärtumoren in der Reihenfolge ihrer Häufigkeit angeordnet sind.

Über die bisher beschriebenen Grunderscheinungsformen von Skeletmetastasen hinausgehend lassen sich noch einige Metastasentypen mit besonderen Kennzeichen herausstellen:

Zur Expansion neigende Metastasen werden besonders häufig bei Nieren-, Schilddrüsen-, Melano- und gelegentlich Bronchialkarzinomen beobachtet. Diese Metastasen treiben in der Regel den Knochen auf, breiten sich parossal aus und muten abschnittsweise blasig an, so daß Verwechslungen – insbesondere im Beckenbereich – mit dem Plasmozytom und der aneurysmatischen Knochenzyste möglich werden.

Metastasen von Mamma-, Bronchial- und Schilddrüsenkarzinomen wachsen in der Regel etwas langsamer als Metastasen anderer Karzinome und sind daher klinisch relativ lange

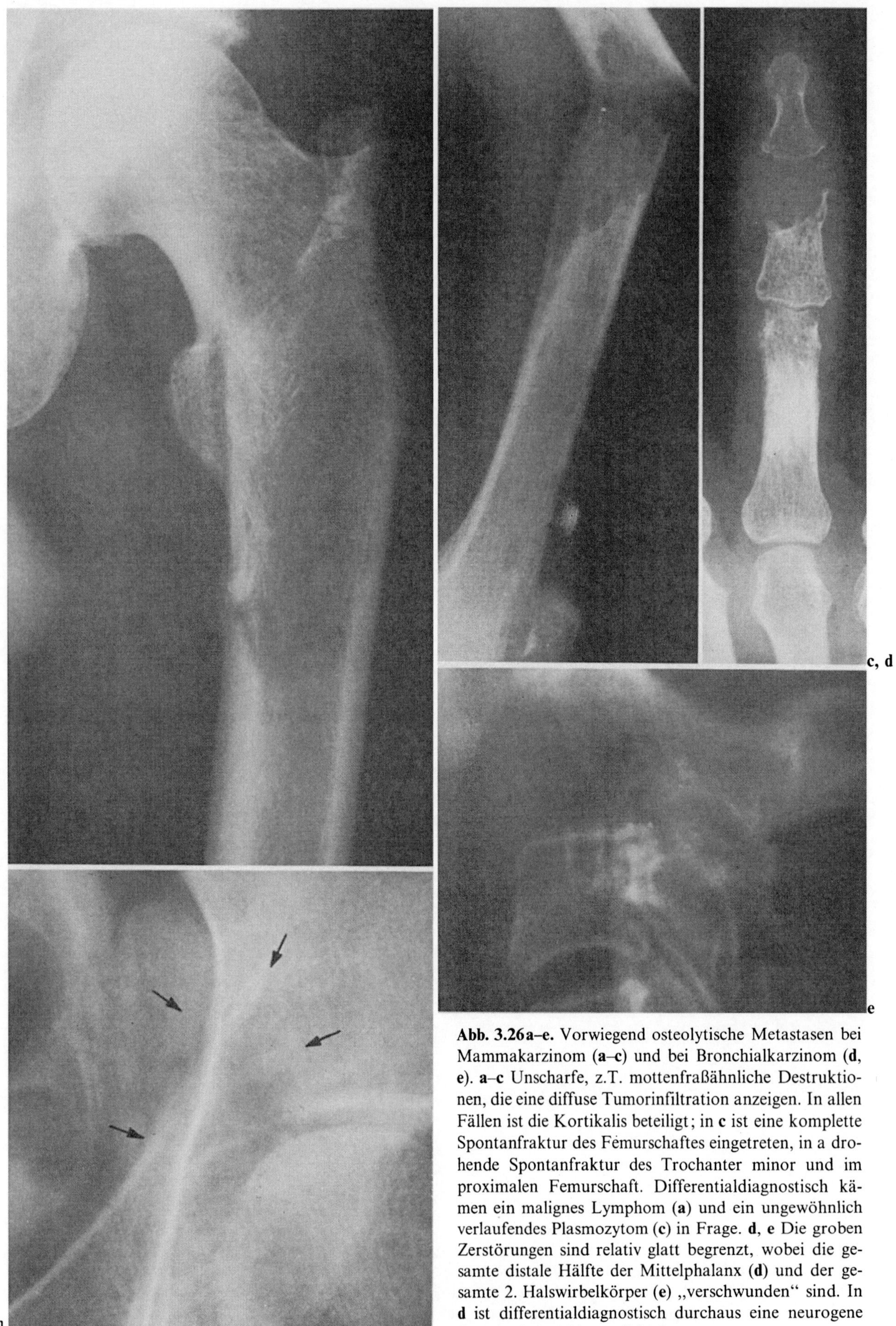

Abb. 3.26a–e. Vorwiegend osteolytische Metastasen bei Mammakarzinom (**a–c**) und bei Bronchialkarzinom (**d, e**). **a–c** Unscharfe, z.T. mottenfraßähnliche Destruktionen, die eine diffuse Tumorinfiltration anzeigen. In allen Fällen ist die Kortikalis beteiligt; in **c** ist eine komplette Spontanfraktur des Femurschaftes eingetreten, in a drohende Spontanfraktur des Trochanter minor und im proximalen Femurschaft. Differentialdiagnostisch kämen ein malignes Lymphom (**a**) und ein ungewöhnlich verlaufendes Plasmozytom (**c**) in Frage. **d, e** Die groben Zerstörungen sind relativ glatt begrenzt, wobei die gesamte distale Hälfte der Mittelphalanx (**d**) und der gesamte 2. Halswirbelkörper (**e**) „verschwunden" sind. In **d** ist differentialdiagnostisch durchaus eine neurogene Osteoarthropathie zu diskutieren

stumm. Das schließt selbstverständlich nicht aus, daß die genannten Primärtumoren auch zu einer aggressiven foudroyant verlaufenden Metastasierung in der Lage wären.

Etwa 50% aller peripheren *Metastasen distal der Knie- und Ellenbogenregion* stammen von Bronchialkarzinomen ab. Das ist wahrscheinlich darauf zurückzuführen, daß diese Tumoren in die Pulmonalvenen einbrechen und so rasch in die Kapillarnetze der Organe des großen Kreislaufes und des Skelets als erstes kapilläres Filter gelangen können. Periphere Skeletmetastasen werden fernerhin – aber seltener – bei den nach dem Kavatyp streuenden Karzinomen der Niere, der Mamma, der Prostata, des Uterus, der Harnblase, des Nasopharynx und der Parotis beobachtet. In der Literatur berichtete Einzelfälle lassen erkennen, daß allerdings grundsätzlich jeder maligne Tumor in die Skeletperipherie metastasieren kann.

Differentialdiagnose

Bei solitären osteolytischen oder osteosklerotischen Läsionen sind in erster Linie primäre Knochentumoren abzugrenzen, bei polyostotischer Manifestation müssen das Plasmozytom, die Histiozytose X, die Skeletsarkoidose und auch Osteopathien wie z.B. der PHPT

Berücksichtigung finden. Anamnese und Alter der Patienten können die differentialdiagnostische Abgrenzung erleichtern.

Literatur

Abrams HL, Spiro R, Goldstein N (1950) Metastases in carcinoma. Analysis of 1,000 autopsied cases. Cancer 3: 74

Batson OV (1940) The function of the vertebral veins and their role in the spread of metastases. Ann Surg 112: 138

Campbell DJ, Banks AJ, Dates GD (1976) The value of preliminary bone scanning in staging and assessing the prognosis of breast cancer. Br J Surg 63: 811

Creutzig H (1978) Knochenszintigraphie zur Stadieneinteilung bei Mammacarcinompatienten? Radiologe 18: 179

Dominok GW, Knoch HG (1977) Knochengeschwülste und geschwulstähnliche Knochenerkrankungen. Fischer, Jena

Geschickter CF, Copeland MM (1949) Skeletal metastases arising from carcinoma and sarcoma. In: Tumors of bone, 3rd edn. Lippincott, Philadelphia

Lodwick GS (1965) The radiologic diagnosis of metastatic cancer in bone. In: Tumors of bone and soft tissue, 253–267 Chicago: Year Book Medical Publishers

Murray RD, Jacobson HG (1977) The radiology of skeletal disorders. Churchill Livingstone, Edinburgh London New York

Pirschel J, Metzger HOFJ, Wissmann C (1978) Zur Metastasierung maligner Tumoren in die Skelettperipherie. ROEFO 129: 621

Abb. 3.27 a–d. Ausgedehnte, vorwiegend osteolytische Metastasierung in der Wirbelsäule bei Mammakarzinom und gleichzeitig bestehender Osteoporose. Die Metastasierung ist ungewöhnlich feinfleckig, sie greift von einem Wirbelkörper in **a** (↗) auf die linke Bogenwurzel über, die sie vollständig zerstört hat. Der 3. darauffolgende Wirbelkör- ▷ per ist massiv gesintert. *Differentialdiagnostisch* ist bei **a–d** ein Plasmozytom mit generalisierten Osteolysen in Erwägung zu ziehen

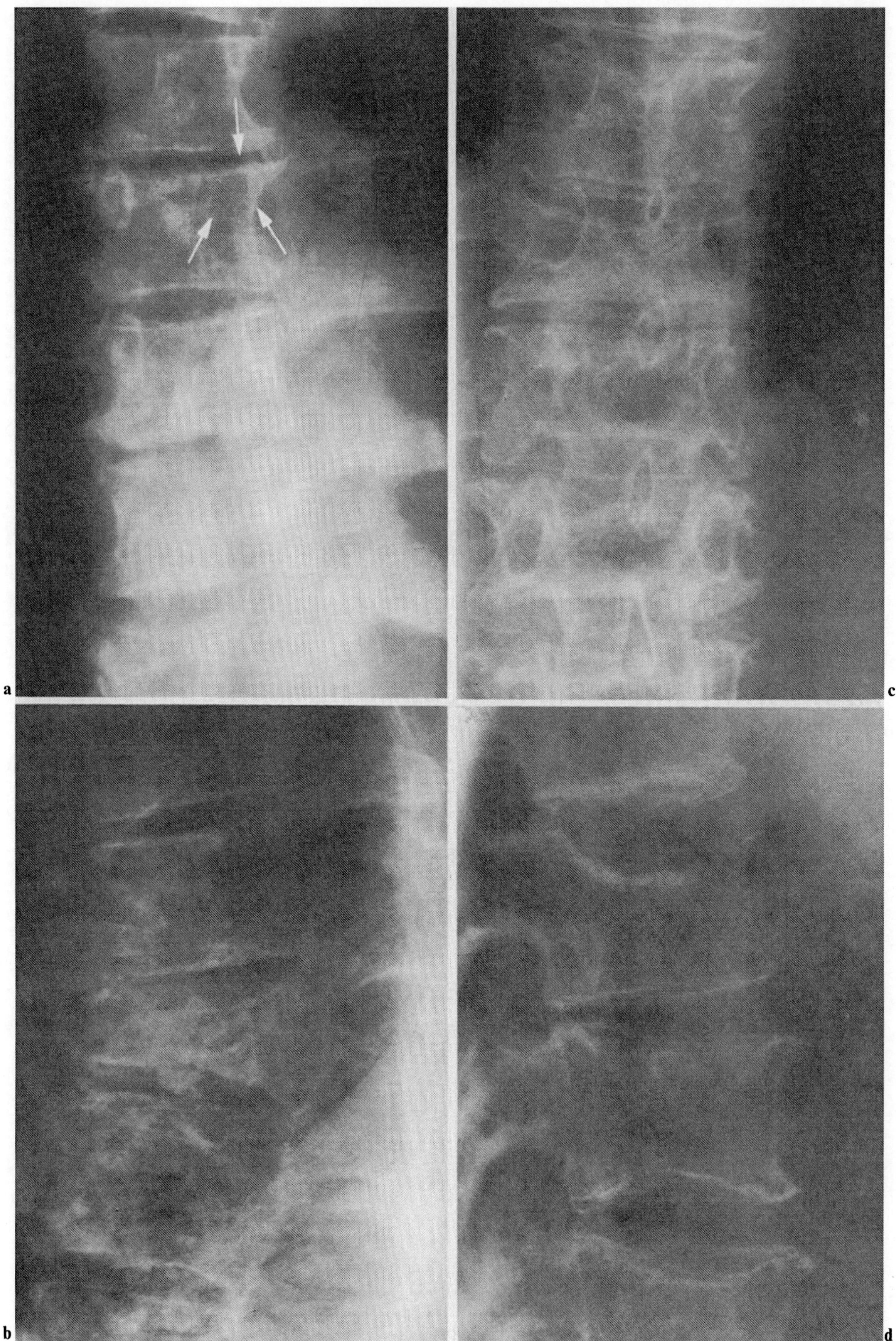

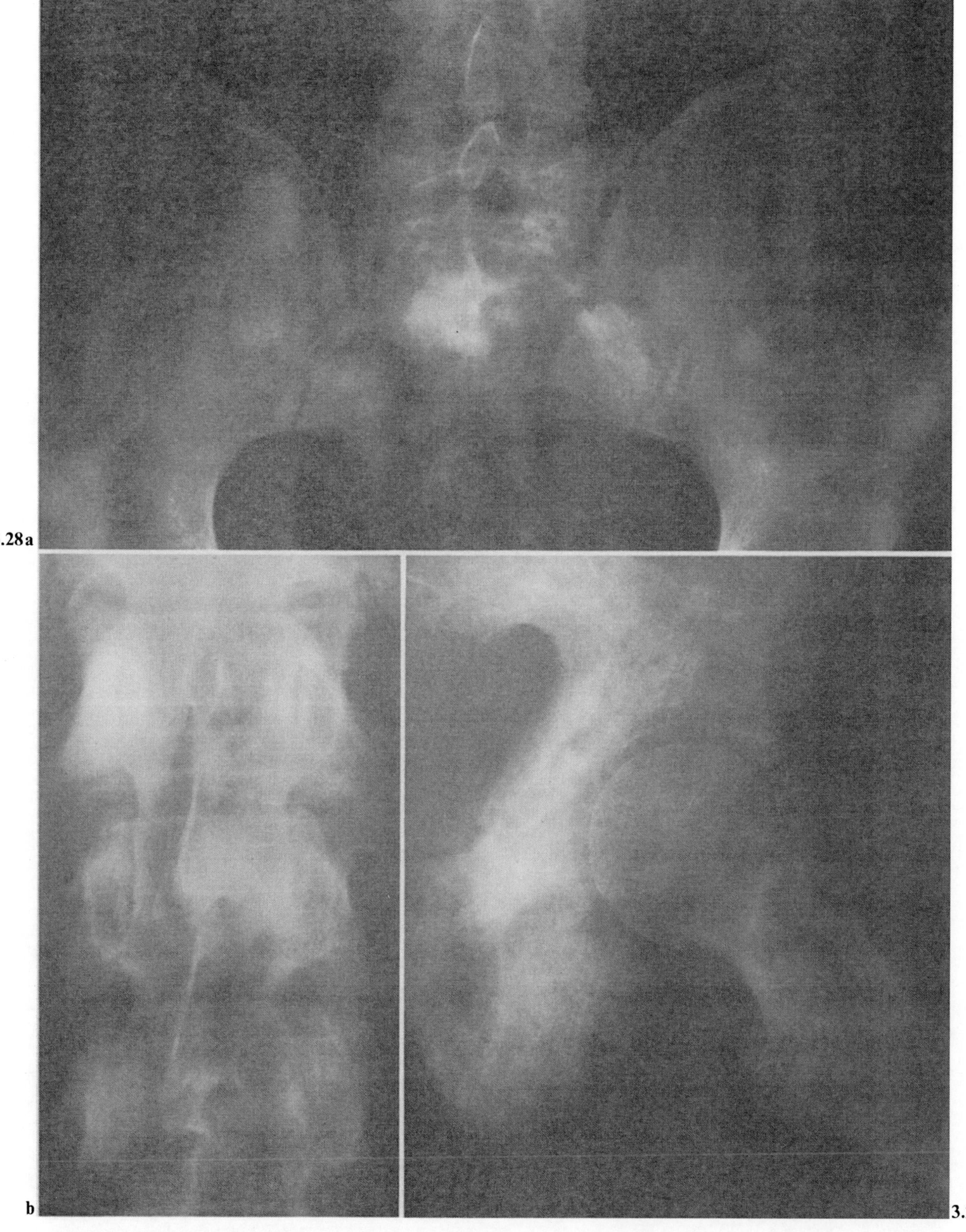

Abb. 3.28a, b. Vorwiegend osteoplastische Metastasierung bei einem Prostatakarzinom. **a** Fleckförmige Verdichtungen in der unteren LWS und im Os sacrum sowie in den Massae laterales und im Os ilium links; **b** unregelmä-ßig angeordnete Verdichtungen in den Wirbelkörpern. Der Übergang der rundlichen Verdichtungen zum gesunden Knochen hin ist unterschiedlich scharf bzw. unscharf

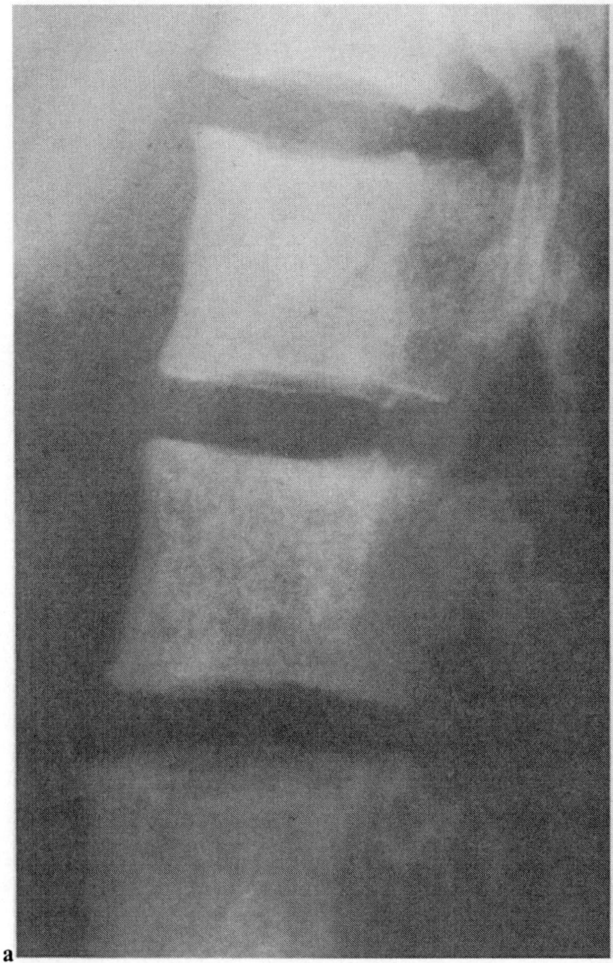

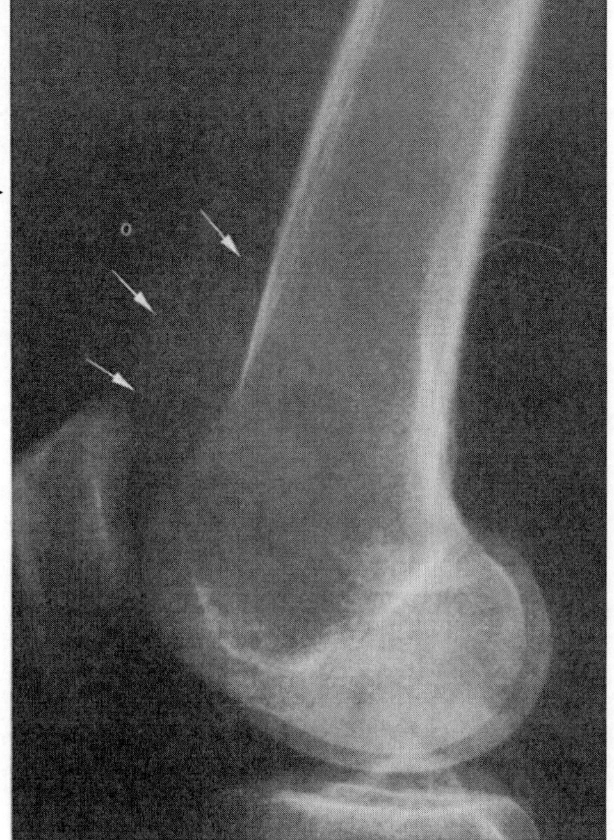

Abb. 3.30a, b. Gemischtförmige Metastasierung beim Mammakarzinom in der Wirbelsäule. Diffuse fleckförmige Sklerosierungen und Aufhellungen in den Wirbelkörpern sowie in den wirbelkörpernahen Bogenabschnitten

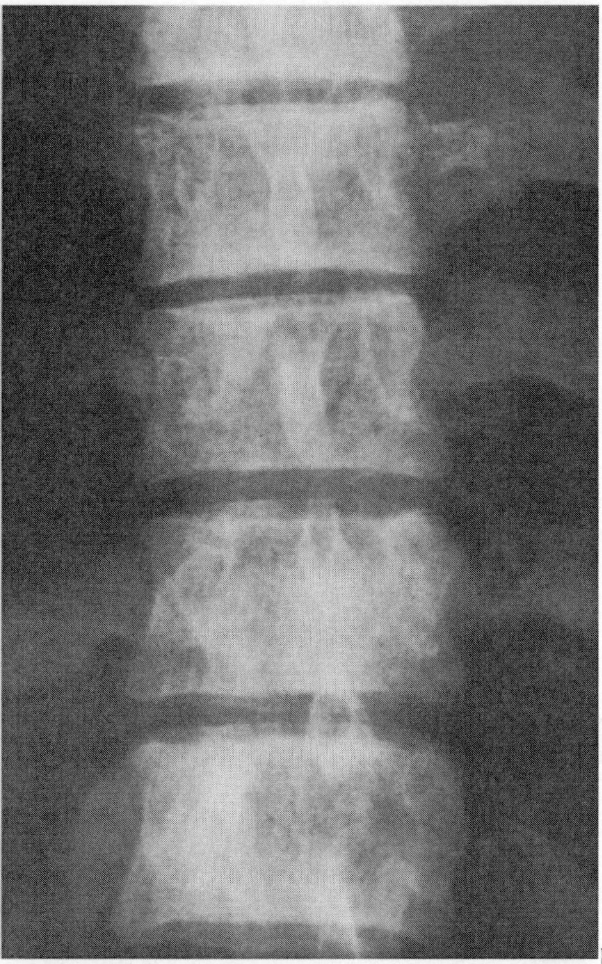

Abb. 3.31. Metastase eines Bronchialkarzinoms im distalen Femur bei einem 54jährigen Mann. Unscharfe inhomogene Strukturauslöschung in der distalen Femurmeta- und -epiphyse, besonders in den ventralen Abschnitten, wo die Kompakta zerstört ist. Expansion in die ventralen Weichteilareale mit parossalem Weichteilschatten (↗)

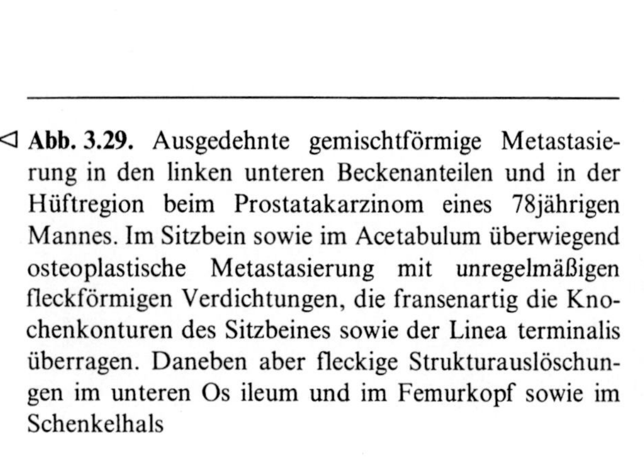

◁ **Abb. 3.29.** Ausgedehnte gemischtförmige Metastasierung in den linken unteren Beckenanteilen und in der Hüftregion beim Prostatakarzinom eines 78jährigen Mannes. Im Sitzbein sowie im Acetabulum überwiegend osteoplastische Metastasierung mit unregelmäßigen fleckförmigen Verdichtungen, die fransenartig die Knochenkonturen des Sitzbeines sowie der Linea terminalis überragen. Daneben aber fleckige Strukturauslöschungen im unteren Os ileum und im Femurkopf sowie im Schenkelhals

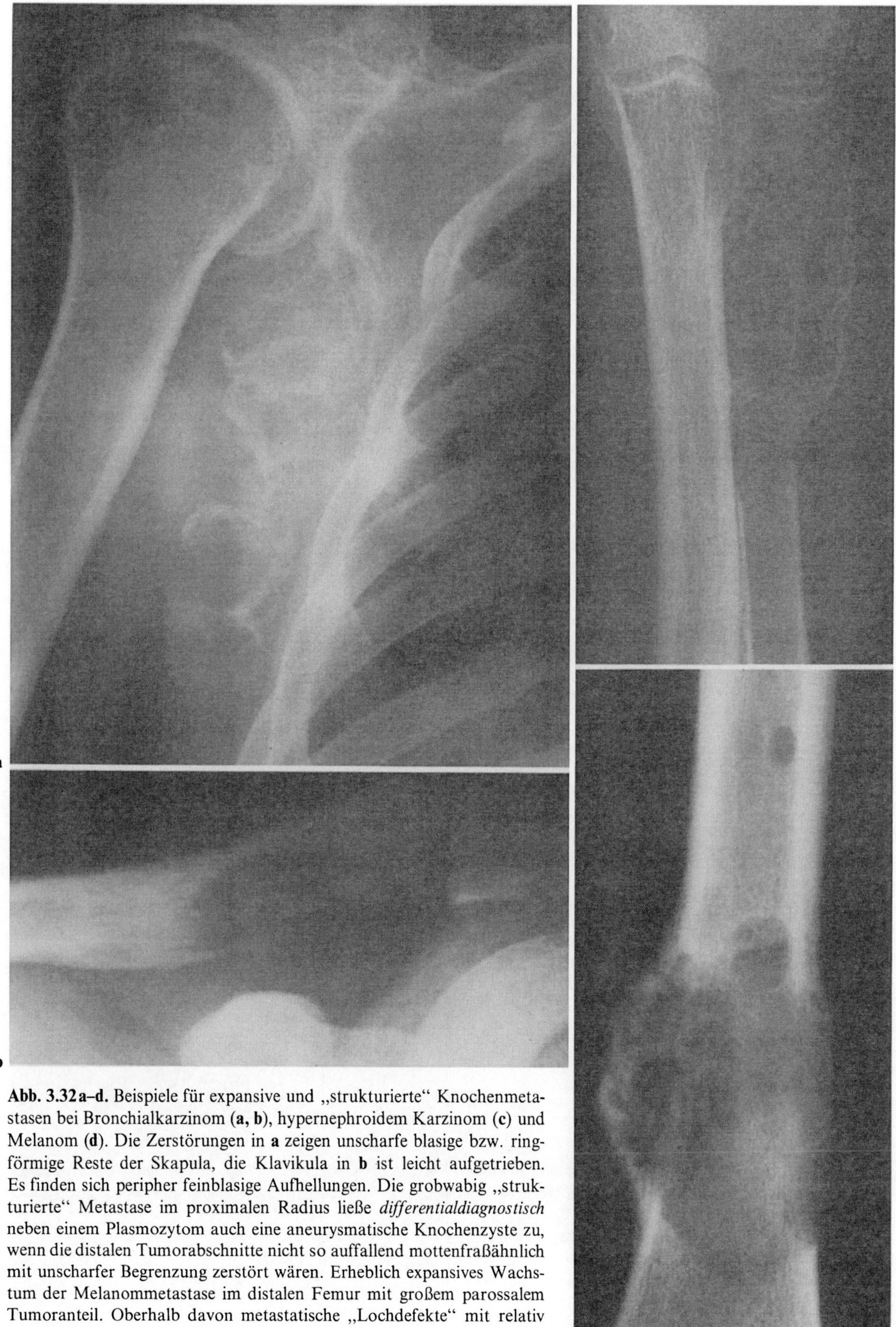

Abb. 3.32a–d. Beispiele für expansive und „strukturierte" Knochenmetastasen bei Bronchialkarzinom (**a, b**), hypernephroidem Karzinom (**c**) und
Melanom (**d**). Die Zerstörungen in **a** zeigen unscharfe blasige bzw. ringförmige Reste der Skapula, die Klavikula in **b** ist leicht aufgetrieben.
Es finden sich peripher feinblasige Aufhellungen. Die grobwabig „strukturierte" Metastase im proximalen Radius ließe *differentialdiagnostisch*
neben einem Plasmozytom auch eine aneurysmatische Knochenzyste zu,
wenn die distalen Tumorabschnitte nicht so auffallend mottenfraßähnlich
mit unscharfer Begrenzung zerstört wären. Erheblich expansives Wachstum der Melanommetastase im distalen Femur mit großem parossalem
Tumoranteil. Oberhalb davon metastatische „Lochdefekte" mit relativ
glatter Begrenzung

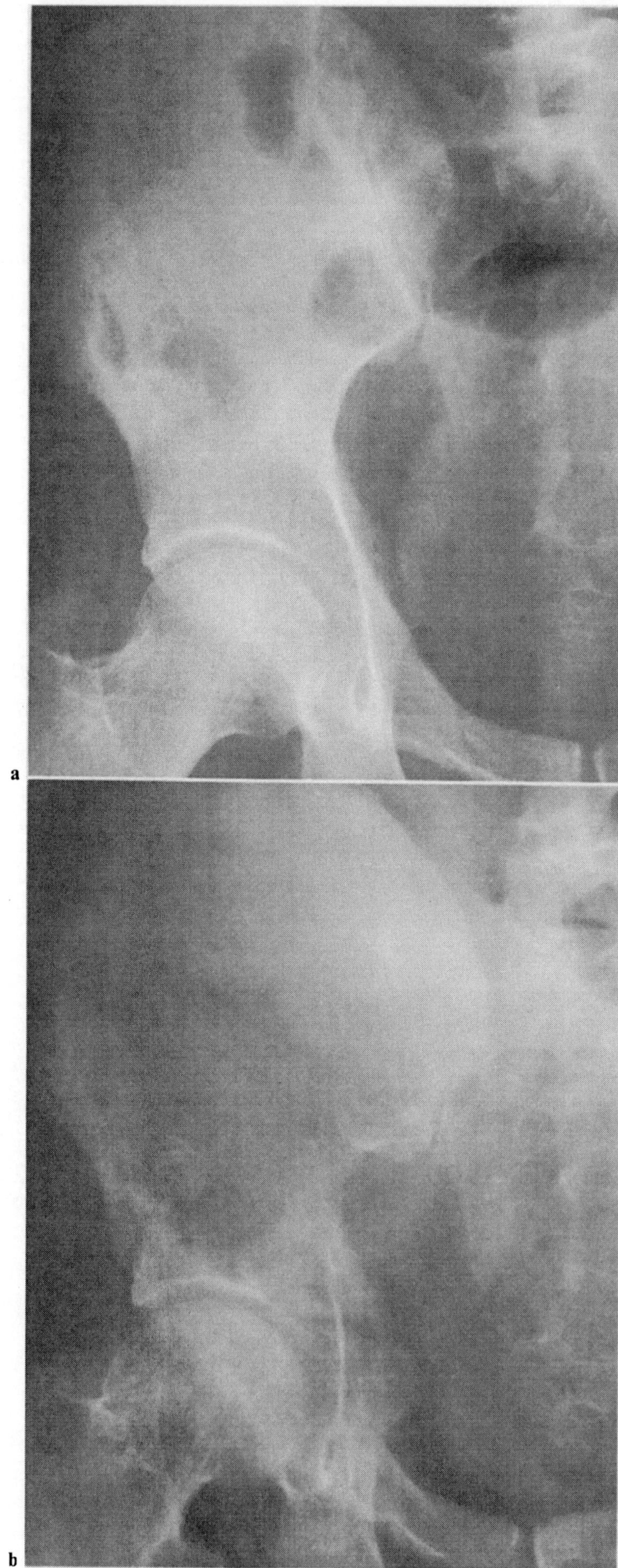

Abb. 3.33a, b. Verlaufsbeobachtung einer Schilddrüsenkarzinommetastase in der rechten unteren Beckenschaufel. **a** Noch relativ begrenzte, unscharfe, z.T. mottenfraßähnlich anmutende Destruktion. **b** Ein halbes Jahr danach hat sie praktisch die gesamten mittleren und unteren Beckenschaufelanteile mit einer weitgehend homogenen Strukturauslöschung erfaßt und ist nach medial in das kleine Becken mit erheblichem parossalem Tumoranteil eingebrochen

3.6 Leukämische Infiltrate

Bei der akuten und chronischen myeloischen Leukämie können – besonders in fortgeschrittenen Stadien – verschiedene Knochenveränderungen beobachtet werden.

Röntgensymptomatik

Die Art der Manifestation ist bei Kindern und Erwachsenen sehr unterschiedlich.

Bei Kindern stehen periostale Verkalkungen der langen Röhrenknochen im Vordergrund, sie sind bedingt durch eine Penetration des leukämischen Gewebes durch die Kortikalis. Periostale Verkalkungen können bei Kindern als Frühzeichen einer myeloischen Leukämie angesehen werden, sie treten gelegentlich so-gar vor einer klinischen Symptomatik auf. Darüber hinaus werden bei leukämischen Kindern horizontale Aufhellungsbänder in den Metaphysen beobachtet, fernerhin multiple kleine, scharf begrenzte Defekte der Spongiosa und eine diffuse Osteoporose.

Bei Erwachsenen hingegen tritt als häufigstes Röntgenzeichen, besonders bei der chronischen myeloischen Leukämie, eine generalisierte Demineralisation auf. Daneben werden diskrete, unscharf begrenzte Destruktionen gesehen, die in terminalen Stadien zusammenfließen können. Fernerhin können bei fortgeschrittenen Fällen disseminierte feinste Osteolysen, ähnlich wie beim Plasmozytom, beobachtet werden. An der am häufigsten befallenen Wirbelsäule imponieren infolge der Destruktionen Sinterungen. Periostale Verkalkungen kommen bei der myeloischen Leuk-

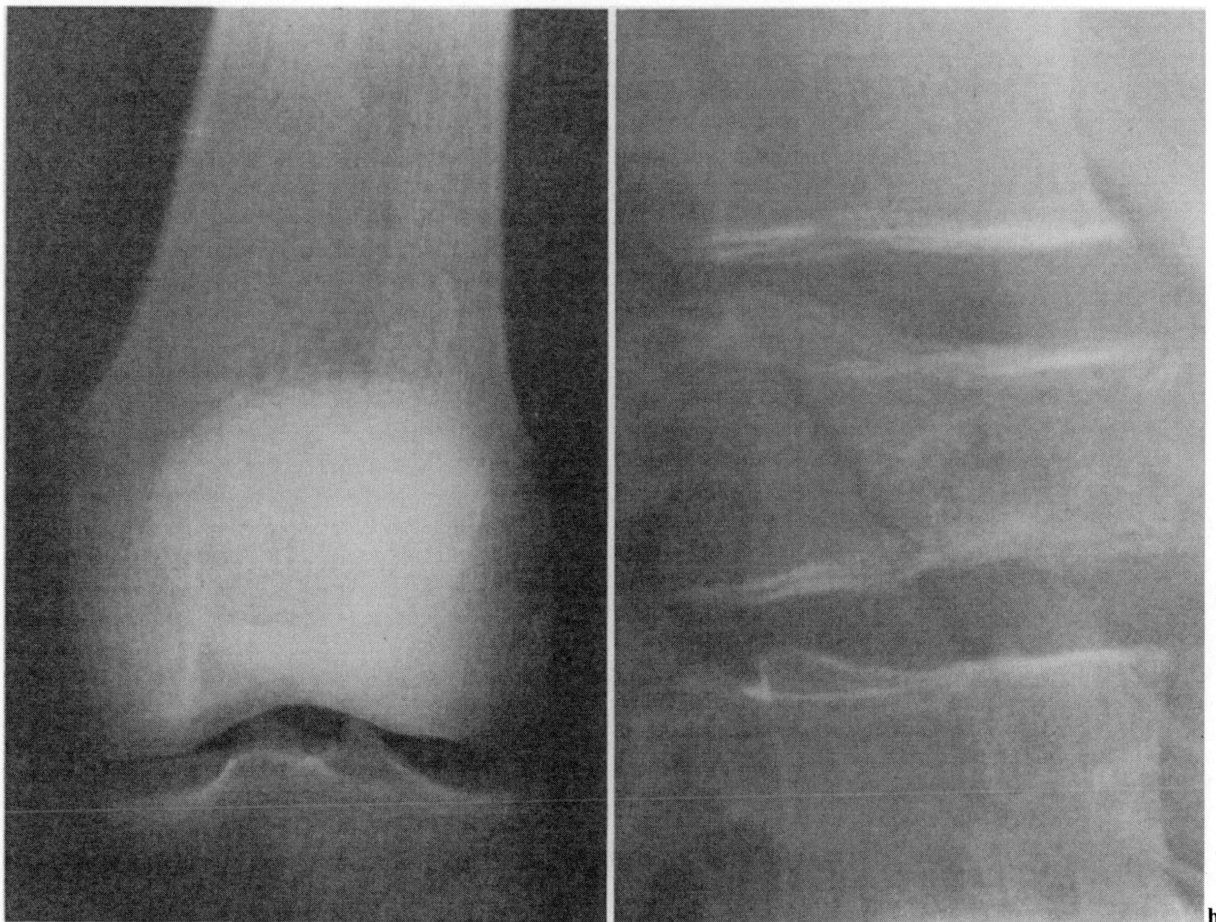

Abb. 3.34a, b. Verschiedene Manifestationsformen der chronischen myeloischen Leukämie am Knochen. **a** Im distalen Femur finden sich multiple stecknadelkopfgroße Aufhellungen, die Osteolysen entsprechen. **b** Man erkennt eine grobe Zerstörung mit Sinterung des 12. BWK, besonders in den mittleren und vorderen Abschnitten. Zeichen einer Begleitosteoporose in **a** und **b**

ämie des Erwachsenen ungewöhnlich selten vor.

Differentialdiagnose

Differentialdiagnostisch ist bei myeloischen Infiltraten des Knochens an das Plasmozytom (multiples Myelom) zu denken, das bei der generalisierten Form neben einer exzessiven Osteoporose disseminierte Osteolysen verursachen kann. Diese Osteolysen sind aber in der Regel etwas schärfer gezeichnet. Eine sichere Abgrenzung kann nur auf hämatologischem Wege herbeigeführt werden.

Bei größeren Herden müssen disseminierte Metastasen differentialdiagnostisch in Erwägung gezogen werden, auch hier wird die Abgrenzung mehr auf klinischem und laborchemischem Weg denn mit Hilfe der Röntgendiagnostik erfolgen.

Literatur

Ngan H et al. (1966) Bone changes in adult akute leukaemia. Br J Radiol 41: 66
Wilson JKV (1959) The bone lesions of childhood leukaemia. Radiology 72: 672

3.7 Sekundäres Hodgkin- und Non-Hodgkin-Lymphom des Knochens

Nach der heute in Deutschland gebräuchlichen Kiel-Klassifikation werden alle primären Tumoren des lymphatischen Gewebes als „malignes Lymphom" bezeichnet und das Hodgkin- von dem Non-Hodgkin-Lymphom abgegrenzt. Die Kiel-Klassifikation wurde in erster Linie nach zytologischen Gesichtspunkten vorgenommen, die Benennung entspricht den Zelltypen des normalen und reaktiven Lymphknotens (z.B. Lymphozyten und -blasten, Zentrozyten und -blasten). Entsprechend dem biologischen Verhalten unterscheidet die Kiel-Klassifikation fernerhin zwischen malignen Lymphomen von *niedrigem Malignitätsgrad,* die im wesentlichen aus Lymphozyten und Zentrozyten bestehen, und malignen Lymphomen von *hohem Malignitätsgrad,* deren wesentlicher Bestandteil die Lymphoblasten und Zentroblasten sind. In Tabelle 3.4 (S. 98) ist die alte deutsche Klassifikation der Kiel-Klassifikation von 1974 gegenübergestellt.

Im systemischen bzw. generalisierten Stadium maligner Lymphome der Hodgkin- und Non-Hodgkin-Gruppe kann es zu einer Knochenbeteiligung dieser Erkrankungen kommen. Eine besondere Disposition dazu zeigen das zentrozytische-zentroblastische und das immunoblastische Lymphom sowie die Hodgkinsche Erkrankung. Bei älteren Patienten können das lymphozytische und lymphoplasmozytoide Lymphom (Immunozytom) primär im Knochen auftreten, ohne daß sich nodale Beteiligungen nachweisen lassen. Auch das immunoblastische Lymphom (Retikulosarkom) zeigt eine besondere Neigung zu einer primären Manifestation im Knochen ohne spätere nodale Manifestation, so daß dieser Tumor unter den Knochentumoren gesondert besprochen wird.

Beim M. Hodgkin werden intravital bei etwa 25% aller Fälle und autoptisch bei ca. 50% aller Fälle Knochenbeteiligungen gefunden.

Pathologisch-anatomisch führt eine Ausbreitung der malignen Hodgkin- und Non-Hodgkin-Lymphome im Knochen vorwiegend zu Knochendestruktionen, daneben kann es aber auch – besonders beim M. Hodgkin – zu Knochenneubildungen kommen.

Am häufigsten betroffen sind die Skeletabschnitte, die zur Hämatopoese beitragen, so z.B. die Wirbelsäule, das Becken, die Rippen, der Schädel sowie Femur und Humerus.

Röntgensymptomatik

Radiologisch imponieren beim zentrozytisch-zentroblastischen und immunoblastischen Lymphom (Lympho- bzw. Retikulosarkom) im wesentlichen unscharf begrenzte Osteolysen, die auch mottenfraßähnlich aussehen können; reaktive Knochenneubildungen sind seltener, sie treten dann in der Regel neben den Osteolysen auf. Ein expansives Wachstum wie z.B. beim Plasmozytom oder bei Metastasen von Nierenkarzinomen ist selten.

Bei der Knochenbeteiligung des M. Hodgkin finden sich in ca. 50% der Fälle osteolytische, in 10–15% rein osteoplastische und in den restlichen Fällen gemischtförmige Veränderungen. Die osteoplastischen Veränderungen treten dabei besonders häufig im Becken- und Wirbelsäulenbereich auf.

An der Wirbelsäule werden auch begleitende paravertebrale Weichteiltumoren beobachtet. Relativ häufig ist – besonders beim M. Hodgkin – die Schädelbasis befallen, wo sich vorwiegend Destruktionen im Bereich der mittleren Schädelgrube, der Sella turcica und an den Spitzen der Felsenbeine nachweisen lassen. An der Schädelkalotte werden unscharfe Osteolysen wie bei Metastasen oder auch ausgedehnte mottenfraßähnliche Zerstörungen gefunden.

Differentialdiagnose

Differentialdiagnostisch kann die Abgrenzung gegen osteolytische und vor allem osteoplastische Metastasen problematisch sein. Bei mottenfraßähnlichen Zerstörungen muß auch eine Osteomyelitis in Erwägung gezogen werden. Die fleckförmige mottenfraßähnliche Knochendestruktion beim Plasmozytom der Wirbelsäule ist röntgenologisch nicht vom sekundären malignen Lymphom des Knochens zu unterscheiden.

Literatur

Pear BL (1974) Skeletal manifestations of the lymphomas and leukaemias. Semin Roentgenol 9: 229
Vieta JO, Friedell HL, Croner LF (1942) A survey of Hodgkin's disease and lymphosarcoma in bone. Radiology 39: 1

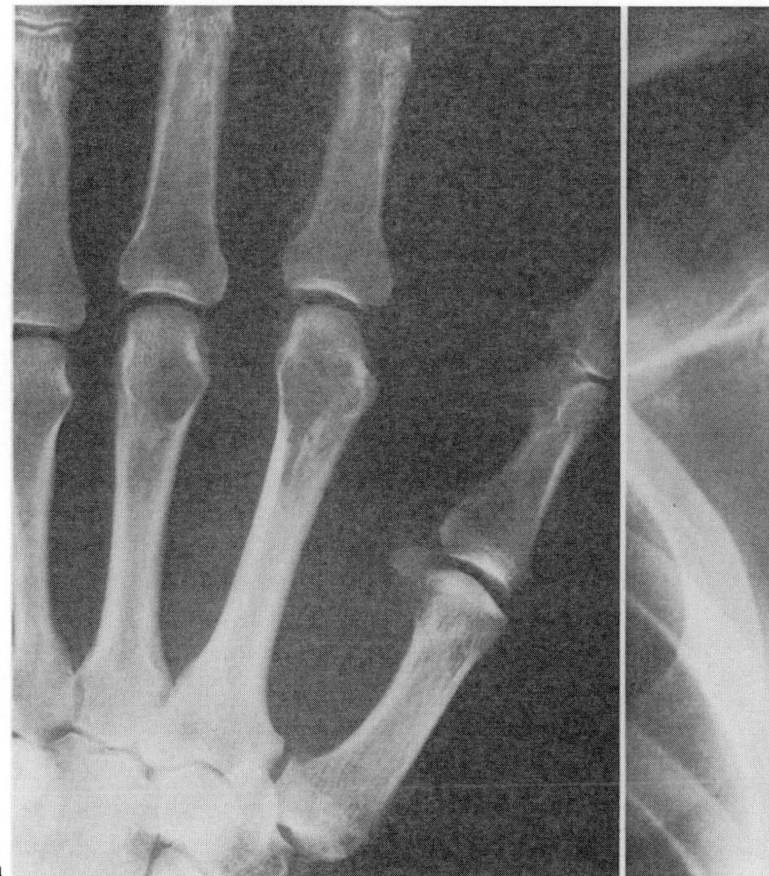 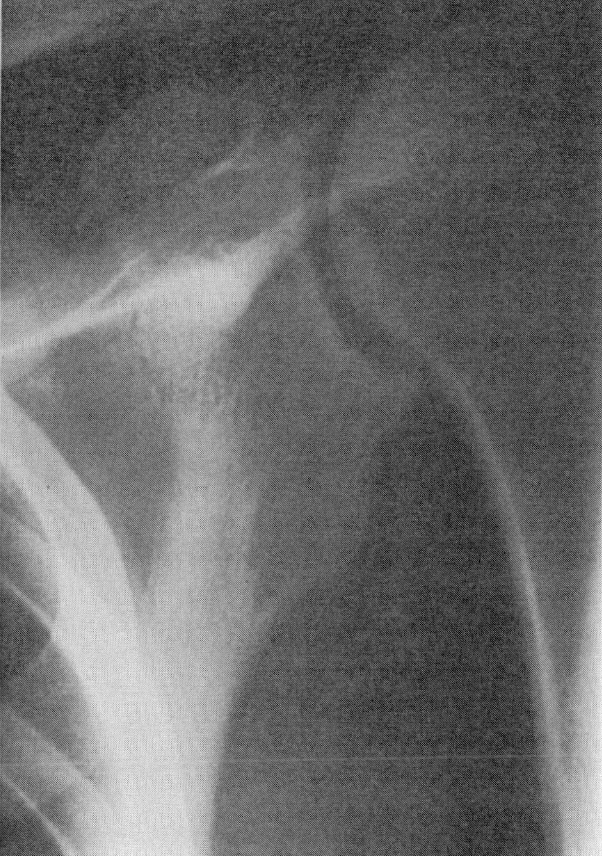

a   b

Abb. 3.35a, b. Disseminiertes sekundäres malignes Lymphom im Knochen bei einer 65jährigen Frau. Histologisch Retikulosarkom (immunoblastisches Lymphom). **a** Unscharfe Osteolysen in den Köpfchen der Metacarpalia I–III sowie an den Basen der Grundphalangen I und III.

b Mottenfraßähnliche Zerstörung in den lateralen oberen Anteilen der Skapula mit Vorwölbung der Außenkontur. *Differentialdiagnose:* Diffuser metastasierender Prozeß z.B. bei Mammakarzinom

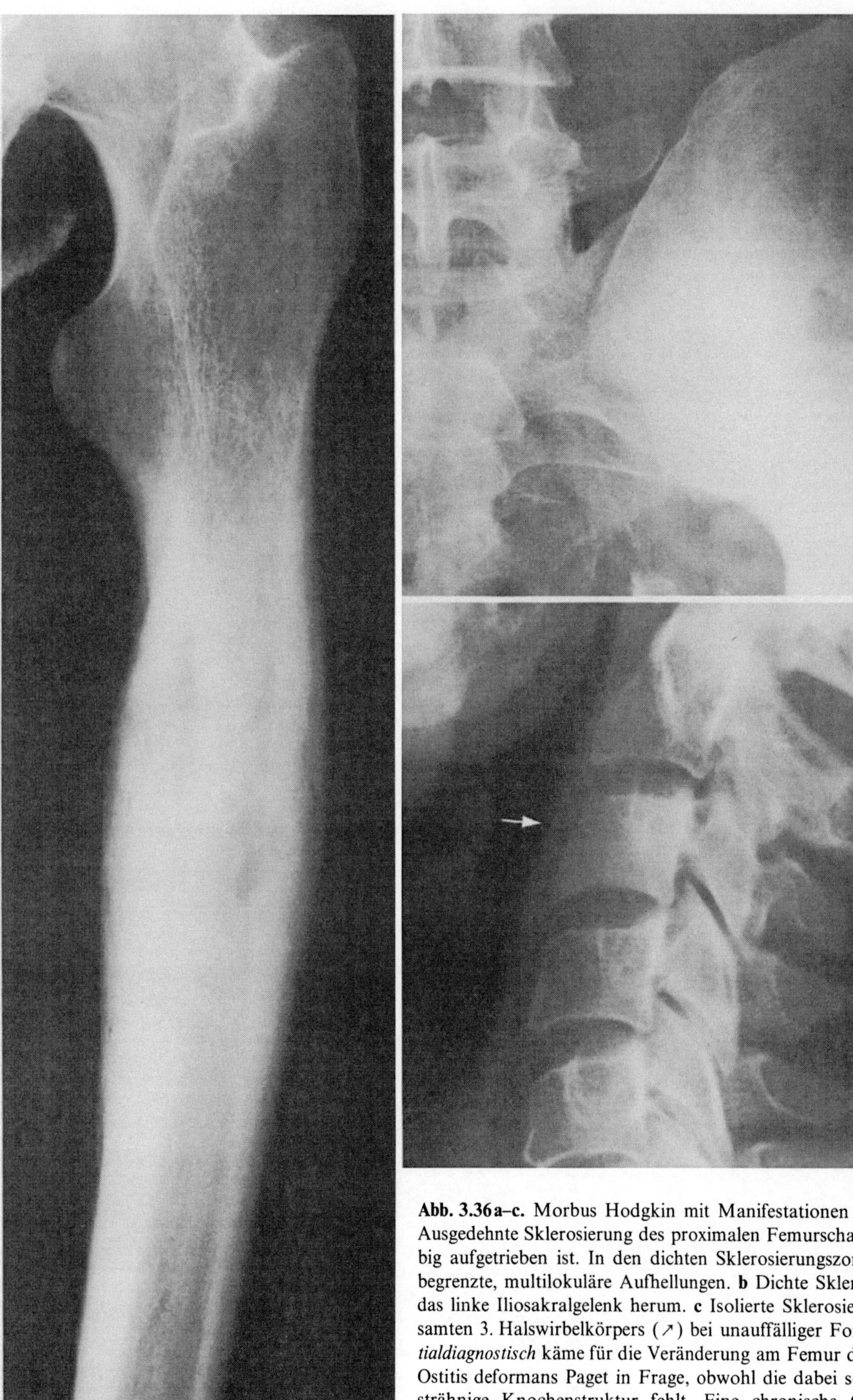

Abb. 3.36a–c. Morbus Hodgkin mit Manifestationen am Skelet **a** Ausgedehnte Sklerosierung des proximalen Femurschaftes, der kolbig aufgetrieben ist. In den dichten Sklerosierungszonen unscharf begrenzte, multilokuläre Aufhellungen. **b** Dichte Sklerosierung um das linke Iliosakralgelenk herum. **c** Isolierte Sklerosierung des gesamten 3. Halswirbelkörpers (↗) bei unauffälliger Form. *Differentialdiagnostisch* käme für die Veränderung am Femur durchaus eine Ostitis deformans Paget in Frage, obwohl die dabei sonst typische strähnige Knochenstruktur fehlt. Eine chronische Osteomyelitis konnte klinisch und anamnestisch ausgeschlossen werden. Für **b** und **c** wären differentialdiagnostisch noch osteoplastische Metastasen z.B. bei Prostatakarzinom zu diskutieren. Gegen eine Ostitis deformans Paget am 3. Halswirbelkörper spricht das normale Volumen

Tabelle 3.4. Malignes Non-Hodgkin-Lymphom; Gegenüberstellung von der alten deutschen Nomenklatur zur Kiel-Klassifikation

Alte Nomenklatur		Kiel-Klassifikation
		Niedriger Malignitätsgrad
I Makroglobulinämie Waldenström	—	Lymphoplasmazytoides Lymphom
II Lymphozytäres Lymphosarkom	—	Zentrozytisches Lymphom
III Großfollikuläres Lymphoblastom (M. Brill-Symmers)	—	Zentroblastisch/zentrozytisches Lymphom
IV Chronisch-lymphatische Leukämie	—	Lymphozytisches Lymphom
		Hoher Malignitätsgrad
V Lymphoblastisches Lymphosarkom	—	Lymphoblastisches Lymphom
VI Retikulosarkom	—	Immunoblastisches Lymphom

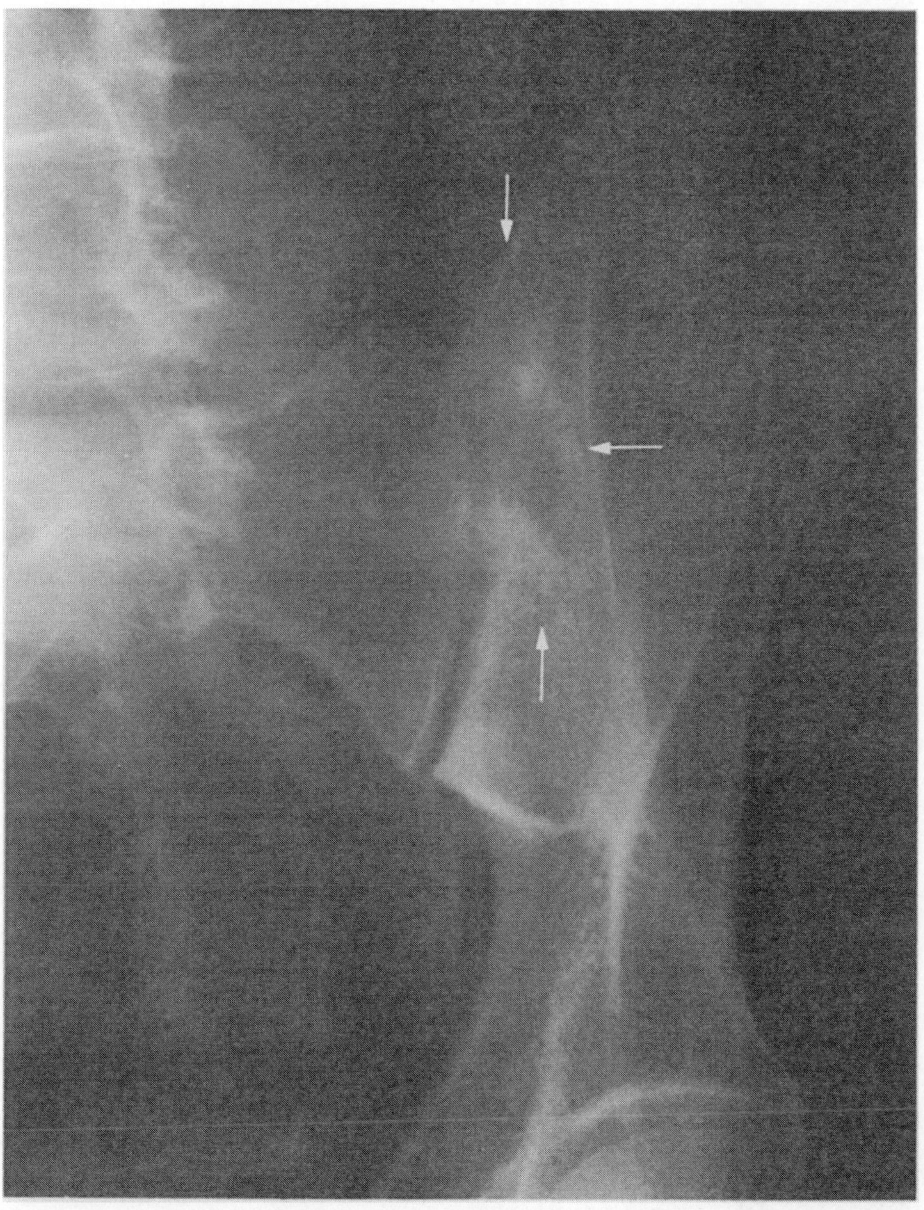

Abb. 3.37. Sekundäres malignes Lymphom im linken medialen Os ilium bei einem 52jährigen Mann. Histologisch Lymphosarkom (lymphoblastisches Lymphom). Röntgenologisch steht eine diffuse unscharfe Sklerose der iliosakralgelenksnahen Abschnitte im Vordergrund (↗). In der Sklerose finden sich unscharfe Strukturauslöschungen. *Differentialdiagnose:* Spezifische oder auch unspezifische Osteomyelitis, Knocheninfiltrationen bei M. Hodgkin, gemischtförmige Metastasierung

4 Mono- und oligoostotische Struktur- und Formveränderungen des Knochens

4.1 Osteodystrophien

Unter Osteodystrophie wird ein zumeist regelloser Knochenumbau z.T. mit Bindegewebsersatz und metaplastischen Verkalkungen bzw. Verknöcherungen verstanden. In generalisierter Form tritt eine Osteodystrophie beim Hyperparathyreoidismus auf, in mono- oder oligoostotischer Form bei der Ostitis deformans Paget und der fibrösen Dysplasie.

4.1.1 Ostitis deformans Paget

Bei der ätiologisch ungeklärten Erkrankung liegt eine Störung des Knochenabbaus und gleichzeitig des Knochenanbaus vor. *Histologisch* wird neben destruierenden Veränderungen ein meist regelloser Knochenanbau vorwiegend im Kompaktabereich angetroffen, die Haversschen Kanäle erweitern sich durch Abbau, die Grenze zwischen Kompakta und Spongiosa wird verwischt, es findet sich periostaler Knochenanbau. Die Kittlinien (Grenzen zwischen verschiedenen Knochenarealen, z.B. zwischen Osteonen und interstitiellem Knochen) bekommen ein „mosaikartiges" Muster. Die Spongiosa wird im Sinne einer hypertrophischen Atrophie transformiert. Man findet eine Fibrose und eine erhebliche Hypervaskularisation.

Klinisch-chemisch ist die alkalische Phosphatase infolge der enormen Osteoblastentätigkeit in der Regel stark erhöht.

Die Erkrankung *tritt vorrangig jenseits des 40. Lebensjahres auf, Männer sind häufiger als Frauen betroffen.* Es besteht eine auffallende *geographische Inzidenz:* Im Nordosten der USA und in England leiden ca. 10% der Erwachsenen (fast ausschließlich Weiße) unter dieser Erkrankung, während sie in klimatisch anderen Regionen, z.B. in den Südstaaten der USA sowie in Südamerika und Asien, eine Rarität darstellt. Zahlenangaben über die Epidemiologie in Mitteleuropa liegen nicht vor, aller Erfahrung nach ist die Pagetsche Erkrankung jedoch keine ungewöhnliche Erscheinung, sehr häufig wird sie z.B. an der Wirbelsäule und am Becken als klinisch symptomloser Nebenbefund angetroffen.

Sie kommt *mono- und oligoostotisch* vor, jeder Skeletabschnitt kann befallen werden. *Beschwerden* im Sinne von Schmerzen und neurologischen Ausfallserscheinungen sind besonders bei Manifestationen am Schädel anzutreffen, an den Extremitäten imponieren eher äußerlich sichtbare Verformungen.

Eine *maligne Entartung* (Paget-Sarkom = sekundäres osteogenes Sarkom) kommt in ca. 1% der Fälle und vor allem jenseits des 50. Lebensjahres vor. Sie verursacht oft stärkere Schmerzen und eine exzessive Erhöhung der alkalischen Phosphatase.

Röntgensymptomatik

Allgemein

Die Erkrankung verläuft in 3 Stadien, die röntgenologisch aber in der Regel nicht isoliert, sondern meist nebeneinander entweder an mehreren Stellen des Skelets oder an einem Knochen zugleich angetroffen werden. Die einzelnen Stadien können sich über Jahre und Jahrzehnte erstrecken. Am häufigsten betroffen sind: Schädel, Wirbelsäule, Becken, lange Röhrenknochen, wobei die Fibula praktisch nicht von den Veränderungen erfaßt wird.

Stadium I (aktives lytisches Stadium). Hier steht die Knochendestruktion im Vordergrund. Dementsprechend finden sich mehr oder weniger ausgedehnte Osteolysen besonders an Schädel, Becken und Wirbelsäule sowie an den langen Röhrenknochen, die leicht mit Veränderungen bei der tumorösen Form des Plasmozytoms und mit der Histiozytose X verwechselt werden können.

Stadium II (kombiniertes Stadium). Destruktionen und produktive Vorgänge treten nebeneinander auf. Von der Kompakta ausgehender neuer Knochen wächst in die Spongiosa hinein, durch Apposition nimmt der Knochen an Umfang zu. Die Kompakta erscheint bei einer sich vor allem nach außen entwickelnden Dickenzunahme aufgeblättert und strähnig. Die trabekuläre Spongiosastruktur ist rarefiziert und unregelmäßig, wobei besonders mechanischen Belastungen ausgesetzte Züge eine unregelmäßige Verdickung zeigen. Insgesamt erscheint also die trabekuläre Spongiosastruktur erweitert und verdickt. Die Außenkontur des Knochens ist wellig. Das Stadium II wird röntgenologisch am häufigsten angetroffen.

Stadium III (Sklerosestadium). Die transformierte Knochenstruktur mit Volumenzunahme des befallenen Knochenabschnittes wird zunehmend dicht, bis eine relativ gleichmäßige Sklerosierung eintritt.

Pathologische Frakturen. An langen Röhrenknochen verlaufen sie auffallend horizontal zur Längsachse des Knochens und sind nicht selten scharf begrenzt („bananenähnlich").

Infraktionen und Loosersche Umbauzonen finden sich häufig an der Konvexität der verbogenen Röhrenknochen und weisen ebenfalls einen horizontalen Verlauf – besonders in der Kompakta – auf.

Eine *maligne Entartung* tritt mehr als osteolytisches denn als osteoblastisches osteogenes Sarkom auf (s. dort).

Speziell

Schädel. Die Erkrankung beginnt mit einzelnen oder mehreren rundlichen, gut begrenzten Aufhellungsbezirken (lytisches Stadium) in der Schädelkalotte. Der Durchmesser dieser Herde reicht von wenigen bis zu mehreren Zentimetern. Der Befund wird auch als „zirkumskripte Osteoporose" beschrieben. Eine bevorzugte Lokalisation dieser „landkartenartigen" Aufhellungen gibt es nicht, die Schädelnähte werden nicht respektiert. Die Tabula externa ist zerstört, während charakteristischerweise die Tabula interna erhalten bleibt. Im Stadium II beginnt die Sklerose an der Tabula interna; Diploe und später auch Tabula externa nehmen an Umfang zu. Fleckige Sklerosezonen in der Diploe geben der Kalotte ein wollartiges Aussehen. Im Stadium III kann die Sklerose so dicht sein, daß die gewohnte Dreischichtung der Schädelkalotte nicht mehr erkannt werden kann. Die Nebenhöhlen können durch starke Knochenneubildungen obliterieren, die Felsenbeine erscheinen auf den Übersichtsaufnahmen dichter. Eine basiläre Impression ist bei Befall der Okzipitalregion infolge der herabgesetzten Festigkeit des Knochens obligat.

Wirbelsäule. Der Prozeß beginnt hier gelegentlich mit einer Sinterung eines Wirbelkörpers in der lytischen Phase. Im Stadium II, das am häufigsten angetroffen wird, nimmt der befallene Wirbelkörper an Volumen zu, es bildet sich durch Verdickung der Kompakta eine „Rahmenstruktur" aus, die trabekuläre Struktur ist erweitert und verdickt sowie grob vertikal betont. Die Veränderungen sparen in der Regel nicht die Wirbelbögen, Quer- und Dornfortsätze aus. Durch eine Wirbelbogenbeteiligung kann der Spinalkanal eingeengt werden (Myelomalazie). Am häufigsten befallen sind Brust- und Lendenwirbelsäule.

Becken. Das Befallsmuster reicht von kleinen Herden bis zur Beteiligung des ganzen Beckens. Charakteristisch sind die Volumenzunahme besonders des Scham- und Sitzbeines mit grobsträhniger trabekulärer Struktur und eine Verdickung der längsgestreiften Kompakta. Eine Protrusio acetabuli wird als Komplikation gefürchtet.

Lange Röhrenknochen. In der Regel werden die Veränderungen im Stadium II angetroffen. Sie beginnen subartikulär im Epimetaphysenbereich sowie auch an Apophysen und schrei-

ten zum Schaft fort. Die destruktiven oder lytischen Veränderungen sind nach distal zu V-förmig (flammenartig) begrenzt. Im Stadium II findet sich eine Volumenzunahme des Knochens, er ist verbogen (Femur: hirtenstabartig; Tibia: säbelartig), die Kompakta ist verdickt, nach außen wellig begrenzt und aufgefasert, die trabekuläre Spongiosastruktur aufgeweitet, verdickt und fleckig. Frakturen (s. oben), Infraktionen und Loosersche Umbauzonen werden relativ häufig beobachtet. Sie hinterlassen trotz klinischer Ausheilung meist querverlaufende Aufhellungsbänder.

Differentialdiagnose

Von *osteoplastischen Metastasen* und durch ein *malignes Lymphom* (z.B. Hodgkin-Lymphom) *bedingten Knocheninfiltrationen* lassen sich Paget-spezifische Veränderungen in der Regel durch die Volumenzunahme, die Kortikalisverdickung und durch die Knochenverformung sowie die mehr strähnig-streifigen Kompaktastrukturen abgrenzen. Das gilt auch für die Differentialdiagnose gegen einen Hämangiomwirbel. Die produktiven Knochenveränderungen liegen bei den obengenannten Erkrankungen sowohl in der Kompakta als auch in der Spongiosa (s. Abb. 336a), während sie bei der Ostitis deformans Paget von der Kompakta ausgehen. Sehr schwierig kann allerdings die Differentialdiagnose gegen osteoplastische Metastasen (z.B. eines Mammakarzinoms) sein, wenn am Stammskelet, insbesondere im Beckenbereich, bei fortgeschrittener Ostitis deformans Paget die Sklerosierungen amorph sind mit diffusflächiger, markraumobliterierender Osteosklerose und nur diskreter Knochenverdickung und Verformung. Da bei diesen Patienten Alter und Lokalisation als diskriminierende differentialdiagnostische Faktoren versagen, kann die Abklärung häufig nur durch die Biopsie herbeigeführt werden, wenn aus Gründen des rechtzeitigen therapeutischen Vorgehens das differentialdiagnostische Kriterium der fehlenden Größenzunahme beim M. Paget

im Gegensatz zur osteoplastischen Metastasierung nicht abgewartet werden kann. Gemischtförmige osteolytisch-osteoplastische Metastasen, insbesondere eines Mammakarzinoms, bereiten gelegentlich differentialdiagnostische Schwierigkeiten gegenüber dem Stadium II des M. Paget.

Problematisch kann die Abgrenzung der idiopathischen Ostitis deformans Paget von dem *posttraumatischen pagetoiden Knochenumbau (remaniement pagétoide posttraumatique)* sein, der auch mit einer Erhöhung der alkalischen Phosphatase einhergeht. Dabei handelt es sich wahrscheinlich um eine trophische Knochenumbaustörung mit vermehrtem Knochenabbau der mechanisch nicht belasteten Abschnitte eines der Knochenfragmente oder im Gebiet eines stumpf traumatisierten Knochens. Der Knochenanbau ist geringer als bei der Ostitis deformans Paget. Die Kortikalis wird spongiosiert, die verbliebenen Spongiosastrukturen in mechanisch belasteten Arealen verstärken sich im Sinne einer hypertrophischen Atrophie. Klinisch fallen die Patienten durch fortbestehende lokale Schmerzen nach ausgeheilter Fraktur oder nach stumpfem Knochentrauma auf. Histologisch fehlt beim posttraumatischen pagetoiden Knochenumbau die Mosaikstruktur, es imponiert vielmehr eine selektive Osteolyse. Diese Veränderungen sind immer allein auf das traumatisierte Knochengebiet beschränkt.

Literatur

Aufdermauer M (1977) Pathologische Knochenstrukturen. ROEFO 127/4:322–326

Barry HC (1969) Paget's disease of bone. Churchill Livingstone, Edinburgh London New York

Friedrich M, Gerstenberg E, Kochanek W, Rost A (1976) Analyse der Röntgenbildzeichen von osteoplastischen Metastasen und Ostitis deformans Paget. ROEFO 125:404–413

Porretta CA et al. (1957) Sarcoma in Paget's disease of bone. J Bone Joint Surg [Am] 39:1314

Seaman WD (1951) The roentgen appearance of early Paget's disease. AJR 66:587

Steinbach HL (1961) Some roentgen features of Paget's disease. AJR 86:950

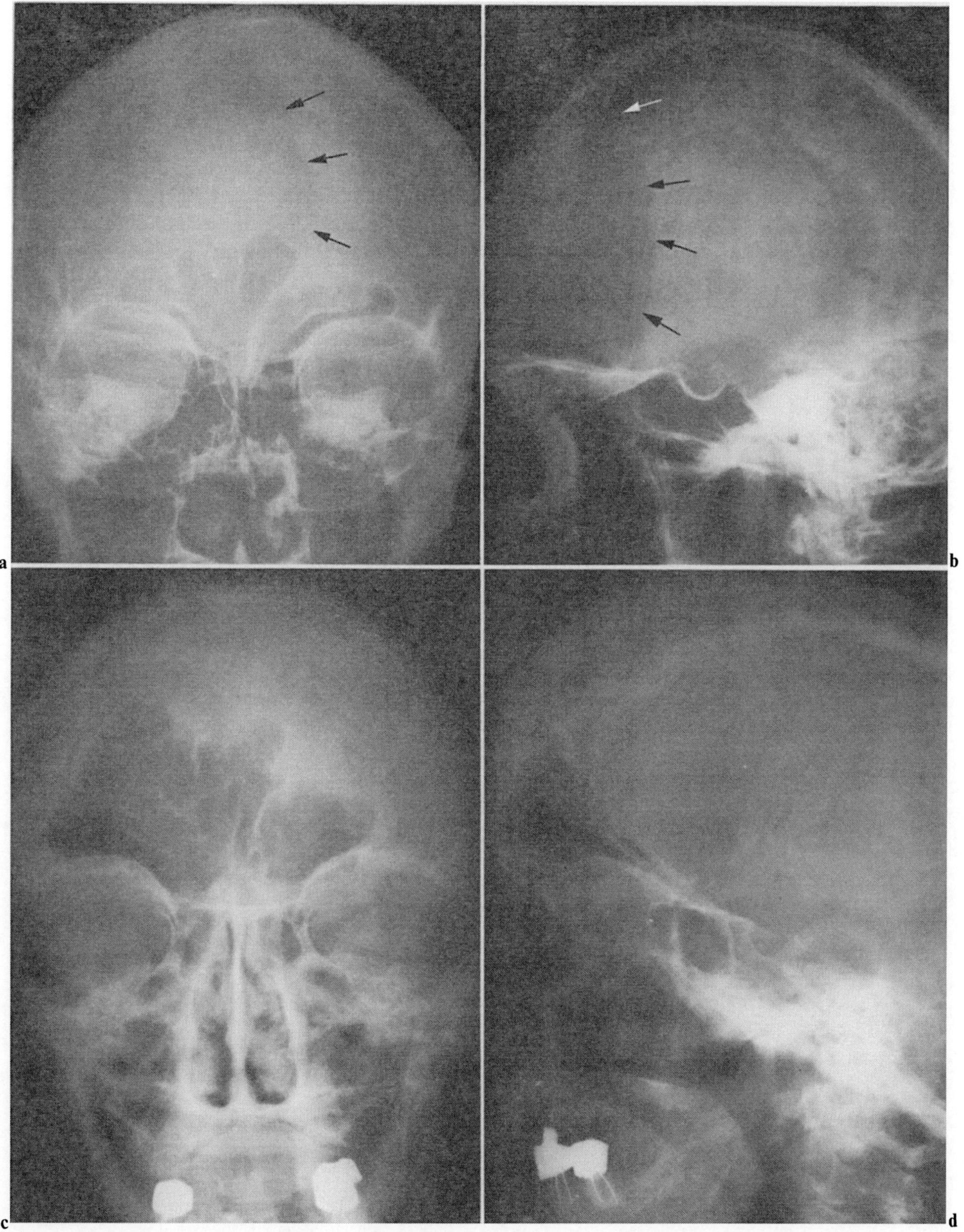

Abb. 4.1 a–d. Verschiedene Stadien des M. Paget am Schädel. **a, b** Vorwiegend lytisches Stadium. **a** Im rechten Os frontale findet sich eine Dichteminderung, die nach links konvexbogig über die Medianebene hinausreicht. **b** Die Knochenstruktur im Frontoparietalbereich erscheint verwaschen und unscharf, die Calvaria ist kaum noch abgrenzbar. **c, d** Kombiniertes Stadium, wobei sich neben verwaschenen unscharfen Strukturaufhellungen deutlich produktive Vorgänge abzeichnen. Die Schädelkalotte hat im Frontalbereich nach außen an Dicke zugenommen, Tabula externa und interna sind lediglich noch als unregelmäßiges Verdichtungsband erkennbar. Die Feinstruktur ist insgesamt strähnig

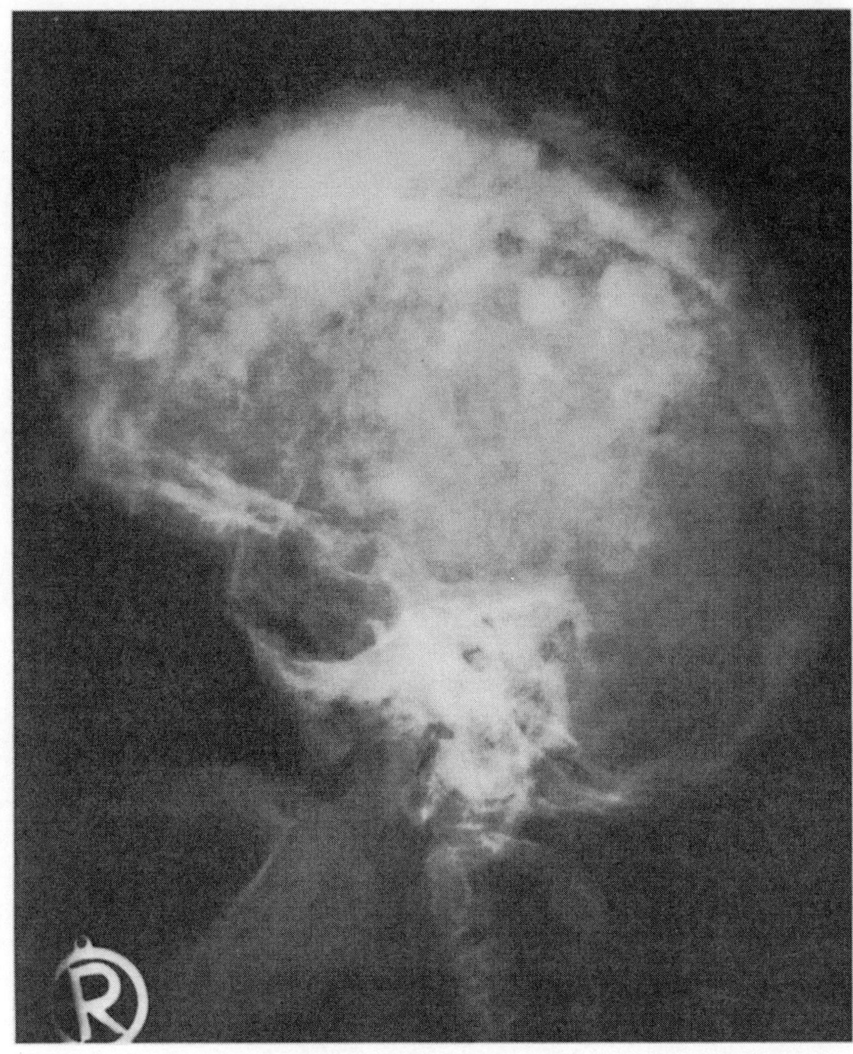

Abb. 4.2. Morbus Paget am Schädel im Stadium II–III. Massive Volumenzunahme der gesamten Schädelkalotte mit erheblicher wolkiger Knochenapposition nach außen zu. Neben vorwiegend fleckförmigen, z.T. zusammenfließenden Verdichtungen sind auch unregelmäßige Aufhellungsareale erkennbar. Gegen das Vorliegen von osteoplastischen Metastasen spricht die massive Volumenzunahme

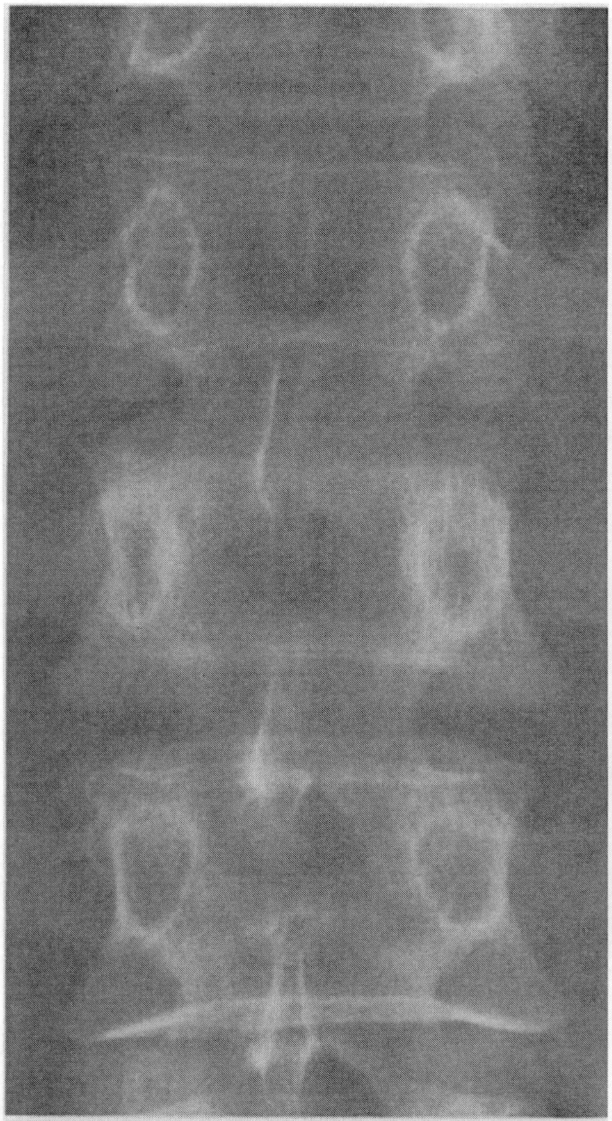

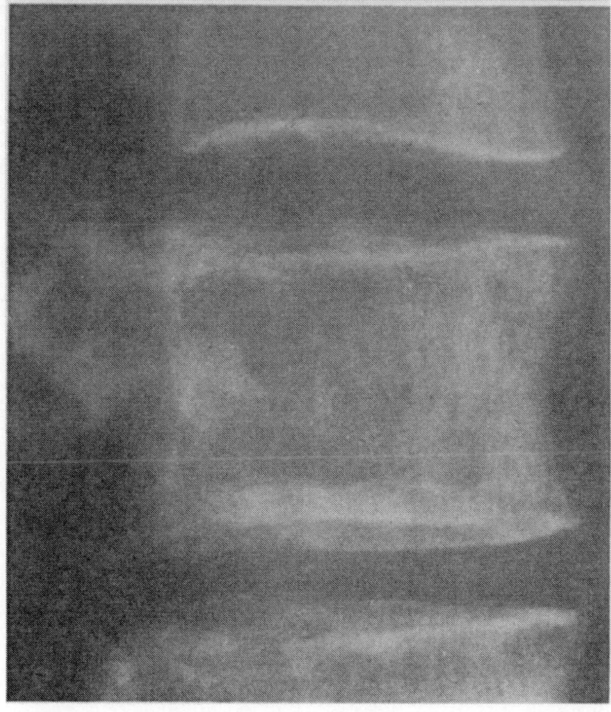

Abb. 4.3a–c. Verschiedene Manifestationsformen des M. Paget an Wirbelkörpern. **a** Auffallend vertikal-strähnige Strukturveränderung des 2. Lendenwirbelkörpers mit verwaschenen Konturen. Diese Veränderungen sind überwiegend dem lytischen Stadium zuzuordnen. Gegen das Vorliegen eines Hämangiomwirbels (s. Abb. 5.70) oder einer umschriebenen Osteoporose spricht die Tatsache, daß die Strukturen und Konturen insgesamt mehr verwaschen erscheinen und auch eine diskrete Volumenzunahme vorliegt. **b** Stadium II, wobei sich vorwiegend produktive Knochenveränderungen mit strähnig verwaschenen Strukturen und Konturen mit Übergreifen auf das Wirbelbogengebiet abzeichnen. **c** Durch die Verdikkung der Kortikalis tritt eine deutliche Rahmenstruktur zutage, auch hier ist der Bogenbereich befallen

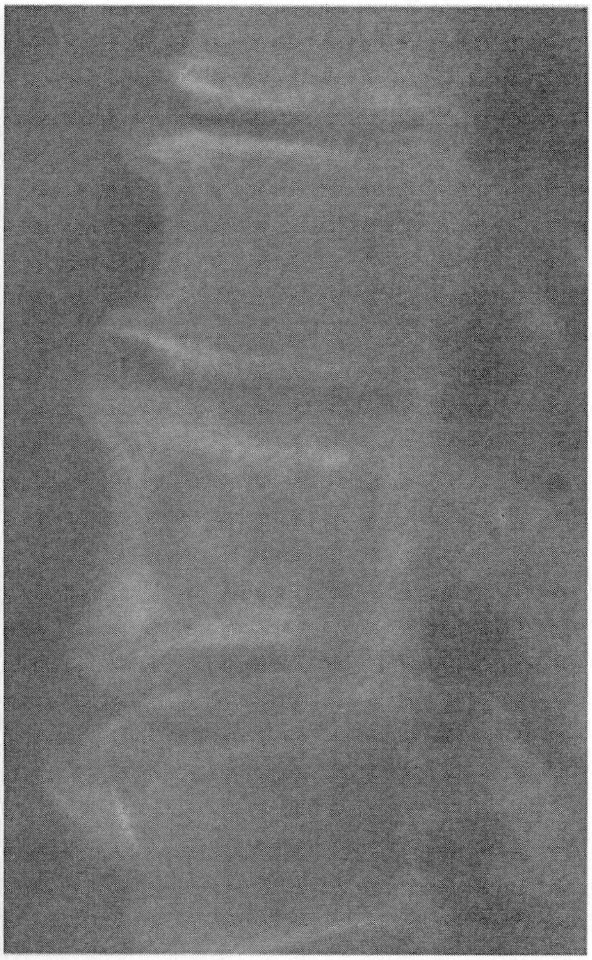

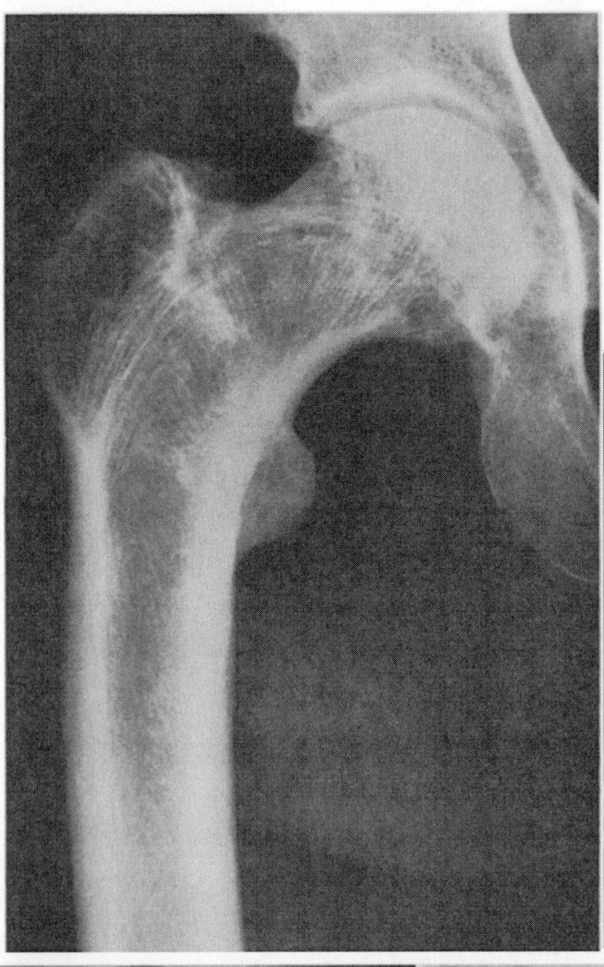

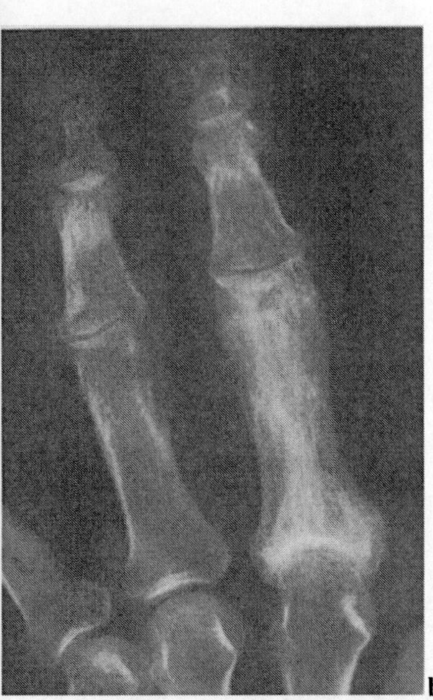

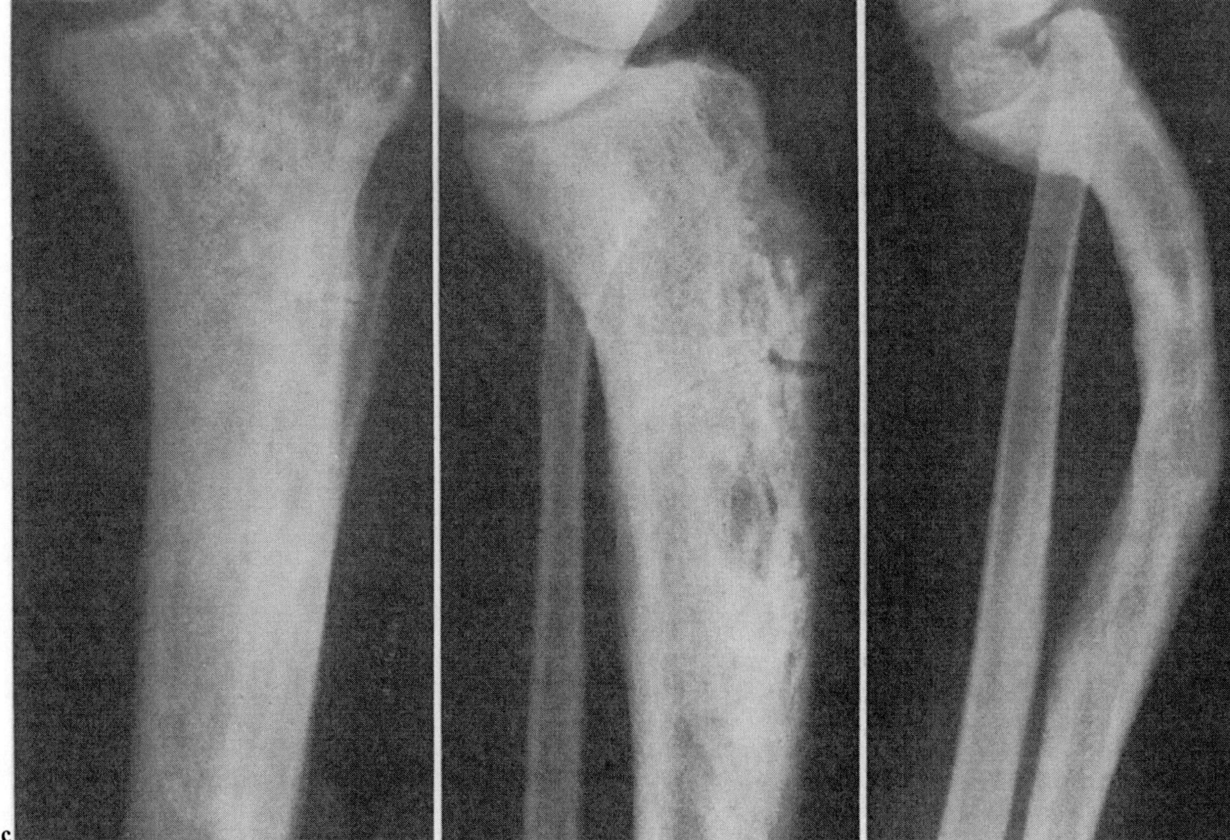

Abb. 4.4a–e. Morbus Paget am Gliedmaßenskelet. **a, b** Im wesentlichen imponieren die strähnigen Spongiosa- und Kompaktastrukturen bei Volumenzunahme, besonders der II. Grundphalanx (**b**). **c–e** Hier sind die Veränderungen bei Volumenzunahme durch fleckige (**c, d**) oder mehr gleichmäßige (**e**) Dichtezunahmen ausgezeichnet. Die Tibia weist eine Varusverbiegung auf, der Radius ist großbogig gekrümmt. Im subkapitalen ventrolateralen Bereich der Tibia findet sich eine Loosersche Umbauzone

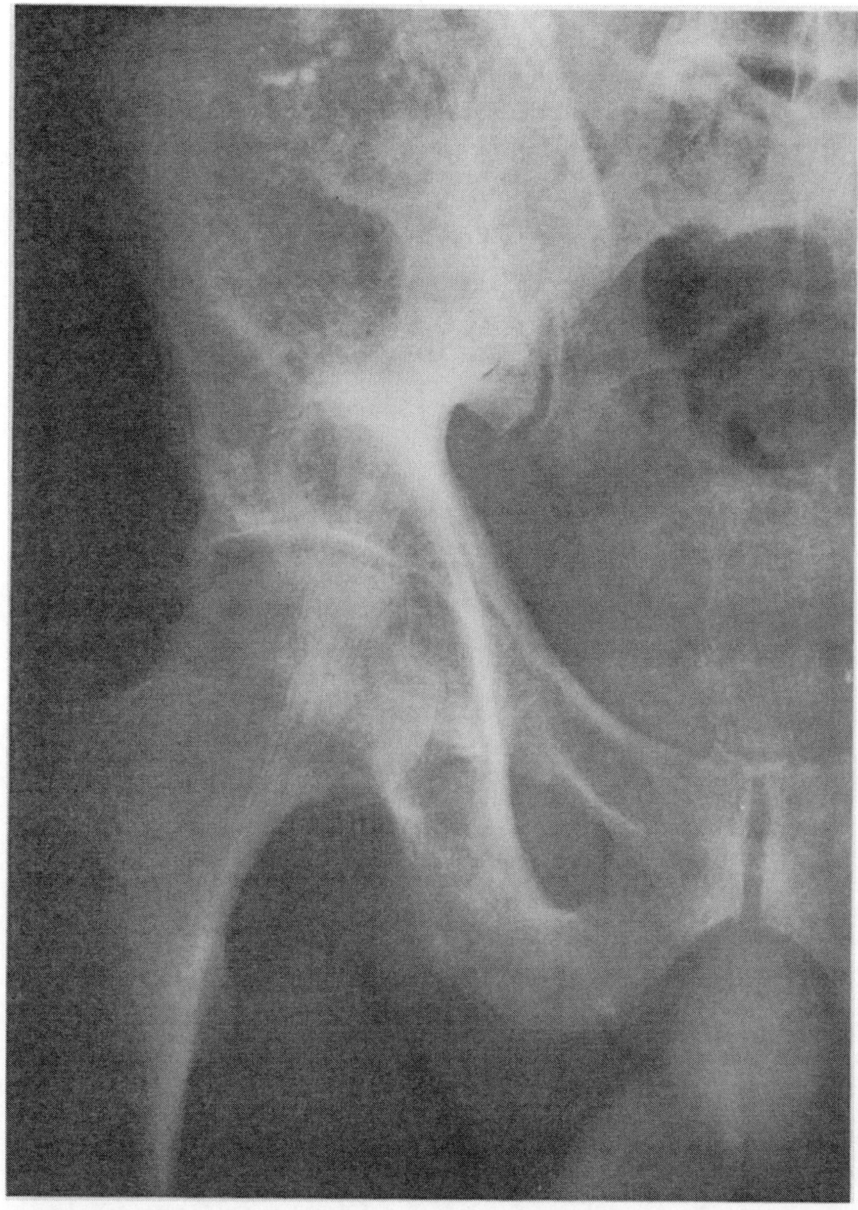

a

Abb. 4.5a–c. Morbus Paget im Hüft- und Schultergelenksbereich. **a** Vorwiegend strähnige Dichtezunahme im Os ilium sowie im Scham- und Sitzbeinbereich. Die flächigsträhnige Spongiosatransformation spricht gegen das Vorliegen von osteoplastischen Metastasen. **b** Der gesamte Humerus ist befallen, im mittleren Schaftdrittel findet sich eine kolbige Verbreiterung des Knochens, in diesem Areal ist die strähnige Spongiosa- und Kompaktatransformation am deutlichsten. **c** Hier imponiert eine fast homogene Dichtezunahme bei Volumenvermehrung des Humeruskopfes sowie des proximalen Schaftes, wobei sich lediglich im Humeruskopf noch vereinzelte fleckförmige Aufhellungen finden (überwiegend Stadium III)

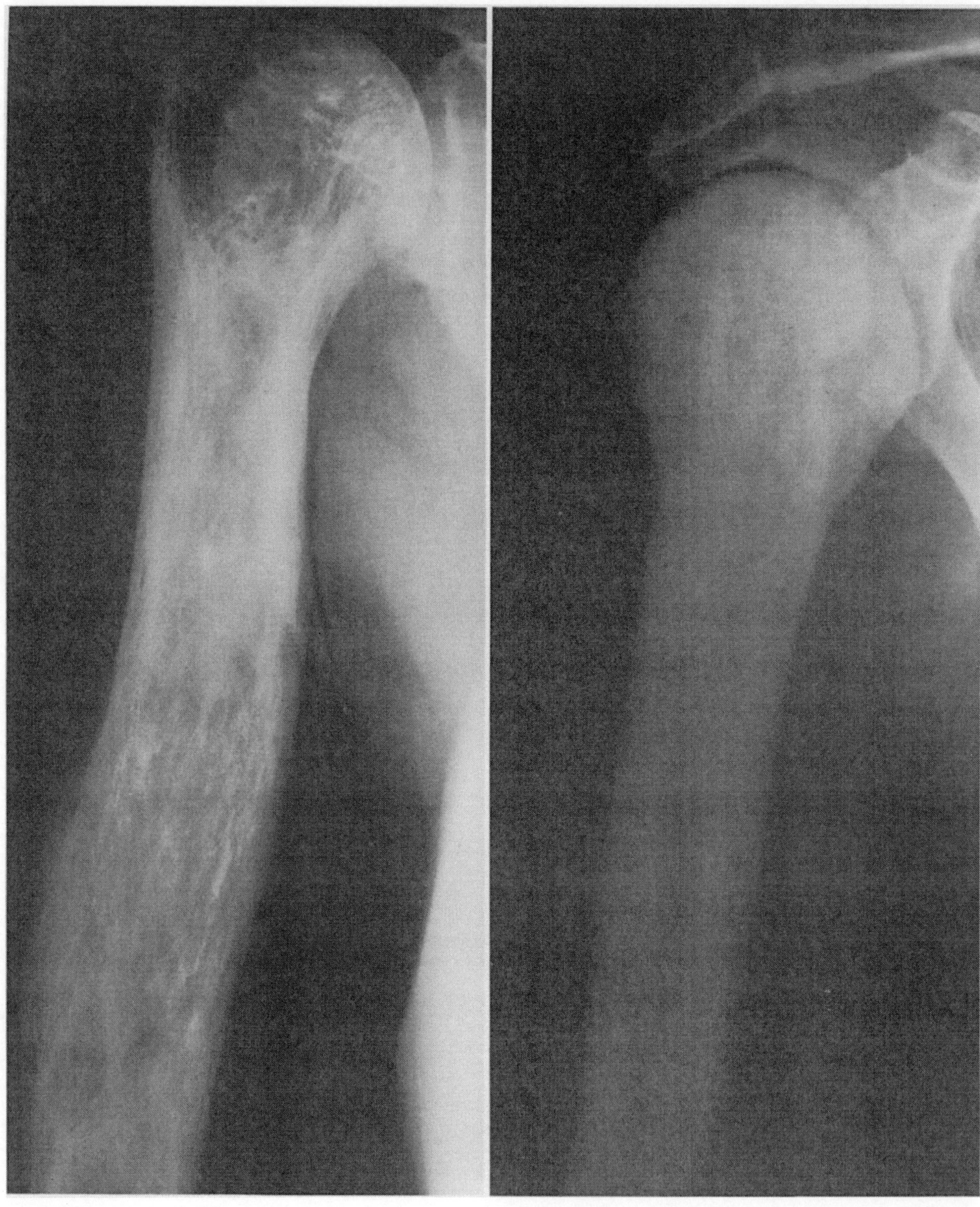

b   c

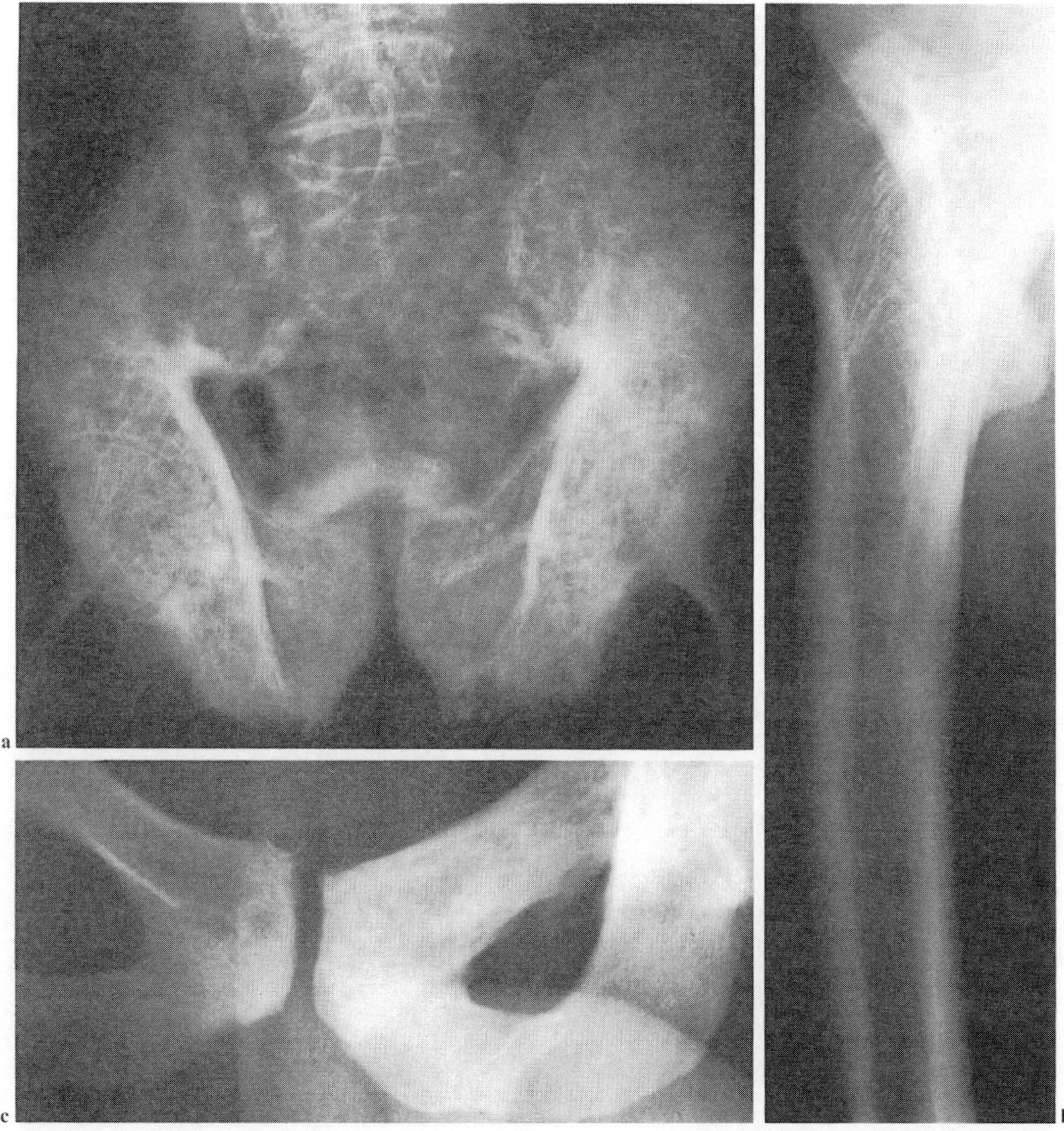

Abb. 4.6a–c. Morbus Paget am Becken, im Femurschaft sowie im linken Schambeinbereich. **a** Alle dargestellten Abschnitte des Beckens sind von der Erkrankung befallen, es findet sich eine strähnige Dichtezunahme bei massiven Verbiegungen, besonders im Hüftbereich beiderseits (Kartenherzbecken). **b** Auffallend strähnige Spongiosa-, aber auch Kompaktatransformation, die Kompakta hat enostal an Dicke zugenommen, so daß der Markraum etwas eingeengt erscheint. Großbogige Verbiegung nach lateral. **c** Durch Vergleich mit der rechten Seite läßt sich die Veränderung des linken Schambeines leicht diagnostizieren. Neben der deutlichen Volumenvermehrung ist die Spongiosa- und Kompaktastruktur strähnig fleckig transformiert, ein Befund, der z.B. bei einer osteoplastischen Metastasierung nur selten beobachtet wird

4.1.2 Fibröse Dysplasie
(Jaffé-Lichtenstein-Uehlinger)

Bei der ätiologisch ungeklärten Knochenerkrankung liegt ein bindegewebiger Ersatz des spongiösen Knochens sowie des Knochenmarkes mit Faserknochenbildung vor. Die neu gebildeten Knochentrabekel sind zart und unregelmäßig angeordnet. Auch die Kortikalis ist teilweise durch Faserknochenbalken ersetzt. Der lamelläre Knochen der äußeren Generallamelle bleibt erhalten bei insgesamt verschmälerter Kompakta, die sich möglicherweise auf der Basis eines erhöhten Binnendruckes nach außen vorwölbt. Der Faserknochen ist kalkarm und weich, wodurch die Basis zu pathologischen Frakturen und Verbiegungen der langen Röhrenknochen gegeben ist. Zu erwähnen ist noch, daß zystische Veränderungen in den bindegewebigen Umwandlungen vorkommen.

Die meisten Fälle werden in *der 1. und 2. Lebensdekade* – also bis zum Abschluß des Wachstums – beobachtet, wenn diese Erkrankung auch im Erwachsenenalter keine Seltenheit darstellt. Beide Geschlechter sind gleichmäßig betroffen. Am häufigsten befallen sind die langen Röhrenknochen, besonders die Oberschenkel, der Schädel mit Ober- und Unterkiefer, der knöcherne Thorax und das Becken. Grundsätzlich kann die Erkrankung jedoch in jedem Skeletabschnitt, sogar in der Wirbelsäule auftreten.

Bei einer Kombination der oligoostotischen Form mit einer Pubertas praecox und Café-au-lait-Flecken spricht man von einem *Albright-Syndrom*.

Die Erkrankung kann sich *monoostotisch* manifestieren, die *oligoostotische Form* weist häufig einen bilateralen Befall, aber mit Bevorzugung einer Seite auf.

Klinisch fallen die Patienten durch äußerlich erkennbare Verformungen der befallenen Skeletabschnitte und gelegentlich auch Knochenschmerzen auf. Als Komplikationen kommen – wie oben erwähnt – Spontanfrakturen vor.

Röntgensymptomatik

Allgemein

Entsprechend den pathologisch-anatomischen Veränderungen finden sich radiologisch Zeichen des Knochenumbaus mit Fehlstrukturierung (Ersatz durch Faserknochen).

Die befallenen Areale zeigen in der Regel einen Strukturverlust entweder mit einem *mattglasartigen Aussehen* oder einem *seifenblasenähnlichen wabig-zystischen Muster*. Die Veränderungen sind gegen den gesunden Knochen zumeist von einem scharf begrenzten, mehr oder weniger dicken Sklerosesaum abgegrenzt. In Abhängigkeit von der Zeitdauer des Geschehens kann die Kompakta verdünnt sein und sich nach außen verwölben oder auch eine Dickenzunahme aufweisen. Gelegentlich finden sich auch feinfleckige Kalzifikationen in den Aufhellungsarealen. Knochenneubildungen gehen im Gegensatz zur Pagetschen Erkrankung überwiegend von der Spongiosa aus und geben dem Knochen in diesen Arealen ein mehr unregelmäßiges fleckiges Muster.

Spontanfrakturen und Loosersche Umbauzonen sind Ausdruck einer Belastungsinsuffizienz der befallenen Abschnitte. Periostreaktionen werden nur dort beobachtet, wo eine statische Insuffizienz mit beginnender oder vollzogener Frakturierung vorliegt.

Die Veränderungen sind in der Regel mehrere Zentimeter groß und erfassen die meta- und diaphysären Abschnitte. Fibrös-dysplastische Herde werden topographisch der Häufigkeit nach in der folgenden Reihenfolge beobachtet: Femur, Tibia, Humerus, Schädeldach und Gesichtsschädel sowie auch Schädelbasis, Rippen, Beckenknochen.

Die *individuellen Veränderungen können bei der mono- und oligoostotischen Form* der *fibrösen Dysplasie unterschiedlich sein*: Bei der monoostotischen Form haben sie meist einen scharf begrenzten Rand, der unterschiedlich dick sklerosiert ist, sie liegen meist im spongiösen und medullären Knochenbereich, wobei sich die Kompakta infolge des expansiven Wachstums vorwölbt. Gröbere Verbiegungen kommen bei dieser Form weniger häufig vor.

Bei der oligoostotischen Form findet sich mehr eine Formveränderung mit Volumenzunahme der befallenen Knochen, die einzelnen Veränderungen sind viel ausgedehnter, es kommt zu stärkeren Verbiegungen („Hirtenstabdeformität" am proximalen Femur). Die Herde sehen dabei mehr mattglasartig und nicht so sehr seifenblasenähnlich aus. Pathologische Frakturen werden beobachtet.

Speziell

Femur. Die Läsionen erfassen meistens proximale Meta- sowie proximale und mittlere Diaphyse. Der Knochen ist kolbenförmig verbreitert, die Kompakta nach außen hin vorgewölbt, die Spongiosa seifenblasenähnlich aufgehellt und von mehr oder weniger dicken Sklerosesäumen umgeben. Feinfleckige Kalzifikationen und Knochenneubildungen in den Aufhellungsarealen werden beobachtet.

Es besteht in der Regel eine Forminstabilität mit Ausbildung des typischen „Hirtenstabes". Eine oder mehrere Looser-Zonen, insbesondere an der Konvexität der Verbiegung, sind keine Seltenheit.

Tibia. Die strukturellen Veränderungen sind denen am Femur sehr ähnlich, die Verbiegung erfolgt meist nach vorn und zur Seite hin (Crus antecurvatum und varum). Auch hier ist der Knochen in der Regel kolben- oder spindelförmig aufgetrieben und hat einen größeren Umfang.

Schädel. Die Veränderungen am Schädeldach sind zumeist gemischtförmig, d.h. es finden sich neben einem Abbau Knochenneubildungen, so daß das Bild insgesamt *watteähnlich* erscheint. Die vordere Schädelbasis weist in der überwiegenden Zahl der Fälle mehr sklerosierende Veränderungen auf, auch läßt sich eine Volumenzunahme feststellen (pagetoider Typ). Charakteristisch manifestieren sich fibrös dysplastische Veränderungen an der Mandibel, die auch verhältnismäßig häufig betroffen wird. Hier finden sich vorwiegend seifenblasenähnliche zystische Aufhellungen, der Knochen wird aufgetrieben. Im Oberkieferknochen überwiegen Osteosklerosen.

Bei schwerem Befall des Gesichtsschädels tritt das Bild der „Leontiasis ossea" auf.

Rippen. Hier finden sich vorwiegend expansive Läsionen mit massiver Verbreiterung des Knochens und Strukturaufhellungen mit mattglasartigem Aussehen oder einer mehr seifenblasenähnlichen Konfiguration. Bei Rippenveränderungen mit einer Volumenzunahme ist immer in erster Linie an eine fibröse Dysplasie zu denken.

Becken. Vorwiegend zystische und seifenblasenähnliche Veränderungen stehen im Vordergrund, Sklerosen sind eher seltener.

Wirbelsäule. Die Wirbelsäule ist relativ selten befallen, die Läsionen sind röntgenologisch nicht sehr charakteristisch.

Differentialdiagnose

Differentialdiagnostisch sind grundsätzlich all die Veränderungen in Betracht zu ziehen, bei denen neben einem Abbau Knochenneubildungen mit relativ scharfer Begrenzung zum gesunden Knochen hin vorkommen. Dabei ist in erster Linie – insbesondere bei der monoostotischen Form der fibrösen Dysplasie – an benigne Knochentumoren zu denken. Zu diskutieren sind fernerhin osteomyelitische Veränderungen, die in chronischer Form auch zu einer Volumenzunahme führen können. In der Regel fehlen bei ihnen aber die scharfen Grenzen zum gesunden Knochen hin. Bei jüngeren Patienten ist eine Enchondromatose abzugrenzen. Bei Patienten in mittleren Lebensjahren muß bei Herden am Schädel an einen M. Paget gedacht werden, der allerdings meist erst jenseits des 40. Lebensjahres auftritt. Die fibröse Dysplasie macht im Gegensatz zur Ostitis deformans häufig an den Schädelnähten halt, jedoch ist diese Beobachtung nur fakultativ. Besonders große Schwierigkeiten kann am Schädel, insbesondere an der Schädelbasis, die Abgrenzung gegen ein Meningiom bereiten. Differentialdiagnostische Hilfen sind dabei das Alter der Patienten (fibröse Dysplasie – jüngere Patienten, Meningiom – mehr ältere Patienten) sowie weitere Skeletherde bei der fibrösen Dysplasie. Nach neueren Untersuchungen läßt sich mit Hilfe der Computertomographie die Abgrenzung zwischen Meningiom und fibröser Dysplasie insbesondere an

der vorderen Schädelgrube und im Keilbeinbereich mit großer Sicherheit durchführen.

Folgende weitere Erkrankungen müssen am
Schädel in die engere Differentialdiagnose ein-
bezogen werden: Metastasen, verschiedene
Anämieformen, Hyperparathyreoidismus, am
Unterkiefer verschiedene Knochentumoren,
z.B. Ameloblastom.

Literatur

Gibson MJ, Middlemiss JH (1971) Fibrous dysplasia of
  bone. Br J Radiol 44:1–13
Vogelsang H, Stöppler L, Thiede G (1978) Fibröse Dysplasie des Schädels – eine röntgenologische, computer-
  tomografische und szintigrafische Studie. ROEFO
  128/3:253–257

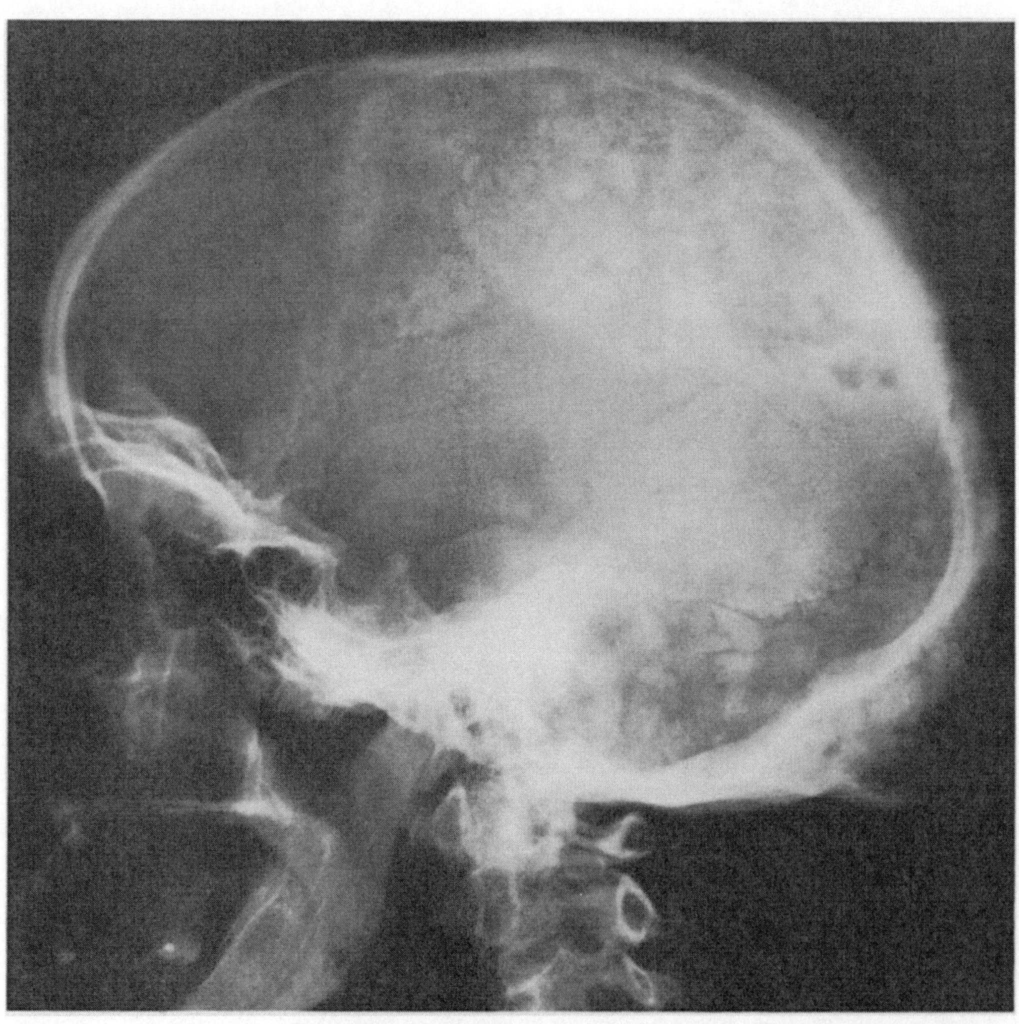

Abb. 4.7. Fibröse Dysplasie im Parietal- und Okzipitalbereich. Im Vordergrund stehen wabig-zystische und fleckige
Strukturveränderungen der parietalen und okzipitalen
Schädelkalottenabschnitte. Im hinteren Parietal- sowie im
Okzipitalbereich überragen die Knochenneubildungen
deutlich die Schädelkalotte. Gegen eine Ostitis deformans
Paget spricht die mehr wabig-zystische Strukturveränderung mit z.T. relativ scharfer Begrenzung. *Differentialdiagnostisch* muß eine gummöse Periostitis serologisch
ausgeschlossen werden

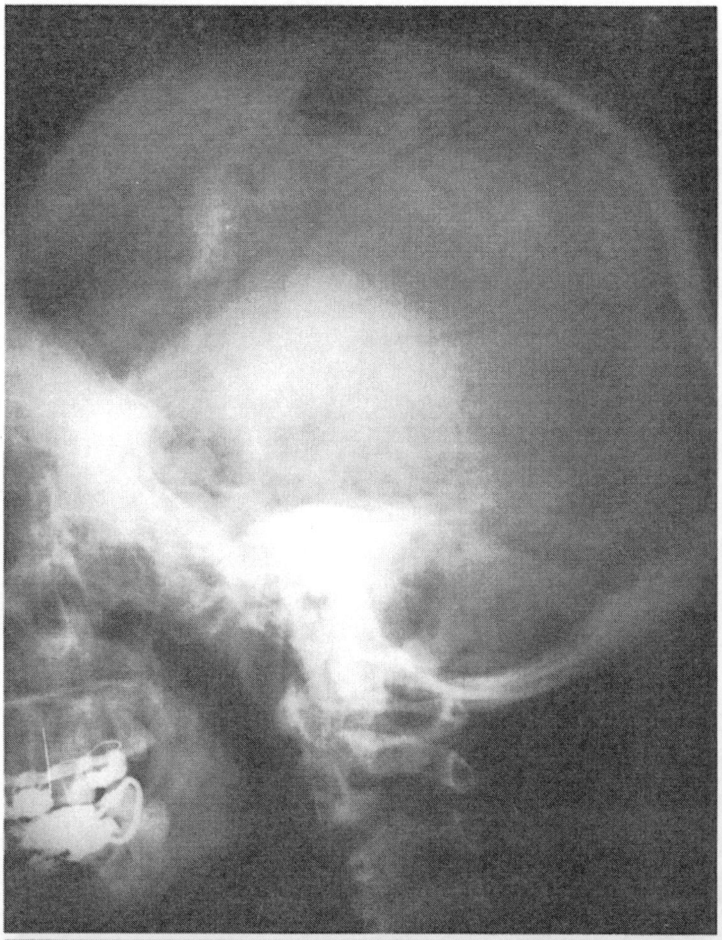

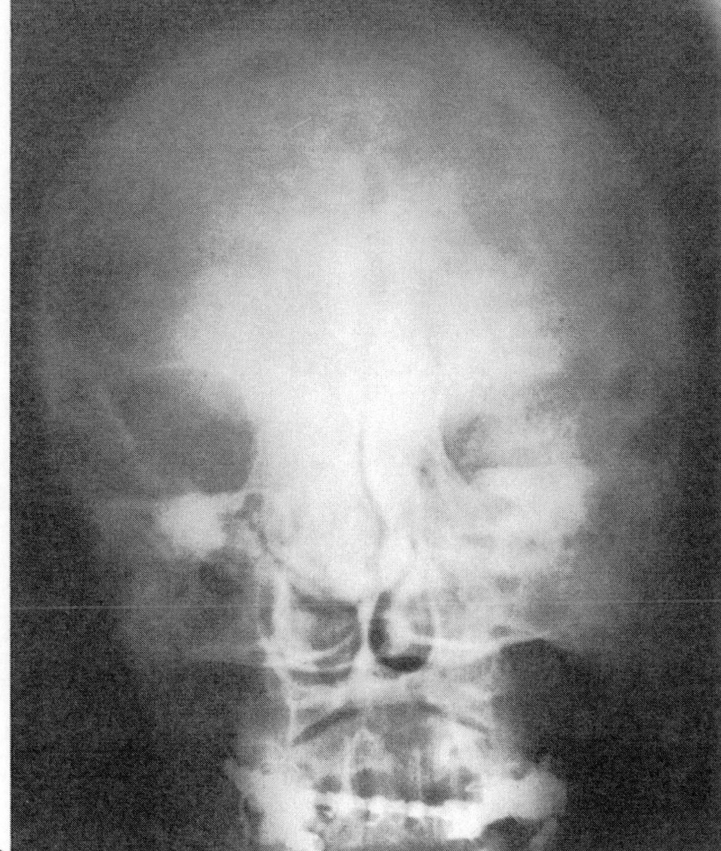

Abb. 4.8 a–d. Ungewöhnliche fibröse Dysplasie am Schädel. Die Übersichtsaufnahmen (**a**, **b**) zeigen eine vorwiegend im Frontobasalbereich gelegene massive Dichtezunahme, während die vorderen und mittleren Schädelkalottenabschnitte mehr watteähnlich verdichtet erscheinen. Auf den Schichtaufnahmen (**c**, **d**) wird das wahre Ausmaß der Knochenveränderungen deutlich: Im Siebbein und im Bereich der linken Kieferhöhle bestehen ausgedehnte Sklerosierungen mit erheblicher Volumenzunahme und Verdrängung des Nasenseptums nach links, das gesamte Keilbein ist unter Volumenzunahme z.T. gleichmäßig, z.T. – besonders im linken großen Keilbeinflügel – fleckförmig watteähnlich verdichtet. Es liegt hier der pagetoide Typ der fibrösen Dysplasie am Schädel vor. Bei der röntgenologischen Abgrenzung der vorliegenden fibrösen Dysplasie gegen einen M. Paget half das Alter der Patientin (22 Jahre) und die Tatsache, daß die alkalische Phosphatase normal war

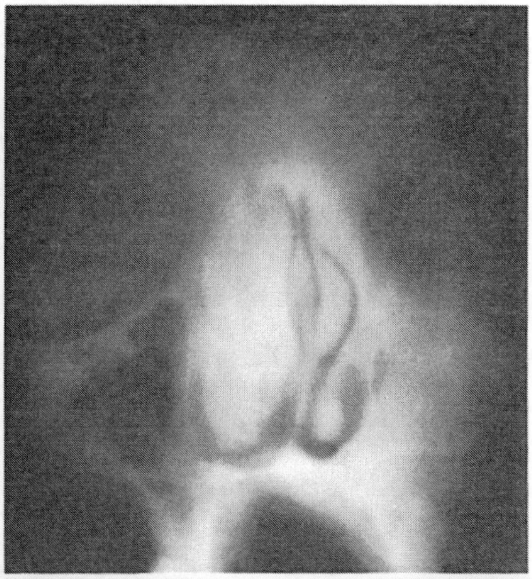

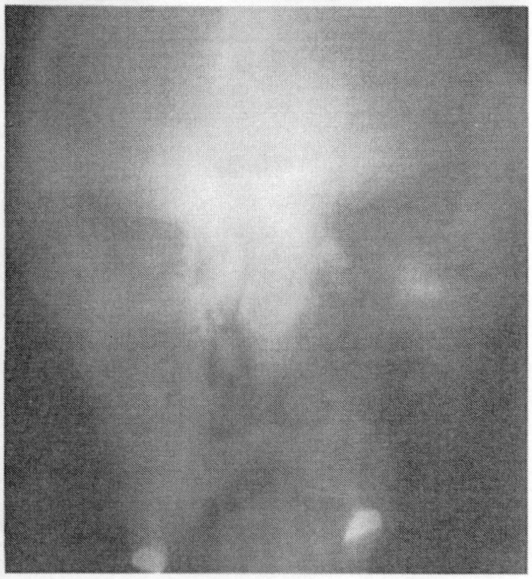

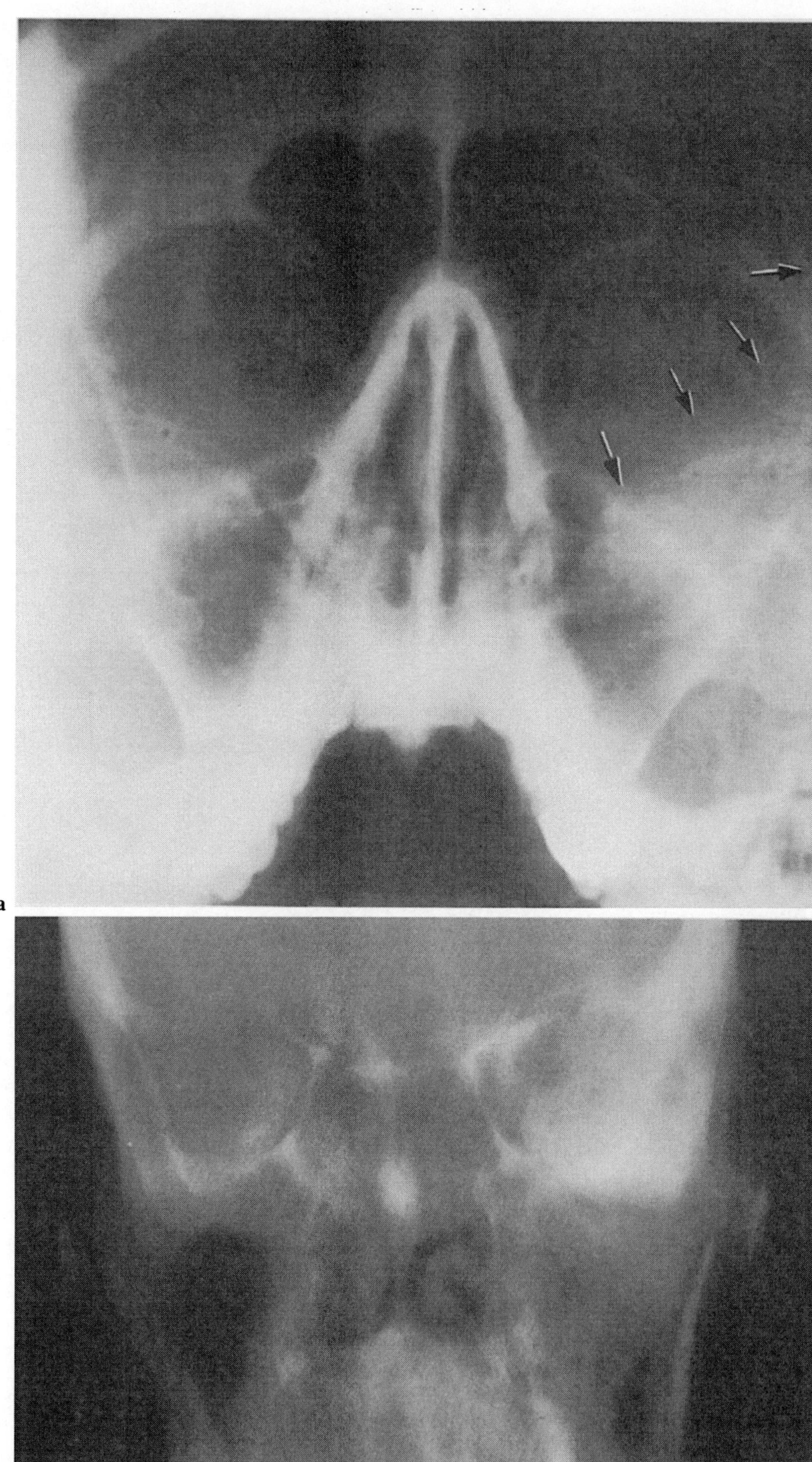

Abb. 4.9a, b. Fibröse Dysplasie am großen Keilbeinflügel und Oberkiefer links. Die Übersichtsaufnahme im halbaxialen Strahlengang (**a**) zeigt eine mehr fleckförmige Dichtezunahme im linken Keilbeinbereich mit mäßiger Volumenzunahme. Das Ausmaß von Auftreibung und Sklerosierung wird besonders in der Schichtaufnahme (**b**) deutlich. Klinisch bestand eine Protrusio bulbi. *Differentialdiagnostisch* kommt neben einem Keilbeinmeningiom auch eine Ostitis deformans Paget in Frage

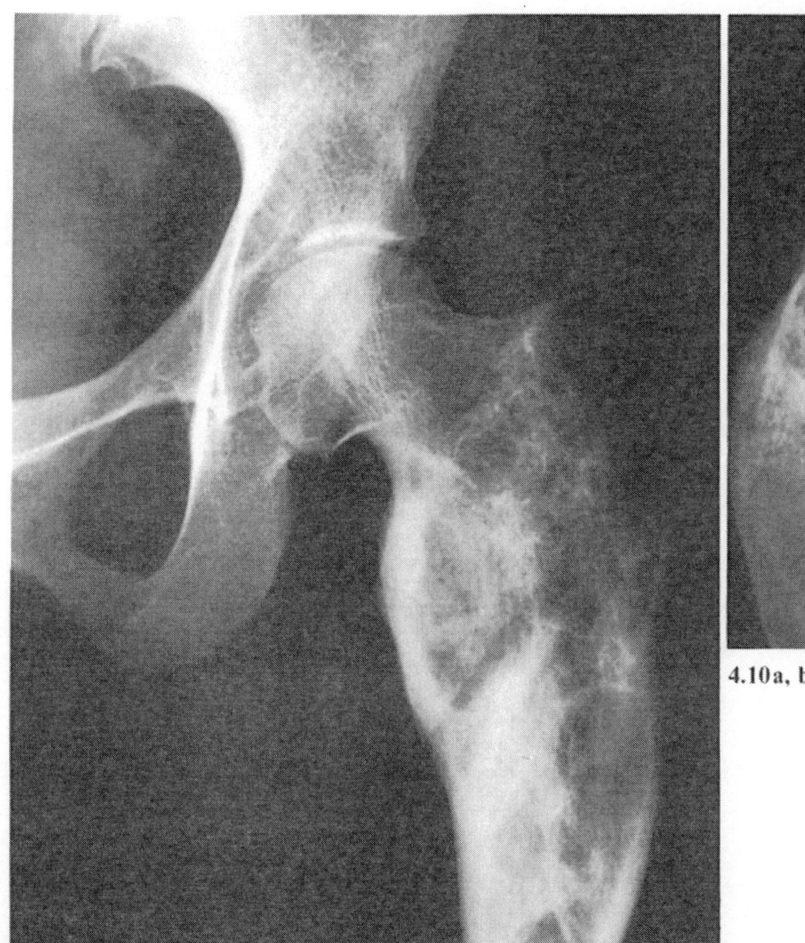

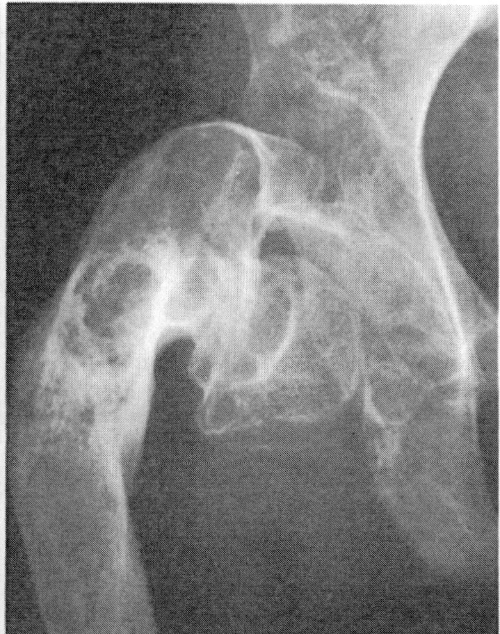

4.10 a, b

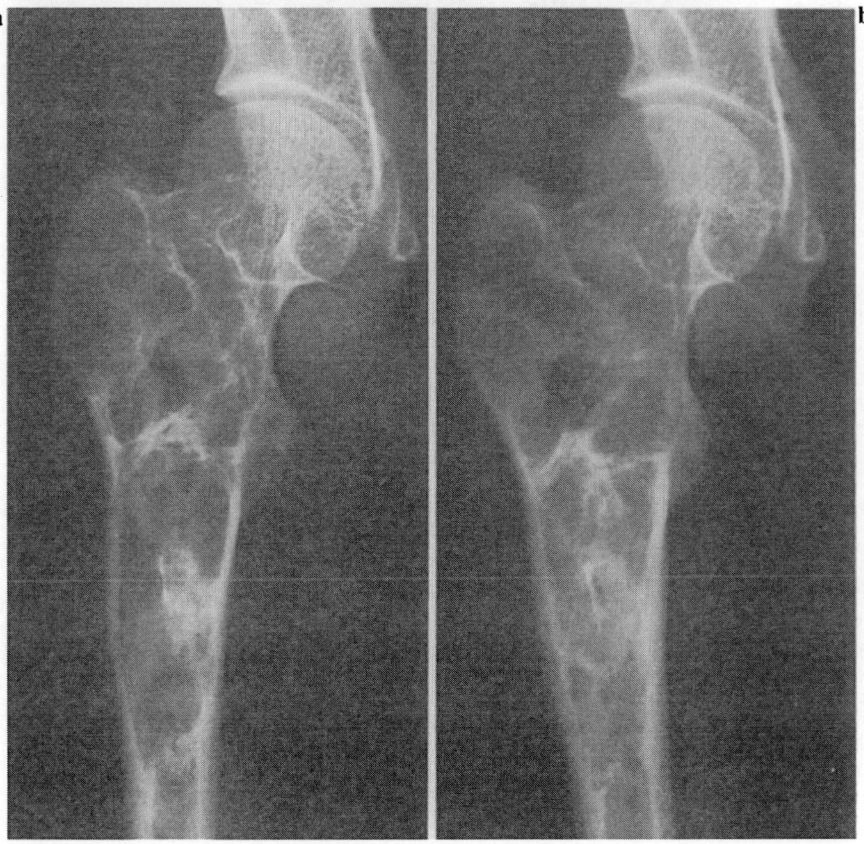

Abb. 4.11 a, b. Verlaufsbeobachtung einer fibrösen Dysplasie im proximalen Femur. Typische kolbenförmige Auftreibung der proximalen Femurabschnitte mit seifenblasenähnlicher Strukturveränderung und hochgradiger Kortikalisverdünnung (**a**). Zwischen den beiden Aufnahmen liegt ein Zeitraum von 7 Jahren. Man erkennt, daß die Knochenstrukturen unterhalb der Linea intertrochanterica durch Knochenneubildungen an Dichte zugenommen haben, auch hat sich die laterale Kortikalis verdickt. Die ehemals klassische seifenblasenähnliche Spongiosaveränderung ist weniger deutlich geworden. Alle dargestellten Knochenstrukturen sind bei dieser monoostotischen Form der fibrösen Dysplasie auffallend scharf

◁ **Abb. 4.10 a, b.** Typische fibröse Dysplasie am proximalen Femur. **a** Deutlich kolbenförmige Verbreiterung der proximalen Meta- und Diaphyse, Vorwölbung der Kortikalis nach außen und seifenblasenähnliche Strukturaufhellungen, die von scharf begrenzten Sklerosesäumen umgeben sind. **b** Hirtenstabartige Verbiegung der proximalen Femurmeta- und -diaphyse bei seifenblasenähnlicher Strukturumwandlung der Spongiosa und hochgradiger Verdünnung der Kortikalis. Im metadiaphysären Übergangsbereich hat wohl zwischenzeitlich eine Fraktur vorgelegen, die in mäßiger Varusstellung verheilt ist

---

Abb. 4.12. Oligoostotische Form der fibrösen Dysplasie am Becken. Das Os sacrum ist z.T. blasig aufgetrieben, die eigentlichen Knochenstrukturen des Os sacrum sind nicht mehr erkennbar. Um das linke Hüftgelenk herum ebenfalls blasige Knochenauftreibungen mit z.T. relativ unscharfen Strukturen. Mehr strähnige Strukturveränderungen auch in den oberen medialen Abschnitten des linken Os ilium. Im Gegensatz zu Abb. 4.11 sind die Knochenstrukturen bei dieser polyostotischen Form insgesamt deutlich unschärfer. Die Patientin war im übrigen klinisch völlig beschwerdefrei

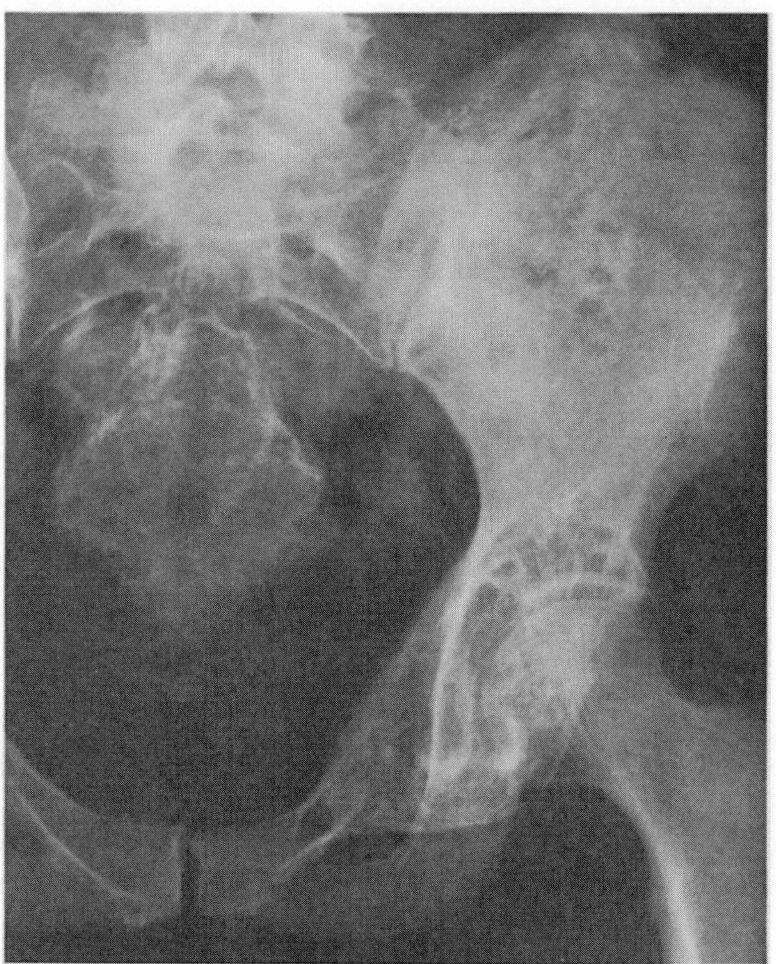

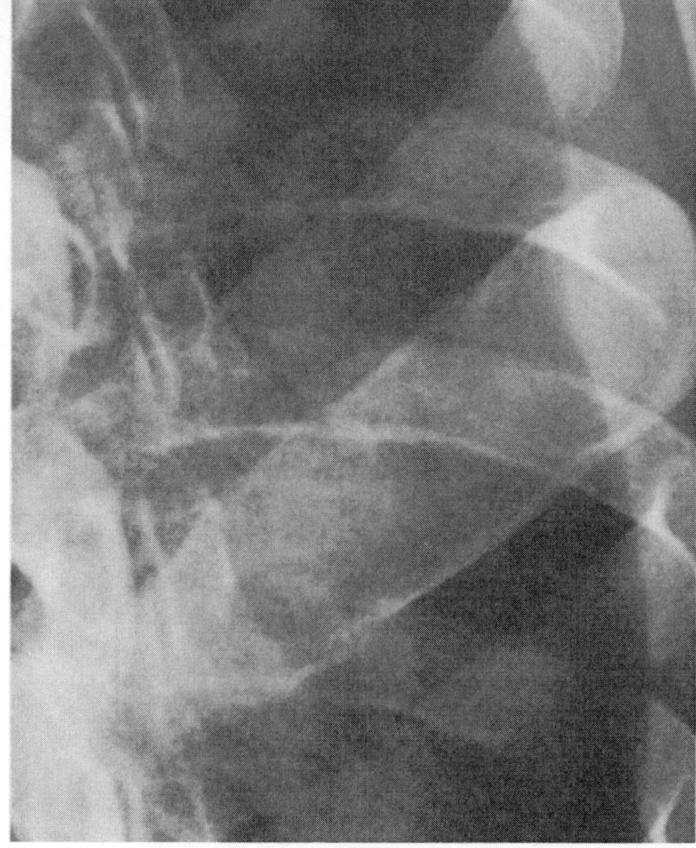

Abb. 4.13. Typische fibröse Dysplasie (polyostotische Form) an einer Rippe. Die Rippe ist insgesamt aufgetrieben, die Kortikalis wellig begrenzt. Die Binnenstruktur erscheint mehr mattglasartig. Ein differentialdiagnostisch in Frage kommendes expansiv wachsendes Enchondrom würde in Anbetracht der Ausdehnung des Prozesses endotumorale Verkalkungen erkennen lassen

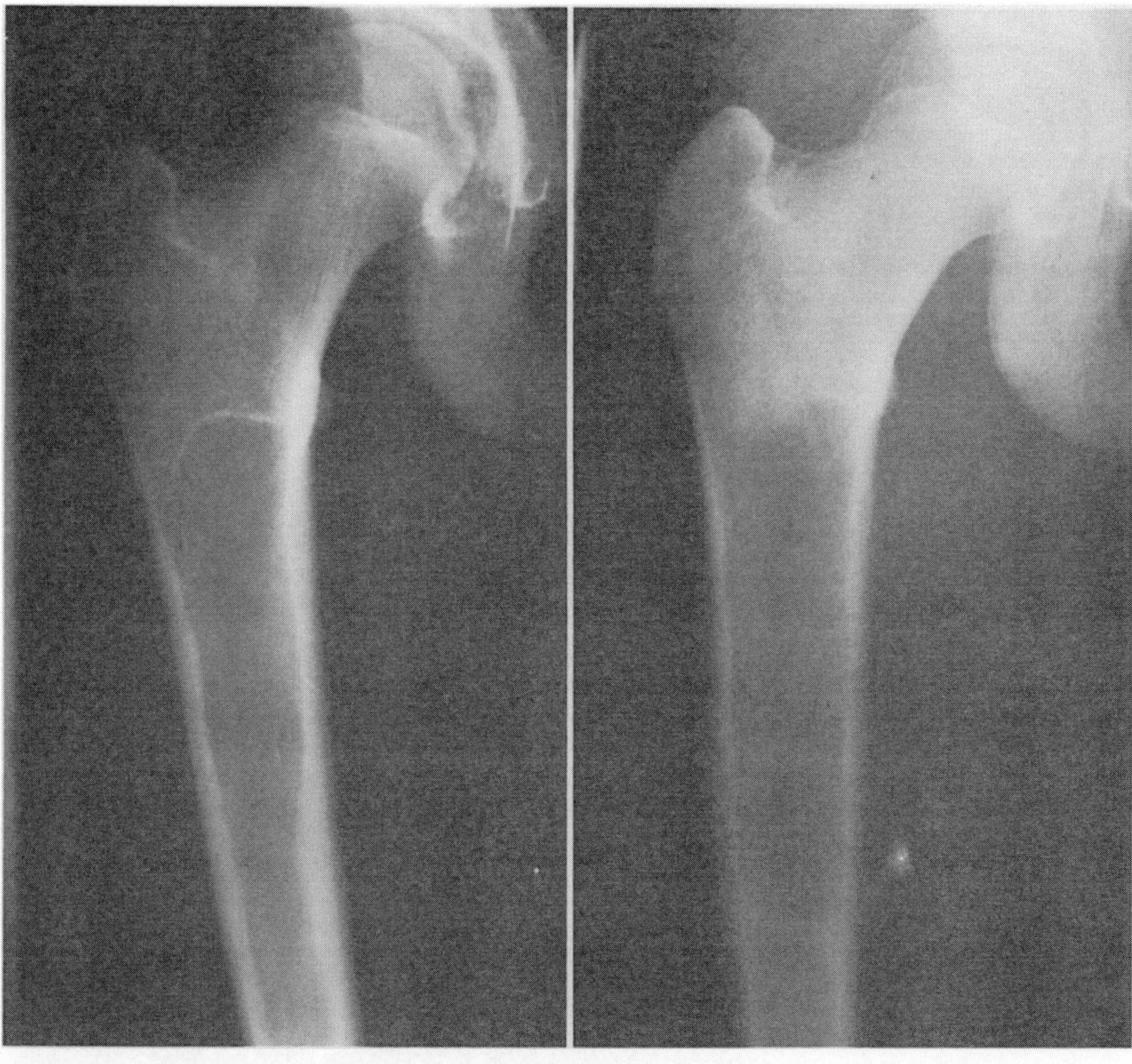

a   b

Abb. 4.14a, b. Verlauf einer fibrösen Dysplasie bei einem 14jährigen Mädchen. **a** Man erkennt einen ziemlich ausgedehnten Defekt im proximalen Femurschaft, der nach kranial hin durch einen scharfen Sklerosesaum abgegrenzt ist. Die laterale Kompakta ist verdünnt und wellig. Die Binnenstruktur erscheint mehr mattglasartig. **b** Fünf Wochen später bemerkt die Patientin zunehmende Schmerzen im Oberschenkelbereich. Die jetzige Röntgenaufnahme zeigt eine zunehmende Zerstörung der lateralen unteren Kortikalis, auch die mediale Kortikalis erscheint verdünnt und unscharf. Es finden sich zarte periostale Verkalkun-gen in diesen Abschnitten. Die zentralen Areale erscheinen transparenter als in **a**. Die Befundveränderung ist am ehesten durch eine zunehmende statische Insuffizienz durch die ausgedehnte fibröse Dysplasie im proximalen Femurschaft zu erklären, wobei es zu stärkeren resorptiven Veränderungen im Kortikalisbereich und zum Bild der verkalkenden Periostitis gekommen ist. *Differentialdiagnostisch* wurde an ein Femurschaftchondrom und unter Berücksichtigung von **b** an ein ausgedehntes, vorwiegend osteolytisches osteogenes Sarkom gedacht

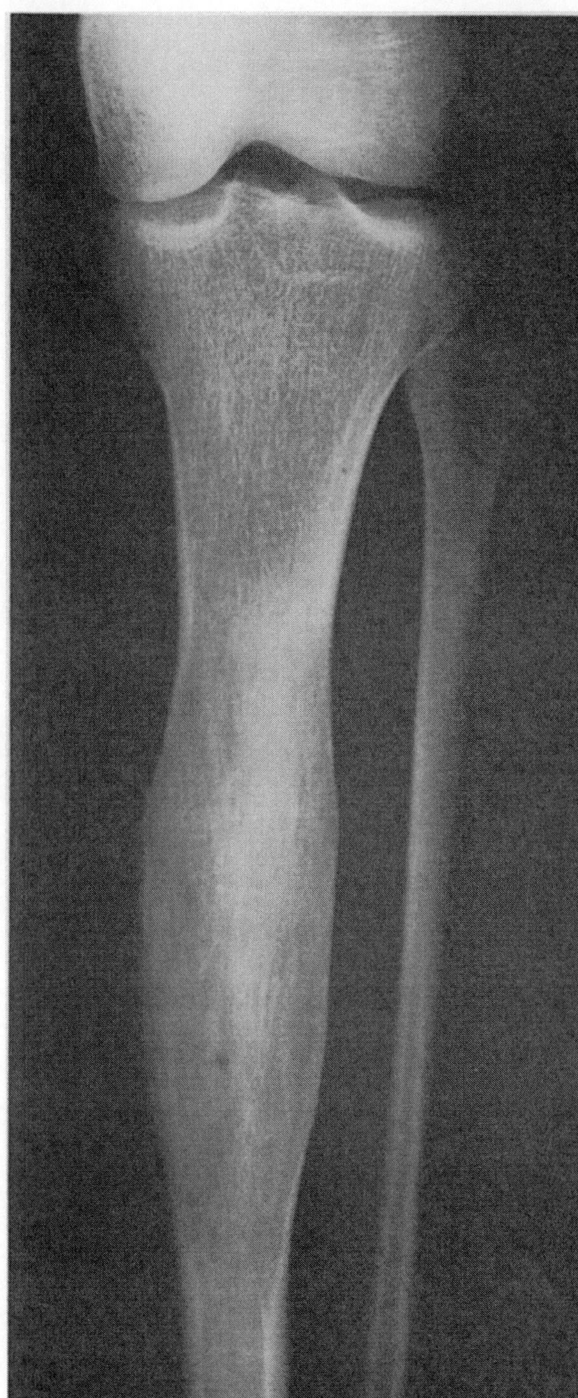

Abb. 4.15. Monoostotische fibröse Dysplasie der mittleren Tibiadiaphyse bei einer 22jährigen Frau. Die Patientin ist bis auf eine tastbare Verdickung der mittleren Tibia symptomlos. Röntgenologisch findet sich eine kolbige Auftreibung des mittleren Tibiaschaftes mit einer hochgradigen Verdünnung der Kortikalis. Die Spongiosa ist mattglasartig verwaschen. Vom Röntgenmorphologischen her würde die mehr mattglas- als seifenblasenartig anmutende Veränderung eher zur polyostotischen Form der fibrösen Dysplasie passen, andere Herde ließen sich aber bei der Patientin röntgenologisch nicht nachweisen. Von der Feinstruktur her bestehen gewisse Ähnlichkeiten mit den Veränderungen an der Rippe in Abb. 4.13 und dem Femur in Abb. 4.14

4.2 Knochen- und Skeletveränderungen bei Hämophilie A und B

Die häufigste Form röntgenologisch sichtbarer Skeletveränderungen bei Hämophilie A und B ist die *hämophile Osteoarthropathie*. Dabei kommt es besonders am Knie- und Ellenbogengelenk infolge rezidivierender Blutergüsse und daraus resultierender intraartikulärer Druckerhöhung zu einem Knochenabbau zunächst der knorpelfreien Gelenkflächen (z.B. Fossa intercondylaris), und später auch zu einer massiven Knorpelschädigung. Durch eine pannusartige Bindegewebsproliferation in das Gelenk hinein entstehen *Erosionen* und *Usurierungen*; kombiniert mit *Wachstumsstörungen* resultiert das typische Blutergelenk mit deutlicher *Deformierung*, Zeichen der *Arthrose* und einer *strähnigen, gelenknahen Osteoporose*, die einer hypertrophischen Atrophie entspricht.

Bei intraossären und subperiostalen Blutungen kann sich der sog. *hämophile Pseudotumor* entwickeln, bei dem es sich um eine gutartige zystische Auftreibung des Knochens handelt, die teils von flüssigem Blut ausgefüllt ist. Er wird am häufigsten am Os ilium und am Femur gefunden, aber auch an anderen Röhrenknochen wie z.B. Tibia und Radius beobachtet.

Differentialdiagnose

Die *Differentialdiagnose hämophiler Pseudotumoren* hat sowohl gutartige wie auch bösartige Knochentumoren, fernerhin entzündliche und parasitäre Knochenprozesse sowie osteodystrophische Veränderungen wie z.B. die fibröse Dysplasie zu berücksichtigen. In der Regel wird die Diagnostik aber dadurch erleichtert, daß bei dem Patienten die Hämophilie bereits bekannt ist.

Literatur

Brant EE, Jordan HH (1972) Radiologic aspects of hemophilic pseudotumors in bone. AJR 115:525
Grauthoff H, Hofmann P, Lackner K, Brackmann HH (1978) Hämophiler Pseudotumor und Iliacushämatom; radiologische und klinische Befunde. ROEFO 129:614
Stoker DJ, Murray RO (1974) Haemophilia and other bleeding disorders. Semin Roentgenol 9:185
Webb J, Dixon A (1960) Haemophilia and haemophiliac arthropathy. Ann Rheum Dis 19:143

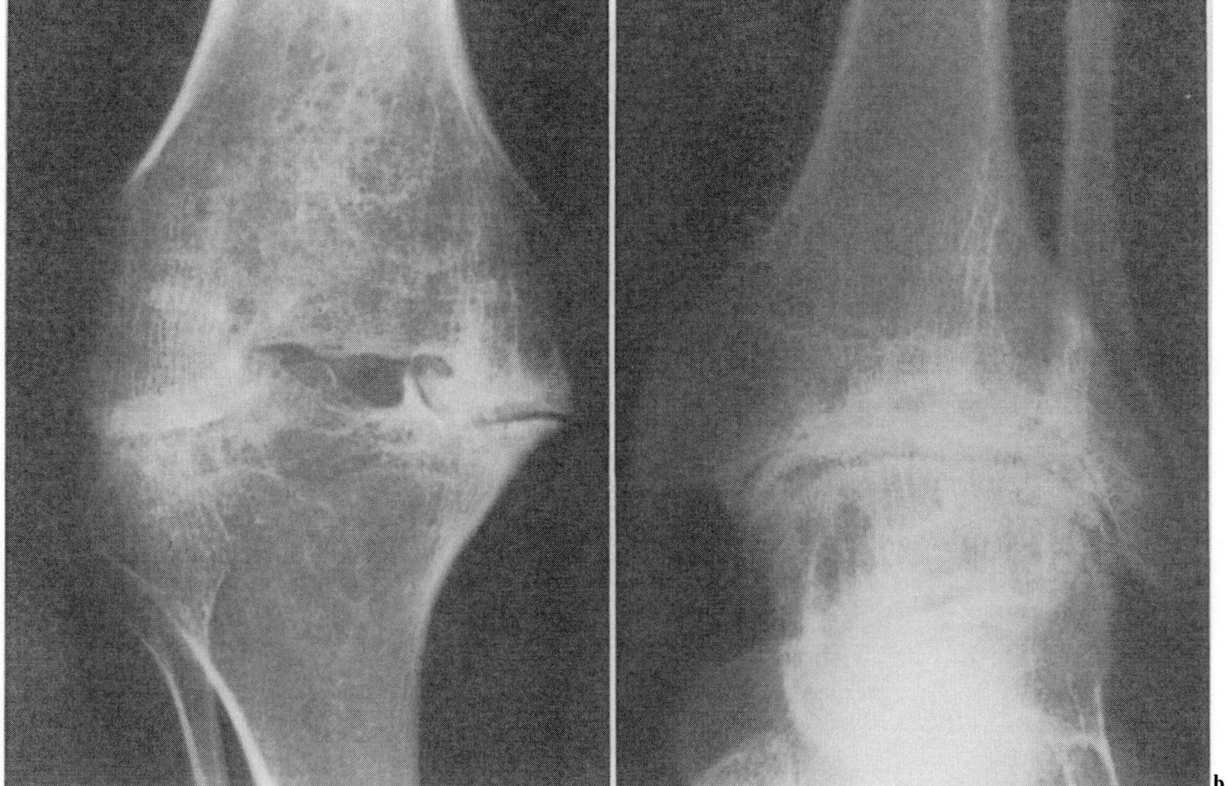

a b

Abb. 4.16a, b. Hämophile Osteoarthropathie bei einem 36jährigen Mann mit Hämophilie A. Knie- und oberes Sprunggelenk sind deutlich deformiert, wobei besonders die Verbreiterung und Vertiefung der Fossa intercondylaris des Femurs auffällt. Am oberen Sprunggelenk ist das tibiale Gelenkmassiv deutlich verbreitert und abgeflacht. Am Knie- und oberen Sprunggelenk finden sich Verschmälerungen der Gelenkspalten durch Knorpelzerstörung, deutliche Schliffflächen und subchondrale Aufhellungen als Arthrosezeichen. Die Veränderungen sind auf der Basis rezidivierender blutiger Gelenkergüsse bereits in der Kindheit entstanden, woraus sich die groben Formveränderungen erklären. Charakteristisch ist die gelenknahe strähnige Osteoporose, die besonders in den sprunggelenksnahen Knochenabschnitten der Tibia und des Talus hervortritt. Das Bild wird durch eine verhältnismäßig breite Arrosion der lateralen Kontur des Condylus femoris vervollständigt

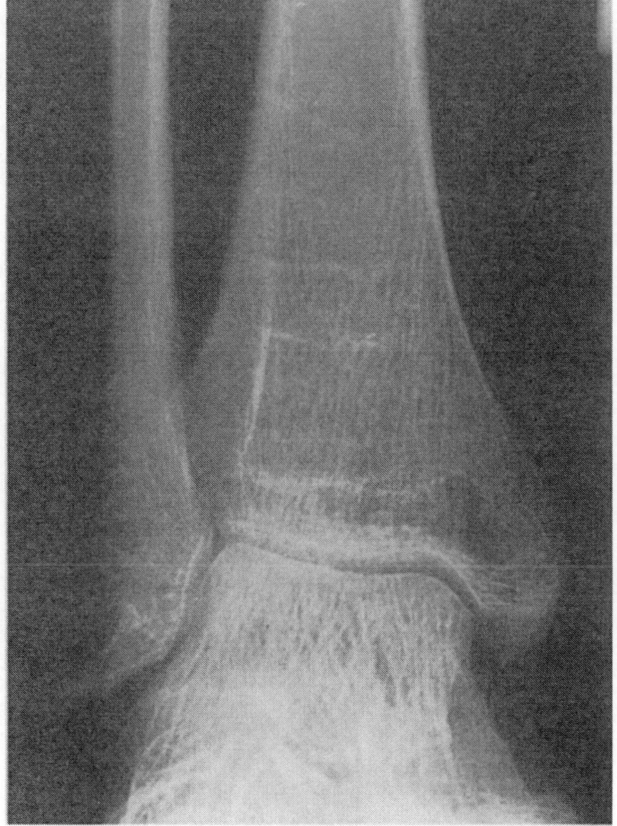

Abb. 4.17. Hämophilie A. Charakteristische strähnige Osteoporose aller gelenknahen Knochenabschnitte, sonst keine Veränderungen (21jähriger Patient)

4.3 Diabetische Knochenveränderungen

Besonders bei lang bestehendem Diabetes mellitus werden neben allgemeinen hyperostotischen Veränderungen Nekrosen der artikulierenden Knochen beobachtet. Ein Zusammenhang zwischen allgemeiner Osteoporose und Diabetes mellitus ist bisher nicht gesichert.

Die *hyperostotischen Veränderungen* manifestieren sich in Form der hyperostotischen Spondylosis deformans (Typ Forestier), der Hyperostosis frontalis interna (Morgagni-Syndrom), einer produktiven Fibroostose mit Knochenneubildungen im Insertionsgebiet von Sehnen sowie auch in Kapselansatzregionen und in Form von soliden Periostverkalkungen, insbesondere der unteren Extremität.

Die *Osteonekrosen* (s. auch S. 279) treten im Rahmen der *diabetischen Osteoarthropathie* besonders im Fußskelet auf. Sie werden pathogenetisch den neurogenen Osteoarthropathien auf der Basis der diabetischen Neuropathie zugeordnet. Die Hauptlokalisation der diabetischen Osteoarthropathie findet sich in den Metatarsophalangeal- und Interphalangealgelenken.

Röntgenologisch lassen sich vom Verlauf her 3 Stadien unterscheiden:

Stadium I: (Initialstadium) Umschriebene Osteoporose, Subluxation (infolge Kapsel- und Banderschlaffung), Luxation und kortikale Defekte

Stadium II: (Progredientes Stadium) Osteolysen, Fragmentation infolge diabetischer Osteonekrose, Frakturen, periostale Knochenneubildungen

Stadium III: (Reparatives Stadium) Reossifizierung der kortikalen Defekte, Resorption der Knochenfragmente mit Ausbildung neuen Knochens. Glättung und Zuspitzung der destruierten Knochen, Entwicklung einer Arthrosis deformans, Ankylose.

Differentialdiagnose

Differentialdiagnostisch ergeben sich für die diabetische Osteoarthropathie unter Berücksichtigung der Anamnese des Patienten und des röntgenologischen Verlaufes keine Schwierigkeiten. Im Stadium II der progredienten Destruktion müssen Knochennekrosen auf primär neurogener und entzündlicher Basis abgegrenzt werden.

Literatur

Forgács S (1977) Stages and roentgenological picture of diabetic osteoarthropathy. ROEFO 126/1:36

5 Vorwiegend monoostotische Struktur- und Dichteveränderungen

5.1 Knocheninfarkt

Die Ätiologie des Knocheninfarktes ist vielseitig und reicht von Gefäßverschlüssen auf der Basis primärer und sekundärer Gefäßveränderungen über Bluterkrankungen mit Änderungen der Viskosität (Polycythaemia vera, Sichelzellanämie, Blutgerinnungsstörungen), Knocheninfektionen und -infiltrationen, Kollagenosen sowie Hyperkortizismus bis zur Caissonkrankheit. Auch eine Pankreatitis, insbesondere bei Alkoholabusus, und das Vorliegen eines Phäochromozytoms werden als mögliche Ursache diskutiert. Die meisten radiologisch nachweisbaren Knocheninfarkte sind jedoch anamnestisch und klinisch stumm und entsprechen einem radiologischen Nebenbefund. Gelegentlich werden uncharakteristische Gliederschmerzen angegeben. Bei epiphysärer Infarktlokalisation können als Nekrosefolge (s.S. 279) Gelenkbeschwerden im Sinne einer degenerativen oder auch entzündlichen Erkrankung auftreten.

Röntgensymptomatik

Die meisten Knocheninfarkte sind metaphysär lokalisiert und reichen gelegentlich tief in die Diaphyse hinein. Eine rein epiphysäre Lage ist seltener, sie wird vorwiegend bei exogenem oder endogenem Hyperkortizismus beobachtet (s.S. 28 und 280).

In der Initialphase eines Knocheninfarktes lassen sich Strukturaufhellungen und Rarefizierungen der Spongiosa, umgeben von einer Randsklerose, erkennen. Ihnen folgen fleckförmige Sklerosierungen, die durch eine Zusammensinterung nekrotischen Knochenmaterials, durch eine verkalkende Knochenmarksfettnekrose, durch reaktive Knochenneubildungen im Rahmen einer Revaskularisation und z.T. auch durch den relativen Dichteunterschied zwischen dem nekrotischen Knochen und einer umgebenden Osteoporose bedingt sind. Sehr selten kommt es zu resorptiven Veränderungen der Kortikalis und zu periostalen Reaktionen.

Später imponiert *der metaphysäre Knocheninfarkt* in der Regel durch eine mehr oder weniger umschriebene Dichtezunahme im metaphysären Schaftbereich eines Röhrenknochens, besonders im Femur und in der proximalen Tibia. Die Dichtezunahme ist zumeist ungleichmäßig und fleckförmig, andererseits können bizarre, auffallend dichte Verkalkungsfiguren in Kiesel-, Trauben-, Ketten- oder Ringform im Vordergrund stehen, die von einem mehr oder weniger breiten Sklerosesaum umgeben sind. Die Längsausdehnung von Knocheninfarkten kann beträchtlich sein und z.B. im Femur 15–20 cm betragen.

Bei *epiphysärer Lage des Infarktes* erkennt man mehr zungen- oder keilförmige Verdichtungen, deren Basis an der Gelenkfläche gelegen ist. Führen die Infarkte über eine Knochennekrose (s.S. 279) zu einer subchondralen Instabilität des Knochens, so kommt es zu einem Einbruch der Gelenkkontur, es kann sich das Bild einer Osteochondrosis dissecans mit einer später sich einstellenden Gelenkdeformierung und anschließender Arthrose entwickeln.

Differentialdiagnose

Differentialdiagnostisch kommt in erster Linie ein verkalkendes zentrales Chondrom (En-

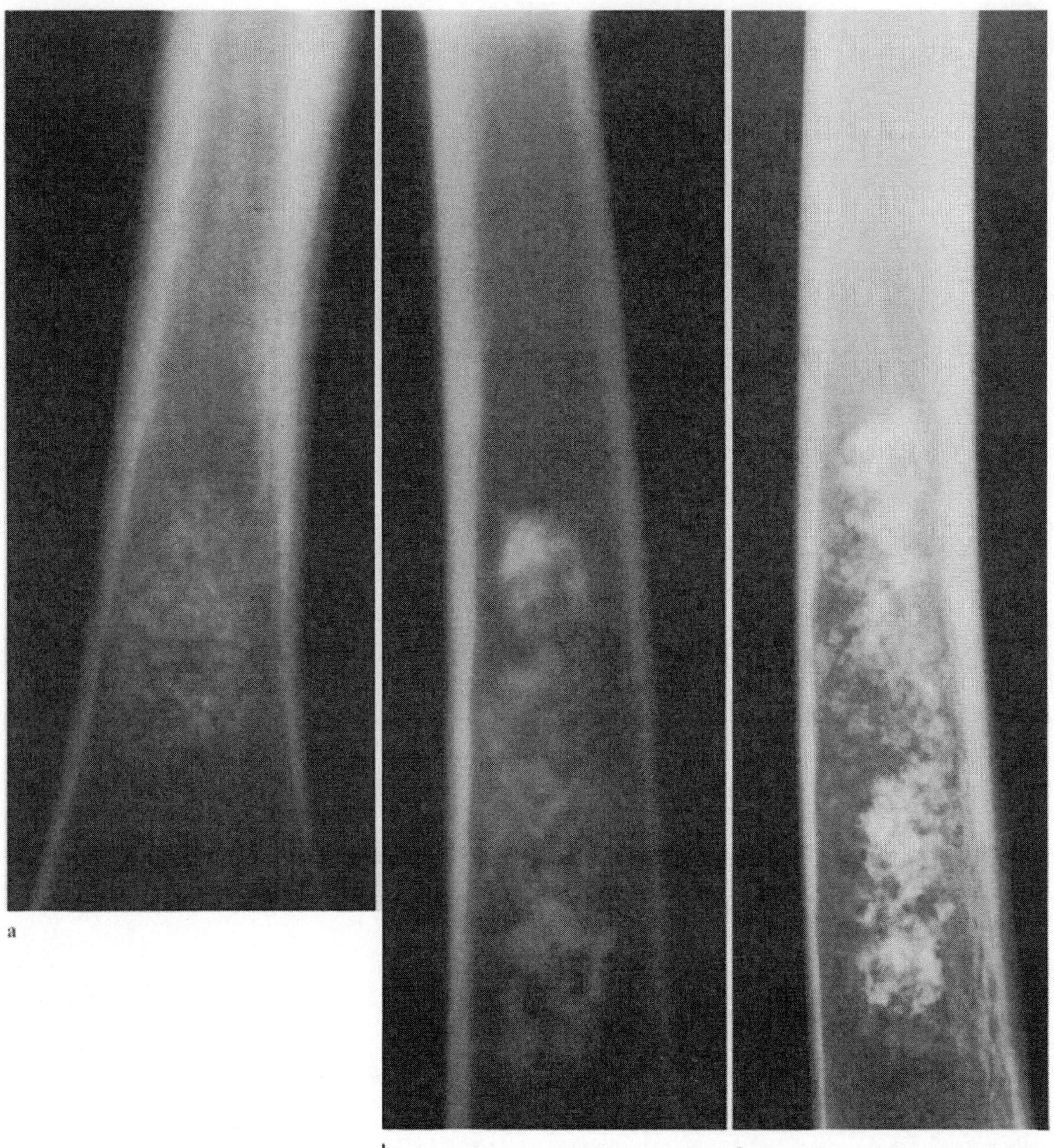

Abb. 5.1 a–c. Knocheninfarkte im distalen Femur mit unterschiedlicher Röntgenmorphologie. In allen Fällen waren die Patienten klinisch symptomlos. **a** Feinherdige, kieselartige Verkalkungen in der distalen Femurdia- und -metaphyse bei unauffälliger Umgebung. **b** Die zentral im Femurschaft gelegenen Verkalkungen sind bizarrer, z.T. trauben-, z.T. kettenförmig angeordnet und von einem zarten Sklerosesaum umgeben. Auch hier keine Umgebungsreaktionen an Kortikalis und Periost. **c** Knocheninfarkt von enormer Ausdehnung im distalen Femur. Die Verkalkungen sind wesentlich dichter und bizarrer, z.T. traubenförmig angeordnet, sie überlagern die Spongiosastrukturen, die offensichtlich mäßig rarefiziert sind. Auch erscheint die ventrale Kortikalis leicht verdünnt. Aus diesem Grund konnte der Befund nur histologisch von einem größeren enchondromatösen Prozeß mit tumorbedingten Verkalkungen abgegrenzt werden

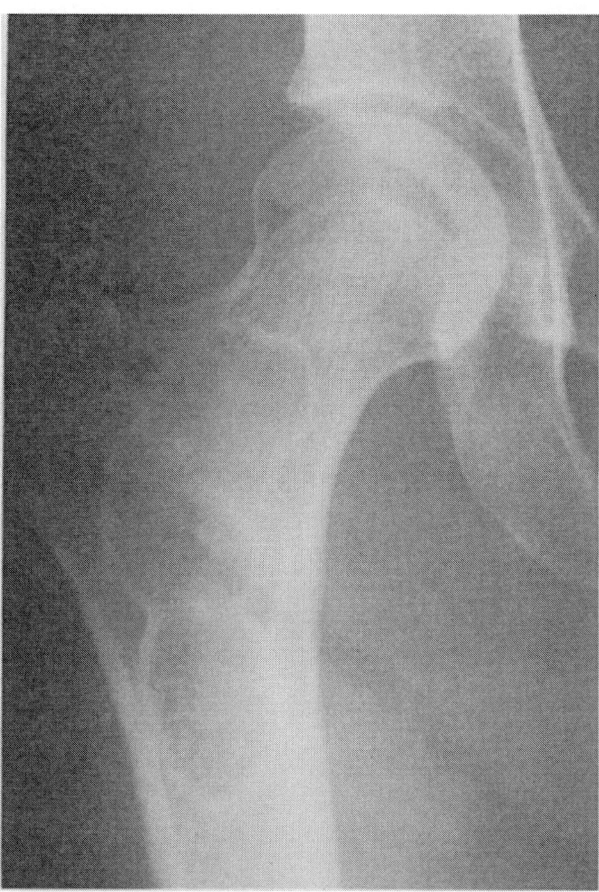

Abb. 5.2. Atypischer Knocheninfarkt im proximalen Femurmetadiaphysenbereich bei einem 54jährigen Mann, der klinisch symptomlos ist. Im Gegensatz zu den in den Abb. 5.1 dargestellten Knocheninfarkten imponiert im wesentlichen ein relativ breiter und dichter girlandenartiger Sklerosesaum, der ein ovaläres Areal mit verwaschener und rarefizierter Spongiosa umschließt, in die teilweise feinfleckige Verkalkungen eingelagert sind. Differentialdiagnostisch ist die fibröse Dysplasie zu diskutieren

Abb. 5.3a, b. Knocheninfarkt in der proximalen Femurmetaphyse bei einem 52jährigen Mann mit Polycythaemia vera. Klinisch und anamnestisch bezüglich des Femurs symptomlos. Wie in Abb. 5.1b unregelmäßige Verkalkungsfiguren in der proximalen Femurmetaphyse, Spongiosararefizierung und strähnig anmutende Verdichtungen bei unauffälliger Kortikalis ohne periostale Reaktion. Auf der Axialaufnahme (**b**) wird ein umgebender Sklerosesaum deutlich. Differentialdiagnostisch ist auch hier ein älterer verkalkender chondromatöser oder fibromatöser Knochentumor in Erwägung zu ziehen

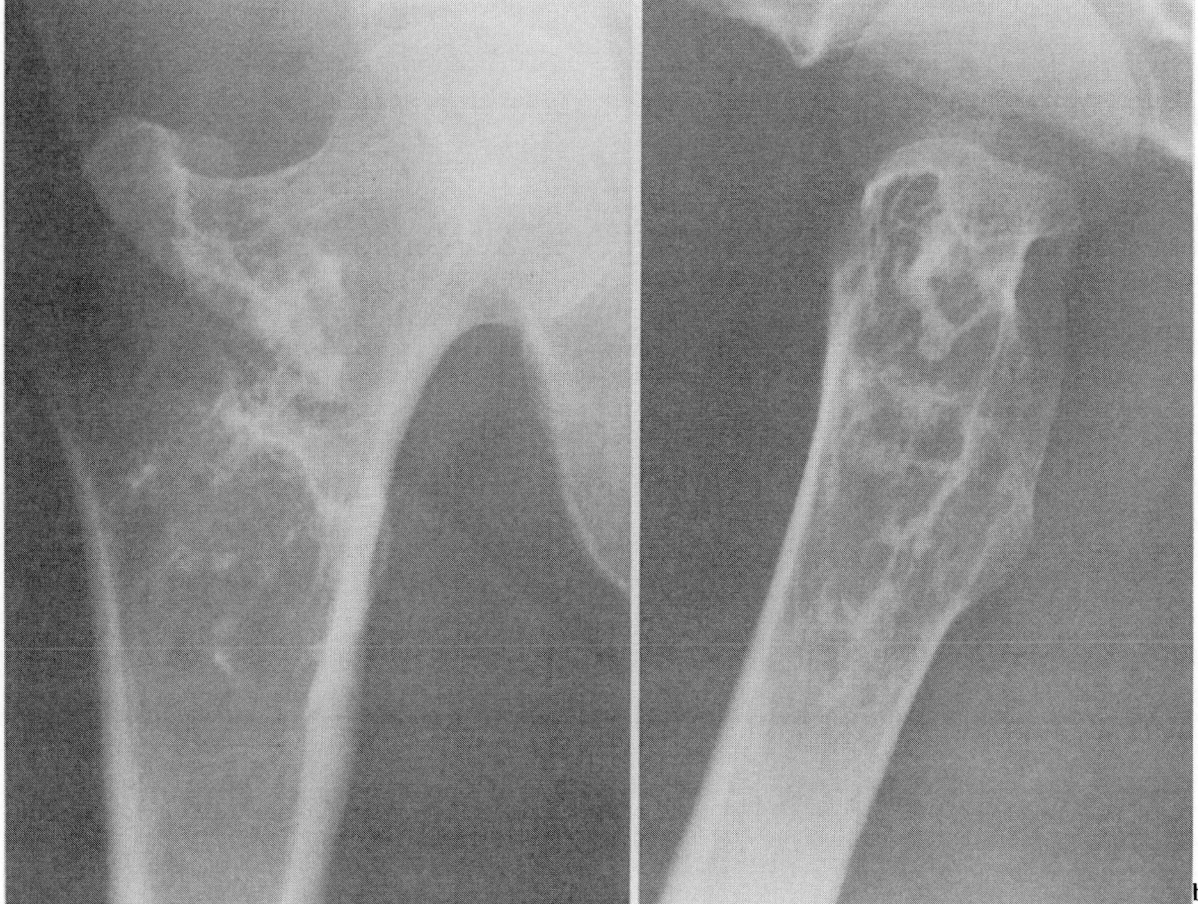

a   b

chondrom) in Frage. Letzteres zeigt jedoch in der Regel mehr amorphe und nicht so sehr bizarre, gut abgrenzbare Verkalkungen, auch ist es seltener von einem Sklerosesaum umgeben. Enchondrome tragen darüber hinaus häufig Zeichen eines expansiven Wachstums mit Kortikalisverdünnung und Ausbuchtung sowie stärkerer Spongiosararefizierung bzw. -zerstörung. Bei mehr metaphysärem Sitz müssen Knocheninfarkte von verkalkenden nicht-ossifizierenden Knochenfibromen unterschieden werden. Die exzentrische Lage des nicht-ossifizierenden Knochenfibroms mit seiner eindeutigen Beziehung zur Kortikalis (durch Zielaufnahmen darstellbar) erlaubt jedoch die sichere Abgrenzung von einem Knocheninfarkt, der ja in der Regel zentral gelegen ist.

Literatur

Bullough PG, Kambolis CP, Marcove RC, Jaffé HL (1965) Bone infarctions not associated with caisson disease. J Bone Joint Surg [Am] 47:477

Edeiken J, Hodes PJ, Libshitz HI, Weller MH (1967) Bone ischemia. Radiol Clin North Am 5:515

McCallum RI et al. (1966) Bone lesions in compressed air workers. J Bone Joint Surg [Br] 48:207

5.2 Osteomyelitis

5.2.1 Pyogene Osteomyelitis

Aus *pathologisch-anatomischer sowie auch aus klinischer Sicht* wird entsprechend der Eintrittspforte der Erreger in den Knochen zwischen akuter und chronischer *hämatogener* und *exogener* (posttraumatischer und postoperativer) Osteomyelitis unterschieden. Als sog. *sekundäre Osteomyelitis* wird noch eine Form bezeichnet, bei der die Infektion im wesentlichen von dem umgebenden Weichteilmantel (Hautabszesse, Dekubitus, gangränöses Ulkus), besonders bei Diabetikern und Patienten mit Gefäßprozessen, ausgeht. Aus *röntgenologischer Sicht* sind diese Unterscheidungen jedoch von geringerer Bedeutung im Vergleich zu der Feststellung, daß das Röntgenbild vielmehr von der Virulenz der jeweiligen Erreger (z.B. Staphylococcus aureus, Streptokokken, Proteus, Pseudomonas aeruginosa) und der

Abwehrlage des Wirtsorganismus geprägt wird: So verläuft der Prozeß z.B. bei schlechter Abwehrlage (z.B. Diabetes mellitus) mehr destruktiv (akute Osteomyelitis) und kann in eine chronische Form übergehen (chronische Osteomyelitis), bei guter Abwehrlage und weniger virulenten Keimen primär sklerosierend (chronischer Knochenabszeß nach Brodie, primär sklerosierende Osteomyelitis Garré, Plasmazellenosteomyelitis).

Aus klinischer und radiologischer Sicht läßt sich hinsichtlich des Verlaufes einer Osteomyelitis, ob akut, subakut oder chronisch, folgende Reihenfolge aufstellen:

Osteomyelitis acutissima (in der Regel mit Markphlegmone)

Osteomyelitis acuta

Osteomyelitis chronica (recidivans)

Plasmazellenosteomyelitis

Brodie-Abszeß

Osteomyelitis sclerosans Garré

Seit der Einführung der Antibiotika ist vor allem die akute Osteomyelitis seltener geworden, es werden heute mehr die subakut bis chronisch verlaufenden Formen beobachtet. Im wesentlichen wird die Osteomyelitis im Zusammenhang mit traumatischen offenen Frakturen z.B. nach Verkehrsunfällen (sog. Ostitis nach Ehalt), nach Osteosynthese und bei der Implantatchirurgie (0,5–2% Infektionen) gesehen. Im Vergleich zu den übrigen Osteosynthesen treten besonders bei Marknagelungen Ostitiden auf. Durch chirurgische Maßnahmen bedingte Osteomyelitiden bzw. Ostitiden werden durch Hospitalismus gefördert. Die hämatogene Osteomyelitis im Erwachsenenalter kommt heute vorwiegend bei Steroidtherapie (s.S. 28), schlechter Abwehrlage (Immundefekte, Diabetes mellitus) und seit einigen Jahren bei intravenösem Drogenmißbrauch (bei sog. „Fixern") mit besonderem Befall der Wirbelsäule (Pseudomonas aeruginosa) vor.

Die *klinischen Symptome* hängen im wesentlichen von der Virulenz des betreffenden Keimes und von der Abwehrlage des Patienten ab. Sie reichen von einem hoch fieberhaften Zustand und starken Schmerzen durch Periostdehnung (subperiostale Eiteransammlung) bis zu geringen allgemeinen Symptomen, einer leichten Blutsenkungsbeschleunigung und einer Weichteilschwellung. Häufig sind

die Symptome kupiert, insbesondere bei insuffizienter Antibiotikaeinnahme und bei Hyperkortizismus.

Pathologisch-anatomisch entstehen bei der *akuten hämatogenen Osteomyelitis* vorwiegend *metaphysär* Mikroabszesse und Destruktionen im Knochen, die sich bei Nichtbehandlung oder unzureichender Therapie im Knochenmark in Richtung der Diaphyse ausbreiten (Markphlegmone). Bei der akuten *exogenen Osteomyelitis* entstehen diese Mikroabszesse im Bereich der Keimeintrittspforte. Gelangt Eiter durch die Haversschen Kanäle unter das Periost, so ist der Ausbreitungsweg zwischen Periost und Kompakta vorgegeben (Periostabhebung). Kompakta und Spongiosa sind also betroffen und werden zerstört. Der umgebende, nicht betroffene Knochen entkalkt durch Osteoklastenstimulation (Inaktivität/ Toxine).

Im Gegensatz zu Jugendlichen, bei denen die getrennte meta- und epiphysäre Gefäßversorgung sowie der Epiphysenknorpel eine Barriere bilden, kann sich beim Erwachsenen eine Osteomyelitis in das angrenzende Gelenk mit nachfolgender eitriger Arthritis ausbreiten.

Durch lokale Zirkulationsstörungen der Arteriae nutritiae (vaskuläre Obstruktion durch Bakterienembolie und Ödemdruck) *stirbt Knochen ab und bildet Sequester.* Sind diese klein genug, so können sie resorbiert oder durch Kompaktalücken in die umgebenden Weichteile abgestoßen werden. Das Periost reagiert aufgrund seiner osteogenetischen Potenz mit einer *Kallusmanschette* und schließt mit der Zeit nekrotischen Knochen in Form von Sequestern ein (Totenlade). Bei der so entstandenen *chronischen Osteomyelitis* wird die Kallusmanschette immer wieder durchbrochen, durch die Defekte (Fisteln) gelangen kleinere Sequester und Eiter in die umgebenden Weichteile („Kloake"). Bei der Markphlegmone kann es zur Totalsequestrierung eines Röhrenknochens kommen.

Röntgensymptomatik allgemein

Akute Osteomyelitis

Die ersten röntgenologischen Veränderungen sind an den umgebenden Weichteilen bereits nach einigen Tagen erkennbar: Die gewohnten sichtbaren Grenzlinien zwischen Knochen, Muskulatur und Fett verstreichen, der Weichteilschatten um den Knochen herum wird dichter. Im Bereich der Hals- und Brustwirbelsäule erkennt man scharf begrenzte paravertebrale Weichteilschatten (Senkungsabszesse), im lumbalen Wirbelsäulenabschnitt eine Verbreiterung des Psoasschattens. Nach ca. 8–10 Tagen sind lamelläre oder stumpfe spikuläre Periostverkalkungen von oft nur 1–2 mm Breite nachweisbar, dann folgt eine lokale Entkalkung der befallenen sowie auch der umgebenden gesunden Spongiosaabschnitte, wobei erstere in mottenfraßähnliche Aufhellungsherde übergehen und Destruktionen anzeigen. Kompaktasequestrationen mit Ausbildung von mehr oder weniger großen Defekten folgen. Die Sequester erscheinen in verschiedensten Formen und Größen als dichtere Schatten (z.T. wesentlich dichter als der gesunde Knochen), sind aber häufig nur mit Hilfe der Tomographie identifizierbar. Wenn sich Sequester im Knochen nicht sicher nachweisen lassen, so ist nach ihnen im umgebenden Weichgewebe zu suchen. Mit Fortbestehen des Prozesses nimmt die periostale Knochenneubildung zu, der befallene Skeletabschnitt erscheint zunehmend dichter (chronische Osteomyelitis).

Um Metallimplantate herum finden sich bei Infektionen unscharf begrenzte Aufhellungssäume, in der Regel von zarten Periostverkalkungen begleitet.

Chronische Osteomyelitis

Im Vordergrund stehen entsprechend den pathologisch-anatomischen Vorgängen sklerosierende sowie Formveränderungen. Der Knochen ist unregelmäßig sklerosiert, dazwischen finden sich Zonen mit polygonal begrenzten Aufhellungen, die z.T. relativ scharf begrenzt sind und gelegentlich Sequester einschließen (Totenladen). Insgesamt ist der befallene Knochen durch periostale Appositionen verdickt und unregelmäßig konturiert. Bei plötzlich einsetzender Destruktion in dem so veränderten Knochen ist immer an ein sekundäres Plattenepithelkarzinom oder an eine maligne Entartung im Sinne eines Fibrosarkoms zu denken.

Röntgensymptomatik speziell

Panaritium

Hierunter versteht man Knochenentzündungen vor allem der Finger- und Zehenphalangen, aber auch der Metacarpalia und Metatarsalia. In der Regel wird die Entzündung von Staphylokokken ausgelöst, die durch eitrige Infektionen, vorwiegend auf traumatischem Wege, z.B. durch Holz- und Metallsplitter, Glas- und Dornenverletzungen, an den Knochen gelangen. Begünstigend wirken sich auf die Entstehung eines Panaritiums Hauterkrankungen, insbesondere Dermatomykosen, Durchblutungsstörungen und Resistenzminderungen z.B. durch Diabetes mellitus aus. Der Prozeß kann sich dabei allein auf das Periost beschränken, aber auch in den Knochen eindringen und dort zu einer Osteomyelitis führen. Bei reiner Knochenbeteiligung spricht man von einem *Panaritium ossale*, bei Beteiligung eines Gelenkes von einem *Panaritium articulare*.

Röntgenologisch finden sich primär an den befallenen Phalangen subperiostale Strukturaufhellungen und Unschärfen der Kortikalis. Beim Fortschreiten des Prozesses kann es zu groben Osteolysen z.B. einer Endphalanx kommen. Bei Beteiligung eines Gelenkes lassen sich anfangs Usuren, später zunehmende Destruktionen der gelenknahen Knochenabschnitte bis zu Mutilationen finden. Der umgebende Weichteilmantel ist in der Regel verdickt. Im reparativen Stadium kommt es zu Sklerosierungen und periostalen Verkalkungen (ossifizierende Periostitis).

Differentialdiagnostisch ergeben sich unter Berücksichtigung der klinischen Symptomatik in der Regel keine Schwierigkeiten in der Abgrenzung z.B. gegen ein Enchondrom oder eine Epithelzyste.

Akute und chronische Osteomyelitis an flachen Knochen

Hier imponiert in der Regel ein „buntes Bild" zwischen fleckiger Destruktion und Sklerose. Eine Differenzierung vom Ewing-Sarkom, insbesondere am Becken und am Kalkaneus, ist im Jugendalter kaum möglich.

Akute und chronische Osteomyelitis an der Wirbelsäule (akute und chronische Spondylitis)

Geht der entzündlich-bakterielle Prozeß von den *abschlußplattennahen Wirbelkörperabschnitten* aus (häufigste Form), so zeigen sich im Röntgenbild grund- oder deckplattennahe unscharf begrenzte Aufhellungen, neben denen fleckförmige Sklerosierungen erkennbar werden. Greift der Prozeß auf die Bandscheibe über, nachdem er die Abschlußplatte durchbrochen hat, so nimmt die Intervertebralraumhöhe infolge einer Zerstörung der Bandscheibe ab, später kann der befallene Wirbelkörper mit dem angrenzenden verschmelzen (Blockwirbel). Bei langsam verlaufendem Prozeß stellen sich insbesondere bei instabilem Bewegungssegment reparative Vorgänge ein, die sich an sog. *Reparationsspondylophyten* erkennen lassen. Diese können z.T. erhebliche Ausmaße erreichen.

Im jugendlichen sowie im höheren Lebensalter kann der entzündliche Prozeß auch direkt von der Bandscheibe ausgehen *(bakterielle Discitis)*, da diese noch bzw. wieder (durch Bindegewebsersatz mit Gefäßeinsprossung) vaskularisiert ist. Discitiden kommen entweder durch hämatogene Bakterienabsiedlung zustande, fernerhin werden sie nach Diskusoperationen, paravertebralen Injektionen sowie auch nach Lumbalpunktionen als exogene Infektion beobachtet. Die reine Discitis zeichnet sich durch eine Verschmälerung des Intervertebralraumes, durch Unschärfen der Wirbelkörperabschlußplatten sowie durch eine fakultative segmentale Streckstellung aus. In der Regel greift der Prozeß aber – auch unter antibiotischer Behandlung – auf die angrenzenden Wirbelkörperabschnitte über, es resultiert eine bakterielle *Spondylodiscitis*.

Die Diagnose einer Spondylodiscitis stützt sich auf die Zeichen einer Verschmälerung des Intervertebralraumes sowie Destruktionen und/oder reaktive Sklerosen der angrenzenden beiden Wirbelkörper. Sie läßt in der Regel keine Rückschlüsse auf den Ausgangspunkt der Infektion (Bandscheibe oder bandscheibennahe Wirbelkörperabschnitte mit Übergriff auf die Bandscheibe und den angrenzenden Wirbelkörper) zu.

Nimmt der bakteriell entzündliche Prozeß primär seinen Ausgang vom subligamentären Bereich der Wirbelsäule *(subligamentäre Spondylitis)*, so sieht man neben Arrosionen der Wirbelkörperkanten und reaktiven Sklerosen z.T. beträchtliche Weichteilverschattungen, die durch subligamentäre Eiteransammlungen entstehen und z.B. an der Halswirbelsäule zu einer Verbreiterung des Retropharyngeal- und Retrotrachealraumes führen können. Später verkalken diese subligamentären Eiteransammlungen gelegentlich in monströser Form.

Ein primärer Befall der Wirbelkörperanhangsgebilde ist bei der bakteriellen Spondylitis relativ selten, während das Übergreifen eines entzündlichen Wirbelkörperprozesses auf die Anhangsgebilde häufiger beobachtet wird.

Von der bakteriellen Spondylitis und Spondylodiscitis ist die *abakterielle** abzugrenzen, die z.B. im Rahmen einer Polyarthtitis, einer ankylosierenden Spondylitis (sog. Anderssonläsion) oder auch ohne andere Begleiterkrankungen auftreten kann. Hierbei finden sich in der Regel initial die zerstörenden Veränderungen weniger ausgeprägt als beim bakteriellen Prozeß, oft erkennt man nur auf Schichtaufnahmen zarte Aufhellungen unter den Abschlußplatten, die partiell oder ganz verschwunden sind. Vornehmlich bandförmige Sklerosen – von gelegentlich beträchtlicher Ausdehnung – mit eingelagerten feineren Aufhellungen und unscharfen Konturen zum verschmälerten Bandscheibenraum hin prägen bei *gleichzeitigem* Auftreten an den gegenüberliegenden Wirbelkörpern später das Bild.

Eine zuverlässige Differenzierung zwischen abakterieller und bakterieller Spondylitis bzw. Spondylodiscitis kann nur auf bakteriologischem Weg erbracht werden.

Bei der Röntgendiagnostik der Spondylitis kommt der Schichtuntersuchung eine bedeutende Rolle zu, da bekanntlich randständige Defekte auf Übersichtsaufnahmen erst gesehen werden können, wenn ihr Durchmesser mehr als 1–1,5 cm beträgt.

---

* Im deutschen Sprachraum wird in den letzten Jahren der Begriff „Spondylodiscitis" vornehmlich den abakteriellen Prozessen vorbehalten. Bakterielle Veränderungen fallen unter den allgemeinen Begriff Spondylitis.

Sonderformen der subakuten und chronischen Osteomyelitis

5.2.1.1 Plasmazellenosteomyelitis (Osteomyelitis albuminosa sive serosa)

Es handelt sich hierbei um eine hämatogene Osteomyelitis mit subakutem bis chronischem Verlauf, bei der es nicht zu einer eigentlichen Abszeßbildung kommt.

Der Markraum ist weniger betroffen als die Kompakta und besonders das Periost, weshalb man auch von einer Osteoperiostitis albuminosa sive serosa spricht. *Pathologisch-anatomisch* zeigen die Herde einen schleimigen eiweißreichen Inhalt mit einem hohen Anteil von Gammaproteinen und eine Sklerosierung des Knochens in der Umgebung. *Histologisch* ist eine starke Plasmazelleninfiltration des Knochens typisch. Verursacht wird diese Osteomyelitisform durch wenig virulente Mikroorganismen (meist Koagulase-positive Staphylokokken) bei guter allgemeiner und lokaler Abwehrlage. Sie tritt vorwiegend bei Kindern und Jugendlichen aber auch immer häufiger bei Erwachsenen auf und hat heute gegenüber der akuten hämatogenen Osteomyelitis eine zunehmende Häufigkeit. Hauptlokalisationen sind Femur und Tibia. *Klinisch* werden Fieber und eine nennenswerte Blutsenkungsbeschleunigung vermißt, es imponieren im wesentlichen Schmerzen.

Dem pathologisch-anatomischen Substrat entsprechend finden sich *röntgenologisch* um eine oder mehrere polygonale Aufhellungen vorwiegend sklerosierende Veränderungen mit häufig schalenförmiger Periostverkalkung bzw. -apposition, die ein erhebliches Ausmaß erreichen können. Typische Sequestrierungen werden in der Regel nicht beobachtet. Die angrenzenden epimetaphysären Abschnitte neigen häufig zu einer extremen Demineralisation, in den demineralisierten Abschnitten finden sich fokale epimetaphysär gelegene Spongiosasklerosen.

Bei der Plasmazellenosteomyelitis kommt es häufiger zu einer sog. „sympathischen Arthritis". Dabei handelt es sich um eine sterile, nicht-eitrige Arthritis (Synovitis), die als Folge eines subchondralen pathologischen Prozesses

auftritt. Auslösende Faktoren können über einen entzündlichen Prozeß hinaus vor allem Tumoren sein. Pathogenetisch werden humorale und neurovaskuläre Faktoren diskutiert. Die sympathische Arthritis kann röntgenologisch wie eine Arthrosis deformans, eine destruktive Arthritis oder – beim polytopen Auftreten einer Plasmazellenosteomyelitis – wie eine chronisch-destruktive Polyarthritis erscheinen.

5.2.1.2 Brodie-Abszeß (enostale Osteomyelitis ohne Sequesterbildung)

Wie bereits erwähnt, tritt diese Form der chronischen Osteomyelitis bei weniger virulenten Keimen und/oder guter Abwehrlage auf und zeichnet sich durch einen zentralen Abszeß aus, der durch Fibrin und Granulationsgewebe abgedichtet wird. *Klinische Beschwerden* sind verhältnismäßig gering, häufig findet sich eine Weichteilschwellung.

Röntgenologisch läßt sich eine rundliche bis ovale zentrale Aufhellung nachweisen, die von einer dichten Sklerosezone umgeben ist. Der gesamte Prozeß kann bis zu Pflaumengröße erreichen. Die häufigste Lokalisation sind proximale Tibia- und distale Radiusepi- und -metaphyse. Die röntgenologische Abgrenzung gegen ein Osteoidosteom kann mit Hilfe der Angiographie erfolgen, die in der Regel eine umschriebene Hypervaskularisation im Bereich des Nidus zeigt.

5.2.1.3 Chronisch-sklerosierende Osteomyelitis Garré

Bei dieser seltenen Form der primär-chronischen Osteomyelitis läßt sich pathologisch-anatomisch keine Abszedierung mit Eiterung, keine Destruktion oder Sequestration nachweisen. Es findet sich ausschließlich eine enorm dichte Sklerosierung mit Volumenzunahme des befallenen Knochenareals, was sich identisch im Röntgenbild ausdrückt. Die Garrésche Osteomyelitis wird besonders am Schä-

del und hier im Bereich der Nebenhöhlen (die als Ausgangspunkt der Osteomyelitis angesehen werden können) angetroffen. Die röntgenologische Differentialdiagnose hat im wesentlichen das Meningiom, Osteom und Osteoidosteom zu berücksichtigen.

Allgemeine Differentialdiagnose der akuten und chronischen Osteomyelitis

Bei der akuten Osteomyelitis hat eine Abgrenzung gegen maligne destruierende Knochenprozesse zu erfolgen. Vielfach läßt sie sich schon durch die klinische Symptomatik (akute Osteomyelitis – Allgemeinsymptome!) herbeiführen. Hilfreich kann bei der röntgenologischen Differentialdiagnose die Weichteilreaktion sein: Bei der Osteomyelitis sind die Grenzlinien zwischen Muskel, Fett und Knochen verstrichen und unscharf. Bei Geschwulstprozessen mit paraossaler Ausbreitung findet sich eine homogene paraossale Verdichtung, die Grenzlinien sind aber erhalten und verformt bzw. verschoben. Bei der Osteomyelitis ist die Kompakta im Gegensatz zu soliden Geschwulstprozessen mit Ausnahme des Ewing-Sarkoms und einer diffusen Metastasierung häufiger unterbrochen. Die Periostreaktion selbst kann als differentialdiagnostisches Kriterium kaum herangezogen werden, obwohl sich bei Geschwulstprozessen des Knochens häufiger die sog. „Codmansche Triangel" findet. Der Nachweis von Sequestern, auch in den Weichteilen, ist verhältnismäßig spezifisch für einen entzündlichen Knochenprozeß. Schwierig kann die Abgrenzung gegenüber der Histiozytose X sein, die insbesondere an Röhrenknochen täuschend ähnliche Veränderungen, auch mit Periostverkalkung, verursachen kann.

Die primär subakuten und chronischen Verlaufsformen der Osteomyelitis ergeben z.T. erhebliche Abgrenzungsschwierigkeiten gegenüber benignen und semimalignen Knochentumoren, wobei besonders an das Osteoidosteom und das Osteoblastom zu denken ist.

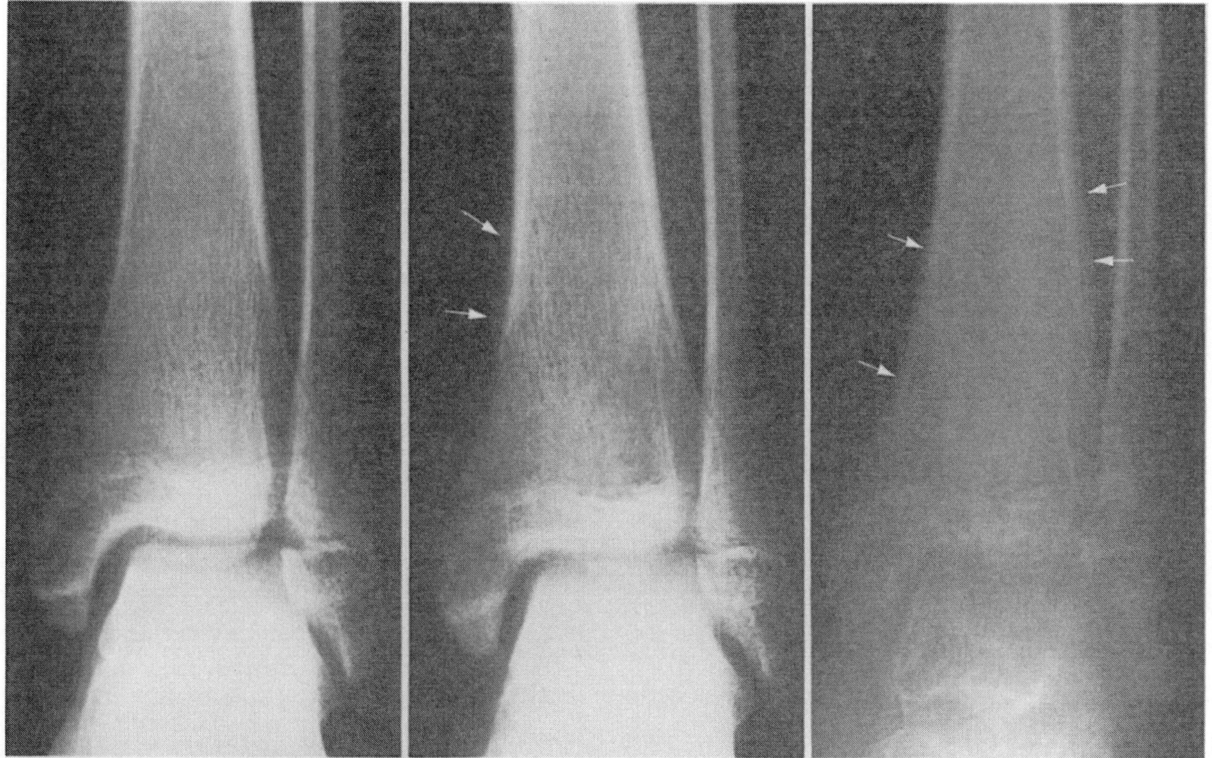

a

b, c

Abb. 5.4a–c. Verlauf einer akuten hämatogenen Osteomyelitis bei einem 17jährigen Jugendlichen. **a** Als diese Röntgenaufnahme angefertigt wurde, hatte der Junge um das obere Sprunggelenk herum eine Rötung und Schwellung sowie Schmerzen. Röntgenologisch waren zu diesem Zeitpunkt bis auf eine etwas unregelmäßige und leicht unscharfe Knochenstruktur besonders in den distalen und medialen Abschnitten der Metaphyse keine Auffälligkeiten zu finden. **b** Zwei Wochen später stellen sich mottenfraßähnliche Aufhellungen im Bereich der Tibiametaphyse dar, auch ist medial eine zarte Periostverkalkung (↗) erkennbar, die Kompakta oberhalb der eben noch abgrenzbaren Epiphysenfuge ist zerstört. Es liegt jetzt das radiologische Vollbild einer akuten hämatogenen Osteomyelitis vor. Atypischerweise hat der Prozeß die Epiphysenfuge durchbrochen und ist in das Gelenk eingebrochen. **c** Drei Wochen später stellt sich trotz antibiotischer Therapie eine knöcherne Ankylose im oberen Sprunggelenk ein; die Epiphyse selbst ist weitgehend zerstört, die gelenknahen Abschnitte sind entkalkt. Auch an der lateralen Tibia ist es zu einer Periostverkalkung gekommen (↗)

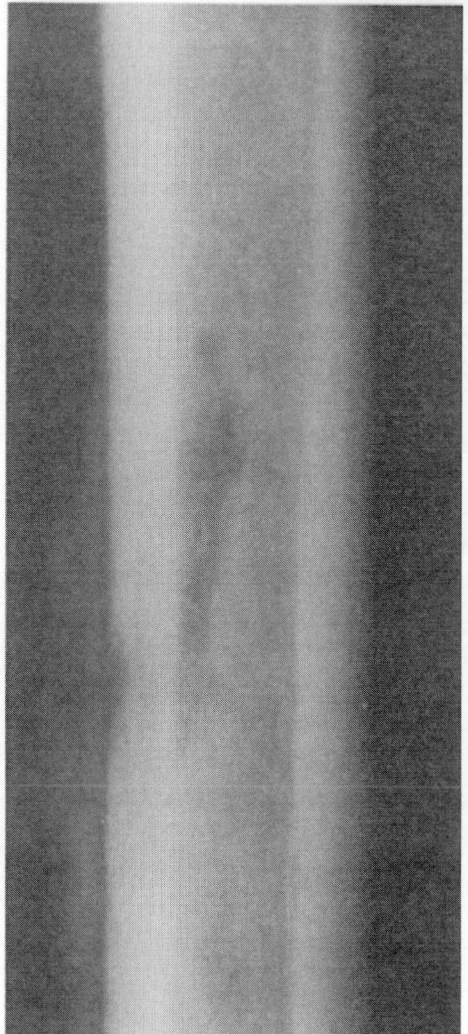

Abb. 5.5. Akute hämatogene Osteomyelitis im mittleren Femurdiaphysenbereich bei einem 25jährigen Patienten. Man erkennt einen großen kortikospongiösen Defekt mit unscharfen Grenzen zur Umgebung hin, ausgedehnte periostale Verkalkungen

Abb. 5.6a, b. Akute exogene Osteomyelitis mit Gelenkbeteiligung nach einer offenen Knochenverletzung der lateralen Abschnitte des 5. Metakarpalköpfchens. **a** Die laterale Köpfchenkontur ist zerstört. (↗). Man erkennt eine zarte Aufhellung unter der subchondralen Grenzlamelle sowie eine massive Weichteilschwellung. **b** Drei Wochen später ist der Prozeß diaphysenwärts fortgeschritten und hat hier zu einer deutlichen Strukturzerstörung geführt, das Köpfchen ist völlig weggeschmolzen, es finden sich ausgedehnte periostale Verkalkungen. Durch eine massive eitrige Gelenkbeteiligung ist es zu einer Zerstörung auch der proximalen Grundphalanxabschnitte mit Dislokation gekommen

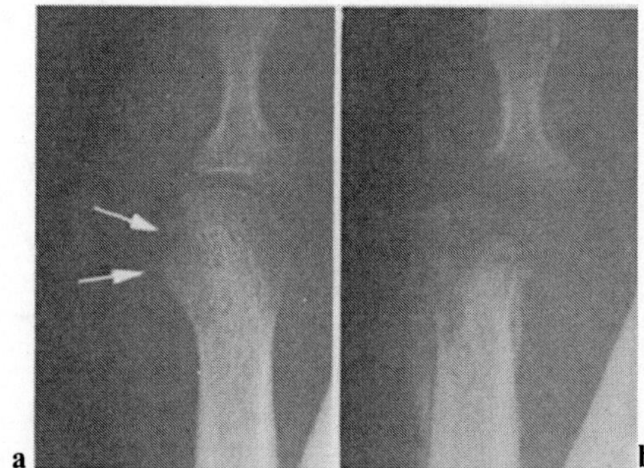

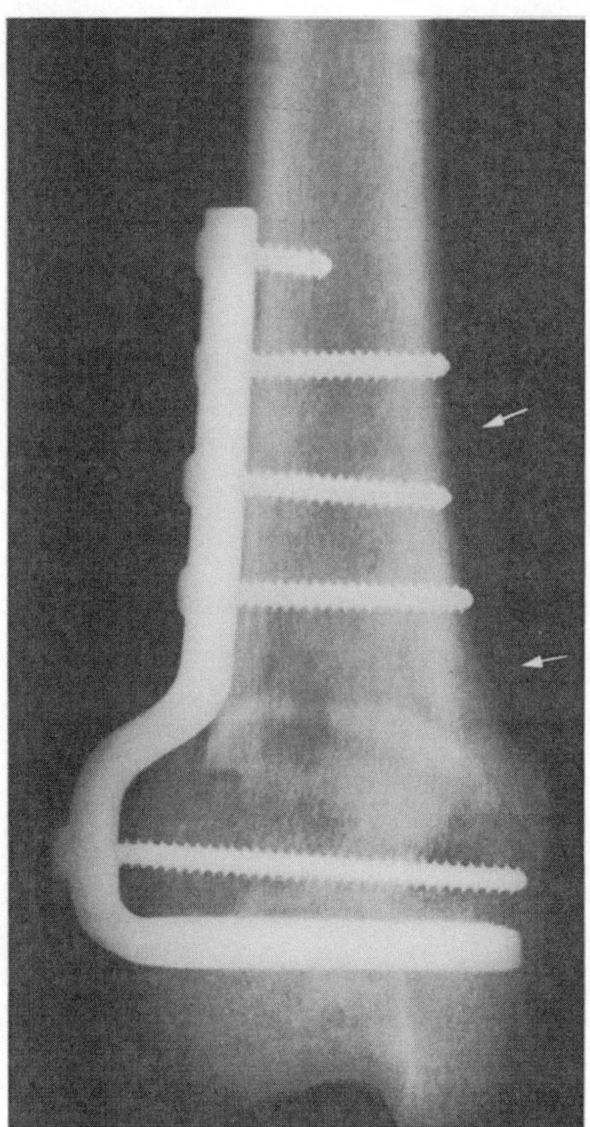

Abb. 5.7. Akute exogene bzw. postoperative Osteomyelitis. 14 Tage nach Einbringung der Kondylenplatte erkennt man eine unscharfe und unruhige Knochenstruktur im distalen Femurdia- und -metaphysenbereich mit z.T. mottenfraßähnlich anmutenden Aufhellungen; fernerhin zarte Aufhellungssäume um die Kortikalisschrauben. Zarte periostale Verkalkung (↗)

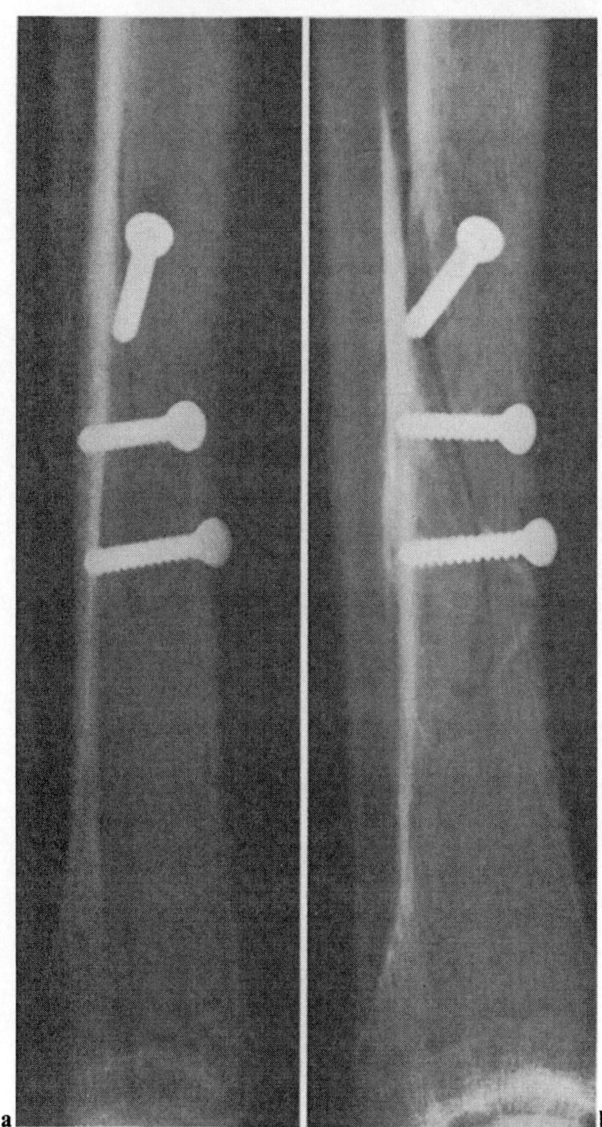

Abb. 5.8a, b. Akute exogene (postoperative) Osteomyelitis an der Tibia. **a** Die Spiralfraktur wurde mit 3 Kortikalisschrauben versorgt. **b** Vier Wochen später findet sich eine Schwellung und Rötung um die Tibia herum, der Patient hat subfebrile Temperaturen und eine Leukozytose. Auf der Röntgenkontrollaufnahme ist die Knochenstruktur im Frakturgebiet leicht mottenfraßähnlich aufgehellt, um die Schrauben herum bestehen unscharf begrenzte Aufhellungen. Zur Membrana interossea hin fleckförmige Periostverkalkungen, die sich z.T. auf die Fibula projizieren

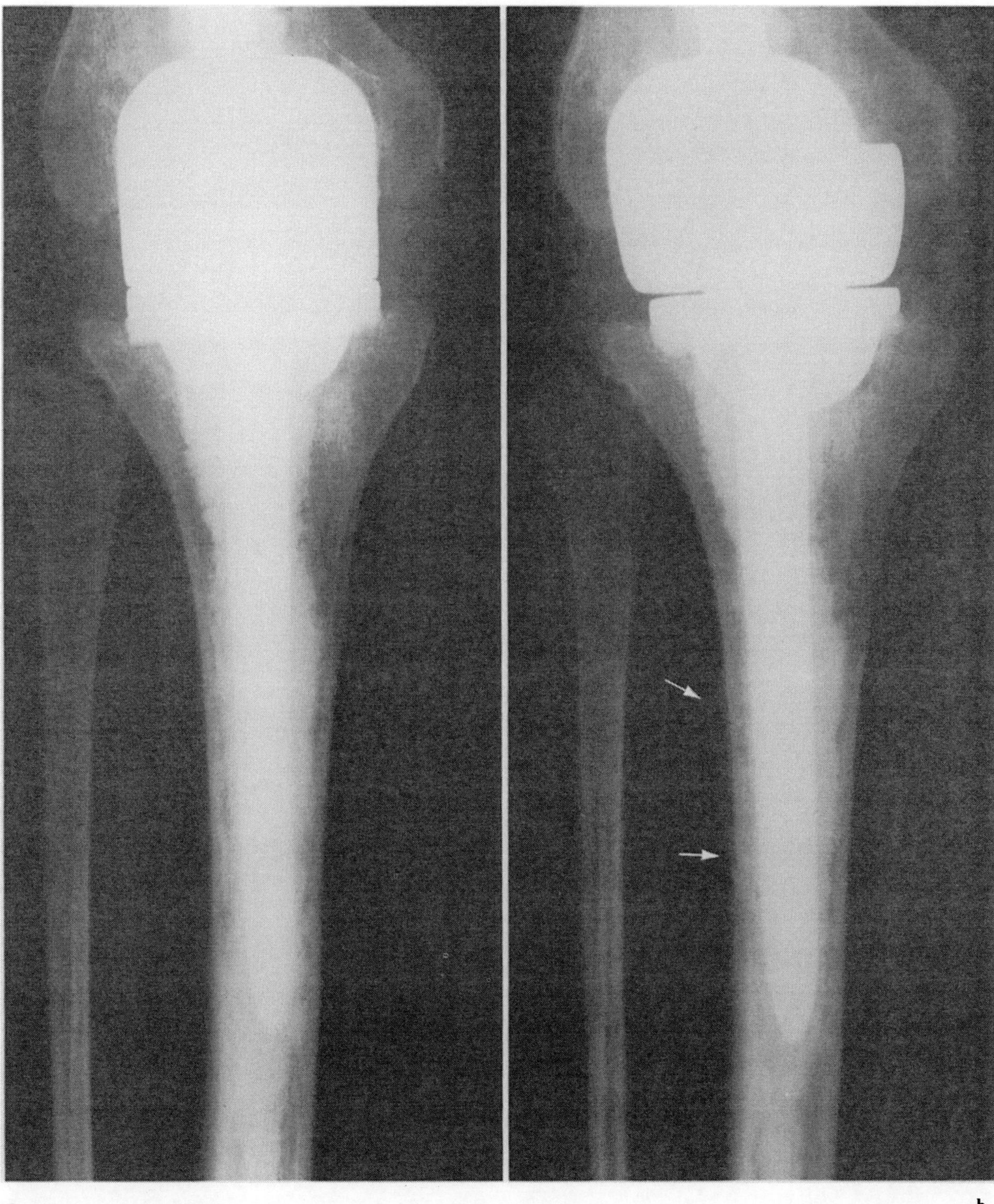

a
b

Abb. 5.9a, b. Akute exogene Osteomyelitis nach Implantation einer Guépar-Prothese bei chronischer Polyarthritis. **a** Die kortikalen Anteile des proximalen und mittleren Tibiaschaftes stellen sich bei hochgradiger Inaktivitätsosteoporose noch relativ gut abgrenzbar dar. **b** Zwei Monate später werden zunehmende, vorwiegend lateral gelegene, mottenfraßähnliche kortikospongiöse Defekte und eine mäßige periostale Verkalkung (↗) erkennbar. Zum Zeitpunkt der Aufnahme **a** war die Patientin klinisch beschwerdefrei, während sich zum Zeitpunkt der Aufnahme **b** erhebliche Beschwerden mit Rötung und Schwellung der Knie- und Unterschenkelregion eingestellt hatten

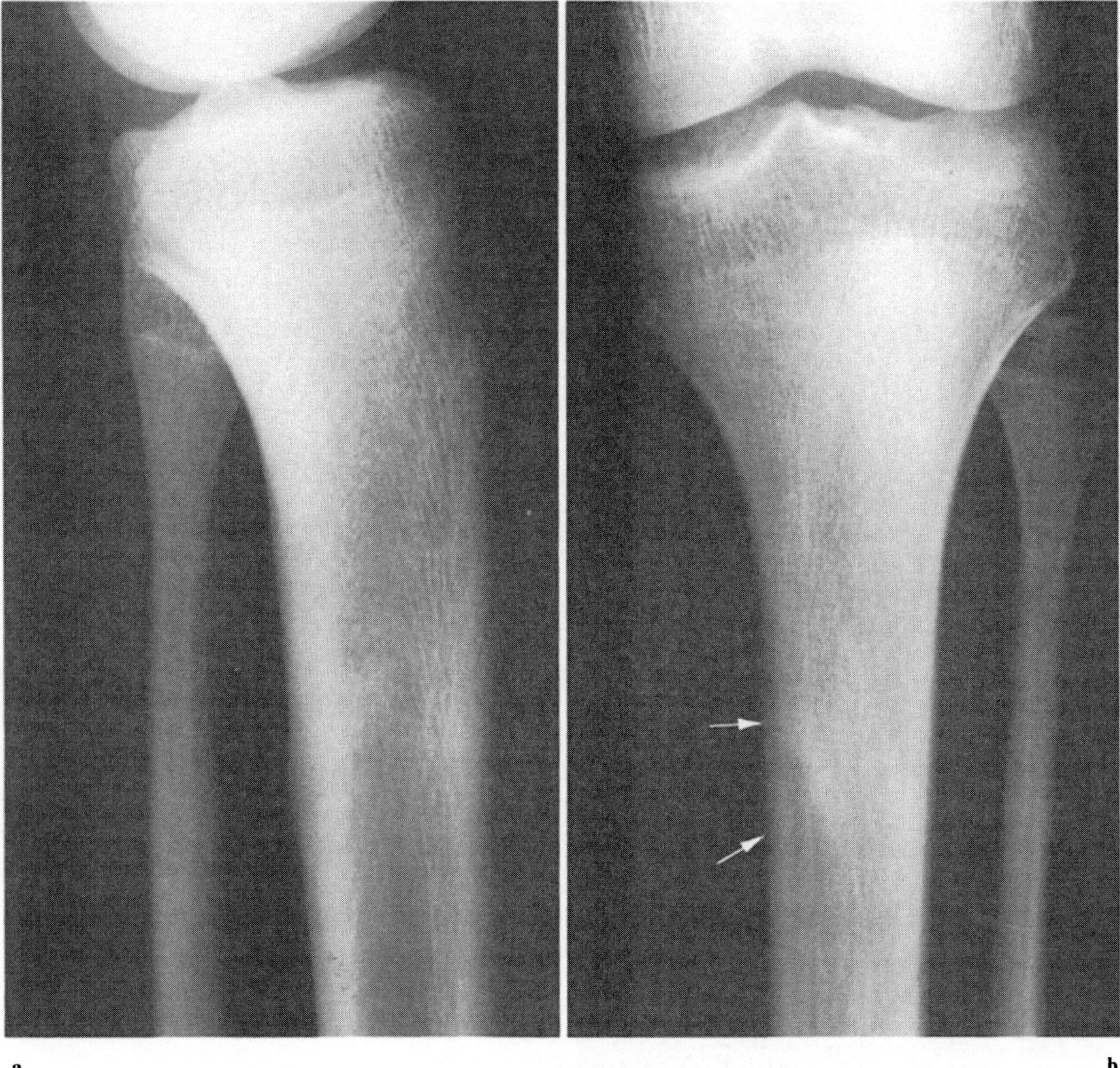

a   b

Abb. 5.10a, b. Unspezifische subakute Osteomyelitis am Übergang vom proximalen zum mittleren Tibiaschaft bei einem 22jährigen Mann. Im betroffenen Gebiet wird eine relativ diskrete, verwaschene Sklerosierung deutlich, an der dorsomedialen Kortikalis sind feine Aufhellungen erkennbar, hier ist auch eine geringfügige periostale Verkalkung als Ausdruck der Periostbeteiligung nachzuweisen

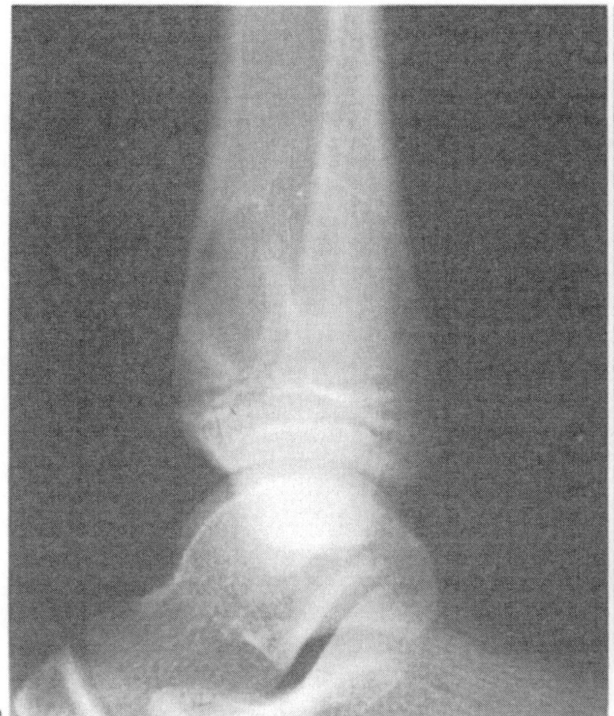
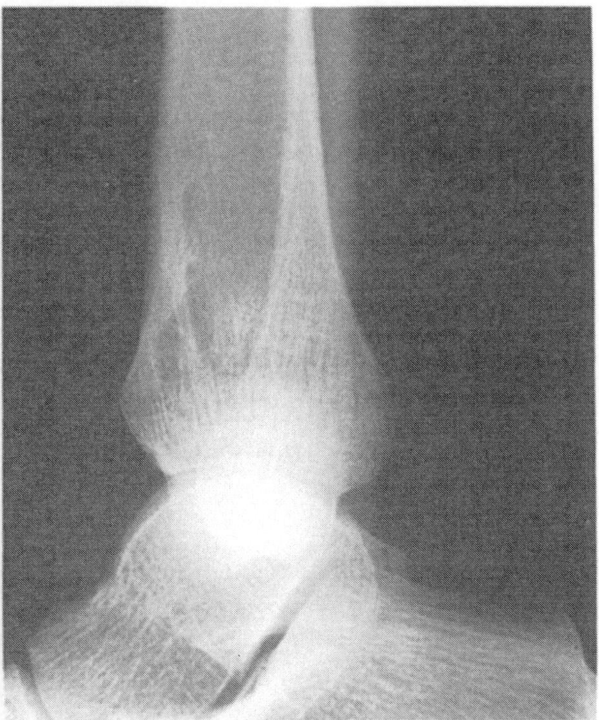

Abb. 5.11 a, b. Verlauf einer hämatogenen Osteomyelitis an der distalen Tibia. **a** Zwei große ovoide Aufhellungen in der distalen Tibiametaphyse, wobei die vordere bis an die Epiphysenfuge heranreicht. Kranial ist der Übergang zum gesunden Knochen hin unscharf. Die ventrale Kortikalis ist an umschriebener Stelle deutlich verdünnt. **b** Ein Jahr später und nach zwischenzeitlich erfolgter antibiotischer Behandlung sind im Bereich der Spongiosadestruktionen wieder scharf gezeichnete Knochentrabekel erkennbar, die ventrale Kortikalis ist leicht verdickt. *Differentialdiagnose:* Histiozytose X

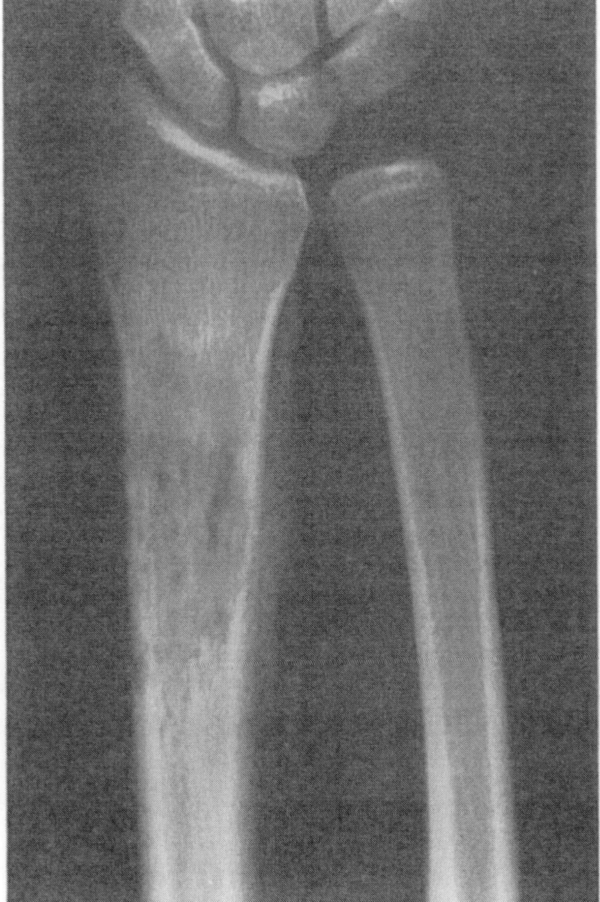

Abb. 5.12. Akute hämatogene Osteomyelitis bei einem 22jährigen Diabetiker. Mottenfraßähnliche Destruktionen im distalen Radiusschaft – sowohl die Spongiosa wie die Kortikalis betreffend – mit vorwiegend ulnaseitig ausgeprägter Periostverkalkung. Anamnestisch besteht der Prozeß seit etwa 3 Wochen. *Differentialdiagnostisch* käme ein Ewing-Sarkom in Frage, obwohl Anamnese (Diabetiker!) und klinischer Befund mit massiver Schwellung und Rötung sowie Fieber mehr für eine Osteomyelitis sprechen. Die Diagnose einer Osteomyelitis konnte jedoch *nur histologisch* herbeigeführt werden

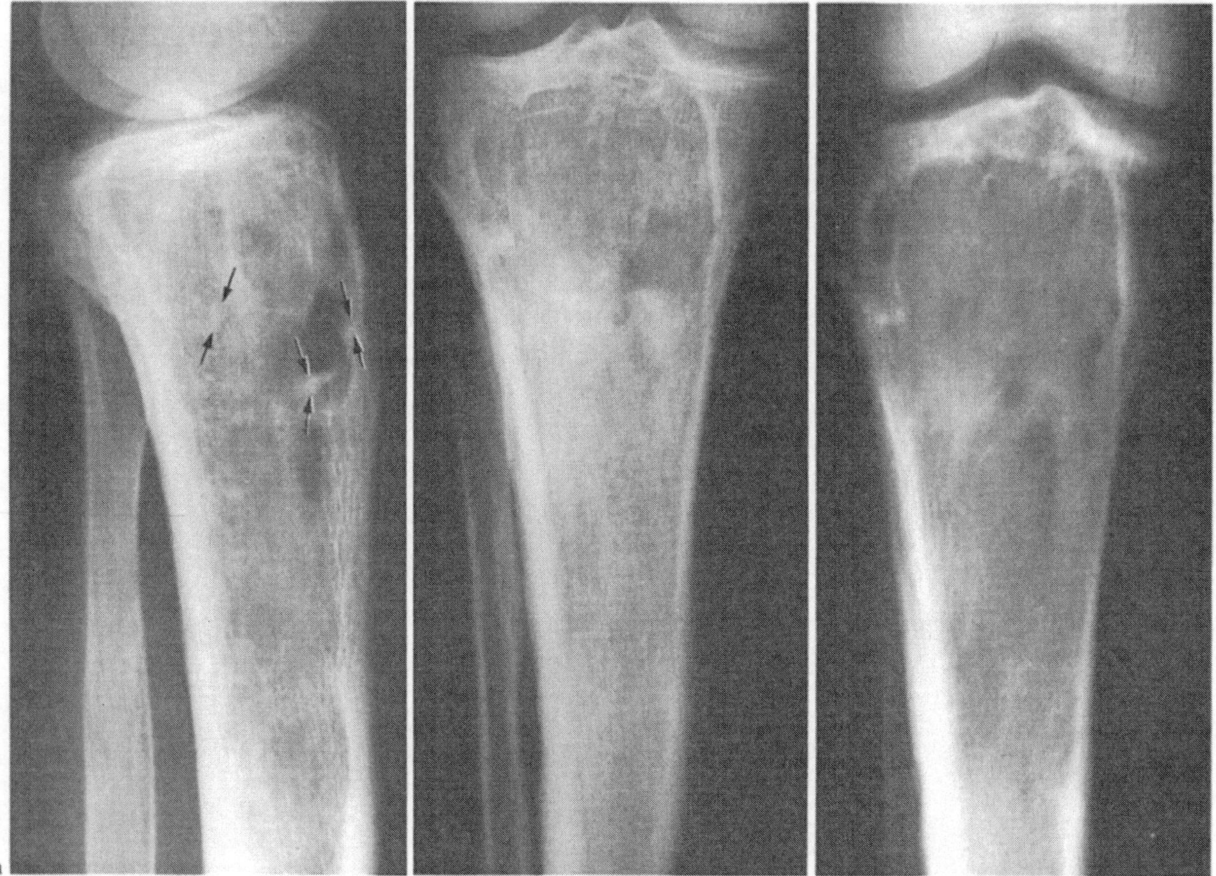

a   b, c

Abb. 5.13a–c. Chronische Osteomyelitis in der proximalen Tibia. Auf den Übersichtsaufnahmen in 2 Ebenen (**a, c**) erkennt man unscharf begrenzte, unruhige und unterschiedlich große Strukturaufhellungen im Tibiakopf sowie im Bereich der proximalen Tibiadiaphyse. Die Aufhellungen sind inhomogen und schließen z.T. feine knochendichte Verschattungen ein (↗). Dabei kann es sich um feine Sequester handeln. Auffallend ist die verhältnismäßig scharfe Begrenzung der Kompakta nach außen hin. Auf der Schichtaufnahme (**b**) ist das bunte Nebeneinander von Sklerosezonen und Aufhellungsbezirken gut erkennbar. Hauchdünne mediale Kompakta

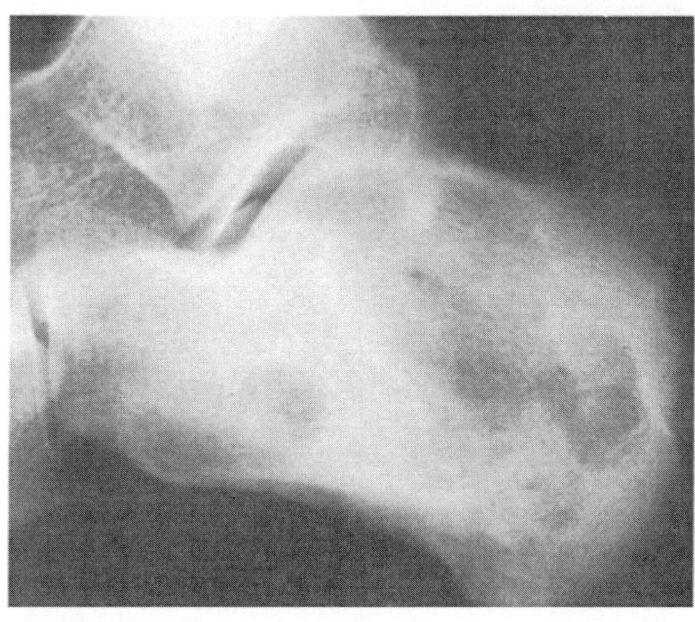

Abb. 5.14. Chronische Osteomyelitis am Kalkaneus. Mäßige Volumenzunahme des Kalkaneus. Der Knochen ist insgesamt sehr dicht, man erkennt deutlich multiple polygonal begrenzte Aufhellungsfiguren, die Höhlenbildungen entsprechen

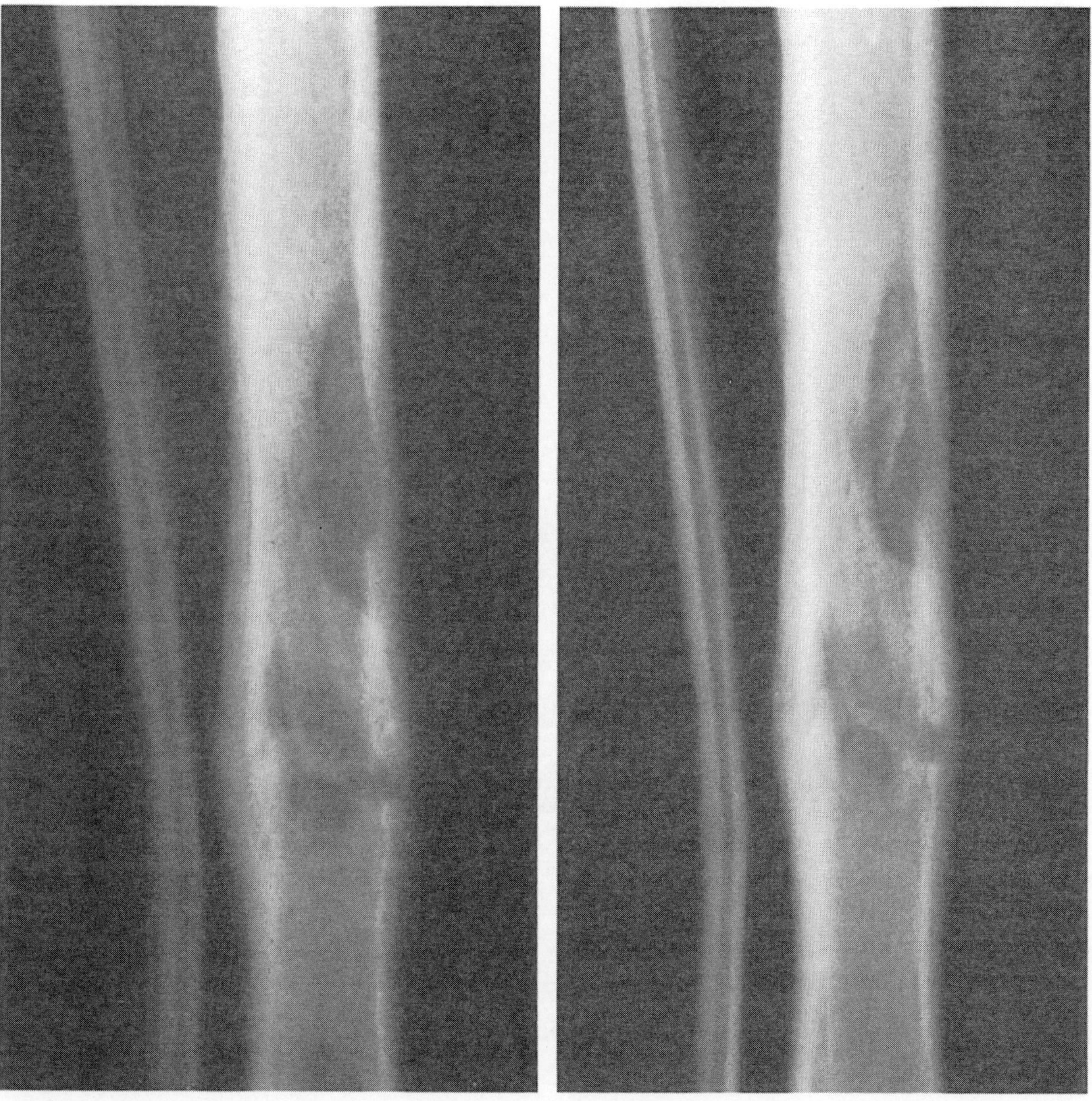

a b

Abb. 5.15a, b. Kurzfristiger Verlauf einer chronischen Osteomyelitis im mittleren Tibiaschaft. **a** In der Ausgangssituation lassen sich grobe spongiöse Defekte erkennen, die von unscharfen Verdichtungen und einer lateral gelegenen Kallusmanschette umgeben sind. Der lanzettförmige kraniale Defekt ist an einigen Stellen relativ scharf begrenzt, die Kortikalis ist vom Knocheninneren her arrodiert. Die distal gelegene unruhige Aufhellung mündet in einen erbsengroßen Kortikalisdefekt, aus dem heraus es klinisch fistelte. **b** Vier Monate später läßt sich im kranial gelegenen Defekt ein länglicher Sequester nachweisen, die mediale Kortikalis ist progredient zerstört und unscharf begrenzt. Im distal gelegenen Areal sind zunehmende Sklerosierungen eingetreten. Der vorliegende Fall demonstriert das oft bunte Nebeneinander zwischen Destruktion und Sklerose bei chronischer Osteomyelitis

Abb. 5.16a, b. Plasmazellenosteomyelitis im distalen Femurschaft bei einem 16jährigen Patienten. Unscharf begrenztes Skleroseareal besonders dorsal um eine zarte Aufhellungsfigur herum, in der sich tomographisch kein Sequester nachweisen ließ. Auffallend ist die lamellierte periostale Knochenneubildung besonders in den ventralen Abschnitten. Gegen das Vorliegen eines Ewing-Sarkoms (sog. zwiebelschalenartige Periostverkalkung!) spricht die fehlende mottenfraßartige Destruktion

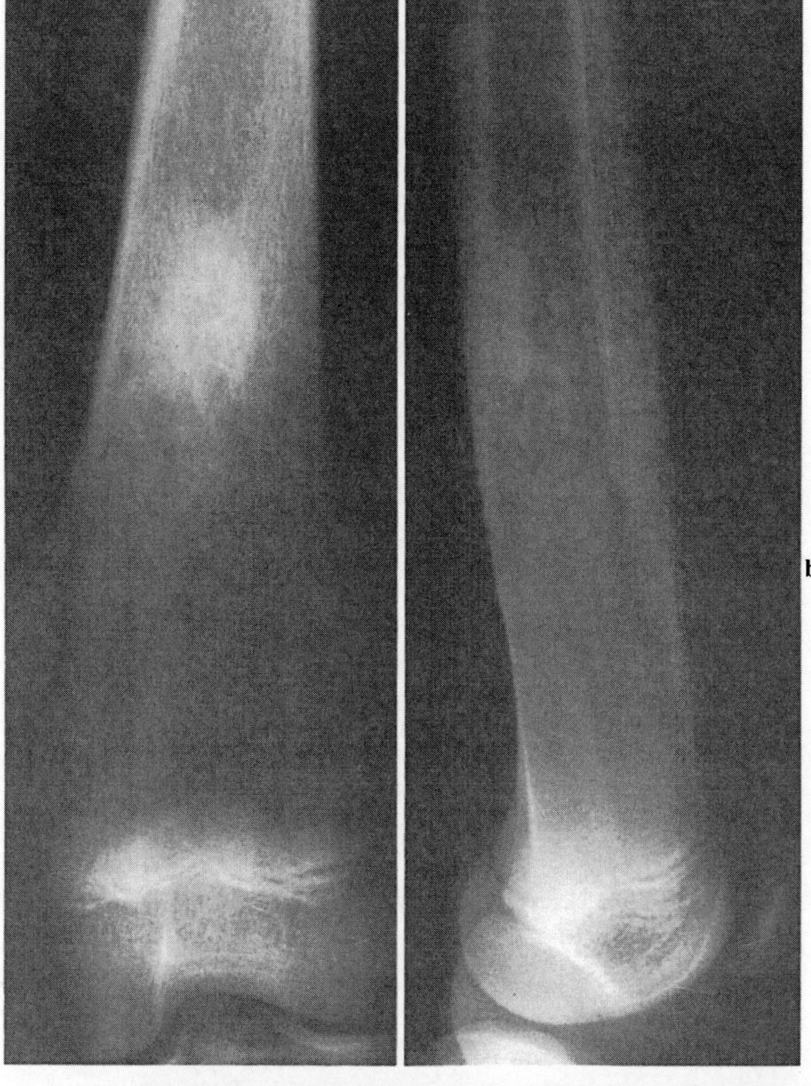

Abb. 5.17a, b. Brodie-Abszesse an der proximalen Tibia sowie an der distalen Radiusmetaphyse. Um die gut abgrenzbaren ovalären Defekte herum sind sehr dichte Sklerosierungen erkennbar, die am Radius praktisch den gesamten distalen Schaft erfassen. *Differentialdiagnostisch* ist an spongiös gelegene Osteroidosteome mit allerdings ungewöhnlich großen Nidi zu denken

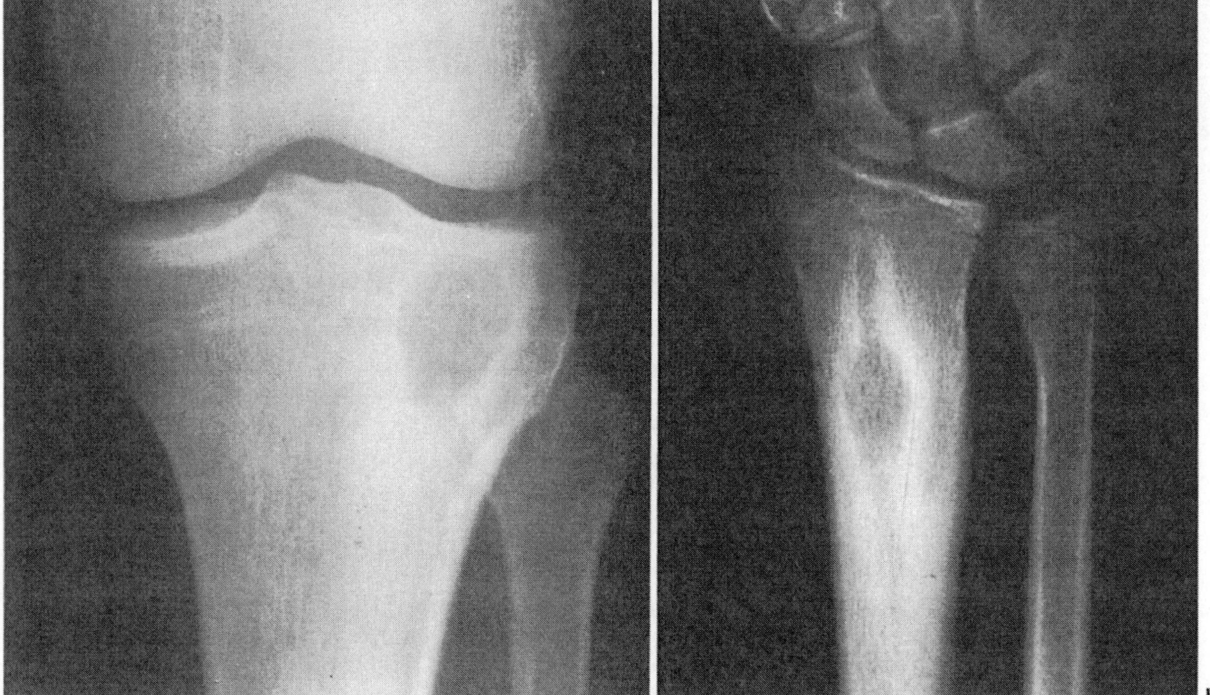

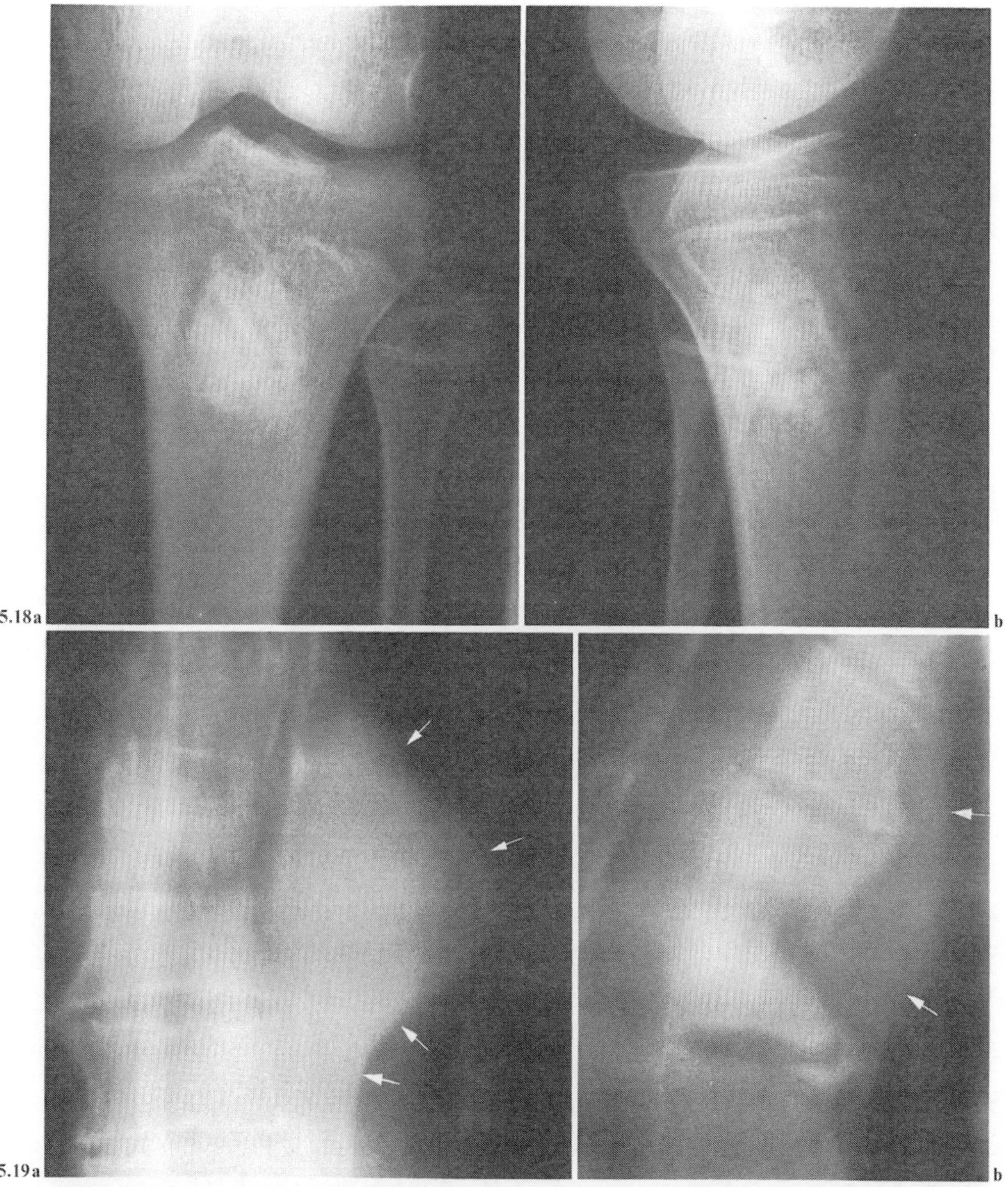

5.18a

b

5.19a

b

Abb. 5.18a, b. Brodie-Abszeß im Tibiakopf bei einem 16jährigen Mädchen. Im Vergleich zu den Veränderungen in Abb. 5.17 erscheint der Prozeß eher atypisch, da sich in dem groben Sklerosierungsareal nicht eine gut abgrenzbare Aufhellung, sondern verwaschene, wenig definierte multizentrische Aufhellungen nachweisen lassen. *Differentialdiagnostisch* ist neben einem Osteoblastom durchaus auch ein vorwiegend sklerosierendes osteogenes Sarkom (s. Abb. 5.105) zu diskutieren. Eine histologische Abklärung wird notwendig

Abb. 5.19a, b. Akute Staphylokokkenspondylitis an der Brustwirbelsäule eines 54jährigen Patienten. Um den Intervertebralraum herum sind unscharf begrenzte, mottenfraßähnliche Aufhellungen erkennbar, die Intervertebralraumweite ist deutlich reduziert; in der Seitenansicht wird das Ausmaß der Knochenzerstörung sowohl des darüber- wie des darunterliegenden Wirbelkörpers deutlich. Es hat sich schon eine leichte Kyphose eingestellt. Da der Prozeß offensichtlich mehr in den Randpartien links und ventral begonnen hat, resultiert ein erheblicher paravertebraler Abszeß, der die Weichteilschwellung (↗) bedingt

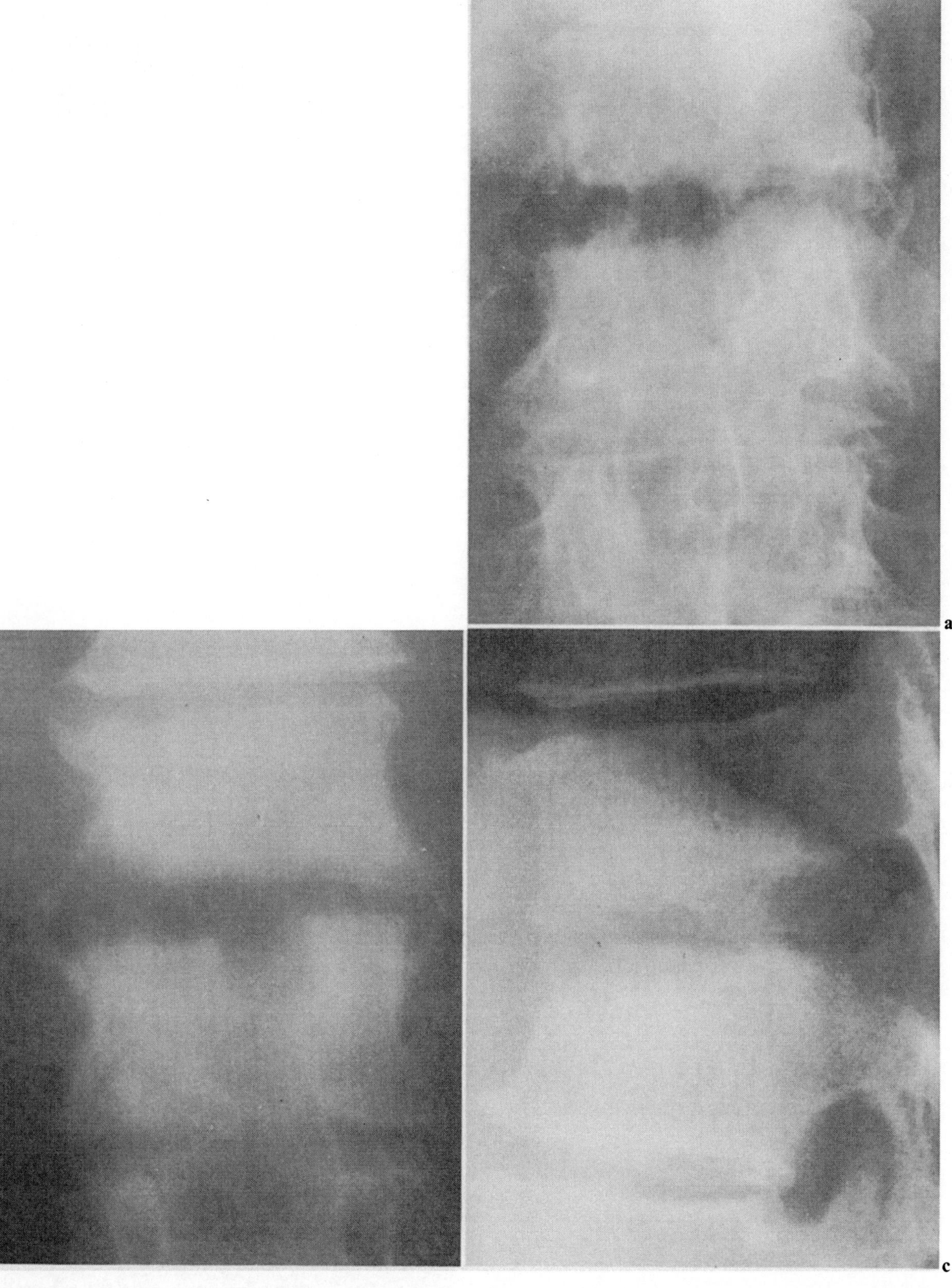

Abb. 5.20a–c. Staphylokokkenspondylitis an der Lendenwirbelsäule. Die gegenüberliegenden Partien der beiden befallenen Wirbelkörper sind grob zerstört, die Begrenzung zum gesunden Knochen hin ist unscharf und fransig. Im Gebiet der zerstörten Knochenabschnitte sind feine kalkdichte Verschattungen erkennbar, die sich auch in Höhe des Bandscheibenraumes im paravertebralen Bereich nachweisen lassen und nekrotischem Knochen entsprechen, der z.T. unter die Seitenbänder gepreßt ist. Die Tomographie (**b**) demonstriert das Ausmaß der Zerstörung, besonders am kaudal gelegenen Wirbelkörper mit großem zentralen Defekt. Die Seitenaufnahme (**c**) läßt eine beginnende Gibbusbildung erkennen

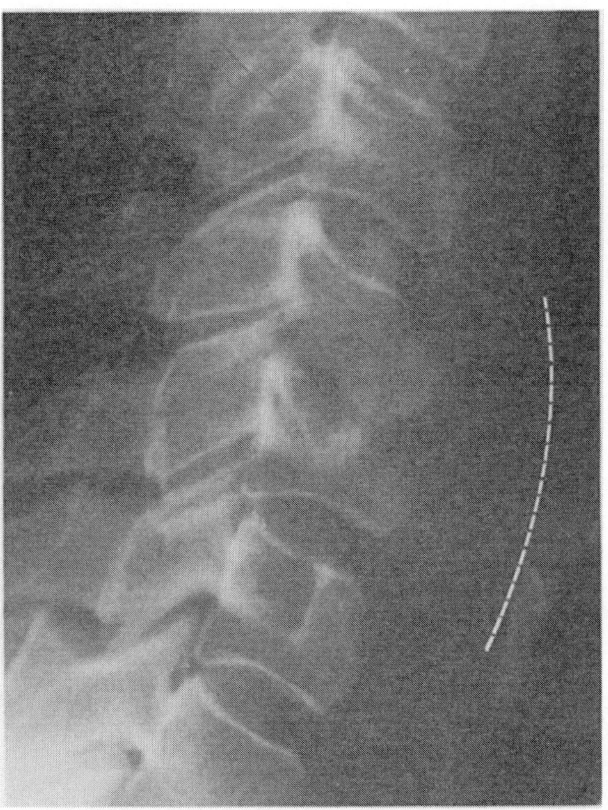

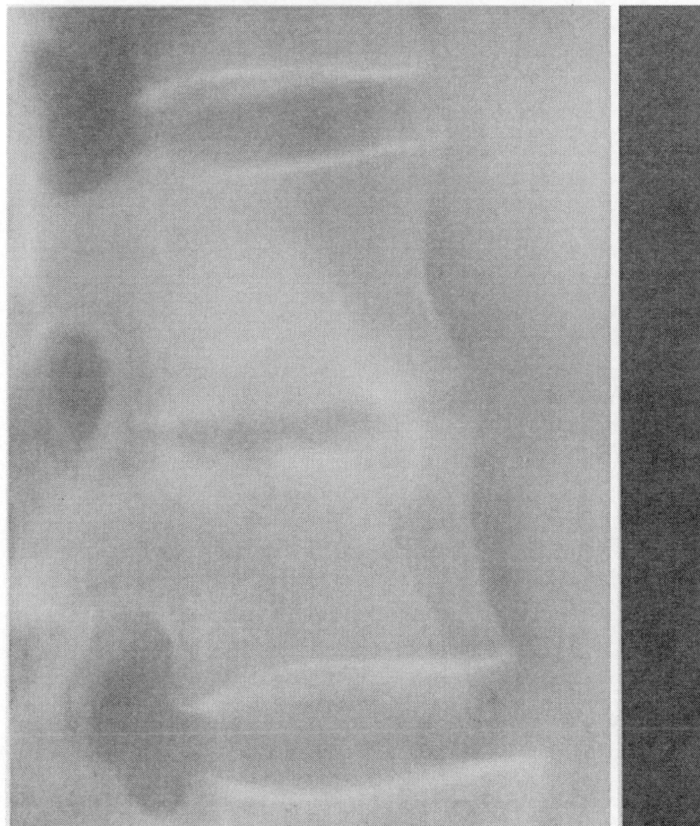

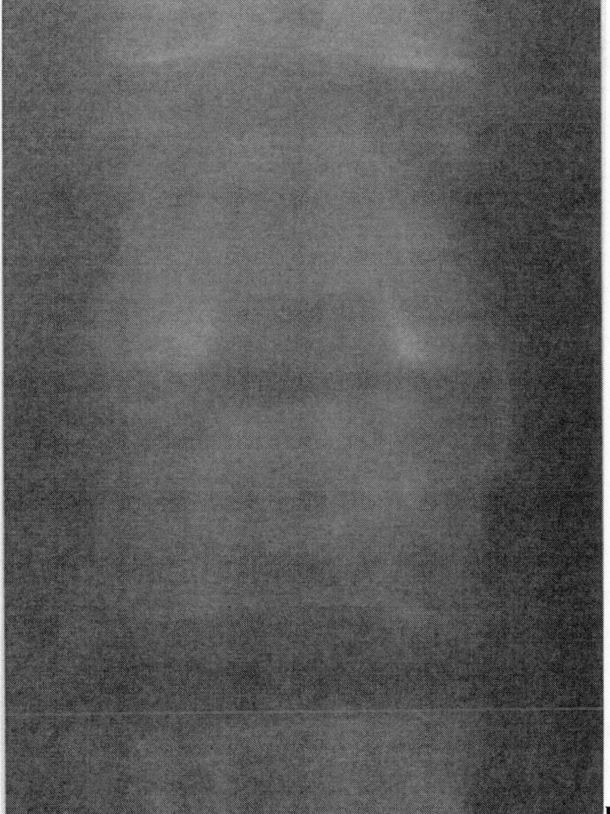

Abb. 5.21. Bakterielle Spondylitis an der Halswirbelsäule. HWK 4 und 5 zeigen massive, vorwiegend in den mittleren und ventralen Abschnitten gelegene Zerstörungen. Durch einen begleitenden Weichteilabszeß besteht eine deutliche Verbreiterung des prävertebralen Weichteilschattens. Der fast symmetrische Befall zweier benachbarter Wirbelkörper spricht gegen das Vorliegen eins tumorösen Prozesses. Der Patient war als „Fixer" bekannt

Abb. 5.22a, b. Chronische Spondylitis an der Lendenwirbelsäule. Grobe Defekte in den zentralen grund- und deckplattennahen Abschnitten der gegenüberliegenden Wirbelkörper mit unscharfen Konturen zum gesunden Knochen hin. Mäßige Sklerose in der unmittelbaren Umgebung der Defekte. Auf der linken Seite wird der Intervertebralraum durch eine nach außen konvexbogige reparative Verknöcherung (Reparationsspondylophyt) überbrückt. Sie zeigt an, daß der Prozeß offensichtlich schon längere Zeit besteht

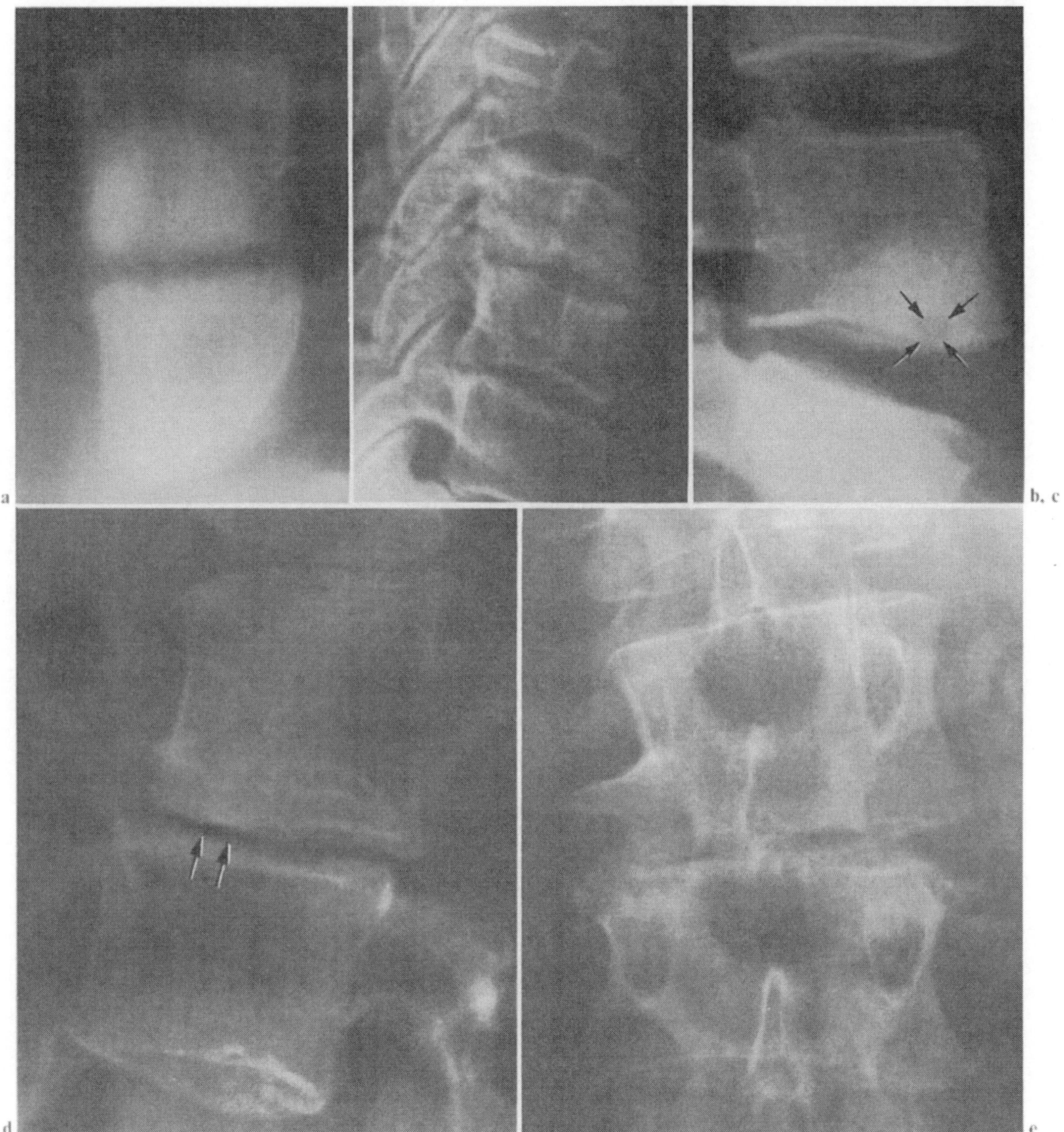

Abb. 5.23a–e. Abakterielle unspezifische Spondylodiscitis (**a–c**) und Osteochondrosis intervertebralis (**d, e**). **a** Im Tomogramm findet sich eine Verschmälerung des Bandscheibenraumes, die Grund- und Deckplatten sind unscharf begrenzt, die Grundplatte des 4. LWK zeigt subchondrale Aufhellungen. Daneben breite Sklerosen, die tief in die Wirbelkörper hineinreichen. Kein paravertebraler Weichteilschatten. Die Ätiologie des Prozesses war unbekannt. **b** Im Gegensatz zu **a** lag hier als Grundkrankheit eine chronische Polyarthritis vor. Der befallene Halswirbelsäulen-Intervertebralraum ist verschmälert, auch hier unscharfe und gezähnelte Konturen der Grund- und Deckplatten, keine Spondylophytenbildungen. **c** Massive Sklerose in den vorderen unteren Abschnitten des 4. LWK mit zarter subchondraler bohnengroßer Aufhellung. Die Grundplatte ist in den vorderen und mittleren Wirbelkörperpartien nicht mehr erkennbar. Der folgende Bandscheibenraum findet sich verschmälert. Auch bei diesem Prozeß war die Ätiologie unklar. Differentialdiagnostisch mußte ein Osteoidosteom abgegrenzt werden, das aber vorwiegend in den dorsalen Wirbelkörperpartien und in den Anhangsgebilden auftritt. **d, e** Zum Vergleich eine schwere Osteochondrose im Intervertebralraum LWK 3/4. Auch hier sind Grund- und Deckplatten sklerosiert, aber relativ gut abgrenzbar. Es bestehen deutliche begleitende (nicht reparative) Spondylophytenbildungen und vor allem ein Vakuumphänomen (↗), das mehr für das Vorliegen eines degenerativen Prozesses spricht

5.2.2 Tuberkulöse Osteomyelitis

Hierbei handelt es sich um eine Sonderform der hämatogenen Osteomyelitis bei postprimärer Lungen- oder Lymphknotentuberkulose. Daher ist der Nachweis einer gleichzeitig bestehenden Lungentuberkulose nicht obligat. Während früher am häufigsten Kinder und Jugendliche von der Skelettuberkulose befallen wurden, ist dieses Krankheitsbild nach Einführung der BCG-Impfung zahlenmäßig im Kindes- und Jugendalter deutlich zurückgegangen. Im Erwachsenenalter hat eine eindeutige Verlagerung in die höheren Altersklassen mit einer erheblichen Zunahme der Skelet- und Gelenktuberkulose bei alten Menschen stattgefunden. Hauptlokalisationen sind die Wirbelsäule sowie die metaepiphysären Röhrenknochenabschnitte, sehr häufig mit sekundärer Gelenkbeteiligung. Davon zu unterscheiden ist die primäre Gelenktuberkulose mit einem Übergreifen auf den angrenzenden artikulierenden Knochen.

Histologisch wird die *exsudative oder verkäsende* von der *produktiven oder granulierenden Knochentuberkulose* unterschieden. *Für die röntgenologische Darstellbarkeit ist diese Unterscheidung von großer Bedeutung:* Die produktive Knochentuberkulose führt durch das tuberkulöse Granulationsgewebe zu einer Zerstörung des Spongiosagerüstes, wodurch die sog. Knochenkaverne entsteht. Röntgenologisch ist diese Kaverne als osteolytischer Bezirk oder auch als sog. *Lochdefekt* erkennbar. Die exsudative tuberkulöse Ostitis bzw. Osteomyelitis hingegen weist eine vollständige Nekrose des spezifischen Granulationsgewebes, der Spongiosa und des Markparenchyms auf, wobei die absterbenden Knochenbälkchen zunächst ihren Kalksalzgehalt behalten und damit röntgenologisch selbst bei totaler Verkäsung z.B. eines Wirbelkörpers keine Destruktionszeichen verursachen. Ein so veränderter Wirbelkörper kann sogar dichter erscheinen als die umgebenden normalen oder osteoporotisch veränderten.

Die *klinische Symptomatik* ist im wesentlichen abhängig vom Sitz der Knochentuberkulose. Allgemeinsymptome wie bei der akuten pyogenen Osteomyelitis fehlen aber in der Regel, im Vordergrund stehen mehr Zeichen eines subakuten entzündlichen Prozesses. Beim Sitz in der Wirbelsäule können als erstes klinisches Zeichen neurologische Komplikationen auftreten.

Röntgensymptomatik

Grundsätzlich können sich hier dieselben Zeichen wie bei der bakteriellen nichtspezifischen Osteomyelitis finden, wenngleich die tuberkulöse Osteomyelitis einige Besonderheiten aufweist: So kann *am Anfang eine Osteoporose* röntgenologisch im Vordergrund stehen, während Osteolysen, sklerosierende reparative Veränderungen und Periostverkalkungen sowie Sequesterbildungen erst später und in wesentlich geringerer Ausprägung auftreten. Bei der häufig vorkommenden Gelenkbeteiligung fällt eine extreme Osteoporose an den distal gelegenen Skeletabschnitten auf. An den Hand- und Fußknochen wird – allerdings häufiger bei Kindern – eine expansive Destruktion von Spongiosa und Kompakta gesehen, die zu einer Auftreibung des Knochens (Ballonierung) mit Periostverkalkung und Weichteilschwellung führt *(Spina ventosa)*. Differentialdiagnostisch sind bei multilokulärem Befall am Hand- und Fußskelet Enchondrome, Granulome bei Sarkoidose und idiopathische Knochenzysten abzugrenzen.

An flachen Knochen wie z.B. dem Manubrium sterni, der Patella oder am Becken imponieren häufig stanzlochähnliche Defekte mit leichter oder mäßiger umgebender Sklerose.

An der Wirbelsäule, die insgesamt den größten Anteil an Knochentuberkulose hat, liegen die Veränderungen hauptsächlich in der Region des 2.–3. Lendenwirbel- sowie des 9.–10. Brustwirbelkörpers. In der Regel sind 2 benachbarte Wirbel betroffen, seltener nur ein einziger und noch seltener 3 Wirbel und mehr (s. Abb. 5.26). Der Prozeß beginnt röntgenologisch zumeist mit einer Verschmälerung der Bandscheibe sowie mit einer seitlichen Ausbuchtung der Längsbänder durch herausgepreßte Nekrosemassen. Alsdann stellen sich vorwiegend in den vorderen Abschnitten der Wirbelkörper infolge der Kavernenbildung unscharf begrenzte Aufhellungen ein, die bei Befall zweier benachbarter Wirbelkörper spie-

gelbildlich zueinander angeordnet sind (sog. Sattelkavernen). In der nächsten Phase der Erkrankung kommt es zu einem keilförmigen Zusammenbruch des befallenen Wirbelkörpers, wobei sich je nach Lage der Knochendestruktion ein dorsoventraler, ventrodorsaler oder seitlicher Keilwirbel mit entsprechender Gibbusbildung oder seitlicher Achsenabknickung einstellt. Gleichzeitig werden fast immer *Senkungsabszesse (kalte Abszesse)* beobachtet, die z.T. zu monströsen, sehr dichten, nach kranial und kaudal entwickelten paravertebralen Weichteilschatten führen. In der Ausheilungsphase können sich *Blockwirbel* und je nach Ausmaß der Destruktion auch stärkere *Reparationsspondylophyten* finden. Ein Befall der Bogenabschnitte sowie der Quer- und Dornfortsätze zeichnet sich bei der tuberkulösen Spondylitis röntgenologisch wie an anderen platten Knochen durch Stanzlochdefekte aus.

Relativ selten ist eine primäre Manifestation der Spondylitis tuberculosa im subligamentären Bereich an der Wirbelkörperkante mit marginaler ventraler und seitlicher Arrosion und Periostverkalkung und späterer Destruktion der Bandscheibe sowie Ausbildung von kalten Abszessen, die unter dem Längs- und Seitenband liegen und eine Verbreiterung des prä- und paravertebralen Weichteilschattens bedingen. Bei dieser Form der Spondylitis tuberculosa (*Spondylitis anterior superficialis*) sind im weiteren Verlauf grobe Wirbelkörperdestruktionen und -sinterungen seltener, sie entspricht mehr einem subakuten Geschehen.

Eine besondere Verlaufsform des tuberkulösen Knochenbefalls stellt die sog. *zystische Tuberkulose* dar. Sie ist prognostisch in der Regel gut und findet sich vorwiegend bei Kindern, aber auch bei jüngeren Erwachsenen und soll daher kurz Erwähnung finden: Sie tritt in der Regel mit multipler Knochendestruktion mit einer gewissen Neigung zum symmetrischen Befall der langen Röhrenknochen auf. Die Destruktionen sind rund bis oval und haben einen gut begrenzten Rand, der erst im späteren Verlauf sklerosiert.

Differentialdiagnose

Die Abgrenzung gegen die eitrigen Osteomyelitiden ist vom Röntgenbild allein her nicht möglich. Für eine *tuberkulöse Osteomyelitis* sprechen allerdings die weniger ausgeprägten destruierenden, reaktiv-sklerosierenden und periostalen Veränderungen, die bei der eitrigen Osteomyelitis und hier besonders bei den chronischen Verlaufsformen in der Regel deutlicher sind.

An den Röhrenknochen müssen differentialdiagnostisch die *Histiozytose X*, das *Ewingsarkom* und *andere Knochentumoren* in Erwägung gezogen werden. Ausgeprägtere Weichteilverschattungen durch kalte Abszesse sprechen immer mehr für einen tuberkulösen Prozeß.

Die röntgenologische Abgrenzung der tuberkulösen Spondylitis von der *Staphylokokkenspondylitis* ist sehr problemreich. Als allgemeine Regel kann gelten, daß die durch Staphylokokken verursachte Spondylitis wesentlich rascher (in wenigen Wochen) verläuft, wobei sich sehr früh Zeichen der Osteolyse mit einem Übergreifen auf die Wirbelbogenpartien und einer relativ geringfügigen perifokalen Osteoporose finden. Auch tritt wesentlich früher eine perifokale Osteosklerose und eine ankylosierende Spondylose mit dem benachbarten Wirbelkörper auf. Die *plasmazelluläre Spondylitis* grenzt sich von der tuberkulösen Spondylitis in der Regel durch die nur partielle Zerstörung der Bandscheibe, durch die ins Auge fallende Osteosklerose bei fehlender perifokaler Osteoporose ab. Ein Senkungsabszeß wird im allgemeinen vermißt. Die *Bangsche Spondylitis* kann der tuberkulösen Spondylitis sehr ähnlich sein, zur Abgrenzung trägt jedoch die Anamnese der Patienten mit entsprechender beruflicher Exposition (z.B. Melker) bei. Bei der *banalen Osteochondrosis intervertebralis* finden sich relativ scharf gezeichnete, den Bandscheiben parallel verlaufende Sklerosen bei Bandscheibenraumverschmälerungen und fast immer deutlichen Spondylophytenbildungen. Der Nachweis eines Vakuumphänomens gelingt in der Regel nur bei degenerativen Bandscheibenveränderungen. Die *Spondylitis anterior beim M. Bechterew* läßt einen Senkungsabszeß in Form eines begleitenden Weichteilschattens vermissen, sie zeichnet sich durch eine alleinige unscharfe Sklerose der Wirbelkörpervorderkante aus.

Die Abgrenzung der tuberkulösen Spondylitis gegen *Wirbelgeschwülste* oder geschwulstähnliche Läsionen wie z.B. die aneurysmatische Knochenzyste, das eosinophile Granulom, das Osteoblastom und das Osteoidosteom erfolgt relativ zuverlässig durch die Tatsache, daß tumoröse Veränderungen in der Regel auf einen Wirbel beschränkt bleiben und nicht zu Bandscheibenveränderungen führen.

Abb. 5.24a–d. Knochentuberkulose. **a** In den ventrokranialen Abschnitten der Patella findet sich ein stanzlochähnlicher Defekt, der von einem unregelmäßigen Sklerosesaum umgeben ist. Keine nennenswerte Periostreaktion, keine Sequestrierung. **b** Weitgehend reaktionslose, umschriebene Destruktion unterhalb der Spina iliaca anterior superior. **c** Relativ große Osteolyse im Olekranon mit breitem, d.h. unscharfem Übergang zum gesunden Knochen hin. Der tuberkulöse Prozeß ist nach dorsal durch die umschrieben zerstörte Kortikalis durchgebrochen und hat zu einem diskreten Weichteilschatten geführt. **d** Ovaläre Strukturauslöschung im mittleren Tibiadiaphysendrittel mit konzentrischer Arrodierung der umgebenden ▷ Kortikalis. Der Übergang zur gesunden Spongiosa hin ist unscharf, die Umgebung findet sich leicht sklerosiert. Keine gröbere Periostverkalkung, keine Knochensequester. Während die Veränderungen in **a, b** und **d** unter Berücksichtigung der fehlenden oder wenig ausgeprägten reaktiven Periostverkalkungen und Sequesterbildungen relativ typisch für eine tuberkulöse Osteomyelitis sind, ist die Abgrenzung der Veränderungen in **c** gegenüber einer pyogenen Osteomyelitis, z.B. durch Staphylokokken, nicht möglich

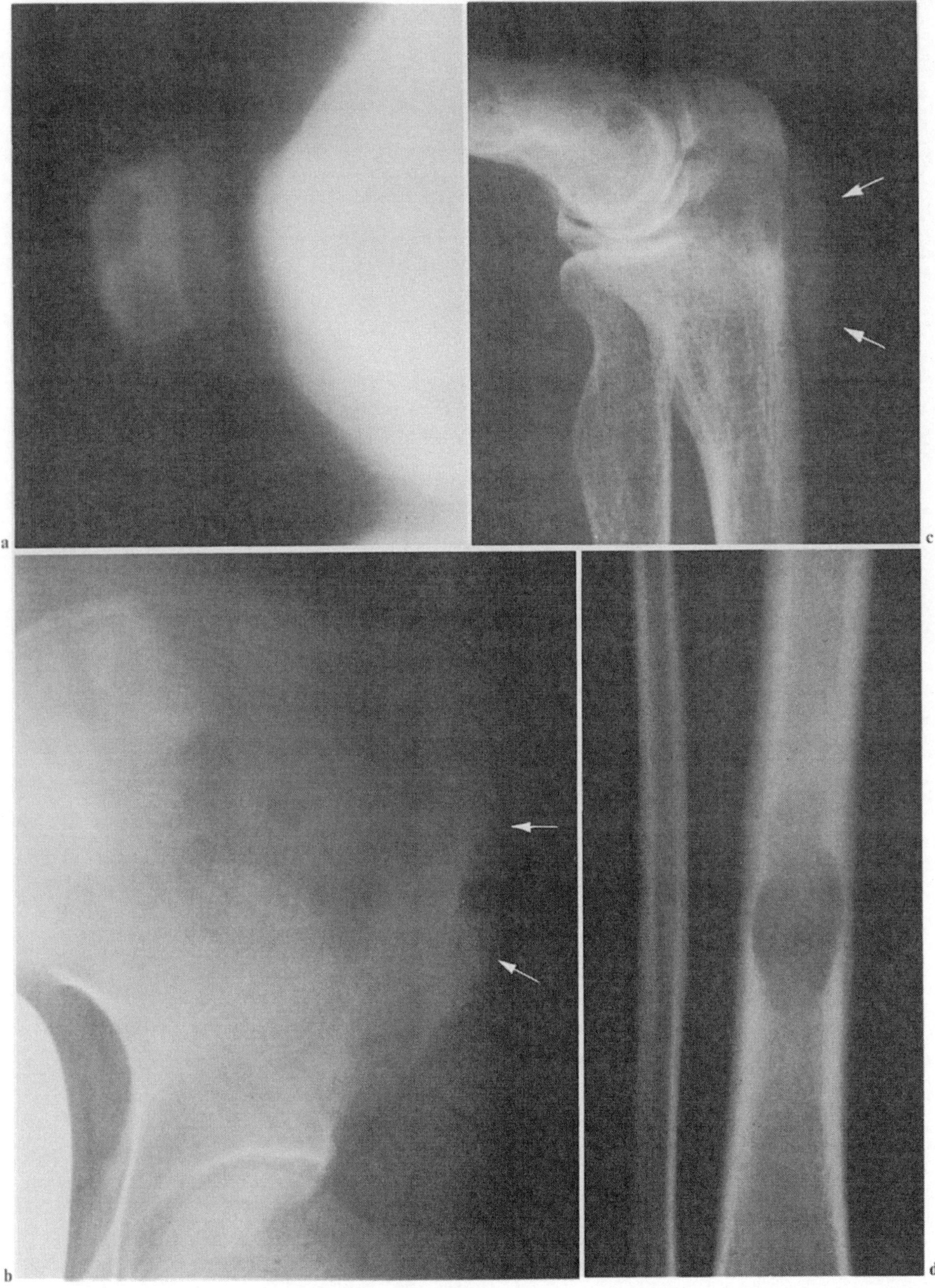

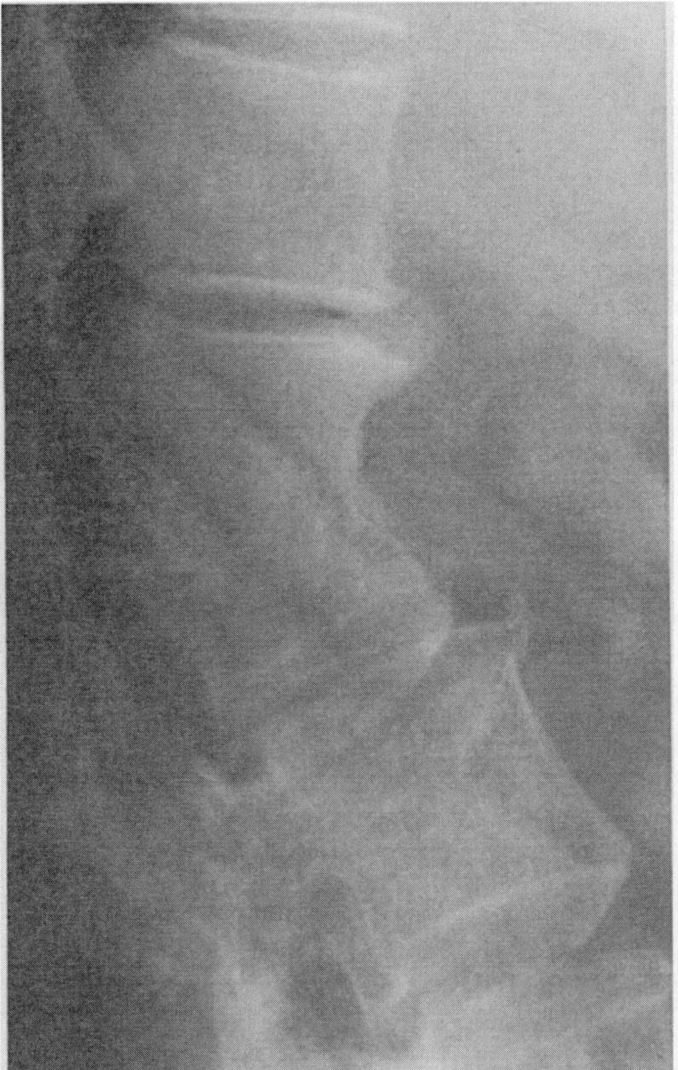

Abb. 5.25. Blockwirbelbildung des 12. Brust- und 1. Lendenwirbelkörpers nach abgelaufener Tuberkulose mit typischer kyphotischer Knickstellung (Gibbusbildung). Der Bandscheibenraum ist nicht mehr abgrenzbar, die angrenzenden Knochenstrukturen erscheinen ruhig

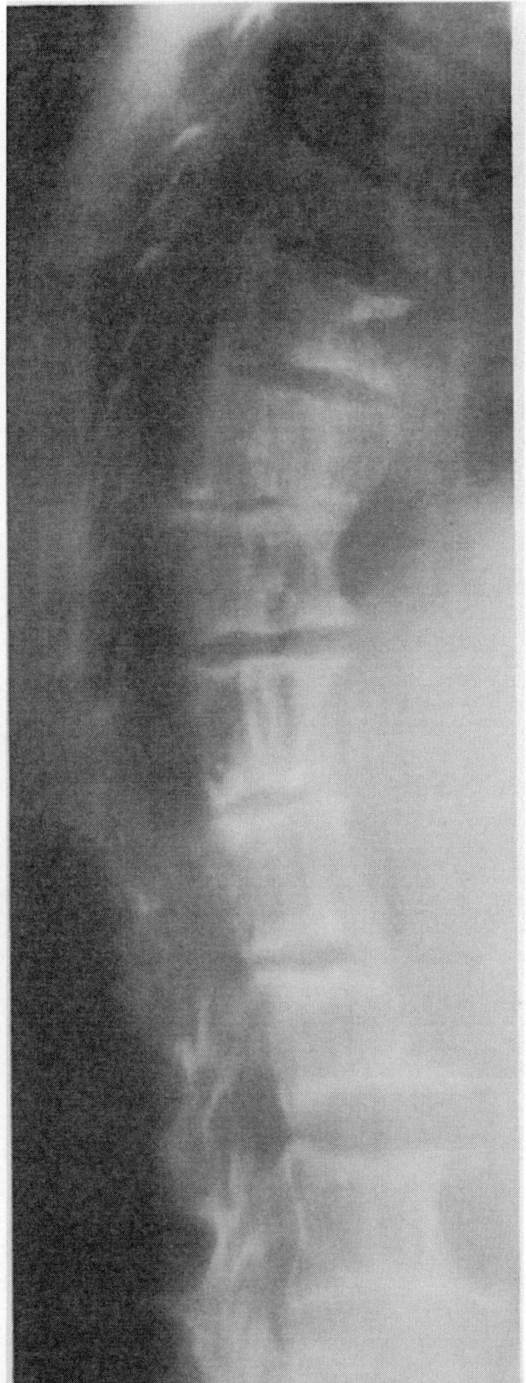

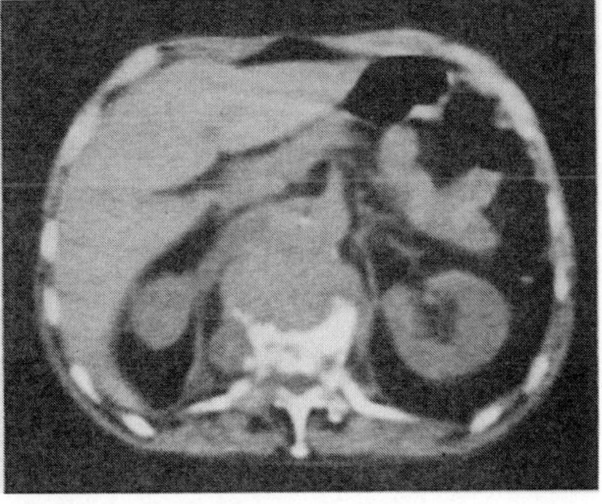

Abb. 5.26a, b. Ungewöhnlich ausgedehnte Spondylitis tuberculosa der Brust- und Lendenwirbelsäule bei einem 34jährigen Mann. Der Prozeß hat wahrscheinlich seinen Ausgang von der BWS genommen. Von dort aus ist es dann zu einem ausgeprägten Senkungsabszeß gekommen, der bis zur unteren Lendenwirbelsäule reicht. Die Veränderungen in unterer BWS und oberer LWS sind sowohl durch massive Arrosionen von seiten des Senkungsabszesses wie durch direkten Befall in Form der tuberkulösen Spondylitis bedingt. Das Computertomogramm (b) in Höhe des 12. Brustwirbelkörpers läßt den monströsen, vorwiegend nach ventral entwickelten Senkungsabszeß mit feinen Verkalkungen in den ventral gelegenen Abschnitten erkennen. Auch wird mit Hilfe des Computertomogramms das Ausmaß der groben Zerstörungen der ventralen und dorsolateralen Wirbelkörperpartien sowie der rechten Bogenabschnitte deutlich

**Weitere bakteriologische Sondergruppen
der Osteomyelitis**

5.2.3 Brucella abortus Bang

Die durch dieses Bakterium verursachte
Osteomyelitis ist in Deutschland heute praktisch nicht mehr anzutreffen, da die primäre
Rinderdurchseuchung durch gezielte Maßnahmen eliminiert wurde. Früher befiel die Erkrankung beruflich exponierte Personen wie
z.B. Melker, Tierärzte, Schlachter und Arbei-
ter in Fleischkonservenfabriken.

Die Knochenmanifestation dieser sonst systemischen Erkrankung spielt sich im wesentlichen an der Lenden- und Halswirbelsäule ab,
wo sich neben einer Bandscheibenverschmäle-
rung vor allem eine massive perifokale Spongiosklerose findet.

5.2.4 Salmonellen

Die Knochenbeteiligung beim durch Salmo-
nellen ausgelösten Typhus liegt bei etwa 2%.
Am häufigsten befallen sind die unteren Extremitäten (vor allem Tibia), die Knorpelkno-
chengrenzen der Rippen sowie die Wirbelsäule, das Brustbein und das Becken. Als besonderes Charakteristikum der Salmonellen-
Osteomyelitis gilt die vorwiegend subperiostale Lokalisation des Prozesses. An der Wirbelsäule werden ähnlich ausgedehnte Senkungsabszesse wie bei der Spondylitis tuberculosa beobachtet.

5.2.5 Treponema pallidum

Die durch das Treponema pallidum verursachte Syphilis oder Lues kann – ob angeboren (durch diaplazentare Übertragung), ob er-
worben – zu einer Knochenbeteiligung führen.
Im Rahmen dieses Buches soll nur die erworbene Knochensyphilis besprochen werden. Sie
manifestiert sich in der Regel nur bei unbehan-
deltem Infekt im Tertiärstadium und daher
heute extrem selten. Zwei Erscheinungsbilder
werden dabei beobachtet:

Periostitis luica: Sie findet sich vorwiegend
im Bereich der vorderen Schienbeinkanten
und des Schädeldaches, wo sie zum Bild der
ossifizierenden Periostitis mit parossalen Verkalkungen führt. In fortgeschrittenen Stadien
wird diese verkalkende Periostitis sehr dicht
und verschmilzt mit der darunterliegenden
Kortikalis. Die Verkalkungen können von
rundlichen oder länglichen Aufhellungen
unterbrochen werden, die gummösen Höhlen
entsprechen. Die differentialdiagnostische Abgrenzung gegen reaktiv-verkalkende Periostosen z.B. bei einer Varikosis oder im Rahmen
der hypertrophischen Osteoarthropathie bei
pulmonalen Erkrankungen kann u.U. problematisch sein. In der Regel sind aber letztere
sowohl in der Längs- wie Breitenausdehnung
nicht so ausgeprägt, auch finden sich dabei
seltener Strukturaufhellungen. Die hypertrophische Osteoarthropathie grenzt sich darüber
hinaus gewöhnlich durch einen feinen Aufhellungssaum von der darunterliegenden Kompakta ab. Am Schädel können die Veränd-
rungen zu Verwechslungen mit der fibrösen
Dysplasie führen. Eine sichere Abgrenzung erfolgt in jedem Fall durch den serologischen
Nachweis der luetischen Erkrankung und
durch die Histologie.

Gummöse Form: Hier treten umschriebene
gummiartig elastische Knoten einerseits im
Markzylinder, andererseits auch an oberfläch-
lich gelegenen Knochenarealen (z.B. von Os
frontale, Sternum, Tibia, Klavikula) auf.
Makroskopisch handelt es sich dabei um gal-
lertig aussehende, trockene verkäsende Knoten, die zur Osteolyse führen. Die Gefahr von
Spontanfrakturen ist gegeben. Das *röntgenologische Korrelat* der gummösen Osteomyelitis
sind Osteolysen im Zentrum des Knochens,
die gelegentlich mit Sequesterbildung oder mit
mehr randständigen Defekten und gleichzeitig
mit einer ossifizierenden Periostitis einhergehen. Der Befall der Wirbelsäule ist relativ selten. Im Gegensatz zur Tuberkulose tritt zumeist keine Sinterung des Wirbelkörpers ein,
vielmehr wird verhältnismäßig früh eine Sklerose mit Ligamentverkalkungen beobachtet,
die das Bild degenerativer Erkrankungen vortäuschen kann. Senkungsabszesse kommen
nicht vor.

5.2.6 Actinomyces

Es handelt sich dabei um den Erreger der Strahlenpilzerkrankung bzw. der Aktinomykose. Ein Knochenbefall ist außerordentlich selten, er betrifft fast ausschließlich den Unterkiefer. Dort werden perifokale Osteolysen beobachtet, an die sich z.T. massive Knochenneubildungen anschließen, so daß Destruktion und Knochensklerose unmittelbar nebeneinander liegen. Die Knocheninfiltrate neigen frühzeitig zu Fistelaufbrüchen, wodurch die Gefahr einer sekundären Osteomyelitis gegeben ist. An der Wirbelsäule greift die Aktinomykose im Gegensatz zur Spondylitis tuberculosa häufiger auf die Bögen und Querfortsätze über, die Zwischenwirbelscheibe wird in der Regel nicht berührt.

5.2.7 Echinokokkus

Die Skeletechinokokkose wird durch die Finnen des Hundebandwurms Taenia echinococcus hervorgerufen. Die Infektion des Menschen erfolgt im wesentlichen als Schmierinfektion. Die Wurmembryonen gelangen nach Durchwanderung der Darmwand auf dem Blutweg in die Leber und von dort aus weiter in die Lunge, von wo aus etwa 10% der Larven das Kapillarfilter passieren und so in den peripheren Kreislauf gelangen können. Man unterscheidet 2 verschiedene Formen des Echinokokkus, nämlich den *Echinokokkus alveolaris* bzw. multilocularis von dem *Echinokokkus cysticus* bzw. locularis. Die beiden Formen sind wahrscheinlich zwei verschiedenen Arten des Hundebandwurms zuzuordnen, die 1. Form tritt vorwiegend im Alpengebiet, die 2. Form mehr im Mittelmeerraum sowie z.B. in Südafrika, Südamerika und Australien auf.

Die Knochenbeteiligung bei der Echinokokkusinfektion beträgt etwa 1–3% aller Organmanifestationen, wobei am häufigsten Becken (ca. 31%), Wirbelsäule (ca. 25%) und dann Humerus (ca. 12%), Unterschenkelknochen (ca. 10%), Femur (ca. 10%), Schädel (ca. 7%)

und die übrigen Skeletabschnitte wie z.B. Skapula, Sternum, Schlüsselbein, Rippen und Phalangen (etwa 1%) befallen werden.

Die *klinische Symptomatik* ist relativ unspezifisch, bei grobem Befall des Knochens kann es zu Spontanfrakturen kommen.

Röntgenologisch steht eine expandierende Osteolyse mit Kortikalisverdünnung im Vordergrund, die Kortikalis wird nur sehr selten durchbrochen. Periostale Reaktionen fehlen in der Regel. Beim Echinococcus alveolaris wird häufig eine Wabenstruktur in den Knochenmarksräumen mit sekundärer Rarefizierung der Kortikalis von innen her beobachtet. Sie tritt vorwiegend in den Metaphysen der langen Röhrenknochen auf.

Differentialdiagnostisch läßt sich eine Osteomyelitis durch die fehlende periostale Reaktion weitgehend ausschließen, schwierig kann die Abgrenzung gegen die Histiozytose X, die fibröse Dysplasie und zystische Knochenveränderungen (z.B. juvenile Knochenzyste, aneurysmatische Knochenzyste) sein.

Literatur

Bürgel E, Bierling G (1973) Parasitäre Erkrankungen des Knochens. In: Diethelm L (Hrsg) Röntgendiagnostik der Skeleterkrankungen. Springer, Berlin Heidelberg New York (Handbuch der medizinischen Radiologie, Bd V/2, S 215)

Capitanio MA, Kirkpatrick JA (1970) Early roentgen observations in acute osteomyelitis. AJR 108:448–496

Dihlmann W, Fernholz HJ (1978) Die sympathische Arthritis – Beitrag zur Plasmazellenosteomyelitis. ROEFO 129/1:26–33

Fond EM La (1958) An analysis of adult skeletal tuberculosis. J Bone Joint Surg [Am] 40:346

Gilmour WN (1962) Acute haematogenous osteomyelitis. J Bone Joint Surg [Br] 44:841–853

Harris NH, Kirkaldy-Willis WH (1965) Primary subacute pyogenic osteomyelitis. J. Bone Joint Surg [Br] 47:526

Kido D et al. (1973) Hematogenous osteomyelitis in drug addicts. AJR 118:356–363

Poppel MH et al. (1953) Skeletal tuberculosis: a roentgenographic survey with reconsideration of diagnostic criteria. AJR 70:936

Salahuddin NI et al. (1973) Pseudomonas osteomyelitis. Radiologic features. Radiology 109:41–47

Trueta J (1963) Die drei Typen der akuten hämatogenen Osteomyelitis. Schweiz Med Wochenschr 93:306

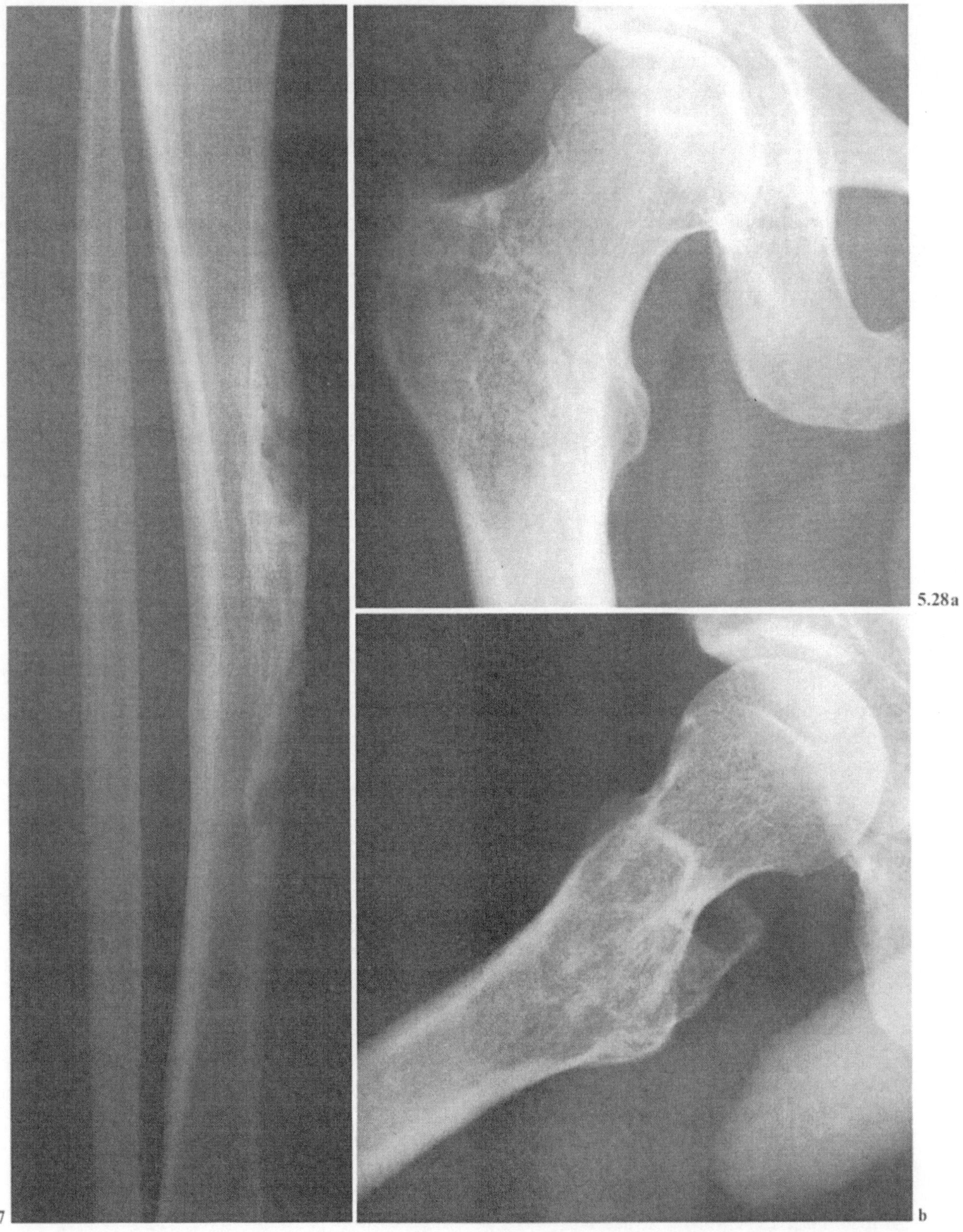

Abb. 5.27. Typische Periostitis luetica am Schienbein einer 25jährigen Frau. Es imponieren ausgedehnte, solide periostale Verkalkungen, die mit der darunterliegenden Kortikalis fest verschmolzen sind. In den periostalen Verkalkungen erkennt man polygonal begrenzte Aufhellungen, die gummösen Höhlen entsprechen. Am unteren Rand der Veränderungen hat eine solche gummöse Höhle die daruntergelegene Kortikalis arrodiert

Abb. 5.28 a, b. Echinococcus alveolaris im proximalen Femur (34jähriger Mann). Blasig-zystische, teils wabig anmutende Aufhellungen in der Intertrochantärregion und im proximalen Femurschaft mit deutlicher Kortikalisarrosion besonders lateral. *Differentialdiagnostisch* kommen die fibröse Dysplasie, aber auch ein chondromatöser oder fibromatöser Knochentumor in Betracht (vgl. Abb. 4.10a, 4.11, 5.48, 5.92)

5.3 Knochentumoren und tumorähnliche Veränderungen

5.3.1 Einleitung

Primäre Knochentumoren, ob gut- oder bösartig, sind – bezogen auf die Gesamtinzidenz von pathologischen Knochenveränderungen – relativ selten, wenn man von peripheren Enchondromen, banalen Exostosen und Knochenzysten sowie Fibromen absieht. So nehmen Knochentumoren auch nur etwa 1% aller malignen Tumoren ein.

Die klinische Symptomatik ist mit wenigen Ausnahmen (z.B. Osteoidosteom) recht unspezifisch und reicht von lokalen und regionären Schmerzen, Schwellungen und einer Bewegungsbehinderung bis zu lokaler Überwärmung. Diese Symptome können einzeln oder gemeinsam auftreten. Schmerzen werden häufig als „Rheuma" oder „Überlastungs- und Wachstumsschmerz" fehlgedeutet.

Der erstbehandelnde Arzt trägt daher hinsichtlich der frühzeitigen Aufdeckung besonders eines malignen Knochentumors eine hohe Verantwortung. Er muß an die Möglichkeit eines Knochentumors denken und als nächsten Schritt eine Röntgenuntersuchung des suspekten Knochens veranlassen. Nur mit Hilfe einer Röntgenaufnahme läßt sich feststellen und dokumentieren, ob uncharakteristische klinische Beschwerden durch einen Knochentumor bedingt sind. Durch sie muß der Herd zunächst richtig lokalisiert und nosologisch weitgehend eingeordnet werden. Nicht-ossifizierende Knochenfibrome, kartilaginäre Exostosen und periphere Enchondrome (an der Hand) bedürfen aufgrund ihrer spezifischen Röntgensymptomatik in der Regel keiner weiteren (bioptischen) Abklärung, sondern höchstens einer röntgenologischen Verlaufsbeobachtung, während alle anderen Knochentumoren und tumorähnliche Veränderungen einer Biopsie zugeführt werden müssen.

Aufgrund seiner topographischen Lage, Ausdehnung und Morphologie sowie des Alters und Geschlechts der Patienten läßt sich röntgenologisch vielfach die Art eines Knochentumors richtig ansprechen, *die definitive Diagnose wird aber allein aus der Histologie gestellt.*

Wenn es auch mit Hilfe radiologischer Untersuchungsmethoden nicht möglich ist, eine verbindliche Aussage hinsichtlich der Dignität eines Knochentumors zu machen, so leisten sie doch im Rahmen der präbioptischen Diagnostik wertvolle Dienste und können für den Pathologen sogar richtungweisend sein. Es hat sich für die Planung sowohl der Biopsie als auch der späteren definitiven Therapie als vorteilhaft erwiesen, *folgende Zusatzuntersuchungen* zum einfachen Nativbild durchzuführen:

1. *Tomographie* in 2 Ebenen mit dem Ziel, die wahre intraossäre Ausbreitung eines Knochentumors zu erfassen (Beurteilung der Tumorgrenzen) und eine überlagerungsfreie Darstellung des „Tumorinneren" zu erhalten. Dort gelegene Verkalkungen können für die Diagnose z.B. eines Chondroms gegenüber z.B. einer Zyste richtungweisend sein.

2. *Zielaufnahmen* insbesondere der randständigen Abschnitte. Solche Zielaufnahmen sind für die Entnahmetechnik des histologischen Materials sehr wertvoll. Der Chirurg sollte bemüht sein, Material aus der Tumorperipherie, aus seinem Zentrum und von Randreaktionen aus der Tumorumgebung zu gewinnen. Eine gute röntgenologische Darstellung dieser Abschnitte ist die Voraussetzung für dieses Vorgehen. Dazu gehören auch intraoperative Markierungsaufnahmen, die dem Pathologen die Zuordnung des Biopsiematerials zur Entnahmestelle ermöglichen. *An falscher Stelle entnommenes Material erhöht die Chance einer histologischen Fehldiagnose.*

3. Zum Ausschluß eines multilokulären Prozesses wie z.B. einer Histiozytose X oder einer Metastasierung sollten eine *Skeletszintigraphie mit osteotropen Radiopharmaka* und ggf. *zusätzliche Röntgenaufnahmen* zumindest des Stammskelets sowie der Oberschenkel und -arme angefertigt werden. Die Skeletszintigraphie besitzt eine gegenüber der Röntgenaufnahme höhere Empfindlichkeit im Aufspüren von pathologischen Knochenprozessen (Sensitivität) bei allerdings schlechterer Spezifität, d.h. der Möglichkeit, einen Prozeß nosologisch zuzuordnen.

4. *Röntgenaufnahmen der Lunge* bei Verdacht auf einen malignen Prozeß zum Ausschluß von Metastasen, die insbesondere bei

osteogenen Sarkomen schon zum Zeitpunkt der Entdeckung des Tumors vorhanden sein können.

5. Bei entsprechenden technischen Voraussetzungen *präbioptische und prätherapeutische Angiographie und Computertomographie des Prozesses*. Mit Hilfe dieser Methoden lassen sich sehr gut *Ausmaß des paraossalen Geschwulstanteiles* und *Grenzen zum gesunden Knochen hin festlegen*, deren Kenntnis von großer Bedeutung für die Biopsieplanung und Tumortherapie (Tumorexzision, Amputation oder Bestrahlung) ist. Von Stellen einer pathologischen oder atypischen Vaskularisation im Angiogramm sollte (in Blutleere) biopsiert werden, da sie Hinweise auf das maligne Geschehen geben kann. Der Nachweis eines Tumoreinbruches in Venen und Arterien gibt der Angiographie einen besonderen prognostischen Stellenwert. Es sei aber darauf hingewiesen, daß es mit Hilfe der Angiographie nicht möglich ist, bindende Aussagen über die Dignität eines Knochentumors zu machen, obwohl ein hochpathologisches Gefäßbild unter Berücksichtigung der nativdiagnostischen Veränderungen Zweifel an der histologischen Diagnose „benigner Tumor" aufkommen lassen sollte. In diesen Fällen muß entweder noch einmal an einer anderen Stelle biopsiert oder der Patient zumindest kurzfristig kontrolliert werden.

Für die Computertomographie bleibt abzuwarten, ob es mit ihrer Hilfe möglich sein wird, durch vergleichende Dichtemessungen z.B. des Tumorinneren verbindliche Aussagen über die Art der Läsion (Zyste/solider Prozeß) zu machen.

5.3.1.1 Systematik und Nomenklatur der Knochentumoren

In Tabelle 5.1 sind die Knochentumoren und tumorähnlichen Veränderungen (tumor-like lesions) allein nach histologischen Kriterien entsprechend der WHO-Empfehlung (Nr. 6, Genf 1972) klassifiziert. Die früher vorgenommene Klassifizierung nach histogenetischen Gesichtspunkten hat sich als unzureichend und unpraktikabel erwiesen, da vielfach eine Zuordnung zu einem Ursprungsgewebe gar nicht möglich ist (z.B. Riesenzelltumor).

In dieser tabellarischen Aufstellung sind die Knochentumoren in „maligne" und „benigne" eingeteilt. In der Gruppe der benignen Tumoren finden sich darüber hinaus noch die sog. *semimalignen Tumoren*. Sie sind durch ein lokal destruierendes, aggressives Wachstum ohne Metastasierung definiert (Uehlinger 1976). Wegen ihres besonderen Wachstumsverhaltens haben sie eine hohe Rezidivquote. Von Hellner und Poppe (1956) wurden diese semimalignen Tumoren auch als „potentiell maligne" Tumoren bezeichnet. Über den Riesenzelltumor, das Chondromyxoidfibrom, das desmoplastische Fibrom, das Chordom hinausgehend werden nach Uehlinger (1976) noch das zentrale (Schaftchondrom) und das epiexostotische Chondrom des Beckens sowie das Synovialom (villonodulläre Synovitis) zu den semimalignen Tumoren gezählt. Aufgrund ihres besonderen biologischen Verhaltens mit lokal destruierendem Wachstum ergibt sich die therapeutische Forderung nach einer möglichst radikalen lokalen Therapie, was in der Praxis die Resektion en bloc bedeutet.

Es läßt sich noch eine weitere Gruppe von Knochentumoren abgrenzen, die ein besonderes biologisches Verhalten zeigt. Dabei handelt es sich um *Knochentumoren von geringem Malignitätsgrad* („low-grade malignancy"). Zu ihnen werden das parossale osteogene Sarkom und das Chondrosarkom Grad I gezählt. Diese Tumoren sind durch ein langsames lokales Wachstum und eine späte Metastasierung gekennzeichnet. Die Therapie der Wahl ist hier die Resektion des Tumors unter Erhaltung der Funktion. Das in der Regel erst nach Jahren auftretende Tumorrezidiv kann ebenfalls wieder konservativ abgetragen werden.

Bei den unter der Rubrik „maligne" geführten Tumoren handelt es sich um eine primäre Malignität. Davon abzugrenzen ist die *sekundäre Malignisierung*, die einer sarkomatösen Entartung eines primär benignen Knochentumors, einer tumor-like lesion oder einer anderen Veränderung entspricht. Ein typischer Vertreter dieser Gruppe ist das osteogene Sarkom auf dem Boden einer Ostitis deformans Paget oder das Fibrosarkom auf dem Boden einer fibrösen Dysplasie. In diesem Zusammenhang sei erwähnt, daß jede gutartige Knochenläsion – zwar selten – grundsätzlich sar-

Tabelle 5.1. Histologische Klassifikation der Knochentumoren (WHO Nr. 6, Genf 1972)

Benigne	Maligne
I. Knochenbildende Tumoren	
1. Osteom	1. Osteosarkom
2. Osteoidosteom/Osteoblastom	2. Parossales Osteosarkom
II. Knorpelbildende Tumoren	
1. Chondrom	1. Chondrosarkom
2. Osteochondrom	2. Juxtakortik. Chondrosarkom
3. Chondroblastom	3. Mesench. Chondrosarkom
4. Chondromyxoidfibrom[a]	
III. Riesenzelltumor[a]	
IV. Myelogene Tumoren	1. Ewing-Sarkom
	2. Retikulosarkom d. Knochens
	3. Lymphosarkom d. Knochens
	4. Plasmozytom
V. Vaskuläre Tumoren	
1. Hämangiom	1. Angiosarkom
2. Lymphangiom	
3. Glomustumor	
Unklar	
1. Hämangioendotheliom	
2. Hämangioperizytom	
VI. Andere Weichteiltumoren	
1. Desmoplastisches Fibrom[a]	1. Fibrosarkom
2. Lipom	2. Liposarkom
	3. Malignes Mesenchymom
	4. Undifferenziertes Sarkom
VII. Andere Tumoren	
1. Chordom[a]	1. Adamantinom d. Röhrenknochen
2. Neurinom	
3. Neurofibrom	
VIII. Unklassifizierbare Tumoren	
IX. Tumor-like Lesions	
1. Juvenile Knochenzyste	
2. Aneurysmatische Knochenzyste	
3. Intraossäres Ganglion	
4. Fibröser Kortikalisdefekt/Nicht-ossifiz. Fibrom	
5. Eosinophiles Granulom	
6. Fibröse Dysplasie	
7. Myositis ossificans	
8. „Brauner Tumor" bei Hyperparathyreoidismus	

[a] Semimaligne (potentiell maligne) Tumoren

Tabelle 5.2. Häufigkeit der Lokalisation einiger benigner und maligner Knochentumoren im Stamm- und Gliedmaßenskelet (Erläuterungen s.S. 152)

	Femur (%)	Tibia (%)	Fibula (%)	Fuß (%)	Patella (%)	Humerus (%)	Radius (%)	Ulna (%)	Hand (%)	Scapula (%)	Clavicula (%)	Rippen (%)	Sternum (%)	Wirbelsäule (%)	Sakrum (%)	Becken (%)	Schädel incl. Ober- u. Unterkiefer (%)	Total (Absolut)
Benigne																		
Osteochondrom	36	16	5	1		19	1	<1	2	5	<1	3		3	<1	7		517
Chondrom	20	1	3	7	<1	13	1	<1	41	1		3	<1	4	<1	2		136
Chondroblastom	25	16		2		14				9		7		2		18	7	44
Chondromyxoidfibrom	20	31		23			7	3							3	13		30
Osteoidosteom	37	26	1	5		8	1	3	6	2				6		3	<1	158
Benignes Osteoblastom	7	12	2	2	2	7			2			2		37	7		19	43
Riesenzelltumor	30	26	3	1		6	10	3	<1			1	<1	3	9	6	1	266
Nicht-ossifiz. Fibrom	37	42	11			5	3				1							73
Hämangiom	7	1	1		1	3						1		25		1	58	69
	30	19	3	2	<1	12	3	1	6	3	<1	2	<1	5	2	6	4	1336
Maligne																		
Sol. Plasmozytom	7	1				5		<1		2	4	17	3	35	4	12	10	390
Mal. Lymphom	24	7	<1	1	<1	8	<1	1	<1	6		9	2	9	5	14	13	327
Prim. Chondrosarkom	21	4	<1	1		9	<1	<1	2	5	<1	14	3	7	2	25	5	414
Sek. Chondrosarkom	10	8	8			8				8	2	2		6	4	46		52
Osteosarkom	42	18	3	1		10	1	1	<1	1	1	1	<1	2	1	8	9	962
Parossales Osteosarkom	78	14				6		3										36
Ewing-Sarkom	22	9	7	5		11	1	1	<1	5	2	8	<1	2	5	18	2	299
Fibrosarkom	27	17	1	1		8	1	1	3		2			4	6	13	19	158
Chordom														14	49		36	195
	26	10	2	1	<1	8	1	1	1	3	1	7	1	9	6	13	10	2833

Tabelle 5.3. Alter und Häufigkeit von benignen und malignen Knochentumoren, deren gemeinsames überwiegendes Merkmal die Osteolyse bzw. Destruktion ist (Erläuterungen s. unten)

	Lebensdekade									
	1	2	3	4	5	6	7	8	9	
Benigne										
Nicht-ossifiz. Knochenfibrom										?
Riesenzelltumor	2	37	99	66	36	14	7	3		264
Chondrom	15	40	29	27	29	11	10	1		162
Hämangiom	2	3	10	13	22	11	7	1		69
Chondroblastom	1	24	6	4	3	6				44
Chondromyxoidfibrom	5	6	10	3	3	3				30
Maligne										
Osteosarkom	46	472	168	74	80	54	47	20	1	962
Prim. Chondrosarkom	3	15	38	64	76	96	56	16	3	367
Malignes Lymphom (prim. u. sek.!)	11	36	37	35	52	80	55	17	4	327
Ewing-Sarkom	59	171	46	14	6	3				299
Fibrosarkom	1	23	18	38	25	28	16	6	3	158
Sek. Chondrosarkom		2	18	16	11	4	1			52

komatös entarten kann und daß eine sarkomatöse Entartung durch eine Radiotherapie in der Regel beschleunigt wird.

Der Tabelle 5.2 liegen Zahlen aus dem Krankengut von Dahlin (1978) zugrunde. In der rechten Vertikalspalte sind die Absolutzahlen der einzelnen Tumoren aufgeführt, die links davon in den horizontalen Spalten stehenden Zahlen entsprechen dem relativen Anteil in Prozent der einzelnen anatomischen Regionen an dem jeweiligen Knochentumor. Sie wurden aus Absolutzahlen des Dahlinschen Krankengutes unter Abrundung berechnet. Keine Berücksichtigung fanden 1847 Patienten mit multiplem Myelom, 63 mit multiplen Exostosen (kartilaginäre Exostosenkrankheit) und 26 mit multiplen Chondromen. Darüber hinaus wurden aus Gründen der Übersichtlichkeit seltenere Tumoren (fibröses Histiozytom, desmoplastisches Fibrom, Lipom, Neurinom, Adamantinom, malignes (fibröses)

Histiozytom, maligne Gefäßtumoren) aus dem Dahlinschen Krankengut nicht mit übernommen.

Die aufgeführten Zahlen lassen erkennen, daß Femur, Tibia und Humerus offensichtlich für benigne Knochentumoren prädestiniert sind, während bei malignen Tumoren neben dem Femur und der Tibia auch das Becken (besonders primäres und sekundäres Chondrosarkom, Ewing-Sarkom) und die Schädelregionen (Fibrosarkom am Unterkiefer, Chordom an der Schädelbasis) bevorzugt werden.

Die Zahlen in Tabelle 5.3 sind einer Sammelstatistik von Dahlin (1978) entnommen. Dieser Sammelstatistik liegen 1447 benigne und 2927 maligne Knochentumoren zugrunde, die *histologisch* gesichert wurden. In der Spalte für das nicht-ossifizierende Knochenfibrom wurden keine Zahlenangaben gemacht, da über die tatsächliche Inzidenz dieser gutartigen geschwulstähnlichen Knochenverände-

rung keine konkreten Daten vorliegen. In der Statistik von Dahlin werden lediglich 73 histologisch gesicherte Fälle geführt, mit größter Wahrscheinlichkeit kommt jedoch das nichtossifizierende Knochenfibrom, das ja in der Regel als banaler Nebenbefund bewertet wird, wesentlich häufiger vor. Ähnlich liegen die Verhältnisse beim Hämangiom, dessen Fallzahl von 69 sich allein auf die histologisch gesicherten Fälle bezieht.

5.3.1.2 Zur Problematik der histologischen Diagnostik von Knochentumoren

Dem röntgendiagnostisch tätigen Arzt, der einen Knochentumor entdeckt, müssen spezielle Probleme der Histologie bekannt sein. Daraus ergibt sich u.a. auch die bei der *Diagnostik von Knochentumoren so notwendige Zusammenarbeit von Radiologen, Chirurgen und Pathologen.*

Folgende Problempunkte der histologischen Diagnostik seien im folgenden in Anlehnung an Ostertag (1977) herausgestellt:

1. *Probleme bei gut differenzierten Tumoren: Der feingewebliche Reifegrad einiger Knochentumoren muß nicht mit dem biologischen Verhalten übereinstimmen.* Das gilt besonders für das Chondrom der langen Röhrenknochen und des Stammskelets, den Riesenzelltumor, das parossale Osteosarkom und das gut differenzierte Fibrosarkom. Deshalb ist bei diesen 4 Tumoren eine ausgedehnte histologische Untersuchung mit großer Biopsie notwendig. Beim Chondrom und parossalen osteogenen Sarkom ist der Röntgenbefund mit zu berücksichtigen. Beim Riesenzelltumor ist von histologischer Seite – auch unter Berücksichtigung der Klinik und Radiologie – ein benigner Verlauf nicht sicher vorauszusagen.

2. *Überlagerung von Sekundärveränderungen: Einfacher Frakturkallus* kann ohne Kenntnis des Röntgenbefundes und der Vorgeschichte vom Histologen als maligne Knochenneubildung fehlgedeutet werden. Dieser Sachverhalt kann z.B. bei einer spontanfrakturierten juvenilen Knochenzyste zu einer tragischen Fehlbeurteilung führen. Deshalb ist es unerläßlich, daß der Pathologe auf solche Veränderungen hingewiesen wird. *Die aneurysmatische Knochenzyste* kann als Epiphänomen in gut- und bösartigen Knochentumoren vorkommen und bei unglücklicher Lage der Biopsie zu einer Fehldiagnose führen. Daher muß der Pathologe auf das mögliche Vorliegen einer sekundären aneurysmatischen Knochenzyste in einer anderen – primären – Läsion hingewiesen werden.

3. *Gleiche Strukturen in verschiedenen Tumoren:* Bei den verschiedensten Knochentumoren, besonders bei den gutartigen, werden mehrkernige Riesenzellen beobachtet. Daraus folgt, daß in einer zu kleinen Biopsie die Gefahr sehr groß sein kann, aufgrund des gehäuften örtlichen Auftretens von Riesenzellen eine falsche Klassifizierung vorzunehmen. Das Biopsiematerial muß also repräsentativ sein und bei einem soliden Knochentumor mindestens 15–20 mm Durchmesser haben.

4. *Tumor versus Osteomyelitis und metabolische Knochenerkrankungen:* Die *chronische Osteomyelitis* kann insbesondere hinsichtlich ihrer Abgrenzung gegen ein *eosinophiles Granulom* Probleme bereiten. Desgleichen ist auf rein histologischem Weg die Differenzierung zwischen der *primär sklerosierenden Osteomyelitis* und dem *Osteoidosteom* schwierig. Daraus läßt sich die Forderung nach einer möglichst subtilen und differenzierten präbioptischen Röntgendiagnostik ableiten.

Auch bei der histologischen Zuordnung eines sog. „braunen Tumors" infolge eines primären oder sekundären Hyperparathyreoidismus können sich in der Abgrenzung gegenüber dem Chondroblastom und dem Riesenzelltumor Probleme ergeben, die aber in der Regel durch die zusätzliche Information von seiten des Röntgenbildes gelöst werden können.

5.3.1.3 Allgemeine röntgenologische Beurteilungskriterien von Knochentumoren und tumorähnlichen Veränderungen

In die Beurteilung und Zuordnung eines Knochentumors sollten stets die biologischen (Alter, Geschlecht) und lokalisatorischen Daten bzw. Charakteristika eingehen, die in der Lite-

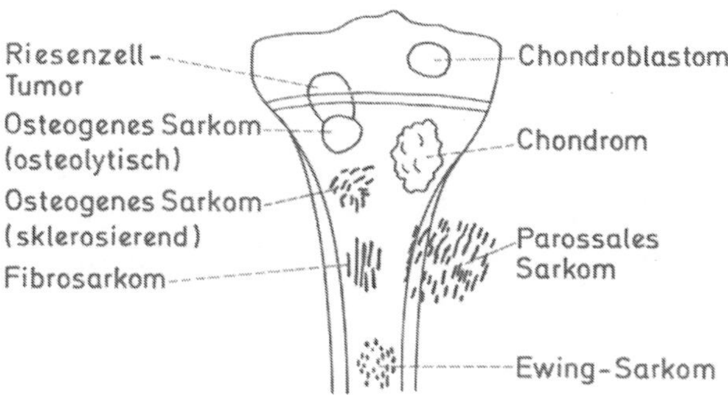

Abb. 5.29. Bevorzugte Lokalisation einiger Knochentumoren

ratur bekannt und bewiesen sind und einige Knochentumoren besonders kennzeichnen (s. Tabelle 5.2 und 5.3). Durch die Summation einiger Charakteristika wird die präbioptische Diagnose allein schon aus Gründen der statistischen Wahrscheinlichkeit sicherer, was in jedem Fall einer Erleichterung und gelegentlich sogar einer Ermöglichung der Art- und Dignitätszuordnung durch den Pathologen gleichkommt.

Zahlreiche Knochentumoren besitzen eine hohe Spezifität hinsichtlich des *Manifestationsalters*. So kommen Riesenzelltumoren fast ausschließlich erst nach der Pubertät vor, Ewing-Sarkome haben ihren Manifestationsgipfel in der 2. Lebensdekade, primäre und besonders sekundäre Chondrosarkome in der 4.–6. Lebensdekade.

Fernerhin weisen zahlreiche Tumoren eine gewisse *Geschlechtsspezifität* auf. So finden sich z.B. Osteoidosteome und benigne Osteoblastome zum überwiegenden Teil bei Männern (Geschlechtsverhältnis ca. 3:1), auch osteogene Sarkome und Ewing-Sarkome treten gehäuft beim männlichen Geschlecht auf.

Die *topographische Lage (Lokalisation)* eines Knochentumors oder einer tumorähnlichen Veränderung ist vielfach hochspezifisch (s. Abb. 5.29). So kommen z.B. nicht-ossifizierende Knochenfibrome ausschließlich metaphysär bzw. im metadiaphysären Übergangsbereich vor, Riesenzelltumoren und benigne Chondroblastome treten vorwiegend epimetaphysär bzw. epiphysär auf. Die meisten Riesenzelltumoren und osteogenen Sarkome liegen um die Kniegelenksregion, ein Auftreten z.B. an den Fingern ist zwar grundsätzlich möglich, aber eher unwahrscheinlich.

Zahlreiche Tumoren führen zu einer starken *Umgebungsreaktion,* besonders am Periost. So werden *Spiculae* häufiger bei osteogenen als bei Chondrosarkomen beobachtet. *Verkalkungen* innerhalb einer Läsion sind bei einem osteo- oder chondrogenen Tumor wahrscheinlicher als bei einer Knochenzyste.

Eine *röntgenologische Dignitätszuordnung* ist – wie wiederholt betont – sehr problematisch: Unscharfe, verwaschene Konturen, fleckige Osteosklerosen, Zerstörungen der Kompakta, mottenfraßähnliche Spongiolysen und eine starke Expansion zeigen zwar ein rasches und aggressives Tumorwachstum an und machen dadurch die Annahme eines malignen oder semimalignen Knochentumors wahrscheinlicher, während gutartige Tumoren zumeist scharfe Konturen gelegentlich mit Randsklerose und ein mehr „geordnetes Bild" mit Kammerungen und Septierungen besitzen und die Knochengrenzen respektieren. Einzelne Kriterien der Benignität können jedoch auch bei malignen Tumoren auftreten und somit irreführend sein; umgekehrt bedeutet eine Kompaktaunschärfe mit Periostreaktion nicht immer ein aggressives Tumorwachstum, wenn z.B. eine gutartige Läsion in einem statisch stark belasteten Körperabschnitt (z.B. dem Femur) sitzt und allmählich zu einer statischen Insuffizienz mit beginnender Spontanfraktur führt (s. Abb. 4.14).

Von Bedeutung für den die Biopsie durchführenden Chirurgen ist der Hinweis des Radiologen auf atypische Regionen in einem Knochentumor, der aufgrund der sonstigen Umstände eher als benigne anzusehen ist.

Literatur

Dahlin DC (1978) Bone tumors, 3rd edn. Thomas, Springfield, Ill.

Dominok GW, Knoch HG (1977) Knochengeschwülste und geschwulstähnliche Knochenerkrankungen. Fischer, Jena

Freyschmidt J (1980) Angiographie bei Knochentumoren in: Klinisch-radiologisches Seminar, Bd. 10. Hrsg W Frommhold u. P Gerhardt, Georg Thieme, Stuttgart

Hellner W, Poppe H (1956) Röntgenologische Differentialdiagnose der Knochenerkrankungen. Thieme, Stuttgart

Mucchi L, Goidanich, JF, Zanoli S (1966) Angiografie in der Knochenpathologie. Thieme, Stuttgart

Ostertag H (1977) Knochentumoren: Pathologische Anatomie und deren Probleme. Sonderschrift zum 16. Unfallseminar der Unfallchirurgischen Klinik der Medizinischen Hochschule Hannover

Poppe H (1978) Der Aussagewert der Computer-Tomographie bei Knochengeschwülsten. Röntgen-Berichte 7:1

Uehlinger E (1976) Primary malignancy, secondary malignancy and semimalignancy of bone tumors. Recent Results Cancer Res 54: 109

Yaghmai J (1979) Angiography of bone and soft tissue lesions. Springer, Berlin Heidelberg New York

5.3.2 Gutartige Knochentumoren

5.3.2.1 Knochenbildende Tumoren

Osteom

Die als Osteom bezeichnete, sich gelegentlich geschwulstmäßig verhaltende hyperostotische Knochenveränderung ist bisher weder histologisch noch pathologisch-anatomisch und radiologisch als Entität definiert. Es gibt zahlreiche reaktive Knochenveränderungen traumatischer, infektiöser und tumoröser (z.B. Meningiom) Genese, die z.T. gigantische Hyperostosen verursachen und von einer echten Knochengeschwulst mit Produktion neuen Knochens nicht abzugrenzen sind.

Die in der Literatur als Osteome beschriebenen Veränderungen finden sich entweder in den Nasennebenhöhlen und hier besonders in der Stirnhöhle oder als parossale Osteome z.B. an den Rippen und auch an den Röhrenknochen, wo sie gewisse Ähnlichkeiten mit dem parossalen osteogenen Sarkom aufweisen.

Statistische Angaben über die *Häufigkeit* der Osteome fehlen in Anbetracht der bisher nicht erfolgten Definition dieses Tumors. Befallen werden offensichtlich vorwiegend *jüngere Patienten* und solche im *mittleren Lebensalter;* die Manifestationen an platten Knochen überwiegen.

Eine Kombination von Osteomen an verschiedenen Knochen (Schädel, Kiefer) mit intestinalen Polypen, Fibromen und anderen Bindegewebsveränderungen sowie mit epidermalen Zysten wird als *Gardner-Syndrom* bezeichnet.

Vom Osteom abzugrenzen ist die sog. Kompaktainsel, bei der es sich um eine Varietät und keine Geschwulst handelt. Auch die sog. Endphalangenosteosklerosen (s. Abb. 5.34) sind vom Osteom zu unterscheiden.

Osteom der Nasennebenhöhlen

Der Tumor tritt meist singulär als polygonal begrenzter, ungewöhnlich dichter, sphärisch anmutender Herd mit einem Durchmesser von ca. 2–3 cm, aber auch mehr auf. Die Dichte erinnert an Elfenbein. Das Wachstum dieser Osteome ist in der Regel sehr langsam, dementsprechend werden auch nur sehr selten klinische Symptome wie Kopfschmerzen beobachtet, wenn der Tumor in die Nachbarschaft (Meningen, Siebbeinregion) verdrängend wächst.

Differentialdiagnostisch ist im Stirnhöhlenbereich an reaktiv-hyperostotische Veränderungen bei Meningiomen und bei der chronischen Osteomyelitis Garré zu denken. Intraspongiöse Kompaktainseln sind zumeist kleiner als Osteome und unterliegen morphologischen Veränderungen, z.B. bei Osteoporose, jedoch ist in Anbetracht der unscharfen Definition des Osteoms eine Unterscheidung nicht immer möglich und letzten Endes auch belanglos, da die meisten Osteome besonders in der Skeletperipherie – wie die Kompaktainseln – keine Beschwerden verursachen.

Literatur

Barlett JR (1971) Intracranial neurological complications of frontal and ethmoidal osteomas. Br J Surg 58: 607

Dahlin DC (1978) Bone tumors, 3rd edn. Thomas, Springfield, Ill.

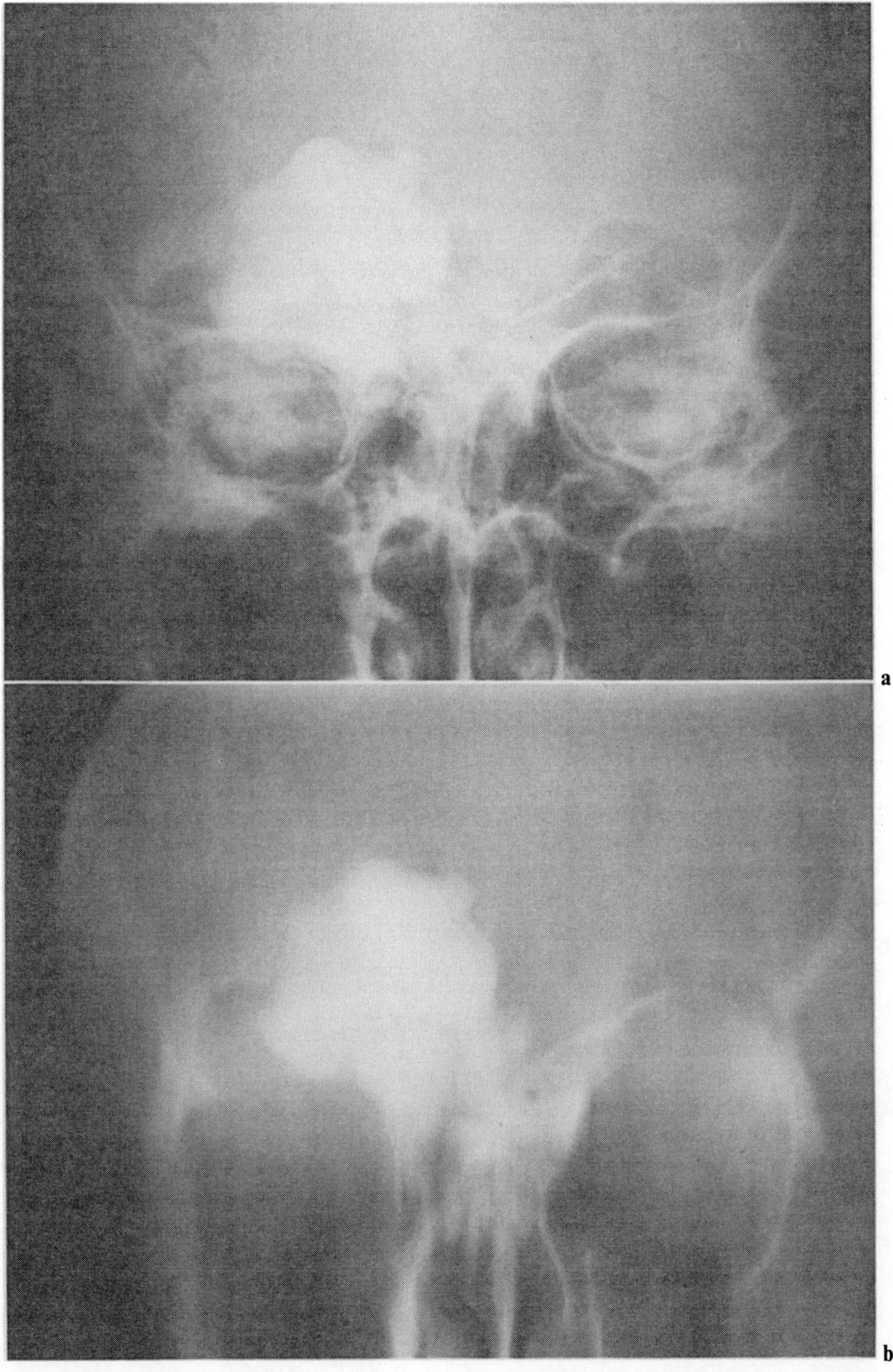

Abb. 5.30a, b. Osteom in der Stirnhöhle bei einem 23jährigen Patienten, der seit einigen Jahren über zunehmende Kopfschmerzen und eine Protrusio bulbi rechts klagte. Das Osteom ist ungewöhnlich groß, polygonal begrenzt, überragt die Stirnhöhle nach kranial und wächst in den Siebbeinbereich sowie in die rechte Orbita. Besonders hervorstechend ist die ungewöhnliche Dichte des Tumors

Abb. 5.31. Zum Teil parossal wachsendes Osteom an der Wirbelsäule bei einem 36jährigen Mann. Klinisch völlig symptomlos. Anläßlich einer Infusionsurographie wurde die polygonal begrenzte, sehr dichte Verschattung in den rechten dorsalen Abschnitten des dargestellten Lendenwirbelkörpers gefunden, die Verschattung überragt deutlich die Kontur nach lateral, wodurch sich differentialdiagnostisch eine Kompaktainsel ausschließt

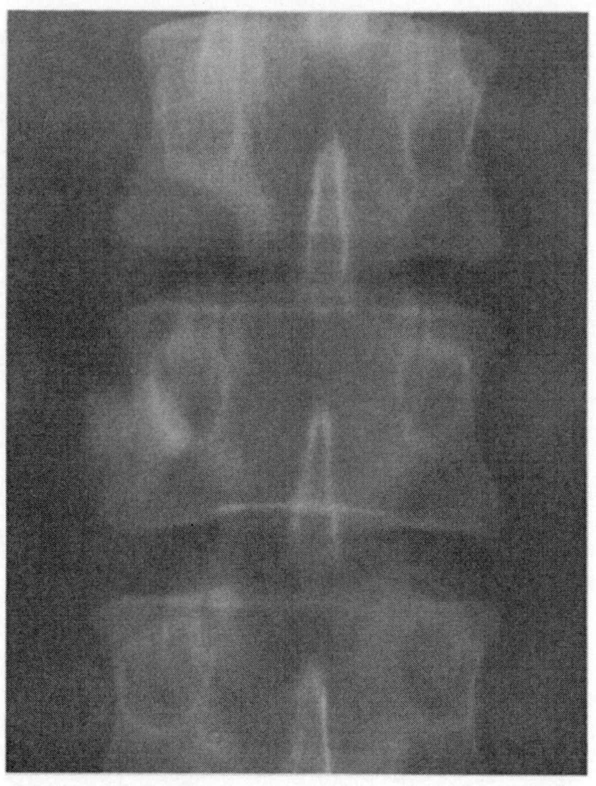

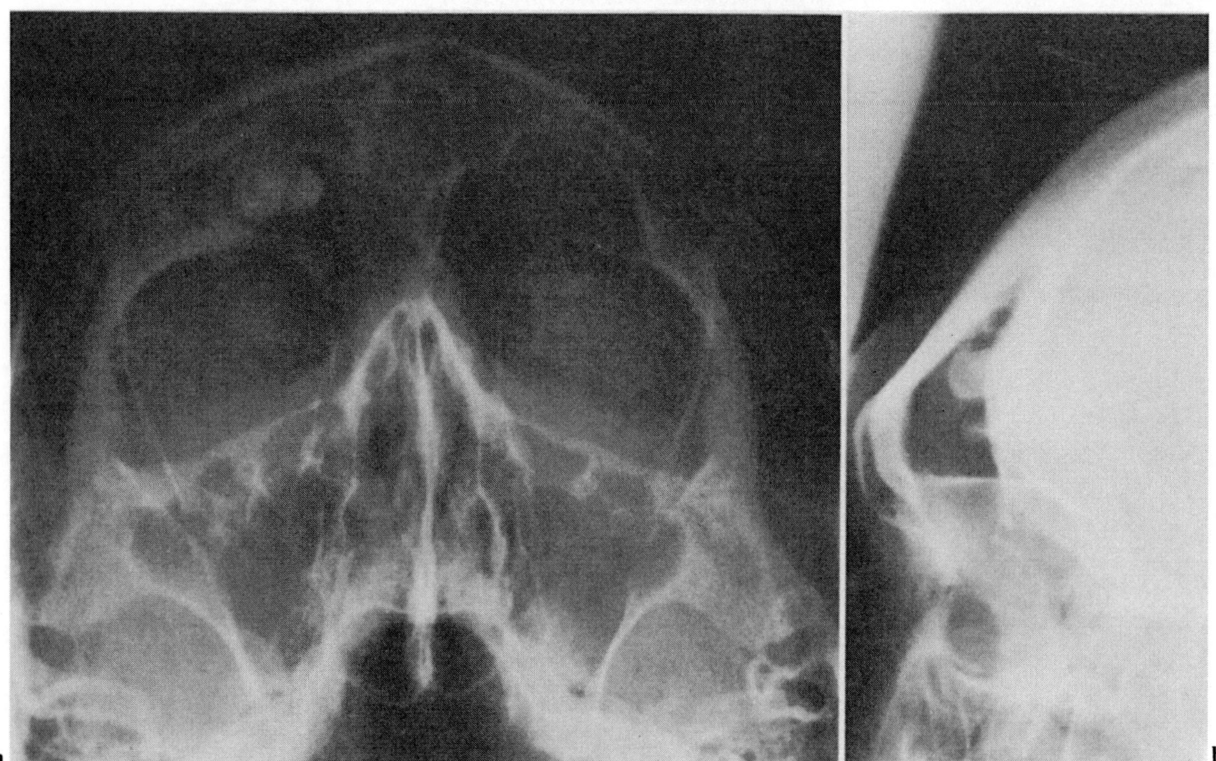

Abb. 5.32a, b. Typisches Osteom in der rechten Stirnhöhlenregion. Der 42jährige Patient ist völlig symptomlos. Die querovale bohnengroße Verdichtung sitzt dem rechten Stirnhöhlendach und – wie die Seitenaufnahme (b) zeigt – der Hinterwand an

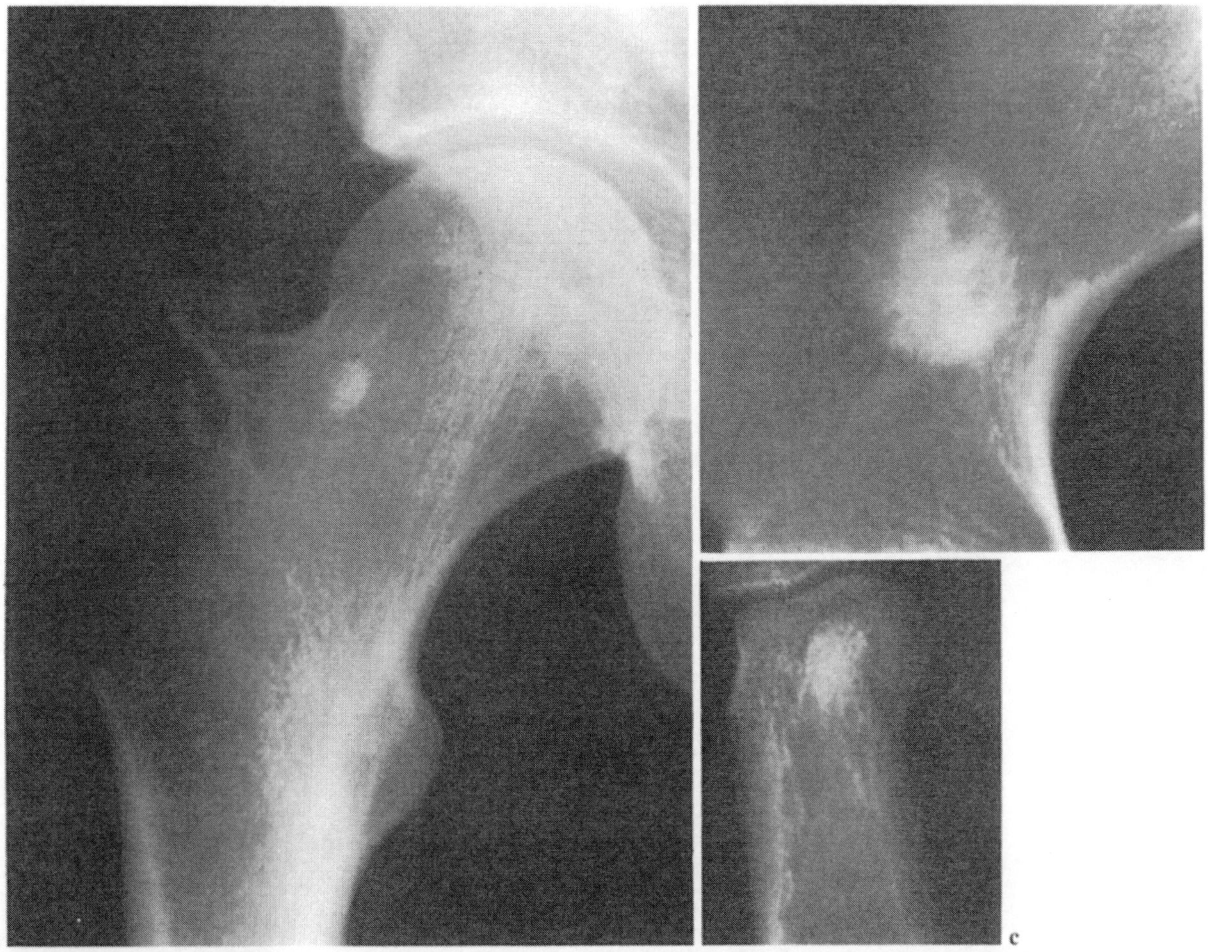

Abb. 5.33 a–c. Typische Kompaktainseln als Zufallsbefunde im rechten Schenkelhals (**a**), im unteren Os ilium oberhalb des Acetabulum (**b**) und an einer distalen Mittelphalanx (**c**). Diese Kompaktainseln sind als intraspongiöse Verdichtungen definiert, die im Gegensatz zum Osteom nicht extraossär wachsen und überhaupt keinerlei Zeichen einer Geschwulst (Größenwachstum, Beschwerden) erkennen lassen. Sie bestehen aus sehr dicht gepackten Knochenlamellen und können wie der übrige Knochen einer Dichteabnahme, z.B. bei Osteoporose, unterliegen. Dabei können sie auch ganz verschwinden. Der Lieblingssitz der Kompaktainseln sind die Becken- und Oberschenkelregion sowie besonders der Handwurzel- und Fingerbereich. Sie können auch als rudimentäre Form der Osteopoikilie betrachtet werden

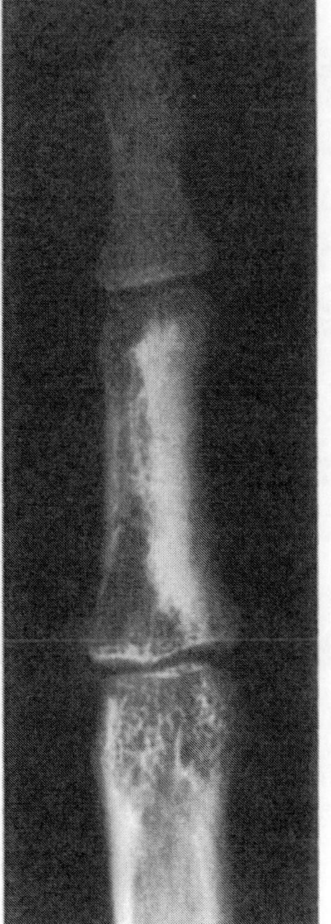

Abb. 5.34. Sklerose der Mittelphalanx des rechten Zeigefingers bei einer 43jährigen Frau. Es ist eine sehr dichte Sklerose der medialen Hälfte der Mittelphalanx erkennbar, die gleichmäßig in die Kortikalis übergeht. Zartere Spongiosasklerosen finden sich auch in der lateralen Hälfte dieses Knochens. Periostale Verkalkungen fehlen. Die Veränderung, die unter den Begriff der *Endphalangenosteosklerose* fällt, entspricht einer harmlosen Variante, die besonders häufig bei Frauen über 40 Jahren beobachtet wird. Sie tritt singulär oder multipel an den Mittel- und Endphalangen auf und kann diese auch vollständig erfassen. Gehäuft wird eine Endphalangensklerose bei Kollagenosen beobachtet

Osteoidosteom

Es handelt sich hierbei um einen gutartigen Knochentumor mit z.T. starker umgebender Sklerose und charakteristischer klinischer Symptomatik. Von wenigen Autoren wird die Veränderung allerdings auch als chronisch-entzündlicher Prozeß angesehen.

Pathologie – Histologie

Makroskopisch besteht ein Osteoidosteom aus einem mehr oder weniger ausgedehnten Sklerosierungsareal, in dem zentral oder auch exzentrisch ein Hohlraum zu finden ist, dessen Inhalt sich als rötliche Masse deutlich von der Umgebung absetzt. Hohlraum und Inhalt werden *Nidus* genannt. Der Inhalt ist weich bis granulomatös. Gelegentlich läßt sich im Zentrum des Nidus sklerotisches Material nachweisen. Histologisch besteht der Nidus aus einem Netzwerk von osteoiden Trabekeln, zwischen denen ein in der Regel stärker vaskularisiertes Bindegewebe mit einer unterschiedlichen Zahl von Riesenzellen liegt. Das Wachstum des Nidus ist im allgemeinen limitiert; *Tumoren, die einen Durchmesser von mehr als 2 cm haben, werden als benignes Osteoblastom bezeichnet.* Die Diagnose eines Osteoidosteoms kann nur dann gestellt werden, wenn dem Pathologen der Nidus vorliegt. Die umgebende Sklerose ist histologisch völlig unspezifisch und kommt bei zahlreichen Prozessen reaktiv vor. Nach Entfernung des Nidus schwindet im übrigen die umgebende Sklerose.

Häufigkeit

Das Osteoidosteom ist ein relativ häufiger Knochentumor und nimmt ca. 10% der benignen und ca. 3% aller primären Knochengeschwülste ein.

Alter

Das Prädilektionsalter der Patienten liegt in der 1.–3. Lebensdekade, der Gipfel in der 2.

Geschlecht

Männer sind etwa 3mal häufiger als Frauen betroffen.

Klinik

Es besteht ein meist gut lokalisierbarer *Nachtschmerz,* der sich auf Aspirin deutlich bessert oder sogar vollständig unterdrücken läßt. Nach En-bloc-Resektion des Tumors (d.h. also des Nidus) tritt vollständige Beschwerdefreiheit ein.

Lokalisation

Die meisten Osteoidosteome werden an Femur und Tibia gefunden, ein Vorkommen an anderen Röhrenknochen ist seltener. Sehr selten ist ein Osteoidosteom an der Wirbelsäule, wo der Tumor zu einer schmerzreflektorischen Skoliose nicht unerheblichen Ausmaßes führen kann.

Röntgensymptomatik

Allgemein. Das typische Röntgenbild des Osteoidosteoms ist gekennzeichnet durch eine rundliche bis ovale, gut abgrenzbare Aufhellung (Nidus) mit einem Durchmesser von etwa 0,5–2 cm (ca. 60% bis zu 1 cm). Um diese Aufhellung herum findet sich in der Regel eine mehr oder weniger ausgedehnte Sklerose bzw. Hyperostose, die bei kortikaler und subperiostaler Lage eine Formveränderung mit Vorwölbung verursacht. Im Nidus lassen sich in ca. 25–30% der Fälle Verkalkungen bzw. Verknöcherungen nachweisen. Da der Nidus als wesentlicher Bestandteil der röntgenologischen Symptomatik angesehen wird, muß der Röntgenologe bemüht sein, diesen darzustellen. Bei starker überlagernder Sklerose gelingt das in der Regel nur mit Hilfe der *Tomographie,* gelegentlich – bei exzentrischer Lage – auch mit *Zielaufnahmen.* Entsprechend dem histologischen Bild findet sich im *Angiogramm* eine deutliche Hypervaskularisation, die bei starker Sklerose oft erst durch die photographische Subtraktionstechnik zur Darstellung gebracht werden kann. Die Hypervaskularisation äußert sich röntgenologisch in einer mehr oder weniger homogenen Anfärbung, die schon in der arteriellen Phase beginnt, in der Parenchymphase an Intensität zunimmt und über die gesamte venöse Phase anhält. Die Angiographie kann im Rahmen der Differentialdiagnostik als pathognomonisch für das Osteoidosteom angesehen werden; ähnliche

Hypervaskularisationen wurden bisher z.B. bei chronischen Osteomyelitiden nicht beobachtet.

Die *Szintigraphie* ergibt beim Osteoidosteom meist eine intensive und gut begrenzte erhöhte Aktivität, die Ausdruck eines lokal erhöhten Knochenumsatzes bzw. einer erhöhten osteoplastischen Aktivität ist. Der Befund ist allerdings nicht spezifisch. Von großer praktischer Bedeutung ist die *intraoperative Lokalisationsröntgenaufnahme,* wobei ein Metallinstrument mit der Spitze in den Nidus gesteckt wird. Deckt sich die so erfolgte Lokalisation des Nidus mit derjenigen auf dem präoperativen Bild, so kann der Chirurg sicher sein, daß er den eigentlichen Tumor auch erfaßt hat. Nützlich kann auch eine postoperative Aufnahme des en-bloc resezierten Tumors sein.

Speziell. Im allgemeinen unterscheidet man hinsichtlich der Lokalisation des Nidus zwischen einer kortikalen, spongiösen und subperiostalen Lage. Die kortikale Lage ist am häufigsten, während die spongiöse weniger häufig und die subperiostale selten beobachtet werden.

Bei der *kortikalen Niduslage* lassen sich die stärksten osteosklerotischen Umgebungsreaktionen mit einer meist exzentrischen homogenen periostalen Verdickung der Kompakta finden. Dadurch ist der Nachweis des Nidus, der durchaus auch einmal exzentrisch in der Sklerosezone liegen kann, erschwert und nur mit Hilfe von Zielaufnahmen und der Tomographie sowie der Angiographie möglich. Bei *spongiöser Niduslage* besteht im wesentlichen eine Sklerose in der den Nidus umgebenden Spongiosa, während eine periostale Kompaktaverdickung seltener beobachtet wird.

Die *subperiostale Lokalisation* des Nidus wird vorwiegend im Schenkelhals und im Bereich des Hand- und Fußskelets angetroffen. Dabei findet sich eine umschriebene uhrglasartige Periostvorwölbung, unter der sich der Nidus mit mäßigem sklerotischem Randsaum zum gesunden Knochen hin darstellt.

Diagnostische Probleme können *gelenknahe oder subartikulär gelegene Osteoidosteome* verursachen, da sie häufig mit einer begleitenden Synovitis (sympathische Arthritis) einhergehen, so daß die Gelenkbeschwerden mit Schmerzen, Schwellung und Bewegungsbehinderung die vom Osteoidosteom ausgehenden Symptome überlagern. Die subartikulären Osteoidosteome zeigen meist eine umschriebene Aufhellung, die sich in den Gelenkspalt vorwölben kann und nur von einer geringfügigen Sklerose umgeben ist. Sie finden sich am häufigsten am Hüftgelenk und sind von einer Inaktivitätsosteoporose der gelenknahen Knochenabschnitte begleitet. Da nativ-diagnostisch eine Abgrenzung gegen einen umschriebenen osteomyelitischen Prozeß kaum möglich ist, sollte die Angiographie herangezogen werden.

Im *Hand- und Fußskeletbereich* ist das Osteoidosteom nach dem Chondrom und dem Riesenzelltumor der dritthäufigste dort vorkommende Knochentumor. Er manifestiert sich hier überwiegend in den proximalen Phalangen, besonders des Handskelets, weniger häufig in den Metakarpalknochen sowie den Endphalangen und den Carpalia. Im Gegensatz zu den langen Röhrenknochen liegt der Nidus im Hand- und Fußskeletbereich überwiegend spongiös, die umgebende Sklerose ist weniger ausgeprägt (Abgrenzung gegen Kompaktainseln und Endphalangenosteosklerose!).

An der *Wirbelsäule* ist der Nidus hauptsächlich in den dorsalen Abschnitten der Wirbelkörper, besonders der Lendenwirbelsäule, lokalisiert und wegen der zahlreichen Überlagerungsmöglichkeiten in der Regel nur durch die Tomographie nachweisbar. Wie bereits erwähnt, führt das Osteoidosteom bei einer Manifestation an der Wirbelsäule zu einer schmerzhaften Skoliose.

Differentialdiagnose

In der Regel bereitet die Diagnose eines Osteoidosteoms schon aufgrund seiner klinischen Symptomatik keine Schwierigkeiten. Allein von der röntgenologischen Symptomatik her betrachtet stellt die *subakute bis chronische Osteomyelitis* die wichtigste Differentialdiagnose dar. Eine gute radiologische Abgrenzung ist durch die Angiographie gegeben. Symptomatische periostale Knochenneubildungen z.B. nach einem Trauma können an

langen Röhrenknochen Ähnlichkeiten mit einem Osteoidosteom haben, bei Sitz in Gelenknähe muß differentialdiagnostisch an das Chondroblastom, subchondrale Knochenzysten und auch an eine Osteochondrosis dissecans gedacht werden.

Literatur

Blery, M., Roux, B. Le (1978) Ostéome ostéoïde vertébral. A propos de six cas. Ann. Radiol. (Paris) 21:59

Dahlin, DC (1978) Bone tumors, 3rd edn. Thomas, Springfield, Ill.

Franklin HS, Dahlin, DC, Beabout, JW (1975) Osteoid osteoma: Diagnostic problems. J Bone Joint Surg [Am] 57:154

Greenspan A, Elguezabel A, Bryk D (1974) Multifocal osteoid osteoma. A case report and review of the literature. AJR 121:103

Keim HA, Reina EG (1975) Osteoid osteoma as a cause of scoliosis. J Bone Joint Surg [Am] 57:159

Lechner G, Riedel P, Knahr K, Salzer M (1975) Das angiografische Bild des Osteoid-Osteoms. ROEFO 122:323

Lechner G, Knahr K, Riedel P (1978) Das Osteoid-Osteom. ROEFO 128:511

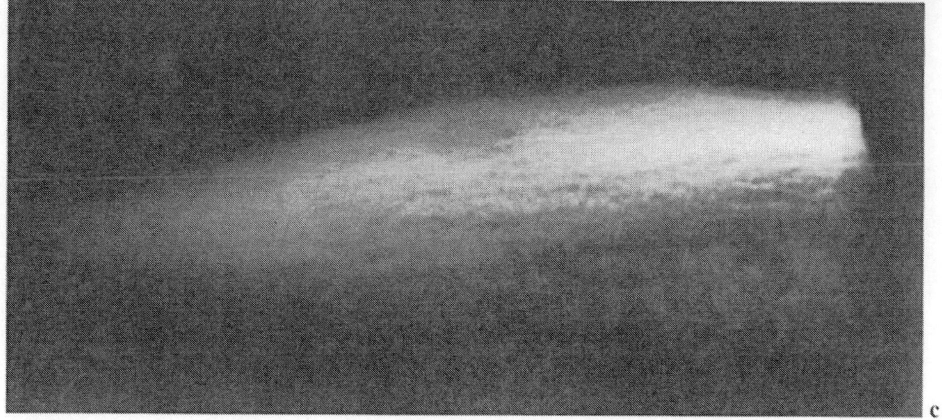

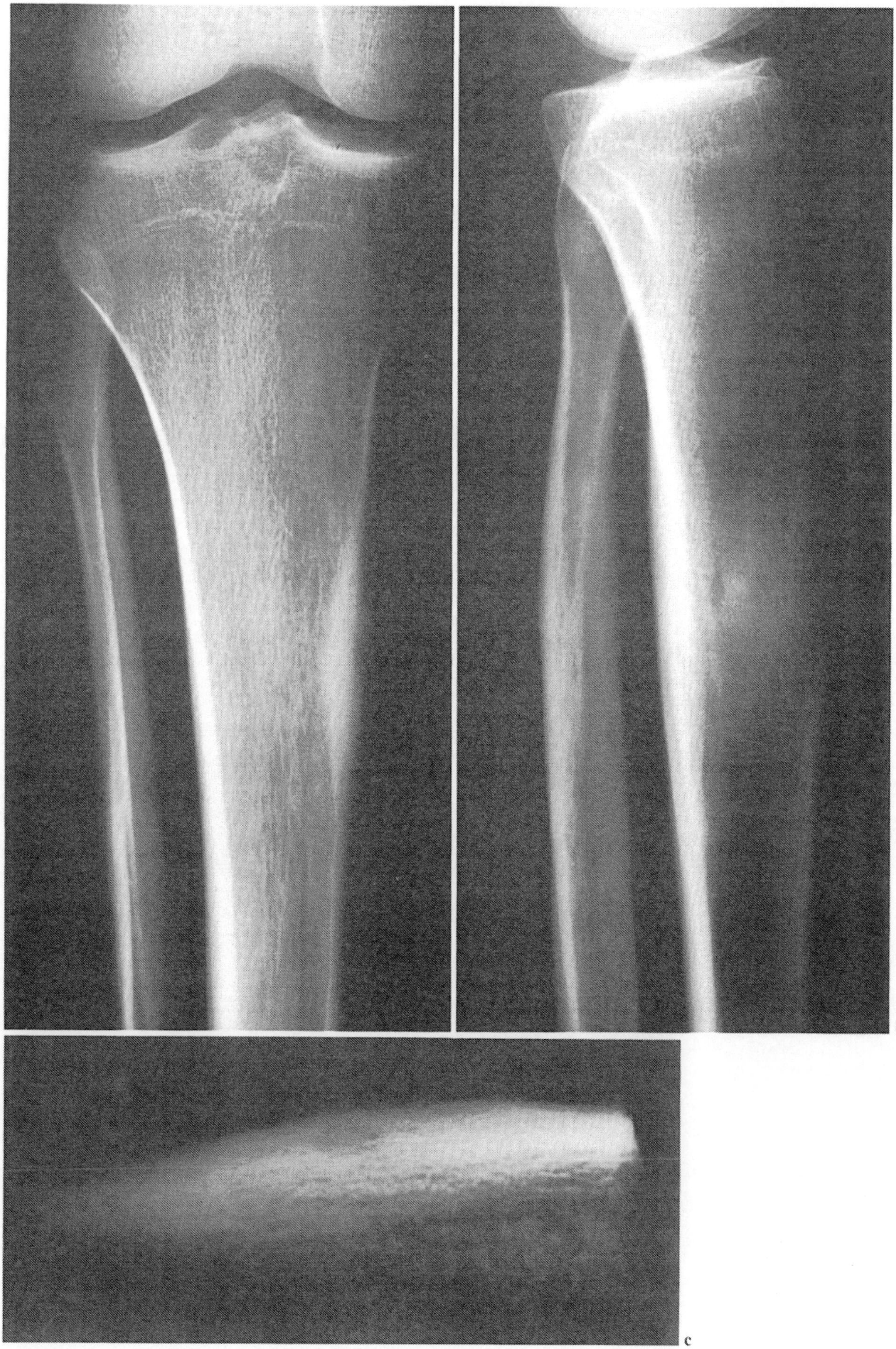

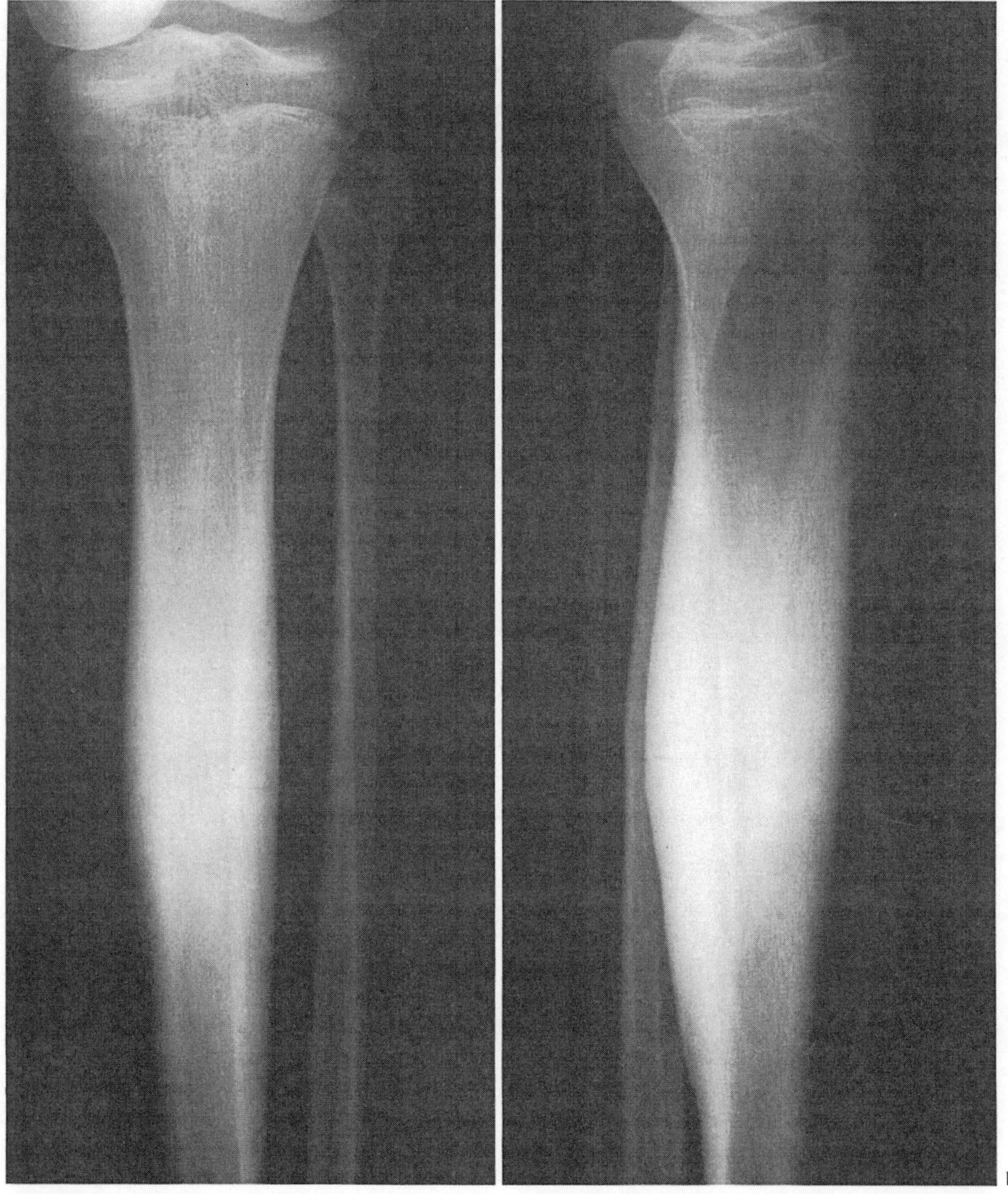

Abb. 5.36a, b. Kortikales Osteoidosteom im mittleren Tibiadiaphysendrittel bei einem 21jährigen Mann. Kein Trauma in der Anamnese. Im Vergleich zu Abb. 5.35 und 5.37 ist infolge der sehr ausgeprägten umgebenden Sklerose, die zu einer spindelförmigen Verbreiterung des Knochenquerschnitts geführt hat, der Nidus nicht erkennbar. Bei der operativen Freilegung fand er sich ventromedial. *Differentialdiagnose:* Chronische, vorwiegend sklerosierende Osteomyelitis

---

◁ **Abb. 5.35a–c.** Vorwiegend subperiostal gelegenes Osteoidosteom im mittleren Diaphysenbereich der Tibia bei einem 19jährigen Mann. Klinisch extreme, vor allem nächtliche Unterschenkelschmerzen, die sich durch Aspirin gut beeinflussen lassen. Der Nidus ist etwa erbsengroß, liegt subperiostal und hat zu einer leichten uhrglasartigen Vorwölbung des verkalkten Periosts sowie zu einer wenig ausgeprägten dorsomedial entwickelten Sklerose der angrenzenden Kompakta geführt. Die Vergrößerungsaufnahme des Operationspräparates (**c**) zeigt den Nidus und die umgebende Sklerose. *Differentialdiagnostisch* kommt eine subakut bis chronisch verlaufende Osteomyelitis in Frage

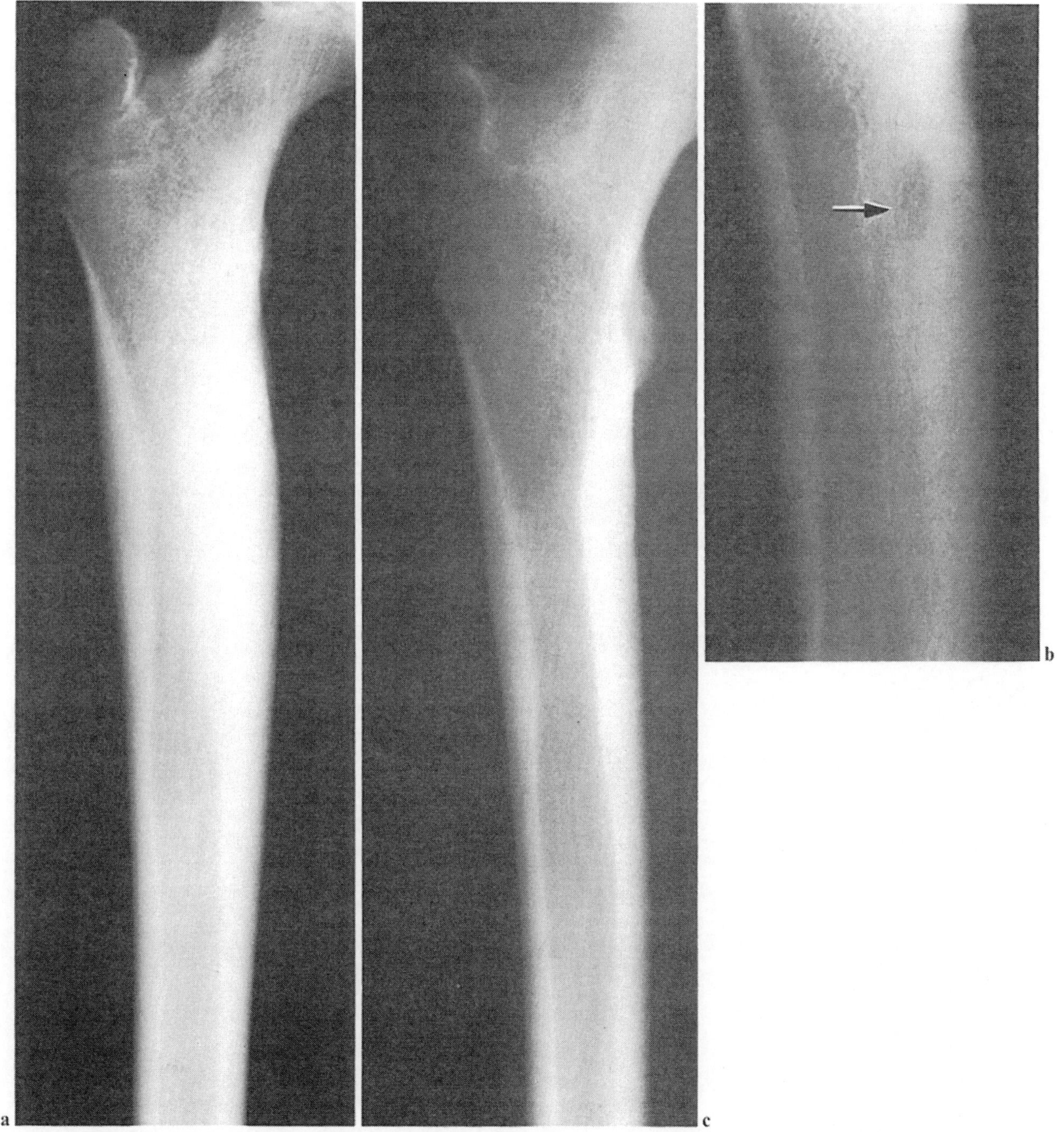

Abb. 5.37 a–c. Kortikales Osteoidosteom im Femur bei einem 16jährigen Jungen. Ausgeprägte, vor allem nächtliche Schmerzsymptomatik im rechten Oberschenkel mit Abklingen der Schmerzen nach Aspirineinnahme. **a** Die Übersichtsaufnahme zeigt eine bikonvexe Dickenzunahme im proximalen und mittleren Diaphysenbereich infolge ausgeprägter reaktiver Hyperostose. Die Kompakta ist vor allem medial deutlich verbreitert. **b** Die Zielaufnahme bei leichter Drehung des Oberschenkels läßt den Nidus (↗) erkennen. **c** Auf der Kontrollaufnahme 1 Jahr nach operativer Entfernung des Nidus weitgehende Rückbildung der reaktiven Hyperostose bei klinischer Beschwerdefreiheit

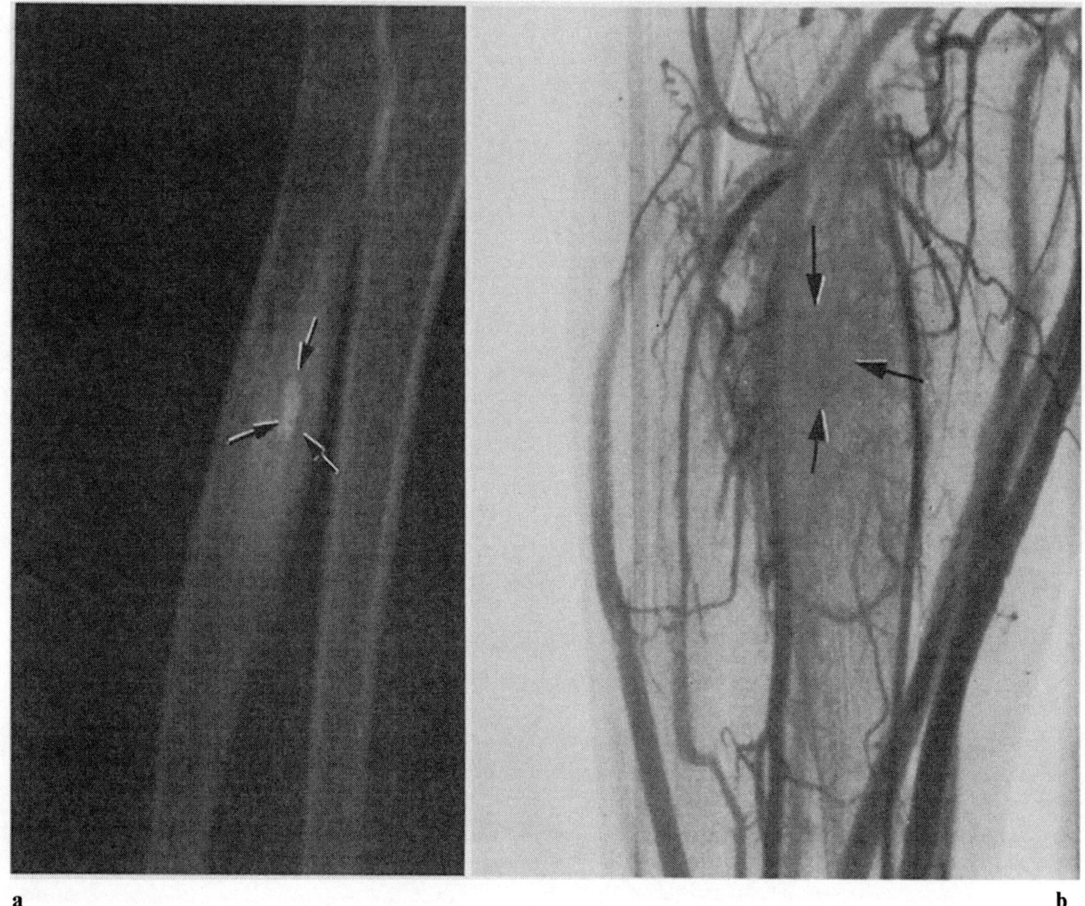

a

b

Abb. 5.38a, b. Osteoidosteom im mittleren Ulnadiaphysendrittel bei einem 10jährigen Jungen mit starken nächtlichen Unterarmschmerzen. Den Aufnahmen war bereits eine Probeexzision aus dem Sklerosierungsbezirk im mittleren Ulnadiaphysendrittel vorausgegangen. Da der Nidus nicht mit entfernt wurde, fanden sich histologisch nur reaktive Sklerosierungen, die einer Osteomyelitis zugeordnet wurden. Weil die Beschwerdesymptomatik nicht nachließ, erfolgte eine erneute Untersuchung, die eine deutliche Sklerose in der Spongiosa sowie in der Kompakta erkennen läßt (**a**). Der Nidus (↗) ist z.T. verkalkt. Im Angiogramm (**b**) umschriebene Hypervaskularisation in der spätarteriellen Phase, die dem Nidus zuzuordnen ist. Dadurch war die Diagnose eines Osteoidosteoms gesichert. Eine erneute operative Revision mit Entfernung des Nidus führte zu völliger Beschwerdefreiheit

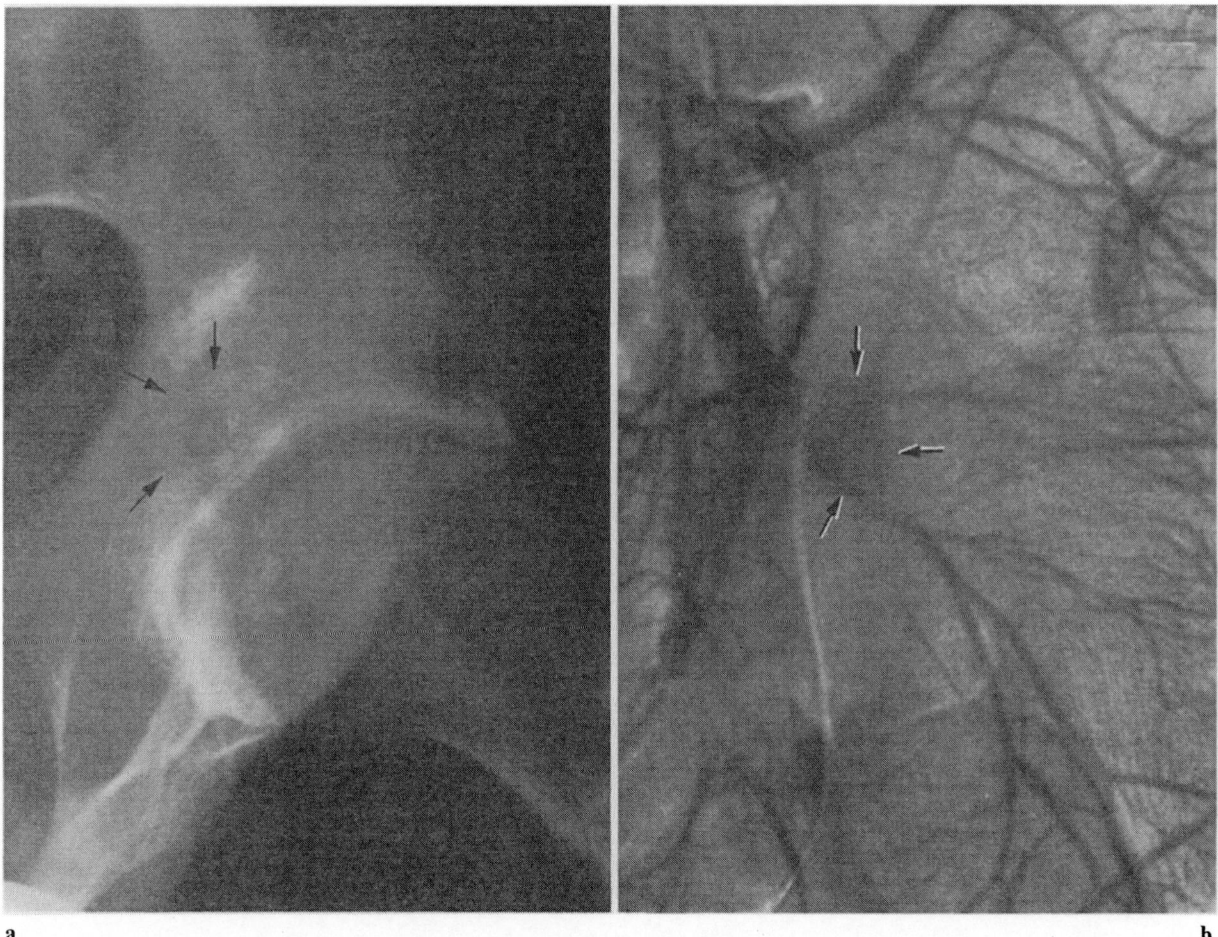

a   b

Abb. 5.39a, b. Subartikuläres Osteoidosteom im linken Acetabulum. Der Tumor zeichnet sich durch eine wenig definierte, mehr fleckförmige Aufhellung aus, er ist von einer geringfügigen Sklerose umgeben. Erst das Angiogramm (b) zeigt eine massive rundliche Kontrastmittelanfärbung im Bereich des Tumors. Klinisch bestanden Schmerzen in der linken Hüfte und eine Bewegungseinschränkung. Diese Symptome lassen ein weites *differentialdiagnostisches Spektrum* zu. (Die vorliegenden Abbildungen entstammen der Sammlung von Herrn Priv. Doz. Dr. Lechner, Wien)

Benignes Osteoblastom
(Riesenosteoidosteom)

Das benigne Osteoblastom ist eine gutartige Knochengeschwulst mit Ähnlichkeiten zum Osteoidosteom. Der wesentliche Unterschied zum Osteoidosteom liegt in der Größe. Mehr als 2 cm große Tumoren werden im allgemeinen als Osteoblastom angesprochen. Schwierig wird die Differenzierung bei Tumoren, die zwischen 1 und 2 cm Durchmesser haben. Im Gegensatz zum Osteoidosteom ist das Größenwachstum des Osteoblastoms nach oben hin nicht limitiert.

Pathologie – Histologie

Das Tumorgewebe selbst ist hämorrhagisch, granuliert und bröcklig infolge seiner stärkeren Vaskularisation und der osteoiden Komponente, die ein unterschiedliches Kalzifizierungsausmaß zeigt. Der umgebende Knochen ist in der Regel nur wenig sklerosiert, wodurch sich ein deutlicher Unterschied zum Osteoidosteom abzeichnet.

Histologisch finden sich im Gegensatz zum Osteoidosteom breitere und längere osteoide Säume, bei älteren Tumoren sind beachtliche Verkalkungen nachweisbar. Gelegentlich wird in Tumoranteilen eine sekundäre aneurysmatische Knochenzyste gesehen.

Häufigkeit

Der Tumor ist selten und nimmt ca. 3% der primären Knochentumoren ein.

Alter

Vorwiegend 2. und 3. Lebensdekade.

Geschlecht

Das männliche Geschlecht ist doppelt bis dreifach so häufig betroffen wie das weibliche.

Klinik

Die Schmerzsymptomatik ist im Gegensatz zum Osteoidosteom relativ unspezifisch, von wesentlich geringerem Ausmaß und resultiert vorwiegend aus einer Raumforderung in den Nachbarschaftsorganen, insbesondere an der Wirbelsäule.

Lokalisation

Der Tumor wird vorwiegend an der Wirbelsäule angetroffen, er kann grundsätzlich aber an allen Knochen auftreten.

Röntgensymptomatik

Allgemein. An den Röhrenknochen ist der Nidus wesentlich größer (s. o.) als beim Osteoidosteom, er zeigt stärkere Kalkeinlagerungen, so daß u. U. das Bild mehrerer Nidi vorgetäuscht wird. Die Grenzen zum gesunden Knochen hin sind gelegentlich nicht sehr scharf, insbesondere wenn eine nennenswerte umgebende Sklerose fehlt.

Speziell. An der Wirbelsäule finden sich häufig blasige Destruktionen des Knochens vorwiegend im Gelenk- und Dornfortsatzgebiet mit relativ wenig Sklerose. Die befallenen Knochenabschnitte können deformiert und aufgetrieben sein.

Differentialdiagnose

An den Röhrenknochen ist die röntgenologische Abgrenzung gegenüber dem Osteoidosteom in Fällen einer größeren Tumorausdehnung relativ leicht, bei kleineren Osteoblastomen kaum möglich. Im übrigen gilt für das Osteoblastom dieselbe Differentialdiagnose wie für das Osteoidosteom. An der Wirbelsäule sind Verwechslungen mit einer aneurysmatischen Knochenzyste, der fibrösen Dysplasie und der umschriebenen Ostitis deformans möglich.

Literatur

McLeod RA, Dahlin DC, Beabout JW (1976) The spectrum of osteoblastoma. AJR 126:321
Pochaczevsky R, Yen Y, Sherman RS (1960) Roentgen appearance of benign osteoblastoma. Radiology 75:429

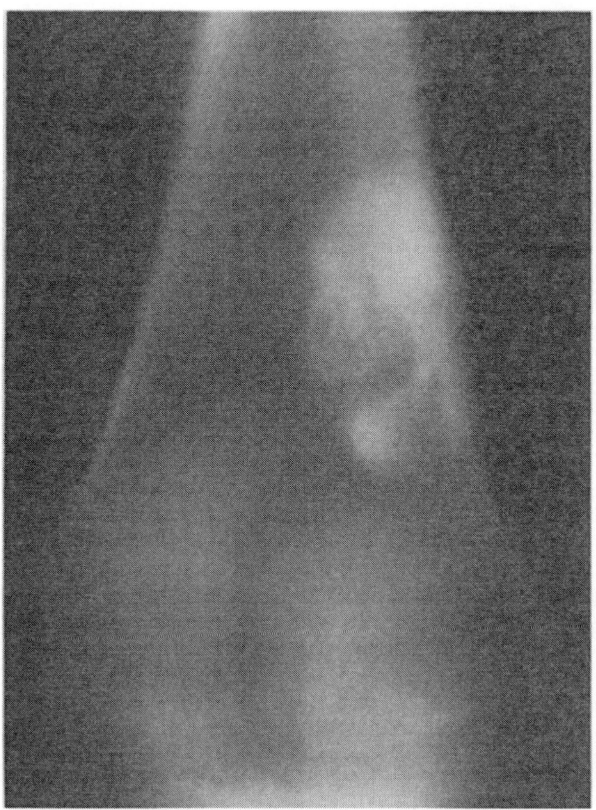

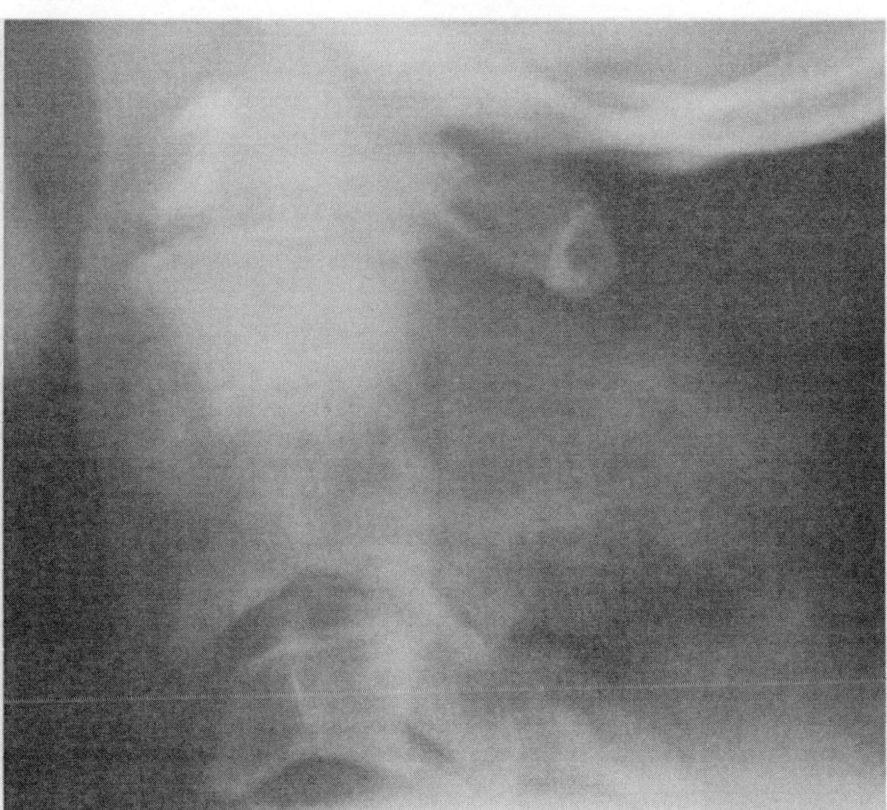

Abb. 5.40. Typisches benignes Osteoblastom in der distalen Femurmetaphyse bei einer 37jährigen Patientin. Klinisch: mäßige Schmerzen im Tumorbereich. Die Schichtaufnahme läßt eine umschriebene ovale Sklerose exzentrisch lateral im Metaphysenbereich erkennen. Der Übergang zum gesunden Knochen ist in den kranialen Abschnitten nicht sehr scharf. In den kaudalen und zum Markraum hin gelegenen Anteilen der Sklerose sind unregelmäßige Aufhellungen zu erkennen, die insgesamt einem sehr großen, partiell verkalkten Nidus entsprechen. *Differentialdiagnostisch* kommt ein verkalktes nicht-ossifizierendes bzw. ein sog. ossifizierendes Knochenfibrom in Frage

Abb. 5.41. Benignes Osteoblastom am 2. und 3. HW bei einem 57jährigen Patienten. 2. und 3. HWK sowie Bogen- und Dornfortsatzbereich sind blasig aufgetrieben, wie die vorliegende Schichtaufnahme zeigt. Im Bogen- und Dornfortsatzbereich finden sich unregelmäßige Aufhellungen. *Differentialdiagnostisch* kämen eine Ostitis deformans, aber auch eine aneurysmatische Knochenzyste in Frage

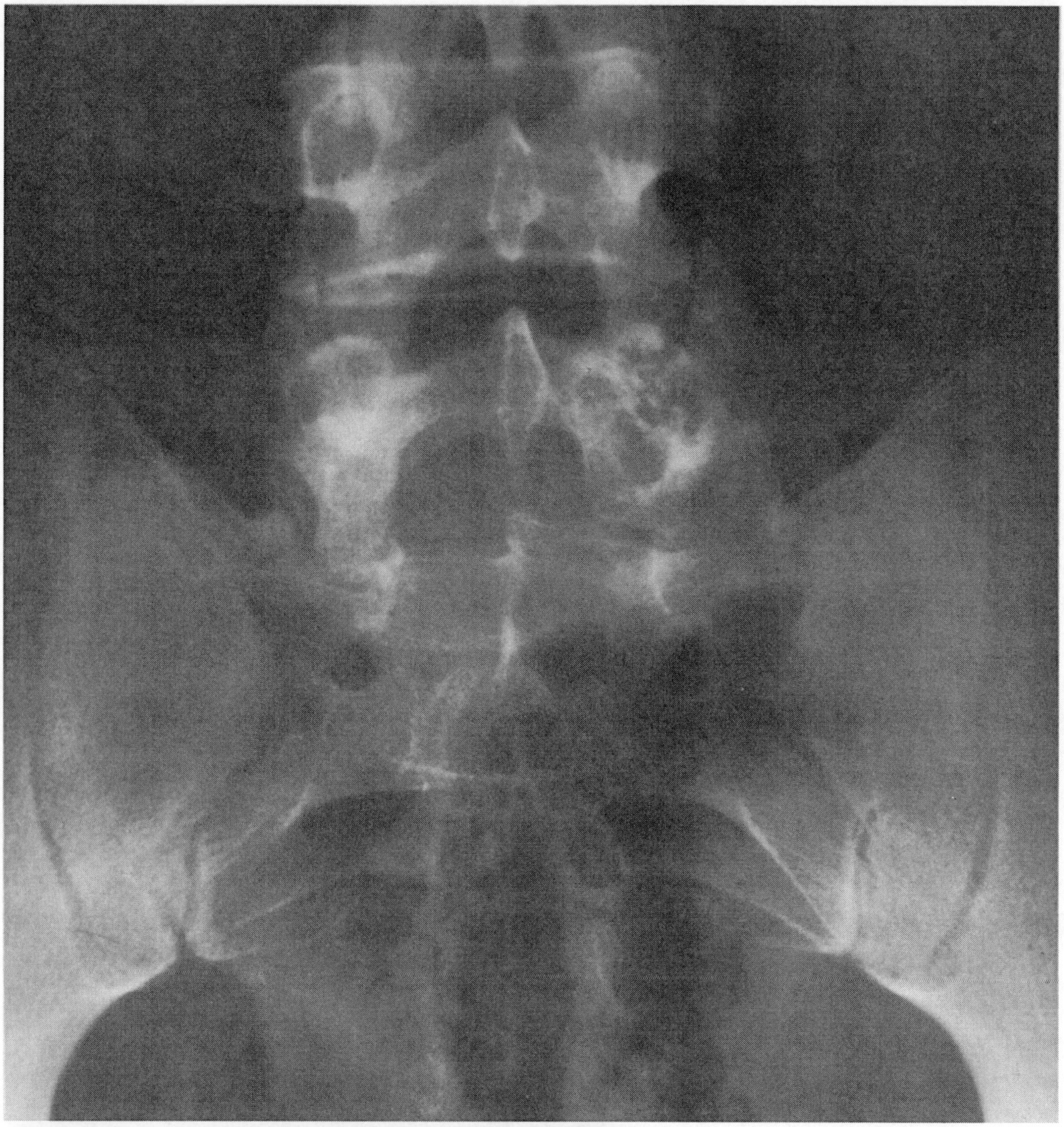

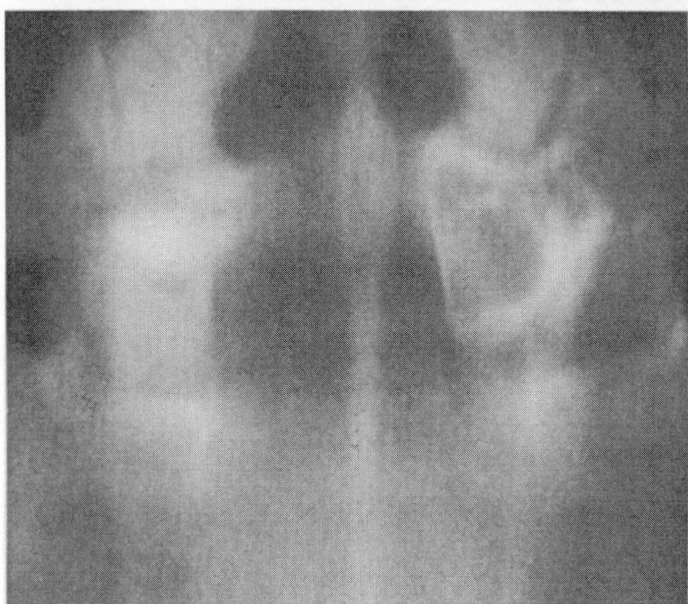

b   a

Abb. 5.42a, b. Benignes Osteoblastom im Bogenbereich des 5. LWs links bei einem 27jährigen Mann. Klinisch kaum Beschwerden. Der linke Wirbelbogen ist blasig aufgetrieben (entsprechend einem großen Nidus). Es findet sich eine mäßig ausgeprägte umgebende Sklerose. Der Befund wird besonders auf der Schichtaufnahme (**b**) deutlich

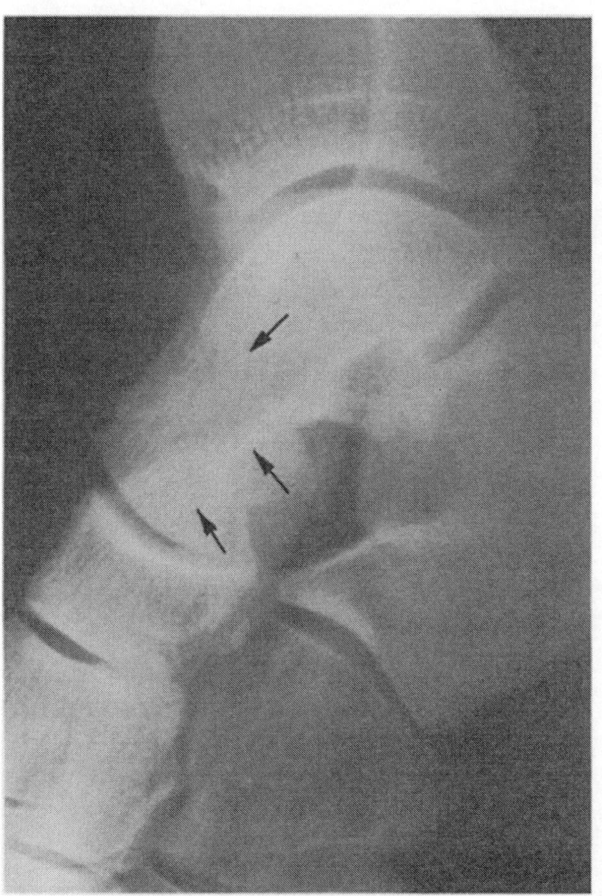

Abb. 5.43. Ungewöhnliches Osteoblastom im vorderen oberen Talus bei einer 35jährigen Frau. Erhebliche Schmerzen in der Region des oberen Sprunggelenkes ohne nennenswerte Bewegungseinschränkung. Im vorderen oberen Talus findet sich röntgenologisch eine verwaschene Rarefizierung neben unscharfer Sklerosierung der Spongiosastruktur, die vordere obere Kortikalis ist defekt. Zarte periostale Verkalkungen. Zunächst Fehldeutung als Osteomyelitis. Im Angiogramm massive Anfärbung des gesamten veränderten Areals. Histologisch typisches Osteoblastom

5.3.2.2 Knorpelbildende Tumoren

Chondrom

Es handelt sich um einen gutartigen, aus reifem hyalinem Knorpel bestehenden Tumor. Bei einem Wachstum im Knochen wird der Tumor als *Enchondrom* bezeichnet, bei exzentrischer Entwicklung mit einer Vorwölbung des darüberliegenden Periostes spricht man von einem *periostalen Chondrom.* Man nimmt an, daß die Chondrome auf dem Boden versprengter Knorpelkeime entstehen, wobei eine Versprengung aus dem Epiphysenknorpel in die Metaphysen zum Enchondrom führt, während eine Versprengung in die inneren Periostschichten das periostale Chondrom (auch peripheres Chondrom genannt) hervorruft. Chondrome sind also überall dort zu erwarten, wo Knorpel bzw. Knorpelkeime entwicklungsgeschichtlich vorkommen. Vom gutartigen Enchondrom z.B. an der Hand und vom periostalen Chondrom sind das *zentrale Schaftchondrom der langen Röhrenknochen und das* *epiexostotische Chondrom* des Beckens abzugrenzen, die aufgrund ihres infiltrierenden und destruierenden Wachstums sowie einer hohen Rezidivquote als semimaligne Tumoren (s.S. 149) bezeichnet werden müssen.

Bei *polyostotischem und polytopem Auftreten von Chondromen* spricht man von *multiplen Chondromen* oder einer *Enchondromatose,* wobei es sich um eine Knochendysplasie mit einem Defekt in der normalen enchondralen Ossifikation und der Bildung von tumorösen Knorpelmassen in den Epiphysen und angrenzenden Regionen des Schaftes handelt. Bei einem ausgedehnten Befall mit unilateraler Tendenz spricht man auch von einer *Ollierschen Erkrankung.* In der Regel gehen diese Veränderungen mit Wachstumsstörungen, d. h. Verkürzungen und Formveränderungen, in dem befallenen Knochen einher.

Eine Kombination von multiplen Chondromen mit Weichgewebshämangiomen, die sich durch die Anwesenheit großer Phlebolithen auszeichnen, wird *,,Maffuci-Syndrom''* genannt.

Alle benignen Chondrome können grundsätzlich in maligne Chondrosarkome entarten (sekundäre Chondrosarkome). Die Entartungsrate wird von verschiedenen Autoren unterschiedlich hoch angegeben. In einer Sammelstatistik (v. Koppenfels 1976) von 656 solitären benignen Chondromen finden sich 85 sekundär entartete (13%). Davon betrafen 47% die untere Extremität (hier vor allem die proximale Femurmetaphyse), 25% die obere Extremität, 14% den knöchernen Thorax, 8% das Becken, 5% den Schädel und ca. 1% die Wirbelsäule. Von 98 Chondromen der unteren Extremität entarteten sekundär 40 (41%), von 18 des Beckens 7 (39%) und nur 21 (5%) von insgesamt 397 an der oberen Extremität. Während an den kleinen Röhrenknochen der Hand die sekundäre Malignisierung nur 1% beträgt, liegt sie an den langen Röhrenknochen bei 45%. Die Betrachtung der obengenannten Sammelstatistik läßt insgesamt den Schluß zu, daß primär benigne solitäre Chondrome zwar wesentlich häufiger an der oberen Extremität vorkommen, an der unteren Extremität und am Becken bei wesentlich seltenerem Vorkommen aber erheblich häufiger in sekundäre Chondrosarkome entarten. Bei multiplen Chondromen liegt die sekundäre Malignisierungsrate mit ca. 30–35% wesentlich höher (v. Koppenfels 1976). Diesen Zahlen steht die Angabe von Dallin (1978) gegenüber, der zufolge die sekundäre maligne Entartung von solitären Chondromen extrem selten ist, während sie bei multiplen Chondromen ebenfalls bei ca. 30–35% liegt.

Aus dem Gesagten ist zu folgern, daß schon bei der Biopsie nach Möglichkeit der gesamte Tumor zu entfernen ist, allerdings mit schonender, die Funktion erhaltender Technik (Kürettage).

Pathologie – Histologie

Die Chondrome setzen sich aus glattem perlmuttartigem Knorpelgewebe mit Erweichungs- und Blutungsherden sowie Verkalkungszonen zusammen. Sie sind von einer dem Perichondrium entsprechenden Kapsel umgeben. Die meisten Chondrome liegen *zentral* im Knochen (zentrales Chondrom). Bei *subperiostaler Lage* (periostales Chondrom) rufen sie eine Erosion der darunterliegenden

Areale und eine Konturvorwölbung des Knochens hervor. Bei mehrere Zentimeter messenden Tumoren, einer Zerstörung der Kortikalis oberhalb eines Chondroms und bei stärkerer extraossärer Ausbreitung liegt immer der Verdacht auf eine maligne Entartung oder ein primär malignes Chondrosarkom von niedriger Malignität (Grad I) vor. Probeexzisionen aus einem Chondrom können hinsichtlich der Aussage zur Dignität problematisch werden, da sie in der Regel einen mehr oder weniger kleinen Teilausschnitt des Tumors erfassen, der gutartig anmutet, während in der nicht biopsierten Nachbarschaft Zellen liegen, die Malignität beweisen könnten. Aus diesem Grund sollten die Tumoren nach Möglichkeit schon bei der Probeexzision vollständig entfernt werden (s. oben). Die Grenze zwischen einem benignen Chondrom und einem Chondrosarkom Grad I (Tumor vom Typ „low-grade malignancy") ist histologisch ungewöhnlich schwer zu ziehen.

Häufigkeit und Lokalisation

Etwa 10% aller benignen Knochentumoren sind benigne Chondrome. Mehr als 50% der Tumoren werden an Händen und Füßen, besonders an den Phalangen, beobachtet und 90% davon an den Händen. Wie in der obengenannten Sammelstatistik erwähnt, liegen 61% aller solitären Chondrome in der oberen Extremität. In der Häufigkeit des Befalls folgen die untere Extremität, der knöcherne Thorax, der Schädel, die Wirbelsäule und das Becken. An den langen Röhrenknochen ist die Metadiaphysenregion die bevorzugte Lokalisation.

Alter

Die solitären benignen Chondrome werden am häufigsten in der 2.–5. Lebensdekade beobachtet, sekundäre Chondrosarkome in der 3.–5. Es sei aber hervorgehoben, daß Chondrome auch schon im Säuglings- und Kleinkindalter vorkommen.

Geschlecht

Eine besondere Geschlechtsverteilung ist bei solitären und benignen Chondromen nicht bekannt; die sekundäre Malignisierung soll allerdings Männer häufiger als Frauen betreffen.

Klinik

Die meisten Chondrome sind asymptomatisch infolge ihres meist extrem langsamen Wachstums. Schmerzen treten in der Regel intermittierend und erst später als Dauerschmerz auf. Spontanfrakturen sind relativ selten. Äußerlich lassen sich je nach Ausdehnung der Chondrome Verformungen und bukkelige Auftreibungen nachweisen.

Röntgensymptomatik

Am häufigsten findet man bei den *zentralen Chondromen* relativ scharf begrenzte Defekte mit einem blasigen, gekammerten Aussehen. Später kommt es zu einer Auftreibung des Knochens mit einer Verdünnung der Kompakta, wodurch ein expansives Wachstum angezeigt wird. Bei stärkerem Wachstum finden sich auch gelegentlich Perforationen der Kompakta mit einem nachfolgenden exzentrisch-extraossalem Wachstum. In diesen Fällen können auch Spiculae beobachtet werden. Charakteristisch sind intratumorale Verkalkungen, die zentral mehr amorph, peripher mehr feinfleckig anmuten und um so ausgeprägter sind, je älter und größer ein Enchondrom wird. Häufig werden diese Verkalkungen erst durch die Tomographie deutlich gemacht.

Bei *subperiostaler Lage (periostales Chondrom)* ist der Knochen zum Inneren hin arrodiert, und als Folge davon häufig reaktiv sklerosiert, nach außen zu besteht eine Kompaktavorwölbung oder auch -zerstörung. Im letzten Falle sind die äußeren Konturen des Tumors unregelmäßig und erscheinen durch Verkalkungen „ausgefranst"; zumeist besteht ein deutlicher parossaler Tumoranteil (Angiographie oder Computertomographie!).

Zentrale Schaftchondrome zeigen häufig erhebliche Längsausdehnungen, epiexostotische Chondrome des Beckens unterscheiden sich röntgenologisch nicht von Osteochondromen.

Angiographisch läßt sich eine mäßiggradige Hypervaskularisation mit erweiterten Arterien und Venen erkennen, die Durchflußgeschwindigkeit ist meistens erhöht, während sie beim Chondrosarkom reduziert sein soll. Bei entsprechender Ausdehnung des Tumors finden sich Gefäßabdrängungen.

Röntgenologische Kriterien der malignen Entartung oder primärer Malignität von solitären Chondromen gibt es grundsätzlich nicht. Die Diagnose einer malignen Entartung läßt sich allein histologisch stellen. Tumoren mit einem Durchmesser von mehr als 4 cm, einem raschen Wachstum und unscharfen Konturen zum gesunden Knochen hin sind zwar immer malignitätsverdächtig, aus dem Fehlen solcher Zeichen läßt sich jedoch in keiner Weise auf Benignität schließen.

Differentialdiagnose

Wie bereits erwähnt, ist eine röntgenologische Differentialdiagnose zum primären und sekundären Chondrosarkom grundsätzlich nicht möglich, wenn auch die Größe des Tumors und die Zeichen eines aggressiven Wachstums eher Hinweise auf einen malignen Prozeß geben. Einfache Knochenzysten zeigen in der Regel keine Verkalkungen; Knocheninfarkten, insbesondere an den langen Röhrenknochen, fehlt es im allgemeinen an den Zeichen eines expansiven Wachstums, darüberhinaus lassen sie häufig einen feinen sklerotischen Randsaum erkennen. Die chronische Osteomyelitis grenzt sich zumeist durch die klinische Symptomatik von einem Chondrom ab; der Riesenzelltumor liegt mehr epiphysär, während die Chondrome ihren Sitz vorwiegend metadiaphysär und diaphysär an den Röhrenknochen haben. Riesenzelltumoren zeigen nur in sehr seltenen Fällen Verkalkungen, die ja beim Chondrom besonders häufig gefunden werden. Das erleichtert auch die Abgrenzung des Riesenzelltumors vom Chondrom am Bekken. Als letztes seien als Differentialdiagnosen noch die fibröse Knochendysplasie sowie Knochenfibrome genannt.

Literatur

Dahlin DC (1978) Bone tumors, 3rd edn. Thomas, Springfield, Ill.

Koppenfels R von (1976) Semimaligne Tumoren des Skelettsystems. Radiologe 16:2

Rockwell MA, Saiter, ET, Enneking, WF (1972) Periosteal chondroma. J Bone Joint Surg [Am] 54:102

Takigawa K (1971) Chondroma of the bones of the hand: a review of 110 cases. J Bone Joint Surg [Am] 53:1591

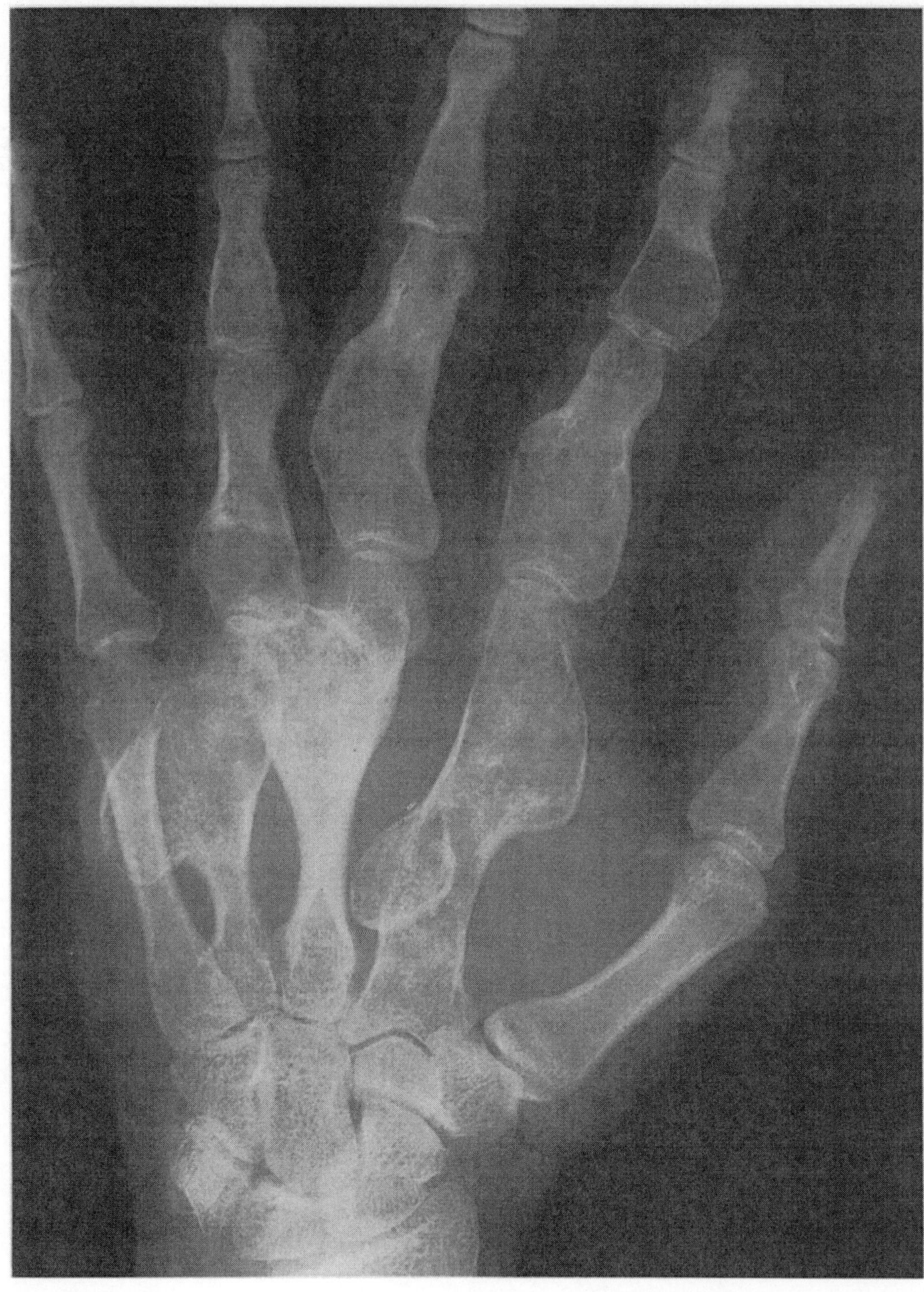

Abb. 5.44. Multiple Chondrome (Enchondromatose) an der Hand bei einem 30jährigen Patienten. Besonders an den Grundphalangen II–IV und an der Mittelphalanx II haben sie zu einer blasigen, z.T. gekammerten Auftreibung geführt. Die Kompakta ist hochgradig verdünnt. An den Metacarpalia II–IV wachsen die Chondrome bereits extraossal und arrodieren und verformen den angrenzenden Knochen. Die intratumoralen Verkalkungen sind z.T. sehr ausgeprägt und zeigen das längere Bestehen der Tumoren an

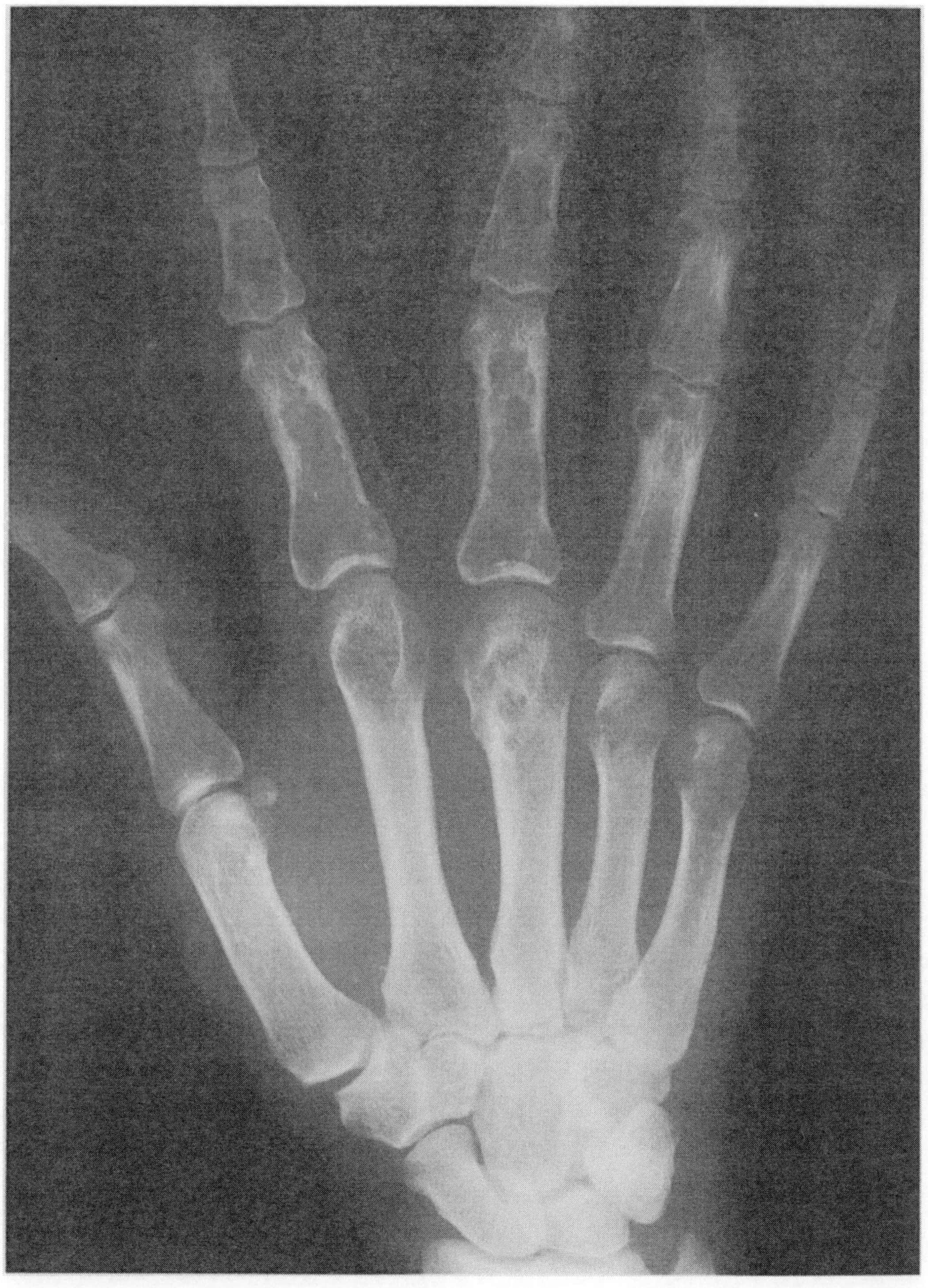

Abb. 5.45. Enchondromatose an der rechten Hand. Man erkennt besonders in den Grund- und Mittelphalangen II und III glatt begrenzte Strukturauslöschungen mit Kortikalisverdünnungen und beginnender Auftreibung der Knochen. Im Gegensatz zu Abb. 5.44 kein extraossales Wachstum der Chondrome

Abb. 5.46. Großes zentrales Chondrom bzw. Enchondrom am Metacarpale I mit Auftreibung des Knochens und erheblichen endotumoralen Verkalkungen

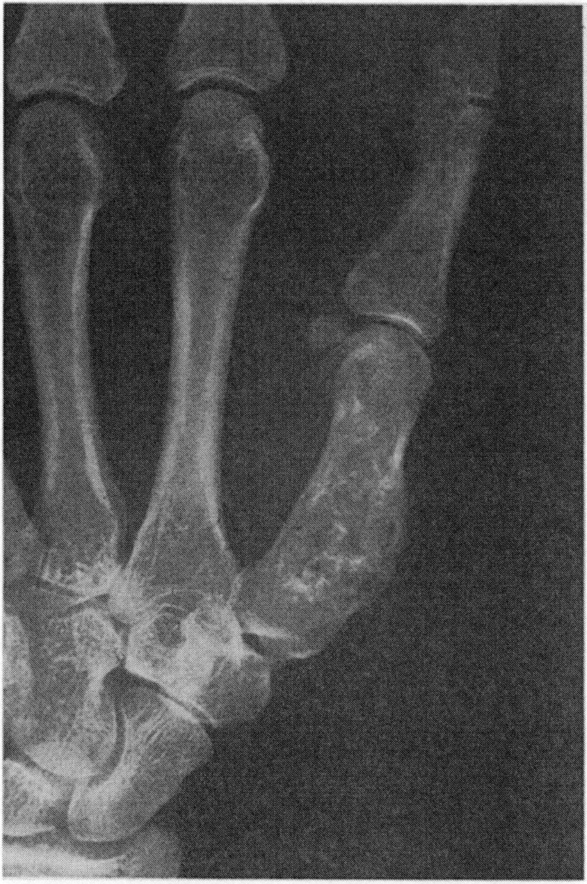

Abb. 5.47a, b. Periostales Chondrom des distalen Femur bei einer 21jährigen Frau. Die ventrale Kortikalis ist zerstört. An ihrer Stelle finden sich unregelmäßige, fransig anmutende Verkalkungen, zur Spongiosa hin besteht ein Sklerosesaum. Das Angiogramm (**b**) läßt eine deutliche Hypervaskularisation mit einer erhöhten Durchflußgeschwindigkeit und daraus resultierender früher Anfärbung von Venen erkennen. Durch das Angiogramm wird das wahre Ausmaß des parossalen Geschwulstanteiles deutlich

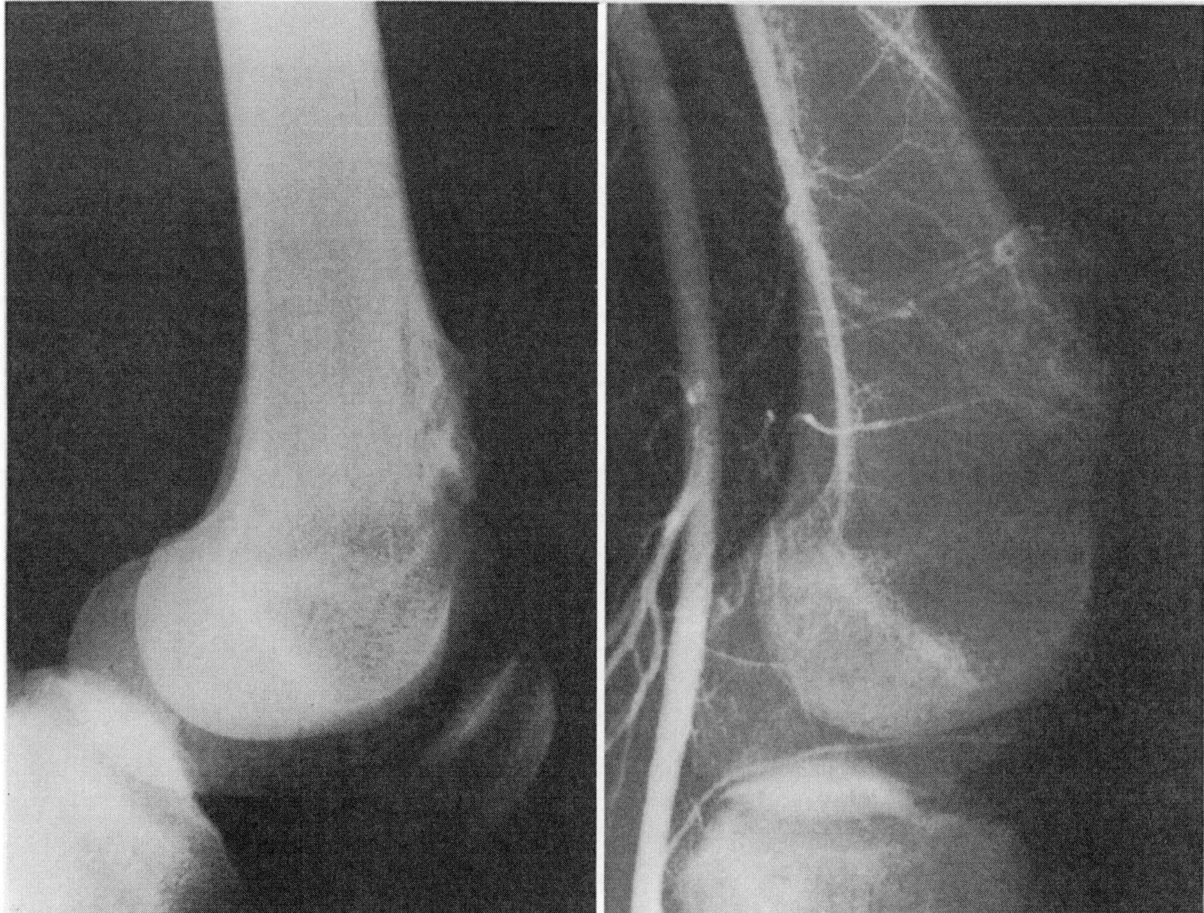

a   b

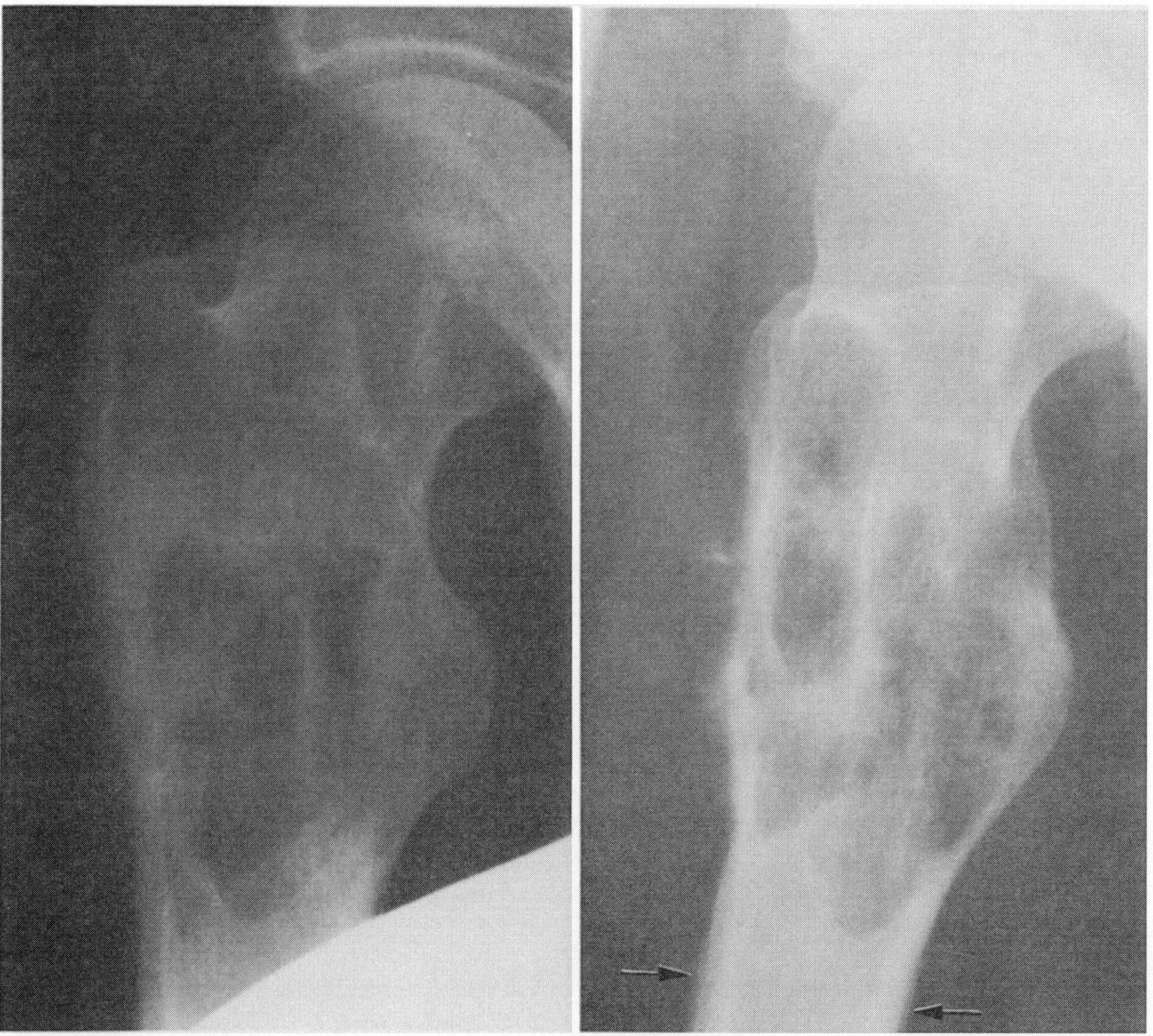

a

b

Abb. 5.48a, b. Zentrales Chondrom im proximalen Femurschaft bei einem 37jährigen Mann. Die Strukturauslöschungen im proximalen Femurschaft, bis in das Intertrochantärgebiet reichend, muten blasig gekammert an, die Kompakta ist besonders ventrolateral deutlich arrodiert und verdünnt, es bestehen auch zarte periostale Verkalkungen (↑), insbesondere ventral, aber auch medial unterhalb des Trochanter minor. Endotumoral sind zarte Verkalkungen nachweisbar. Im Angiogramm fand sich eine deutliche Hypervaskularisation des Tumors. *Differential-*

diagnose: Gegen das Vorliegen eines Riesenzelltumors sprechen die metadiaphysäre Lage, die zarten endotumoralen Verkalkungen und die relativ scharfe distale Begrenzung; gegen einen Knocheninfarkt (vgl. Abb. 5.2 und 5.3) die Zeichen des expansiven Wachstums. Bei einer fibrösen Dysplasie (vgl. Abb. 4.10, 4.11) würde man mehr eine Auftreibung des Knochens erwarten. Auffallende Ähnlichkeiten bestehen mit den durch Echinococcus bedingten Veränderungen in Abb. 5.28

Abb. 5.49. Chondrom im linken Scham- und Sitzbein bei einer 44jährigen Patientin. Sehr glattrandige Destruktion mit Spontanfraktur

Abb. 5.50. Periostales Chondrom am distalen Radius bei einem 11jährigen Mädchen. Der Tumor hat die ulnaseitige Kortikalis zerstört; hier finden sich mehr verwaschene Verkalkungsareale. Zur Spongiosa hin deutlicher Sklerosesaum. Der Tumor muß schon längere Zeit bestehen, da der Radius bereits eine deutliche Formveränderung mit Abknickung der distalen Gelenkfläche nach ulnar erfahren hat

Abb. 5.51. Epiexostotisches Chondrom hinter der Symphyse bei einem 54jährigen Mann. Man erkennt ausgedehnte doppeltfaustgroße Verkalkungen, die die Symphyse nach kranial hin überragen. Die Verkalkungen sind fleckförmig, nach außen zu mehr strahlig. Ausgangspunkt des Tumors war der linke horizontale Schambeinast, wo sich intraoperativ auch ein Stiel nachweisen ließ. Histologisch ergaben sich keine eindeutigen Hinweise auf Malignität, obwohl die Größe des Tumors dafür spricht

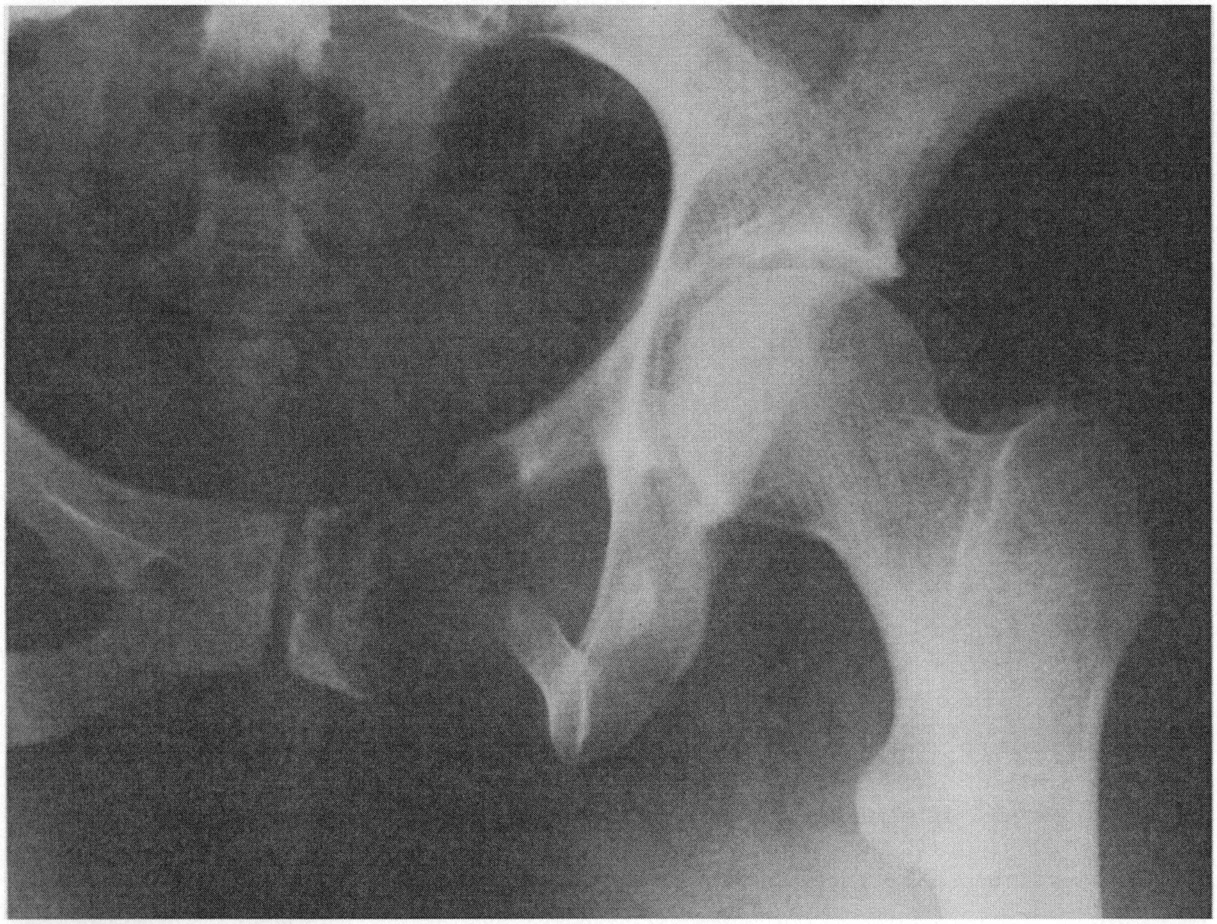

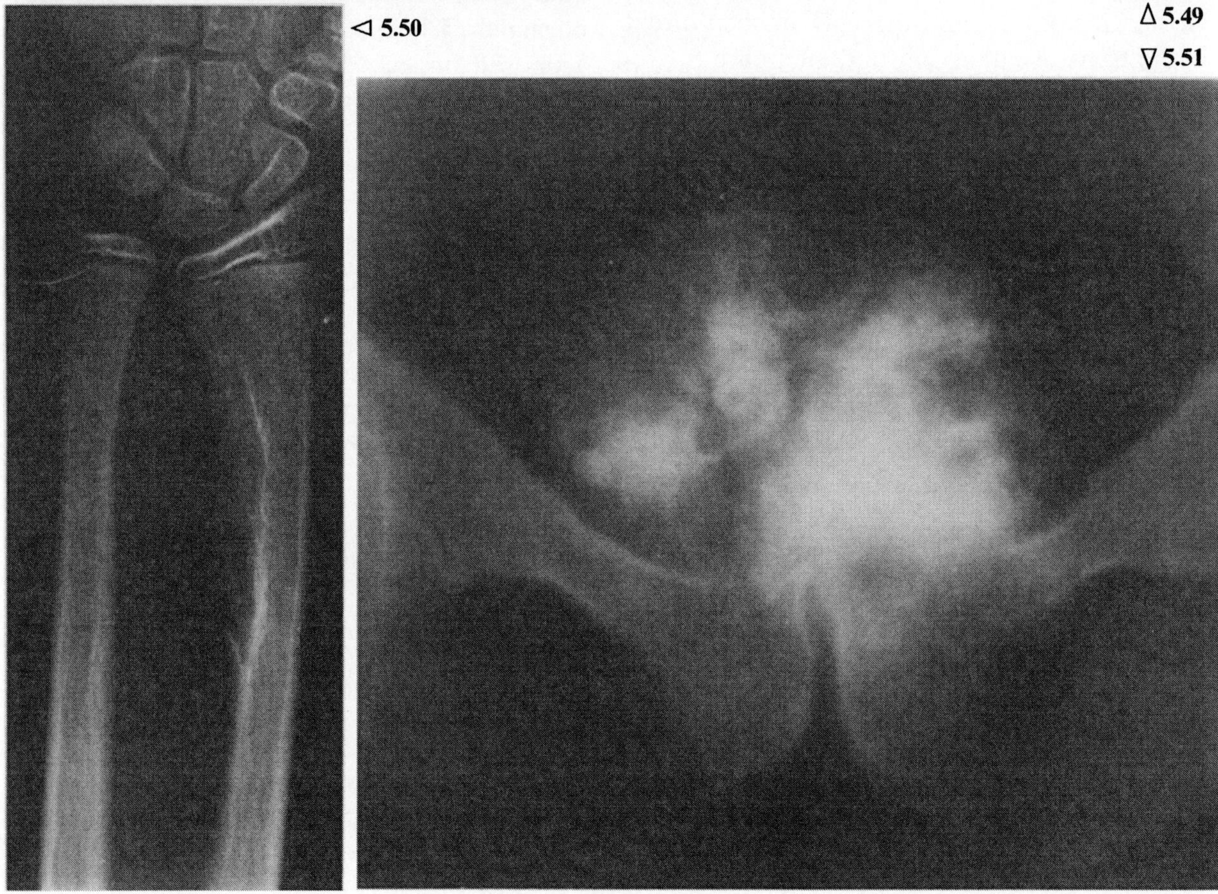
◁ 5.50
△ 5.49
▽ 5.51

Osteochondrom (kartilaginäre Exostose)

Das Osteochondrom ist ein primär gutartiger Knochentumor, der vorwiegend in den Zonen der enchondralen Ossifikation auftritt. Zur Pathogenese wird eine Versprengung von enchondralen Ossifikationskeimen, d. h. von Anteilen des Wachstumsknorpels, aus der Epiphysenfuge unter das metaphysäre Periost diskutiert. Kombinationen mit enchondralen epi- und metaphysären Wachstumsstörungen sind häufig. Als *kartilaginäre Exostosenkrankheit* wird ein multiples Auftreten von Osteochondromen bezeichnet, dieses Krankheitsbild ist familiär (einfach dominant). Maligne Entartungen singulärer kartilaginärer Exostosen sind ungewöhnlich selten, bei multiplem Auftreten liegen sie zwischen 5 und 10%.

Pathologie – Histologie

Entsprechend der vermuteten Pathogenese des Osteochondroms unterliegt der Aufbau dieses Tumors den Gesetzen der enchondralen Ossifikation. So findet man eine regelrechte Spongiosa, die vom dazugehörigen Knochen direkt in die Exostose übergeht und auch ihre Struktur zeigt. Die Spongiosa ist umgeben von einer regelrechten Kortikalis und von einer darüberliegenden Periostschicht, die beide vom Mutterknochen direkt auf den Tumor übergehen. Im Knochenmark des Tumors kann sich Fett oder hämatopoetisches Gewebe finden. Auf der Tumorspitze liegt eine Knorpelkappe von etwa 2–3 mm Dicke, die bei breitbasigen Osteochondromen die ganze Oberfläche und bei gestielten blumenkohlartigen Osteochondromen lediglich die Spitze bedeckt. *Die Knorpelkappe entspricht dem Wachstumszentrum des Tumors* und ist im Wachstumsalter bis zu 1 cm dick. Über dem Osteochondrom kann eine Bursa liegen, in der sich gelegentlich verkalkte oder verknöcherte Knorpelkörper unterschiedlicher Größe finden.

Erwähnenswert ist, daß unregelmäßig begrenzte und sehr dicke Knorpelkappen nach der Pubertät immer suspekt auf eine maligne Entartung in Richtung eines sekundären Chondrosarkoms sind.

Häufigkeit

Die Osteochondrome oder kartilaginären Exostosen nehmen etwa 40–45% der gutartigen Knochentumoren und ca. 12% aller Knochentumoren ein. Wahrscheinlich ist die Inzidenz noch wesentlich höher, da sicherlich zahlreiche kartilaginäre Exostosen keine klinischen Symptome zeigen und nur durch Zufall oder nie entdeckt werden.

Alter

Der Tumor wird in allen Altersgruppen, besonders aber in der 2. Lebensdekade entdeckt.

Geschlecht

Männer partizipieren zu mehr als 60% an dem Tumor.

Lokalisation

Entsprechend der Pathogenese des Tumors liegt er praktisch ausschließlich metaphysär, seltener diaphysär, und dann im Sinne einer „diaphysären Auswanderung" während des normalen Knochenwachstums. Die meisten Tumoren finden sich im Femur und am Humerus sowie an der Tibia und im Beckenbereich.

Klinik

Klinisch fallen je nach Größe der kartilaginären Exostosen Vorbuckelungen und Verformungen der befallenen Knochen- und Skeletabschnitte auf; Schmerzen und andere Symptome werden in der Regel durch Verdrängungen der Nachbarschaft, insbesondere der Nerven und Gefäße, verursacht.

Röntgensymptomatik

Man unterscheidet zwischen *breitbasigen* und *gestielt dem Knochen aufsitzenden Osteochondromen.* Die Spongiosastruktur ähnelt der des Mutterknochens, sie geht direkt aus ihr hervor wie auch die Kortikalis. Der orthograd getroffene Stiel einer kartilaginären Exostose zeichnet sich durch eine rundliche oder ovaläre Sklerosezone – der Kortikalis entsprechend –

ab. Häufig finden sich erhebliche Formveränderungen der befallenen Skeletabschnitte, besonders wenn die Osteochondrome bereits im Wachstumsalter größere Ausmaße erreichen. So sind z. B. Radius und Ulna bei einem interossären Sitz der Exostose auseinandergedrängt und verbogen sowie verplumpt; die Gelenkflächen haben eine abnorme Stellung. An der Spitze der Exostose sind oft unregelmäßige Knorpelverkalkungen erkennbar, die entweder der Knorpelkappe, dem eigentlichen Ort des Exostosenwachstums, oder einer darüberliegenden Bursa entsprechen. Gewöhnlich entwickeln sich die Exostosen an den Stellen der Sehneninsertionen, auch ihre Wachstumsrichtung folgt häufig der Sehnenscheide.

In der Regel sistiert das Wachstum von Osteochondromen bzw. kartilaginären Exostosen mit der Pubertät. Ein plötzliches Wiedereintreten ihres Wachstums im späteren Lebensalter und ein zunehmender – röntgenologisch nicht immer erkennbarer – Weichteiltumor, der der Knorpelkappe entspricht, signalisieren eine maligne Entartung im Sinne eines sekundären Chondrosarkoms.

Differentialdiagnose

Die Diagnose einer kartilaginären Exostose bzw. eines Osteochondroms bereitet in der Regel keine Schwierigkeiten. Differentialdiagnostisch kommen höchstens Knochensporne, z. B. im suprakondylären Humerusbereich, in Frage; sie entsprechen einer prominenten Muskelinsertion und werden als Variante aufgefaßt. Von einem Osteochondrom unterscheiden sie sich durch eine geringe Strukturierung und das Fehlen einer Kortikalis. Auch ein direkter Übergang der Veränderung in den Mutterknochen wird vermißt.

Literatur

Dahlin DC (1978) Bone tumors, 3rd edn. Thomas, Springfield, Ill.

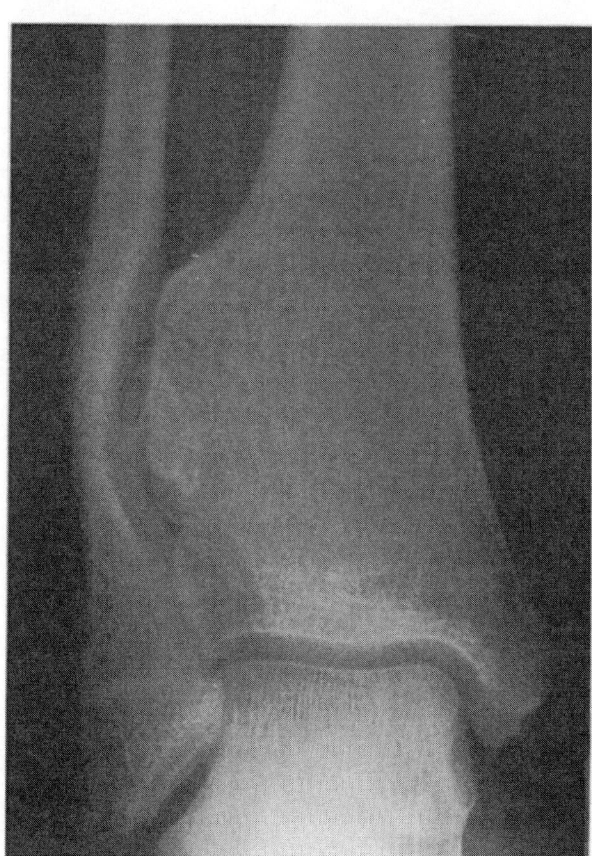

Abb. 5.52. Osteochondrom bzw. kartilaginäre Exostose an der distalen lateralen Tibiametaphyse bei einer 17jährigen Patientin. In typischer Weise gehen Spongiosa und Kompakta der Tibia in die Exostose kontinuierlich über. Die gegenüberliegende Fibula ist durch Druck verbogen und reaktiv sklerosiert. Der röntgenologisch „leere" Raum zwischen Exostose und Fibula dürfte durch die Knorpelkappe der Exostose ausgefüllt sein

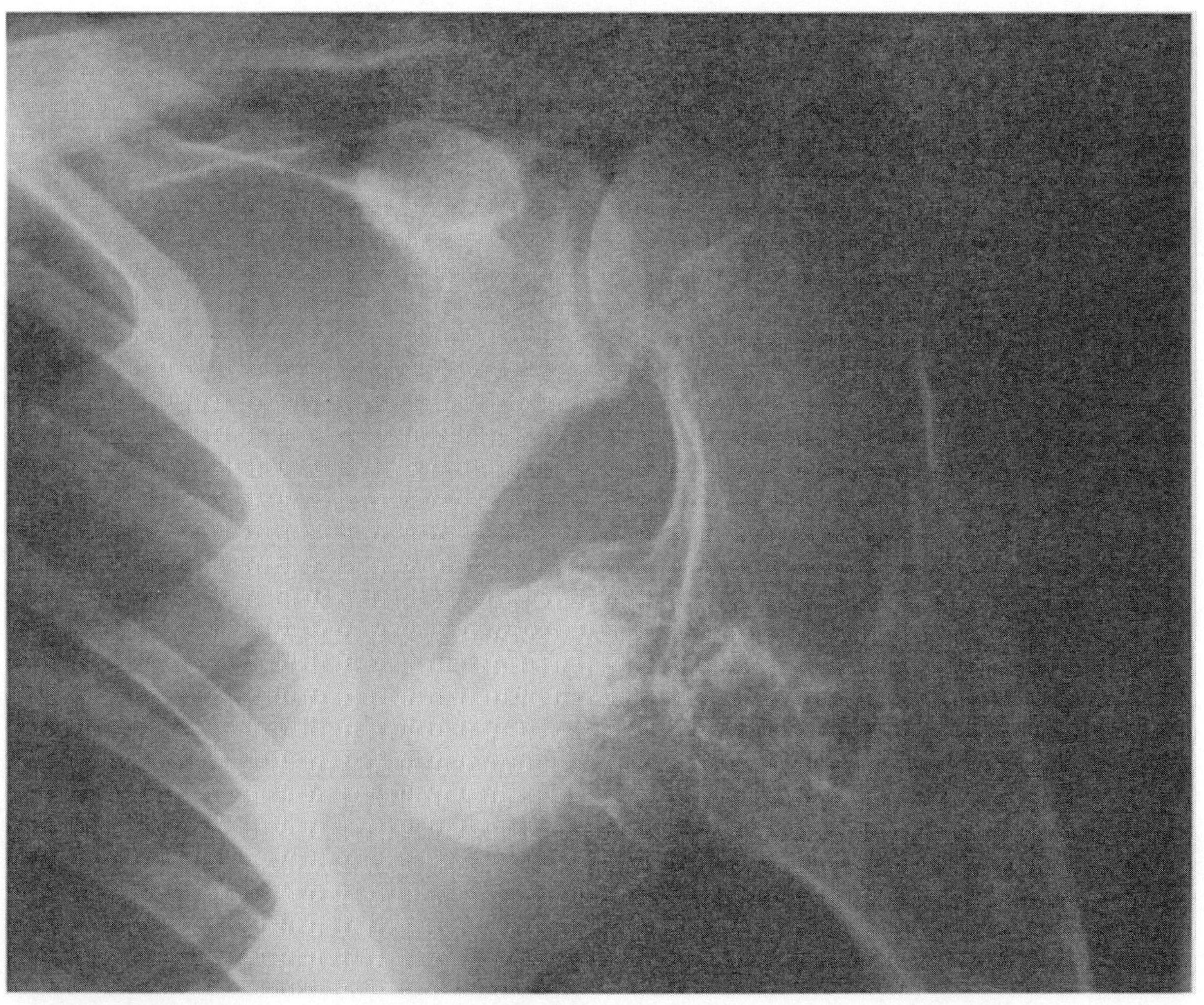

Abb. 5.53. Typische kartilaginäre Exostose am proximalen Humerus bei einem 27jährigen Mann mit familiärer Exostosenkrankheit. Die proximale Humerusmetaphyse ist wie auch der metadiaphysäre Übergang deutlich verplumpt und verbreitert; medial sitzt der Exostose die ausgeprägt verkalkte Knorpelkappe auf. Neben der großen Exostose sind noch weitere kleinere distal und in gleicher Höhe – orthograd getroffen – zu erkennen

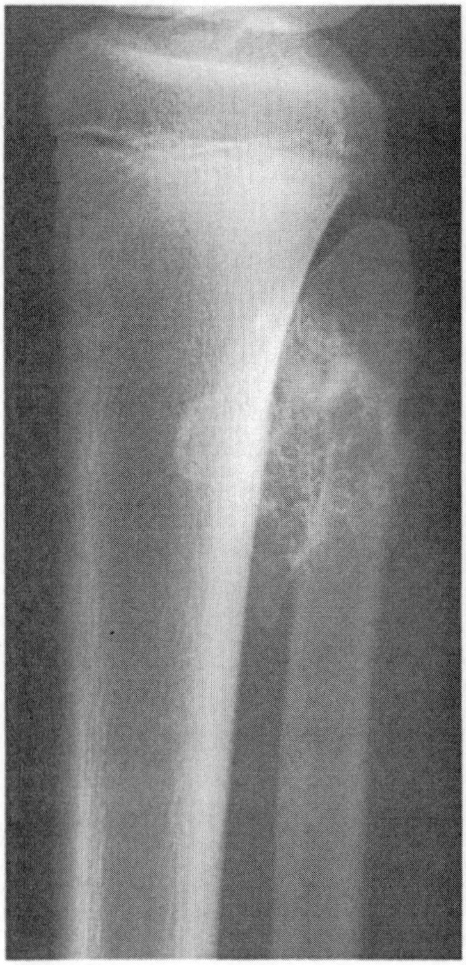

5.54

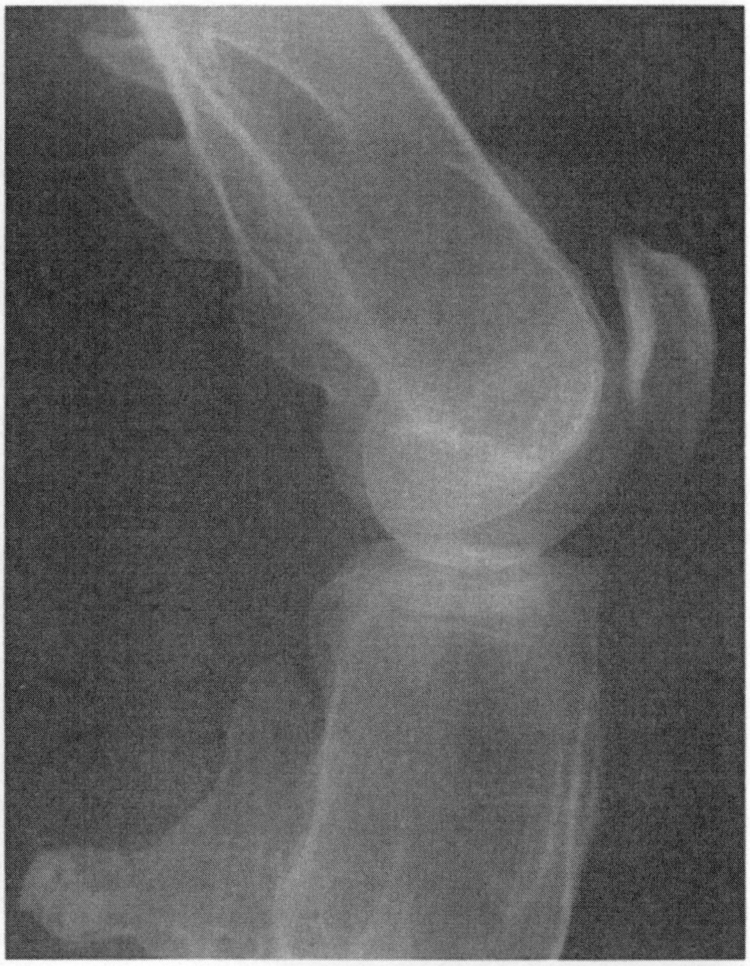

5.56

5.55

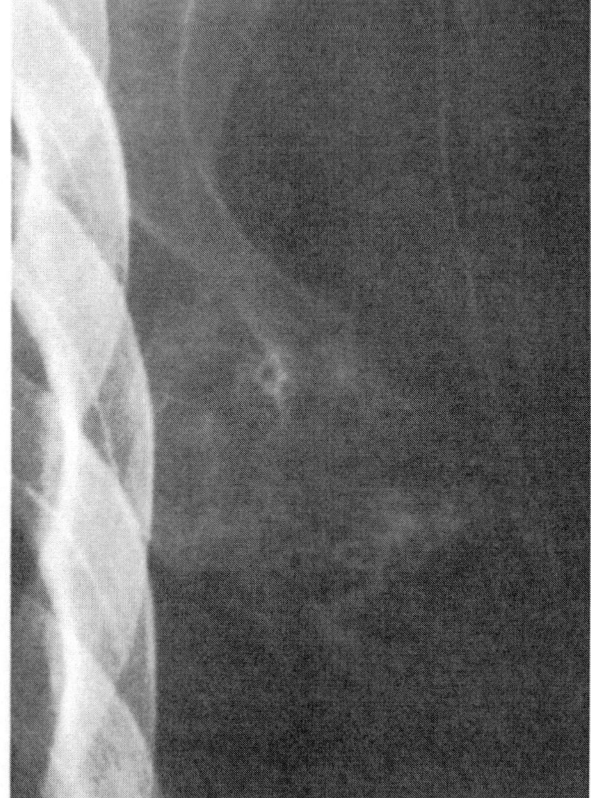

Abb. 5.54. Großes Osteochondrom an der proximalen Fibula bei einem älteren Jugendlichen

Abb. 5.55. Zahlreiche Exostosen am distalen Femur sowie an der proximalen Tibia und Fibula, z.T. im Profil, z.T. orthograd getroffen. Die orthograd getroffenen Exostosen lassen sich an der ovalären, ringförmigen Verdichtung erkennen, die der orthograd getroffenen Exostosenkortikalis im Basisbereich entspricht

Abb. 5.56. Großes Osteochondrom an der distalen Scapula mit Entwicklung vorwiegend nach medial

Chondroblastom (Codman-Tumor)

Das Chondroblastom ist ein gutartiger, partiell knorpelbildender Knochentumor, der primär ausschließlich epiphysär auftritt.

Pathologie – Histologie

Die eigentlichen Tumorzellen ähneln sehr denen eines echten Riesenzelltumors, sie haben aber die Fähigkeit, fokal eine Knorpelmatrix zu bilden, weshalb sie auch in die knorpelbildenden Tumoren eingereiht werden. Der Tumordurchmesser beträgt 1 bis maximal 7 cm. Chondroblastome sind von einem zarten Sklerosesaum umgeben und weisen zentral feine Verkalkungsherde als Ausdruck fokaler Degeneration auf. Histologische Ähnlichkeiten bestehen fernerhin zum Chondromyxoidfibrom.

Häufigkeit

Benigne Chondroblastome sind selten und haben in der Statistik von Dahlin (1978) an den gutartigen Knochentumoren einen Anteil von ca. 3%.

Alter

Das Prädilektionsalter liegt in der 2. Lebensdekade, es werden aber auch Fälle besonders in der 3. und 6. beobachtet.

Geschlecht

Die Zahl der bisher beschriebenen Fälle ist zu gering, um etwas über eine eventuelle Geschlechtsspezifität dieses Tumors aussagen zu können.

Klinik

Im Vordergrund der klinischen Symptomatik stehen Schmerzen besonders im Gelenkbereich (epiphysäre Lage!), die aber in der Regel so wenig ausgeprägt sind, daß die Anamnesedauer mit bis zu 16 Jahren ausgesprochen lang sein kann.

Lokalisation

Der Tumor ist typischerweise epiphysär lokalisiert und findet sich nur ausnahmsweise in sekundären Ossifikationszentren (apophysär) wie z.B. im Trochanter major und im Hüftpfannenbereich. Bevorzugte Lokalisationen sind proximale Humerus- sowie distale Femur- und proximale Tibiaepiphyse.

Röntgensymptomatik

In der Regel findet sich ein scharf umschriebener epiphysärer Defekt mit einem Durchmesser von in der Regel 1–4 cm (maximal 7 cm). Im Beckenbereich kann der Tumor allerdings auch größer werden. Er ist von einem feinen sklerotischen Randsaum umgeben; im Tumor sind – besonders auf Schichtaufnahmen – feinfleckige und wolkige Verkalkungen erkennbar. Eine Periostreaktion sowie eine Trabekulierung sind sehr selten, eine Vorwölbung ins Gelenk kommt vor.

Differentialdiagnose

Wenn der Tumor ausnahmsweise einmal in die Metaphyse hineinreicht, wird die Abgrenzung gegen ein Chondrom und Chondrosarkom schwierig. Erhebliche differentialdiagnostische Probleme kann auch die Abgrenzung gegen einen Riesenzelltumor bereiten. Letzterer weist praktisch keine Verkalkungen auf, der Übergang des Riesenzelltumors zur gesunden Umgebung hin ist mehr abgestuft. Als weitere Differentialdiagnose wird noch die aseptische Knochennekrose, besonders bei nierentransplantierten Patienten, genannt. Brodie-Abszesse und auch eosinophile Granulome sind differentialdiagnostisch in Erwägung zu ziehen, wenn das Chondroblastom die Metaphyse mitbeteiligt.

Literatur

Dahlin DC (1978) Bone tumors, 3rd edn. Thomas, Springfield, Ill.
McLeod RA, Beabout JW (1973) The roentgenographic features of chondroblastoma. AJR 118:464 (1973)

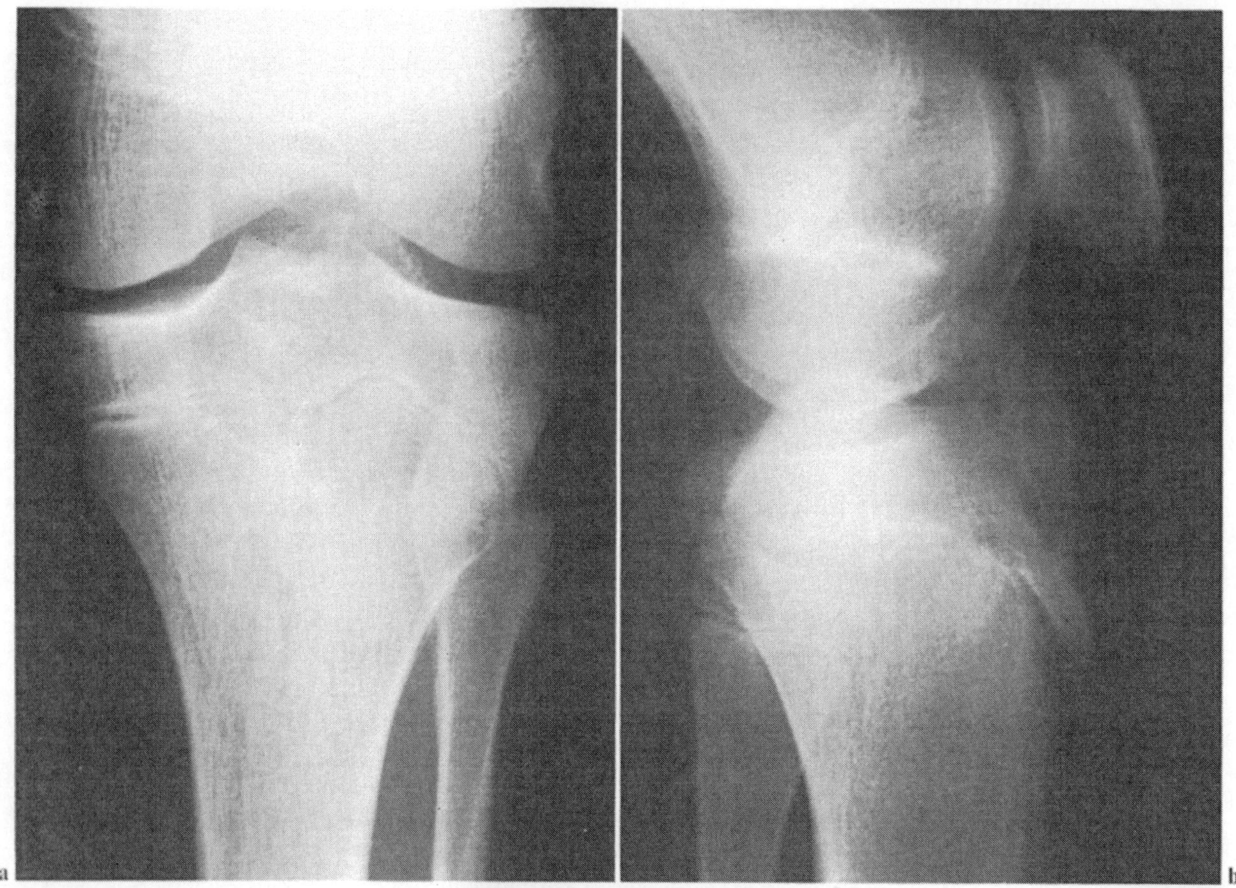

a b

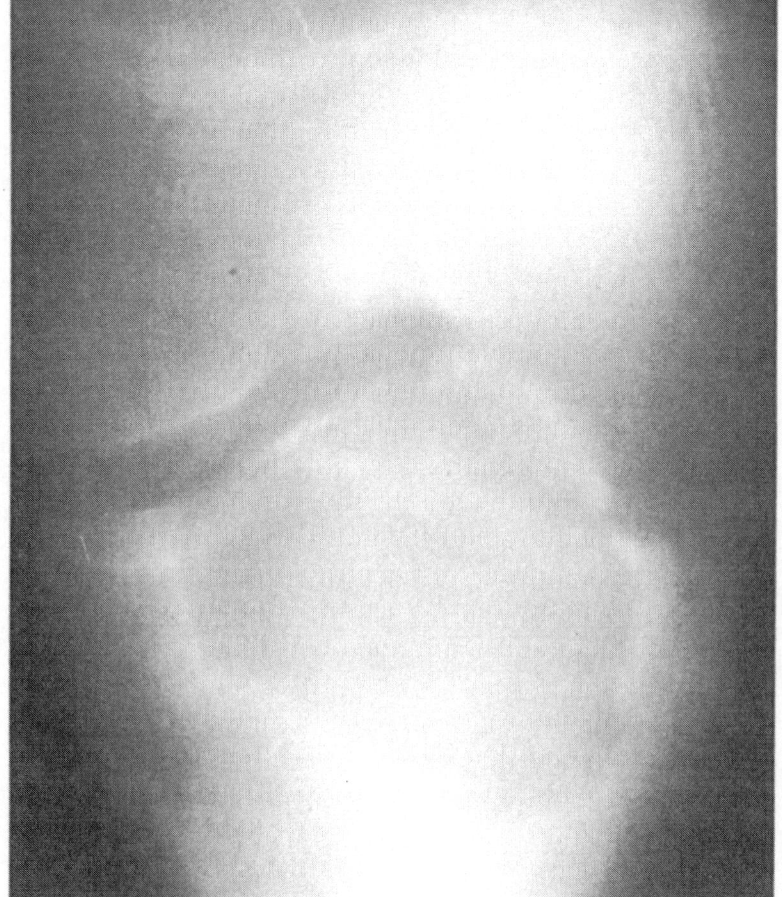

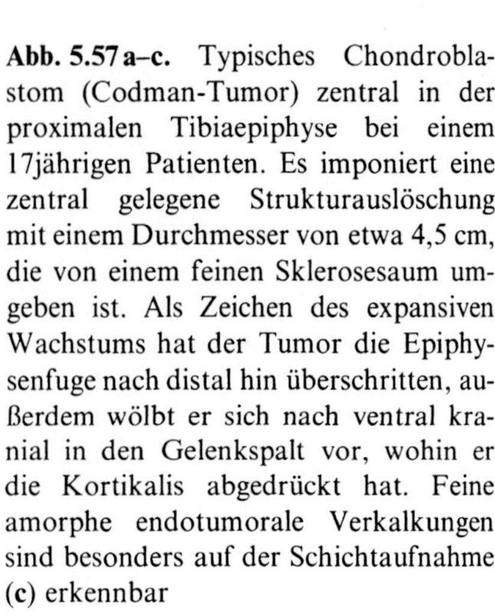

Abb. 5.57a–c. Typisches Chondroblastom (Codman-Tumor) zentral in der proximalen Tibiaepiphyse bei einem 17jährigen Patienten. Es imponiert eine zentral gelegene Strukturauslöschung mit einem Durchmesser von etwa 4,5 cm, die von einem feinen Sklerosesaum umgeben ist. Als Zeichen des expansiven Wachstums hat der Tumor die Epiphysenfuge nach distal hin überschritten, außerdem wölbt er sich nach ventral kranial in den Gelenkspalt vor, wohin er die Kortikalis abgedrückt hat. Feine amorphe endotumorale Verkalkungen sind besonders auf der Schichtaufnahme (**c**) erkennbar

Chondromyxoidfibrom

Das Chondromyxoidfibrom ist ein seltener semimaligner Tumor, der sich vom knorpelbildenden Bindegewebe ableitet.

Pathologie – Histologie

Der Tumor hat histologisch Ähnlichkeiten mit dem Chondrom, er enthält jedoch neben knorpeligen Elementen myxoides und fibröses Gewebe. Gelegentlich werden auch Verkalkungen in ihm beobachtet, sie sind aber in der Regel röntgenologisch nicht sichtbar. Das Chondromyxoidfibrom kann mit einem Chondrosarkom Grad I verwechselt werden, es erfüllt aber nicht die Bedingungen eines echten malignen Tumors.

Häufigkeit

Die Häufigkeit entspricht in etwa der des Chondroblastoms mit einem Anteil von etwa 2% an allen gutartigen Knochentumoren.

Alter

Das Prädilektionsalter liegt in der 2. und 3. Lebensdekade.

Geschlecht

Eine geschlechtsspezifische Häufigkeit wird nicht beobachtet.

Klinik

Die klinischen Symptome sind mit lokalisierten Schmerzen und einer Schwellung uncharakteristisch und ähneln denen anderer Knochentumoren.

Lokalisation

Der Tumor wird vorwiegend metadiaphysär an den langen Röhrenknochen beobachtet, wobei besonders häufig die Tibia befallen wird. Die metaphysäre Lage läßt die Vermutung zu, daß der Tumor vom Epiphysenknorpel abstammt.

Röntgensymptomatik

In der Regel findet sich ein scharf begrenzter, exzentrisch gelegener Defekt, meist unter Erfassung der Kompakta, die dabei vollständig zerstört werden kann. Zum gesunden Knochen hin zeigt der Tumor zumeist eine feine Randsklerose. Verkalkungen werden nicht nachgewiesen. Eine gelegentlich erkennbare Trabekulierung des Tumors ist auf die geriffelte innere Oberfläche zurückzuführen.

Differentialdiagnose

Die Differentialdiagnose hat chondromatöse und fibromatöse Tumoren des Knochens zu berücksichtigen, wobei besonders das Chondrom und größere nicht-ossifizierende Knochenfibrome zu nennen sind. Gegen das Chondrom grenzt sich der Tumor in der Regel durch seine mehr exzentrische Lage und das Fehlen von Verkalkungen ab; das nicht-ossifizierende Fibrom kommt vorwiegend im Kindesalter vor, es ist in der Regel auch nicht so ausgedehnt wie das Chondromyxoidfibrom. Fernerhin müssen tumorähnliche Läsionen in Erwägung gezogen werden, z.B. die fibröse Dysplasie.

Literatur

Feldmann F, Hecht HJ, Johnston AD (1970) Chondromyxoidfibroma of bone. Radiology 94:249
Turcotte B, Pugh, DG, Dahlin DC (1962) The roentgenologic aspects of chondromyxoidfibroma of bone. AJR 87:1085

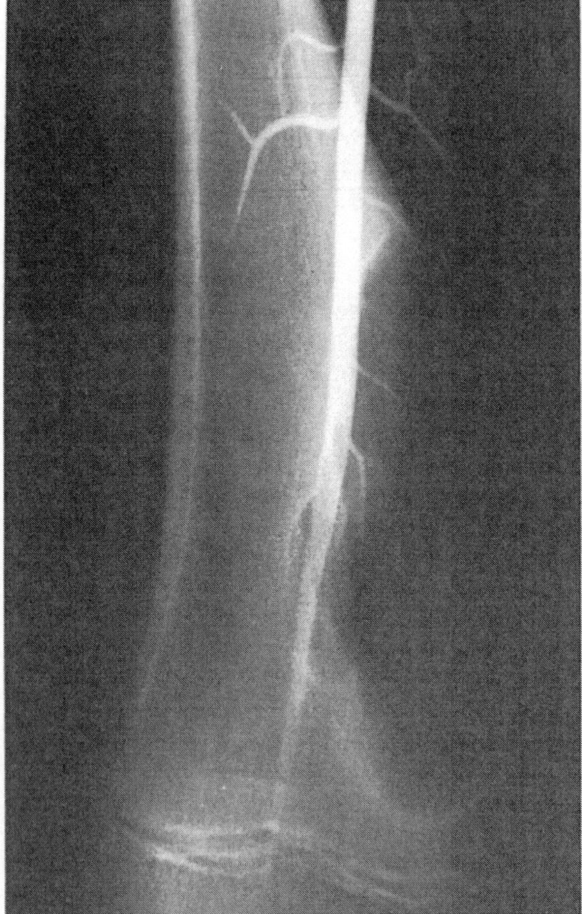

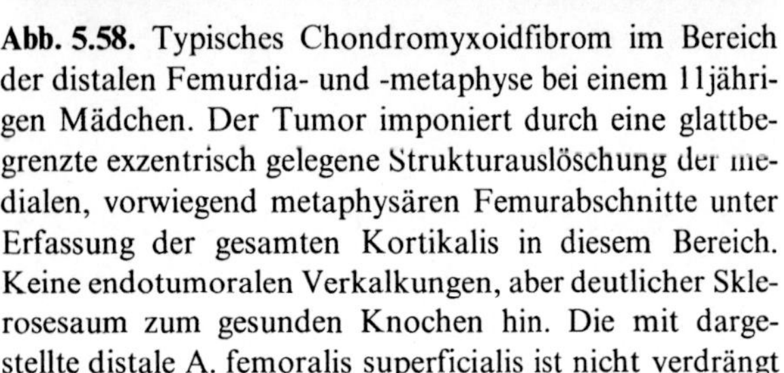

Abb. 5.58. Typisches Chondromyxoidfibrom im Bereich der distalen Femurdia- und -metaphyse bei einem 11jährigen Mädchen. Der Tumor imponiert durch eine glattbegrenzte exzentrisch gelegene Strukturauslöschung der medialen, vorwiegend metaphysären Femurabschnitte unter Erfassung der gesamten Kortikalis in diesem Bereich. Keine endotumoralen Verkalkungen, aber deutlicher Sklerosesaum zum gesunden Knochen hin. Die mit dargestellte distale A. femoralis superficialis ist nicht verdrängt

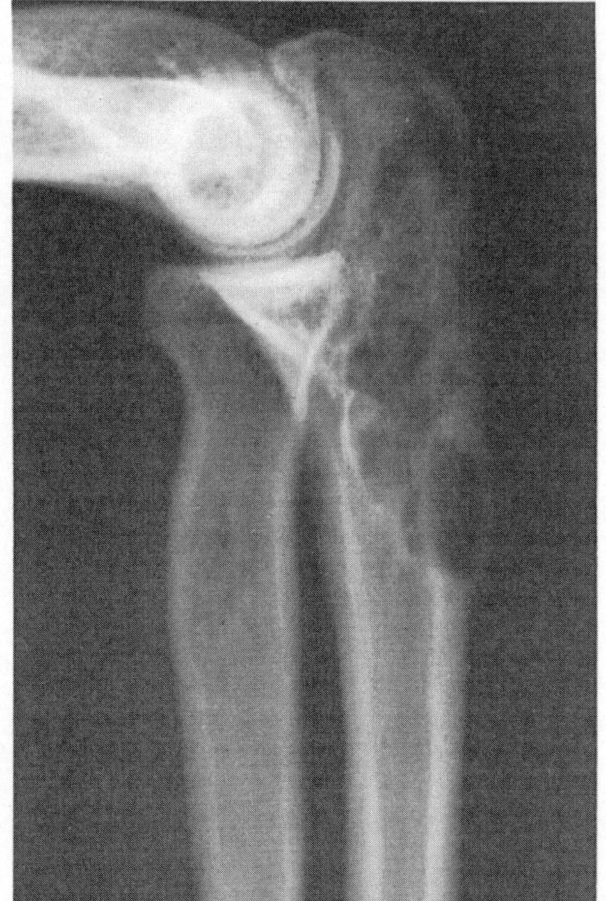

a

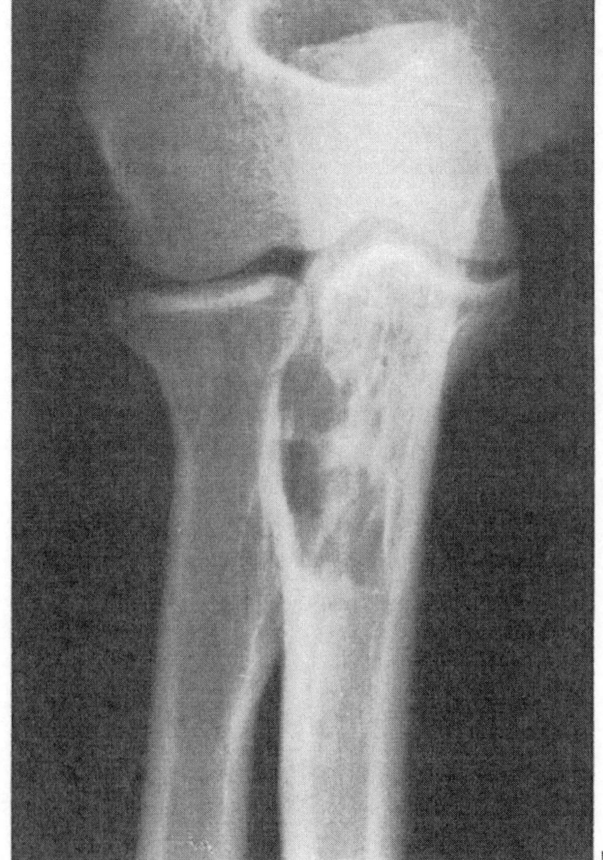

b

Abb. 5.59a, b. Chondromyxoidfibrom an der proximalen Ulna bei einer 30jährigen Patientin. Der Tumor ist vorwiegend nach dorsolateral hin entwickelt und zeichnet sich durch eine polyzyklisch begrenzte mehrkammrig erscheinende Strukturauslöschung mit deutlichem Sklerosesaum zum gesunden Knochen hin ab. Dorsale und radiale Kortikalis sind vorgewölbt und – besonders dorsalseitig – hochgradig verdünnt. *Differentialdiagnostisch* ist eine fibröse Dysplasie zu diskutieren

5.3.2.3. Riesenzelltumor (RZ)

Der Riesenzelltumor ist ein semimaligner Tumor, der aus Zellen des nicht-osteogenen Bindegewebes entsteht. *Der histologische Reifegrad des Riesenzelltumors sagt nichts über sein biologisches Verhalten aus.* Aufgrund des histologischen Bildes kann eine Metastasierung allein nicht ausgeschlossen werden. Etwa 50% der Riesenzelltumoren bleiben nach Lichtenstein (1972) gutartig, ca. 35% zeigen ein aggressiv-rezidivierendes Wachstum und etwa 15% werden maligne. Der Übergang von einem gutartigen über einen rezidivierenden bis zum malignen Riesenzelltumor kann sich ca. 20 Jahre hinziehen. Bei diesem Prozeß spielen Alter, Lokalisation und bisherige Therapie eine nicht unerhebliche Rolle. Riesenzelltumoren, die erst im Alter von über 40 Jahren auftreten, sind primär höchst malignitätsverdächtig. Riesenzelltumoren des Beckens und der proximalen Humerusepiphyse sind höher malignitätsverdächtig als Tumoren mit anderer Lokalisation. Eine vorausgegangene Strahlentherapie scheint die Malignisierung eines Riesenzelltumors zu provozieren.

Zu erwähnen ist noch, daß die Riesenzelltumoren auch unter den *Synonymen Osteoklastom, brauner Tumor, Ostitis fibrosa localisata* und *Riesenzellfibrom* geführt werden. Diese Synonyma sind im deutschen Sprachraum jedoch z.T. verlassen worden. Da die Riesenzellen des Riesenzelltumors den Osteoklasten nur ähneln, mit ihnen aber nicht identisch sind, ist der Begriff Osteoklastom m.E. unzutreffend. Der Ausdruck „brauner Tumor", der sich von dem makroskopischen Befund einer bräunlichen Tumormasse in einer Knochenhöhle ableitet, ist ungenau, da ähnliche Veränderungen auch bei banalen solitären Knochenzysten und bei der Ostitis fibrosa generalisata (Hyperparathyreoidismus) beobachtet werden. Mit einem entzündlichen Prozeß (Ostitis fibrosa localisata) hat der Riesenzelltumor nichts gemein, denn es handelt sich hierbei um einen echten Tumor, nicht um eine Entzündung bzw. ein entzündungsähnliches Bild. Das Synonym Riesenzellfibrom wurde wegen der unsicheren Dignität des Tumors aufgegeben.

Pathologie – Histologie

Makroskopisch sieht ein Riesenzelltumor grau bis rot-grau bzw. bräunlich aus, er wird von zahlreichen Septen durchzogen, seine Konsistenz ist weich-elastisch. Histologisch besteht er aus einem unterschiedlichen Anteil von Bindegewebe, Stroma- und Riesenzellen. Die Riesenzellen entstehen aus einer Fusion von multinukleären Bindegewebszellen und zeigen eine zentrale Lage der Zellkerne. Die Riesenzellen sind elektronenmikroskopisch von Riesenzellen anderer Neoplasien nicht zu unterscheiden. Die Stromazellen sind spindelig, oval oder plump, sie haben in der Regel sehr große Kerne. Der Nachweis nur weniger Riesenzellen ist immer malignitätsverdächtig.

Der Wert einer histologischen Dignitätsgraduierung (Grad I = benigne, Grad II = semimaligne, Grad III = maligne) wird heute im allgemeinen angezweifelt, denn jeder Riesenzelltumor ist primär als potentiell maligne anzusehen.

Häufigkeit

Riesenzelltumoren haben an sämtlichen Knochentumoren einen Anteil von etwa 4–6%.

Alter

Das Prädilektionsalter liegt in der 3. und 4. Lebensdekade, ein Auftreten in der 1. Lebensdekade ist ungewöhnlich selten.

Geschlecht

Das weibliche Geschlecht wird deutlich häufiger als das männliche befallen; allerdings soll bei Männern das Auftreten maligner Formen häufiger als bei Frauen sein.

Klinik

Die klinische Symptomatik ist wie bei vielen anderen Knochentumoren eher unspezifisch mit Schmerzen und Schwellungen. Spontanfrakturen werden häufig beobachtet. Palpatorisch ist der Tumor derb und nicht verschieblich, gelegentlich wird ein Krepitieren beobachtet.

Lokalisation

Der überwiegende Teil der Riesenzelltumoren wird primär in den *Epiphysen* der langen Röhrenknochen gefunden, gelegentlich aber eine Ausbreitung in die Metaphyse beobachtet. Die primäre epiphysäre Lage kann aber als Charakteristikum für den Riesenzelltumor angesehen werden. Am häufigsten sitzt die Läsion im distalen Femur, in der proximalen Tibia und im distalen Ende des Radius sowie im proximalen Ende des Humerus. In größeren Statistiken waren in ca. 60% die untere Extremität und in ca. 25% die obere Extremität befallen, das Becken hatte einen Anteil von 10%. Am distalen Femur traten ca. 25% der Fälle auf, an der proximalen Tibia ca. 20% und am distalen Radius ca. 12%.

Röntgensymptomatik

In der Regel finden sich glatt begrenzte Strukturauslöschungen, d.h. Defekte ohne nennenswerte reaktive Veränderungen der Umgebung. Umgebende Sklerosen treten nur bei vorbehandelten oder älteren Tumoren auf. Ein Drittel der Fälle liegt zentral in der Epiphyse, zwei Drittel mehr exzentrisch. Der Übergang des Tumors zum gesunden Knochen ist vorwiegend „abgestuft", d.h. die Dichte nimmt vom Herd zum gesundem Knochen hin allmählich zu, obwohl die eigentliche innere Begrenzung dabei scharf ist. Die Kompakta um den Tumor ist oft hochgradig verdünnt und aufgetrieben, in fortgeschrittenen Fällen und bei Rezidiven zeigen sich aber auch regelrechte Zerstörungen und vor allem Spontanfrakturen. Vielfach werden die Patienten erst durch Spontanfrakturen auffällig. Ein seifenblasenähnliches Bild, das auf der Ausbildung von Septen beruht, imponiert ebenso häufig wie die mehr oder weniger „leere" Strukturauslöschung.

Am Becken und hier besonders im Schambeinbereich sowie im Os sacrum imponieren mehr oder weniger ausgedehnte Strukturauslöschungen mit polygonaler Begrenzung

und einem breiten gestuften Dichteübergang vom gesunden zum pathologischen Knochen.

Die *angiographischen Veränderungen* reichen von einer mäßigen peritumoralen Hypervaskularisation bis zur Darstellung eines massiven knäuelförmigen Gefäßnetzes mit erweiterten Arteriolen und Venolen sowie mit einer erhöhten Durchflußgeschwindigkeit. In der Parenchymphase kann der Tumor milchglasartig angefärbt sein. Parossale Geschwulstanteile zeigen in der Regel eine massive Hypervaskularisation mit arteriovenösen Shunts, korkenzieherartigen Gefäßen und Kontrastmittel-Imbibierungen.

Eine röntgenologische Differenzierung zwischen benigne und maligne ist sowohl aufgrund des Nativbildes wie aufgrund des Angiogramms grundsätzlich nicht möglich.

Differentialdiagnose

Differentialdiagnostisch kommt in erster Linie das benigne Chondroblastom in Frage, das eine gleiche Lokalisation hat, aber in der Regel endotumorale Verkalkungen aufweist. Die juvenile Knochenzyste liegt meist mehr diaphysär. Die aneurysmatische Knochenzyste imponiert überwiegend als blasig-gekammerte, exzentrisch in der Metaphyse gelegene Veränderung. Nicht-ossifizierende Knochenfibrome haben immer einen Sklerosesaum, das Chondromyxoidfibrom liegt mehr metaphysär. Differentialdiagnostisch ist auch an ein eosinophiles Granulom zu denken, das zumeist aber multilokulär auftritt. Bei ausgedehnteren Läsionen sollte in die Differentialdiagnose immer das osteogene Sarkom vom osteolytischen Typ einbezogen werden.

Literatur

Goldenberg RR, Campbell CJ, Bonfiglio M (1970) Giant cell tumor of bone. J Bone Joint Surg [Am] 52: 619

Koppenfels R von (1976) Semimaligne Tumoren des Skeletsystems. Radiologe 16: 2

Lichtenstein L (1977) Bone tumors. 5th ed Mosby, St. Louis

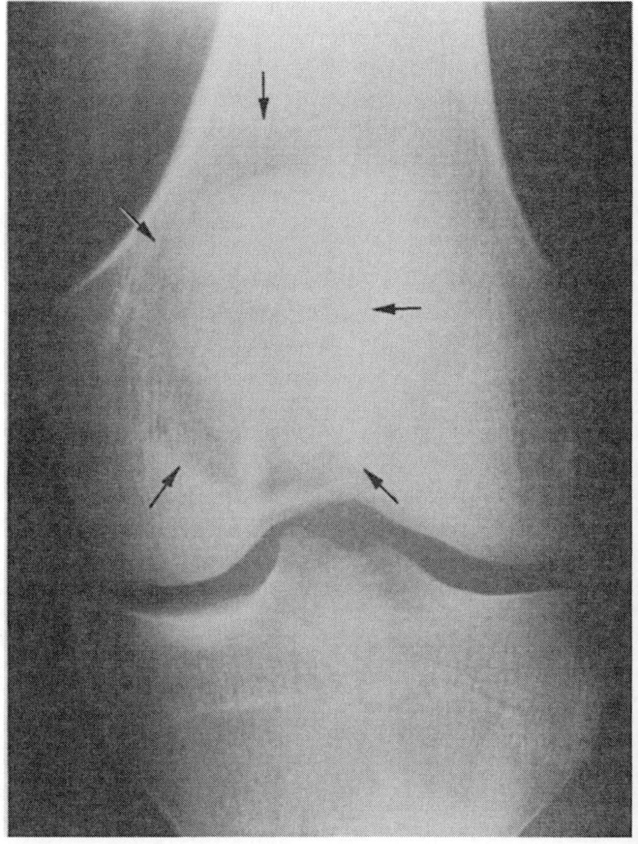

a

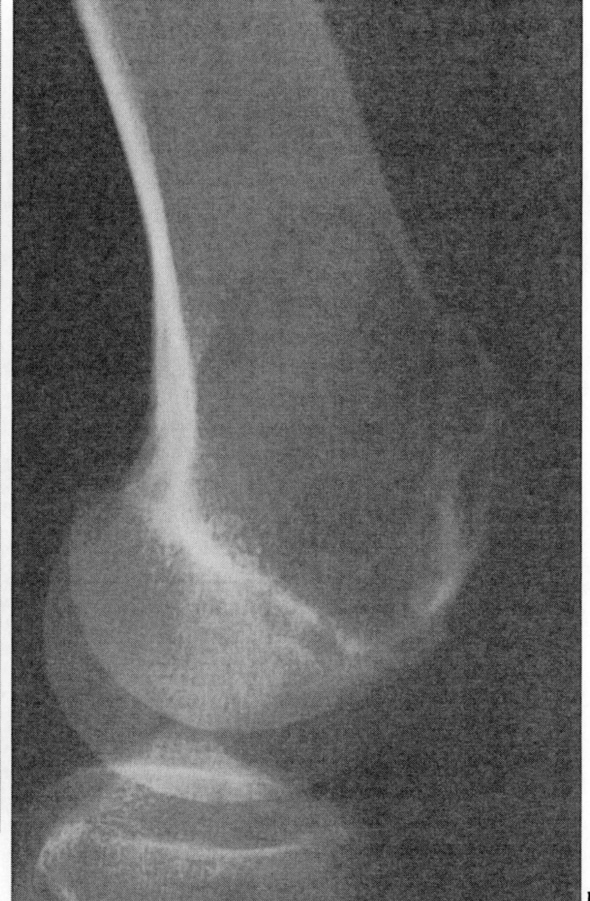

b

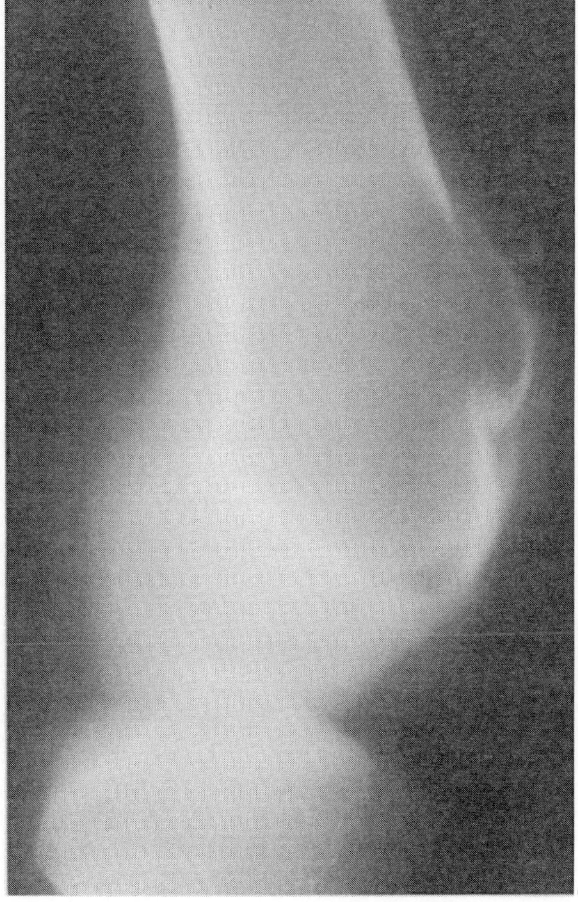

c

Abb. 5.60a–c. Typischer Riesenzelltumor im Bereich der distalen Femurepiphyse bei einem 21jährigen Patienten. Man erkennt eine vorwiegend rechts von der Mittellinie gelegene Strukturauslöschung in der distalen Epiphyse ohne endotumorale Verkalkungen. Der Übergang zum gesunden Knochen hin ist relativ breit (abgestuft). Der Patient wurde erst symptomatisch, nachdem ihm ein Fußball vor das Knie geschossen wurde. Dadurch ist es zu der in der Seitenaufnahme (**b**) und auf dem Tomogramm (**c**) erkennbaren Impression der vorderen Kortikalis gekommen. Gegen ein Chondrom grenzt sich der Tumor durch die fehlende endotumorale Verkalkung ab, gegen ein Osteoblastom durch die fehlende Sklerose in der Umgebung

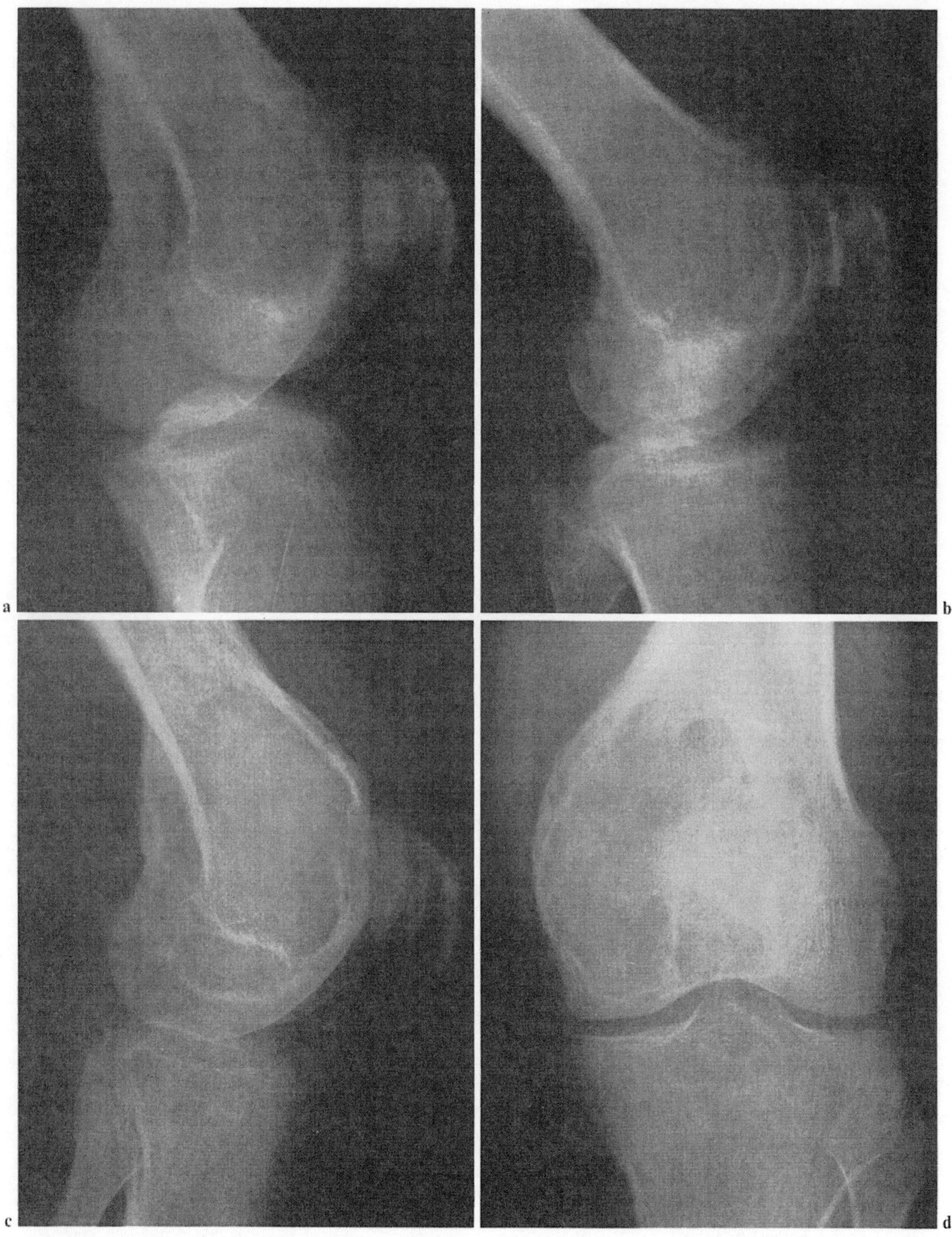

Abb. 5.61 a–d. Verlauf eines relativ aggressiven Riesenzelltumors bei einem 32jährigen Patienten. Die 1. Aufnahme vom 27. 4. 76 (**a**) zeigt eine glatt begrenzte Strukturauslöschung in der distalen Femurepiphyse mit Übergreifen auf die Metaphyse. Typischerweise auch hier wieder der relativ breite Übergang zum gesunden Knochen hin. Am 7. 7. 76 (**b**) deutliche Größenzunahme des Tumors mit Abhebung der ventralen Kompakta und stärkerem Hineinreichen in die metaphysären Regionen. Am 13. 9. 77 (**c**) hat der Tumor sich auch nach dorsal ausgebreitet mit deutlicher Abdrängung der dort gelegenen Kompaktaanteile. In diesen Abschnitten erscheint er gekammert und septiert. Pathologische intratumorale Verkalkungen sind aber nicht erkennbar. Die Sagittalaufnahme (**d**) läßt die mehr exzentrische Lage des Tumors erkennen

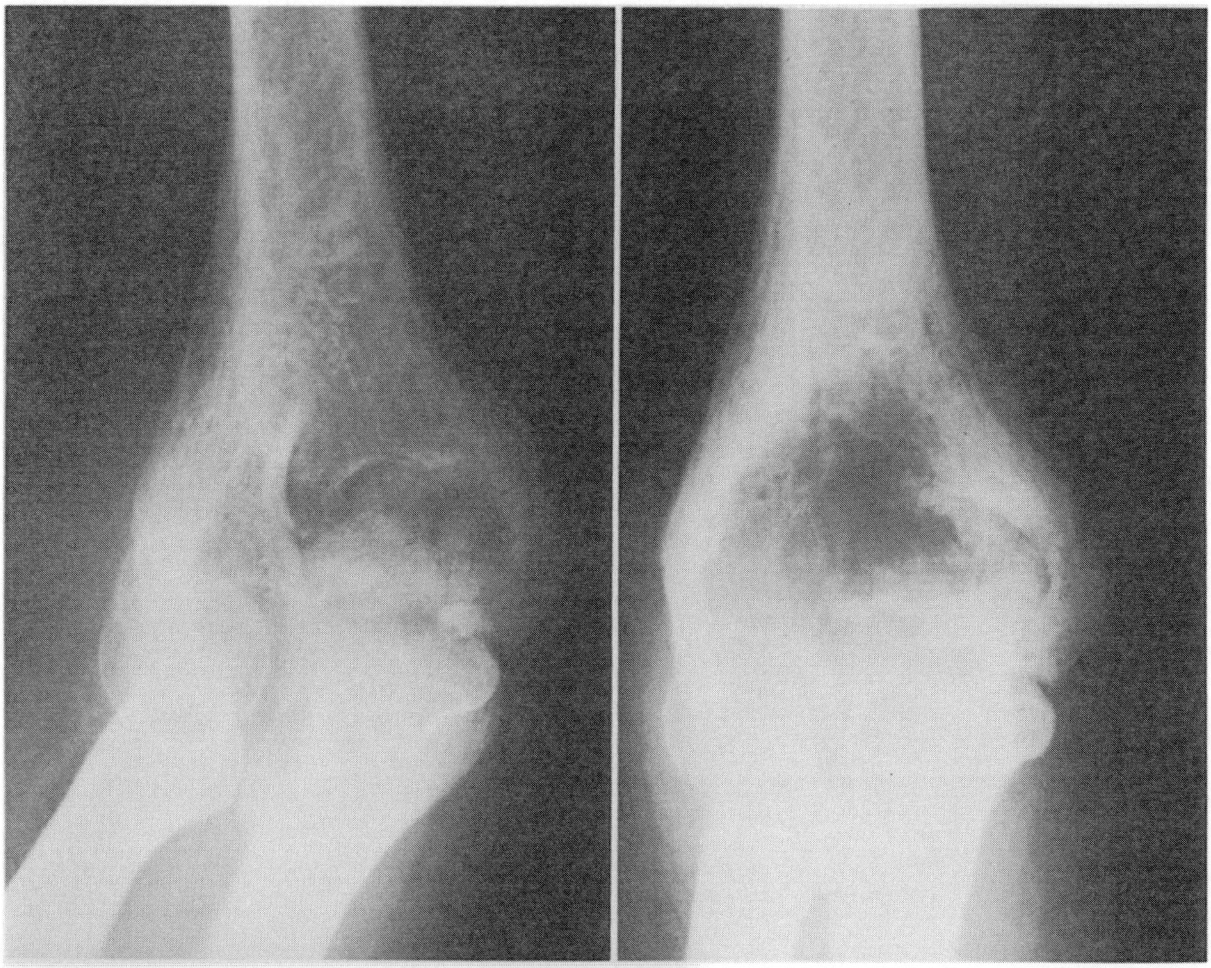

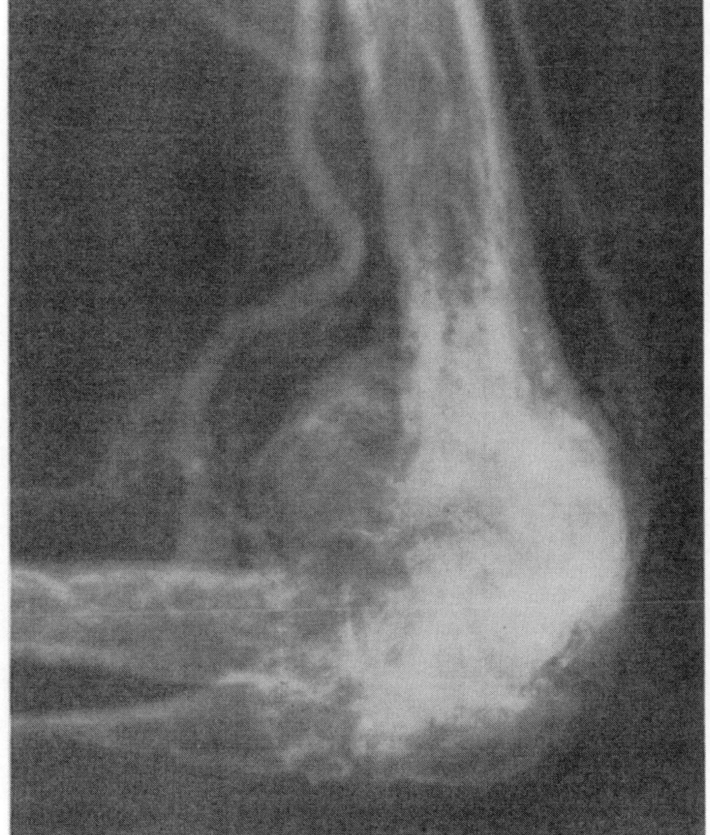

Abb. 5.62a–c. Verlauf eines Riesenzelltumors in der distalen Humerusepiphyse bei einer 48jährigen Frau. **a** Die ulnare Hälfte der distalen Humerusepiphyse zeigt eine unruhige Strukturaufhellung. **b** Vier Monate später ist der Befund deutlich progredient und dehnt sich auch zur Gegenseite sowie in Richtung der Metaphyse aus. Wiederum breiter Übergang vom pathologisch veränderten zum gesunden Knochen (abgestufte Dichtezunahme). Der Tumor ist weitgehend strukturlos. **c** Das Angiogramm läßt erkennen, daß der Tumor hochvaskularisiert ist und über einen beträchtlichen parossalen Anteil verfügt

Abb. 5.63. Alter Riesenzelltumor in der proximalen Tibia bei einer 76jährigen Patientin. Der Tumor imponiert durch eine weitgehend „leere" Strukturauslöschung exzentrisch medial im Tibiakopf. Er ist von einem breiten Sklerosesaum umgeben, was auf sein offensichtlich sehr langes Bestehen hinweist. In den Randzonen des Tumors ist eine angedeutete Trabekulierung erkennbar. *Differentialdiagnostisch* mußte histologisch ein sog. Xanthofibrom in Erwägung gezogen werden, das z.B. auf dem Boden einer chronischen Entzündung entstehen kann

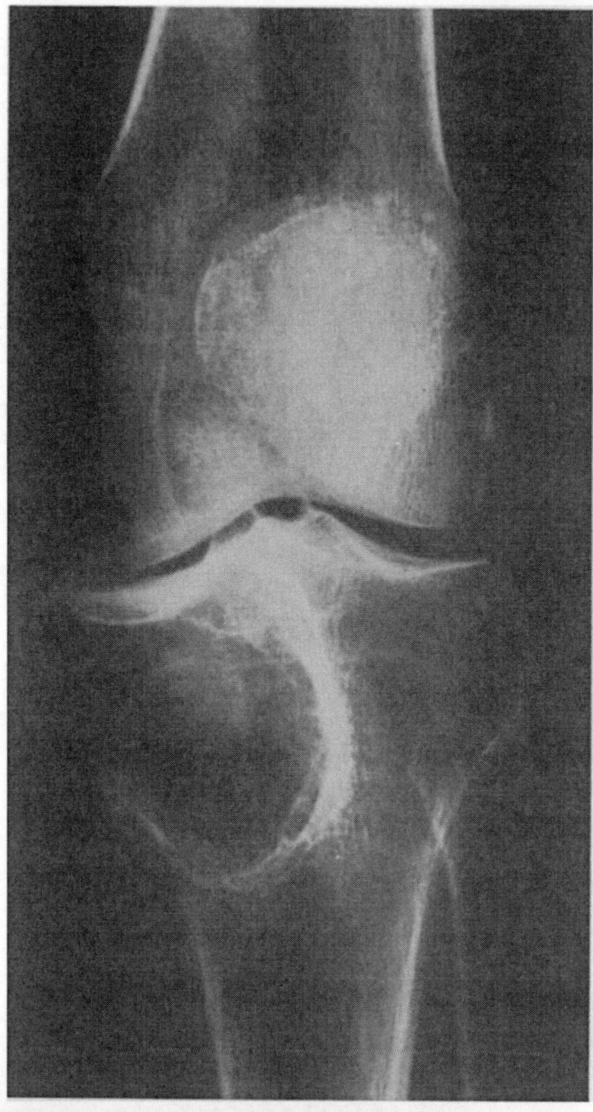

Abb. 5.64. Riesenzelltumor am Rippenköpfchen bei einer 59jährigen Patientin. Das Rippenköpfchen ist massiv aufgetrieben; nach medial zu erkennt man eine kirschgroße Kammerung, nach lateral und kaudal zu eine mehr „leere" Strukturauslöschung. *Differentialdiagnostisch* kommt ein Rippenköpfchenchondrom in Frage

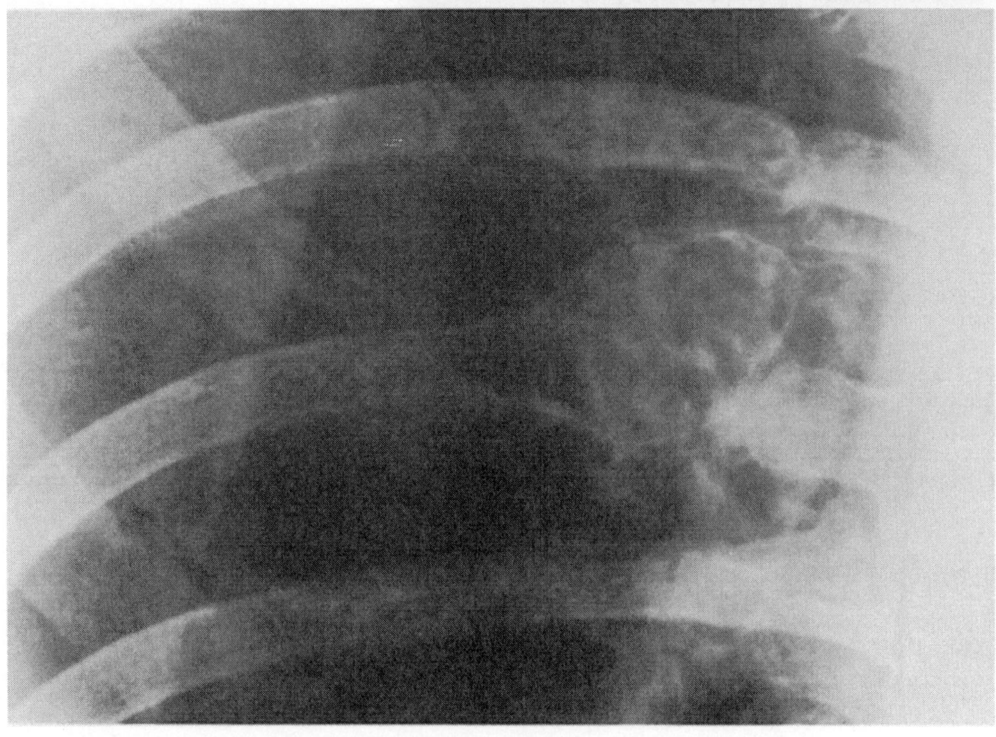

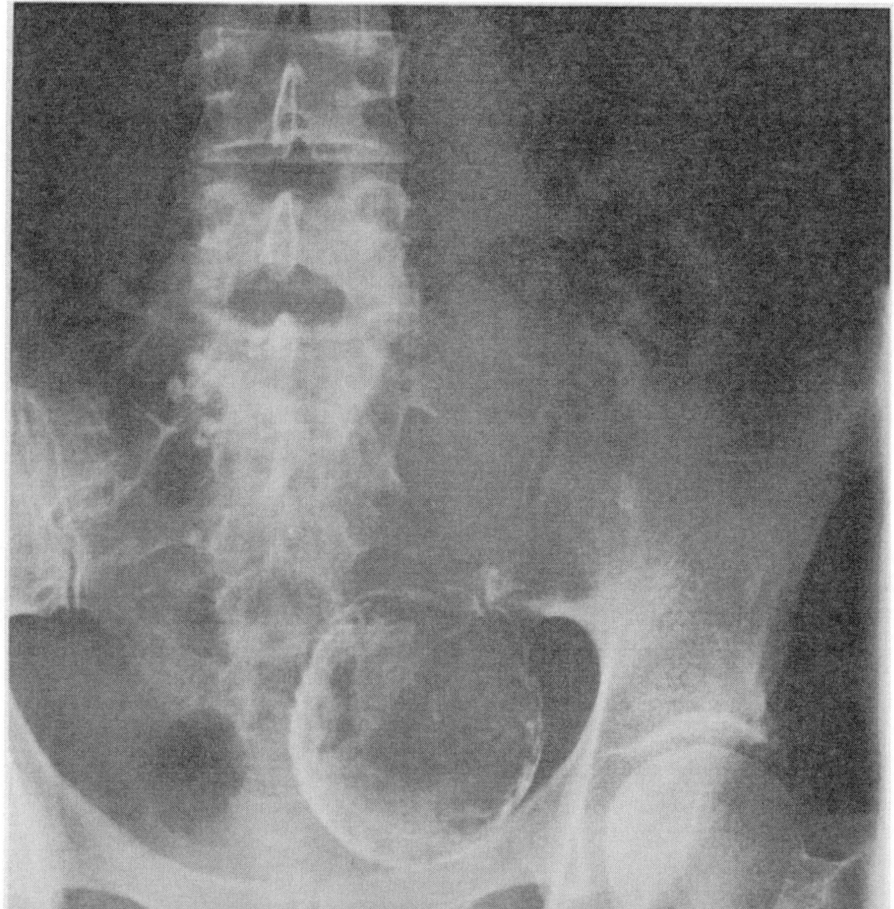

a

b

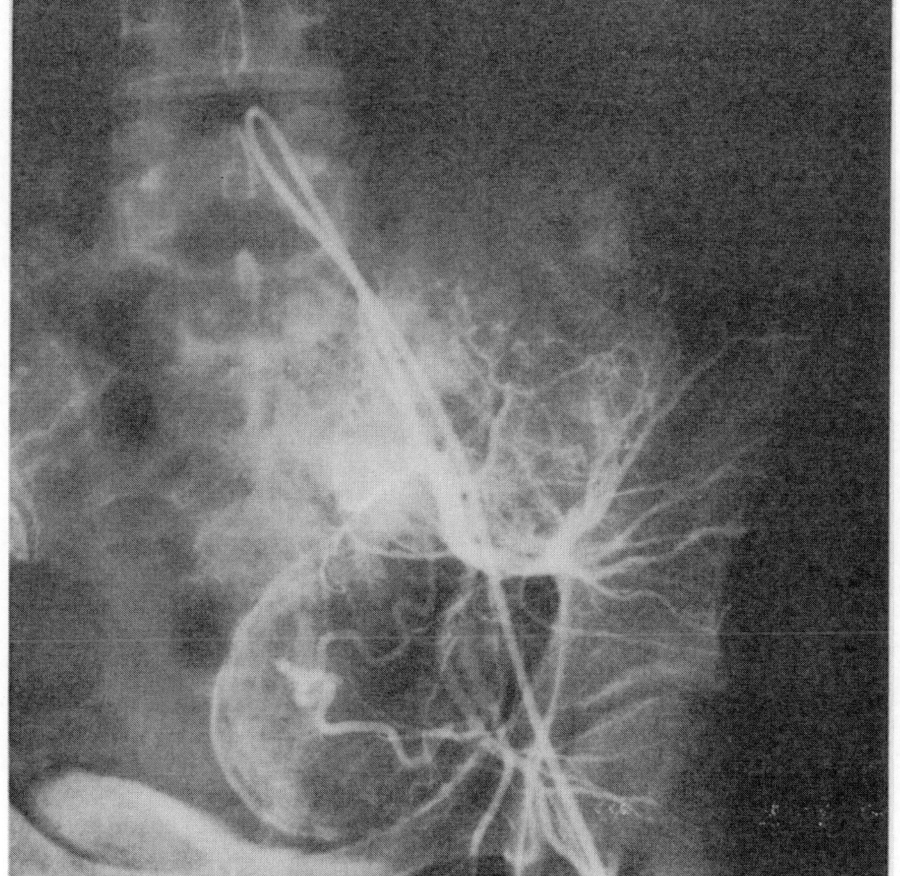

Abb. 5.65a, b. Ausgedehnter Riesenzelltumor im Kreuz- und Darmbeinbereich links bei einer 37jährigen Patientin. Der Tumor zeichnet sich durch eine massive Strukturauslöschung der gesamten linken Massa lateralis aus; auch die IS-gelenknahen Abschnitte des Os ilium sind vom Tumor mit erfaßt. Wiederum typischer breiter bzw. gestufter Dichteübergang vom Tumor zum gesunden Knochen hin. Das Angiogramm (**b**) zeigt einen hochvaskularisierten Prozeß, der die Tumorkonturen auf dem Nativbild deutlich nach kranial überragt und auch die Tumorausbreitung in das Os ilium anzeigt. Als Nebenbefund ergibt sich ein großes verkalktes Uterusmyom

Abb. 5.66. Ungewöhnliche Manifestation eines Riesenzelltumors am 2. HWK bei einer 31jährigen Patientin. Der 2. HWK ist weitgehend zerstört. Die unteren und vorderen Abschnitte sind nach ventral hin abgepreßt. Der Tumor greift auch auf den Wirbelbogen über. *Differentialdiagnostisch* sind eine aneurysmatische Knochenzyste, ein metastatischer Prozeß und eine Histiozytose X zu diskutieren. Die aneurysmatische Knochenzyste tritt allerdings vorwiegend in den Wirbelkörperanhangsgebilden als blasige Veränderung auf.

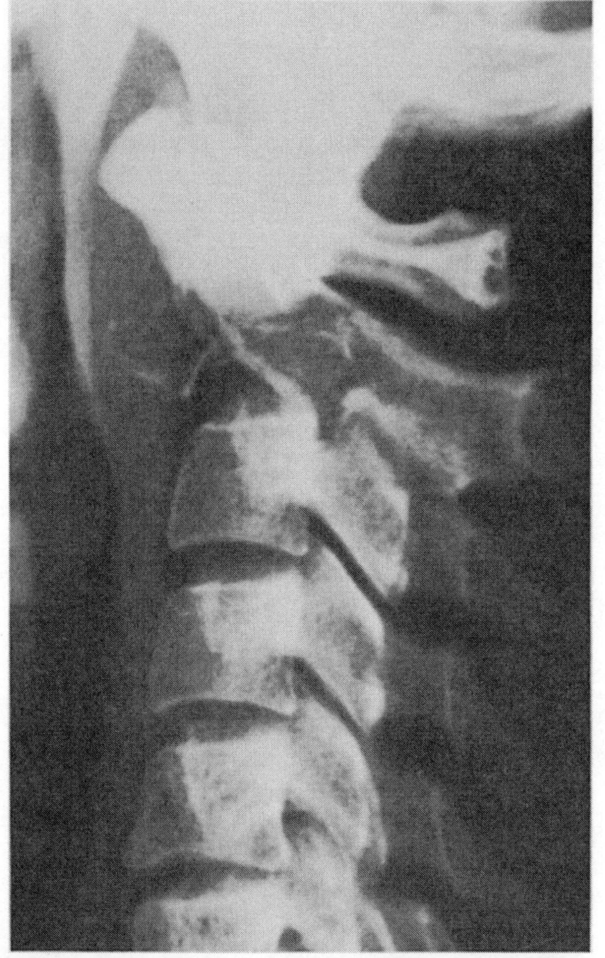

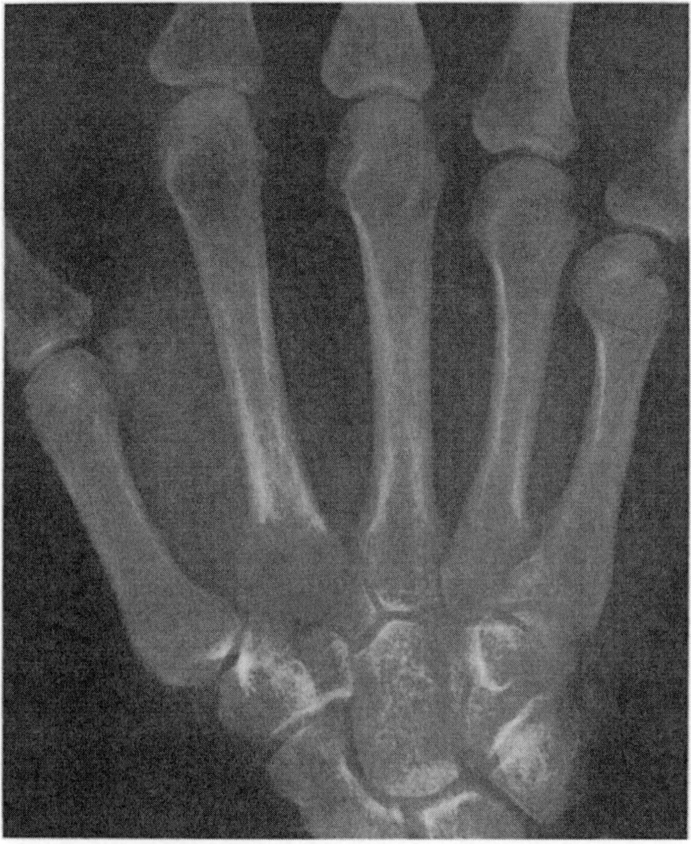

Abb. 5.67. Riesenzelltumor an der Basis von Os metacarpale II bei einer 39jährigen Patientin. Klinisch bestehen eine derbe Schwellung im distalen radialen Handwurzel- und Mittelhandbereich seit etwa 2–3 Jahren. Die Schmerzen sind mäßiggradig und wurden von der Patientin als „rheumatisch" gedeutet. Die Basis von Os metacarpale II findet sich röntgenologisch aufgetrieben, die Kortikalis ist hochgradig verdünnt und z.T. unterbrochen, im Tumor sind sehr diskrete strangartige Verdichtungen erkennbar, die wohl restlichen Knochenzügen entsprechen. Der Übergang zum gesunden distalen Knochen hin ist „gestuft"

5.3.2.4 Vaskuläre Tumoren des Knochens

Lymphangiome, Glomustumoren und Angiosarkome (Hämangioendothelsarkome) sowie Hämangioperizytome sind ungewöhnlich seltene Tumoren mit noch seltenerer Manifestation im Knochen, während das einfache Hämangiom als oft symptomloser Nebenbefund an der Wirbelsäule relativ häufig beobachtet wird. Bis auf das Hämangiom weisen die oben genannten vaskulären Tumoren keine charakteristische Röntgensymptomatik auf, sie können mehr oder weniger umschriebene Strukturauslöschungen bzw. Defekte verursachen. Gelegentlich treten sie auch multipel auf. Das gilt besonders für das Angiosarkom, das mit multiplen Osteolysen nur eine Extremität befallen kann (arterielle Metastasierung?).

Viele dieser Tumoren manifestieren sich primär in den Weichteilen und befallen erst sekundär den Knochen, das gilt ganz besonders für das Hämangioperizytom.

Als besonderes Bild wird die *zystische Angiomatose* des Knochens beschrieben, wobei es sich um multipel auftretende Tumoren handelt, die aus lymph- oder hämangiomatösem Gewebe bestehen. Röntgenologisch findet man dabei multiple gut umschriebene Osteolysen im Achsenskelet, sie sind häufig von einem feinen Sklerosesaum umgeben. Die meisten dieser Osteolysen liegen im Knochenmark.

Einen weiteren hämangiomatösen Prozeß stellt die *progressive osteolytische Hämangiomatose* (Gorham's disease, disappearing oder vanishing bone disease) dar, bei der ganze Knochen- oder Skeletabschnitte vollständig und reaktionslos zerstört bzw. ausgelöscht werden können. Dieses seltene Krankheitsbild tritt gelegentlich familiär gehäuft auf.

Die Glomustumoren leiten sich aus den nicht chromaffinen Paraganglien z.B. des Glomus jugulare ab (Sitz in der Adventitia). Von manchen Autoren werden sie auch zu den neurogenen Geschwülsten mit parossalem Sitz gerechnet. Sie sind stets hochvaskularisiert und zeigen anatomisch stark veränderte Gefäße (z.B. Ektasien usw.). Am häufigsten werden die Glomustumoren zwischen einer Endphalanx und dem zugehörigen Nagel gefunden. Durch Druck kommt es zu einer Arrodierung und später zu einem Defekt der nagelseitigen

Knochenabschnitte. Infolge ihres Gefäßreichtums sind sie angiographisch als hochvaskularisierte Tumoren darstellbar. *Klinisch* zeichnen sie sich durch eine äußerste Schmerzhaftigkeit aus. *Differentialdiagnostisch* ist immer an sog. Epithelzysten zu denken. Gelegentlich werden Glomustumoren auch in der Lendenwirbelsäule sowie in der Steißbeinregion beobachtet, wo sie durch Druck auf die Nervenaustrittsstellen neurologische Komplikationen wie Lähmungen und Muskelatrophien verursachen können. Auch hier zeichnen sich die Tumoren *histologisch* durch ein gefäßreiches Bindegewebe mit epithelialen neuromuskulären Zellverbänden aus.

Im Rahmen dieses Buches soll nur das häufiger beobachtete Hämangiom ausführlicher besprochen werden.

Hämangiom

Das Hämangiom des Knochens ist ein gutartiger Tumor, der klinisch in der Regel asymptomatisch verläuft und relativ häufig als radiologischer Zufallsbefund entdeckt wird. Nach Ansicht von Dahlin (1978) *entsprechen die Hämangiome, die zufällig entdeckt werden, wahrscheinlich nur Zonen von Teleangiektasien und weniger echten Hämangiomen.*

Pathologie – Histologie

Man unterscheidet 2 Typen:
Der *kavernöse Typ* ist der häufigste, er besteht aus großen dünnwandigen Gefäßräumen, die durch eine dünne Endothelzellschicht bedeckt sind. Die in der Nähe liegenden Knochentrabekel werden größtenteils resorbiert, andere kompensatorisch verstärkt. Der kavernöse Typ wird vorwiegend an der Wirbelsäule und am Schädel beobachtet.

Der *kapilläre Typ* ist histologisch durch feine Kapillarschlingen charakterisiert, die sich sonnenstrahlähnlich ausbreiten können. Reaktive Knochenneubildungen kommen bei beiden Typen vor.

Häufigkeit

Nach der Statistik von Dahlin (1978) nehmen solitäre Hämangiome ca. 1% aller Knochentumoren ein. Zu berücksichtigen ist bei der

Bewertung dieser Zahl allerdings, daß die meisten Hämangiome besonders der Wirbelsäule klinisch asymptomatisch sind und daher statistisch nicht erfaßt werden, so daß der Anteil von Hämangiomen an Knochentumoren in Wirklichkeit wesentlich höher zu veranschlagen ist.

Alter

Die Tumoren werden hauptsächlich im Erwachsenenalter und hier besonders in der 5. Lebensdekade gefunden.

Geschlecht

Frauen scheinen häufiger als Männer befallen zu sein.

Klinik

Wie erwähnt, sind die meisten röntgenologisch als solche angesprochenen Hämangiome symptomlos. Gelegentlich werden aber von den Patienten deutliche Schmerzen in der Gegend des Hämangioms besonders an der Wirbelsäule mit reflektorischer Fehlhaltung angegeben. Parossale Geschwulstanteile können auf das Rückenmark drücken und zu entsprechenden neurologischen Symptomen führen.

Spontanfrakturen sind selten. Bei Frauen wird der Beginn der Beschwerdesymptomatik häufig in der Schwangerschaft angegeben.

Röntgensymptomatik

Den Hämangiomen gemeinsam ist eine durch den Tumor bedingte Strukturauslöschung bzw. Rarefizierung des normalen Knochens. Die spezielle Röntgensymptomatik hängt ganz von der Lokalisation eines Hämangioms ab:

Wirbelsäule. In der Regel liegt die Läsion im Wirbelkörper, ein Übergreifen auf die Anhangsgebilde ist seltener; ganz ungewöhnlich ist die primäre Manifestation in den Anhangsgebilden, z.B. im Quer- oder Dornfortsatzbereich. Man findet vorwiegend eine vertikal gerichtete, parallel verlaufende lineare Streifung des Wirbelkörpers bei insgesamt erhaltener Form und deutlicher Dichtereduzierung zwischen den strähnigen Knochenbalken. Die streifig-strähnige Zeichnung resultiert aus einer hypertrophischen Atrophie. Sinterungen sind relativ selten.

Schädel. Vorwiegend ist das Os frontale betroffen, wo sich eine Strukturaufhellung von 6–7 cm Durchmesser findet, die wabig oder strahlig (sonnenstrahl- oder wagenradähnlich) anmutet. Der Übergang zum gesunden Knochen ist scharf. Häufig findet man eine größere zuführende Vene, die sich durch eine bandförmige Aufhellung in der Schädelkalotte auszeichnet.

Andere flache Knochen. An Rippen, Klavikeln und Kieferknochen erscheinen die Hämangiome als sonnenstrahlähnliche oder netzförmige Strukturumwandlungen.

Röhrenknochen. Hier findet sich bei zumeist verdünnter oder ausgespannter Kortikalis eine Strukturaufhellung, die von dichten Streifen durchzogen wird. Der Tumor erscheint mehr expansiv, da er in der Regel dem kapillären Typ des Hämangioms entspricht, während der kavernöse Typ (am Schädel und an der Wirbelsäule) praktisch keine Expansion aufweist. Ein Übergreifen auf die Weichteile ist aber selbst beim Hämangiom der Röhrenknochen selten.

Bei hämangiomatösen Veränderungen der Weichteile kann der Knochen sekundär arrodiert sein, diese Hämangiome haben meistens verkalkte Phlebolithen.

Differentialdiagnose

Die röntgenologischen Veränderungen an der Wirbelsäule sind so charakteristisch, daß eine Differentialdiagnose gegen einen anderen Tumor kaum in Frage kommt. Berücksichtigt werden sollte aber immer, daß eine *umschriebene Osteoporose eines einzigen Wirbelkörpers* eine identische Röntgensymptomatik (durch hypertrophische Atrophie) hervorrufen kann (s.S. 30). Eine Abgrenzung ist nur histologisch möglich. Vom *M. Paget* unterscheidet sich das Wirbelhämangiom durch die fehlende kortikale Sklerose und das normale Volumen bzw. die unveränderte Form.

An Röhrenknochen kommen differentialdiagnostisch osteolytische Metastasen, das Plasmozytom, die Histiozytose X, Knochenzysten, auch Riesenzellgeschwülste und chon-

dromatöse Tumoren in Frage. Liegt allerdings mehr das streifige Bild – wie oben beschrieben – vor, so ist die Differentialdiagnose relativ leicht.

Literatur

Boyle WJ (1972) Cystic angiomatosis of bone. J Bone Joint Surg [Am] 54:626

Bundens WD, Jr, Brighton CT (1965) Malignant hemangioendothelioma of bone. J Bone Joint Surg [Am] 47:762

Dahlin DC (1978) Bone tumors, 3rd edn. Thomas, Springfield, Ill.

Gorham LW, Stout AP (1955) Massive osteolysis (acute spontaneous absorption of bone, phantom bone, disappearing bone): its relation to hemangiomatosis. J Bone Joint Surg [Am] 37:985

Lichtenstein L (1977) Bone tumors. 5th ed Mosby, St. Louis

Mackenzie DH (1962) Intraosseous glomus tumors. Report of two cases. J Bone Joint Surg [Br] 44:648

Sherman RS, Wilner D (1961) The roentgen diagnosis of hemangioma of bone. AJR 86:1146

Unni KK et al. (1971) Hemangioma, hemangiopericytoma and hemangioendothelioma (angiosarcoma) of bone. Cancer 27:1403

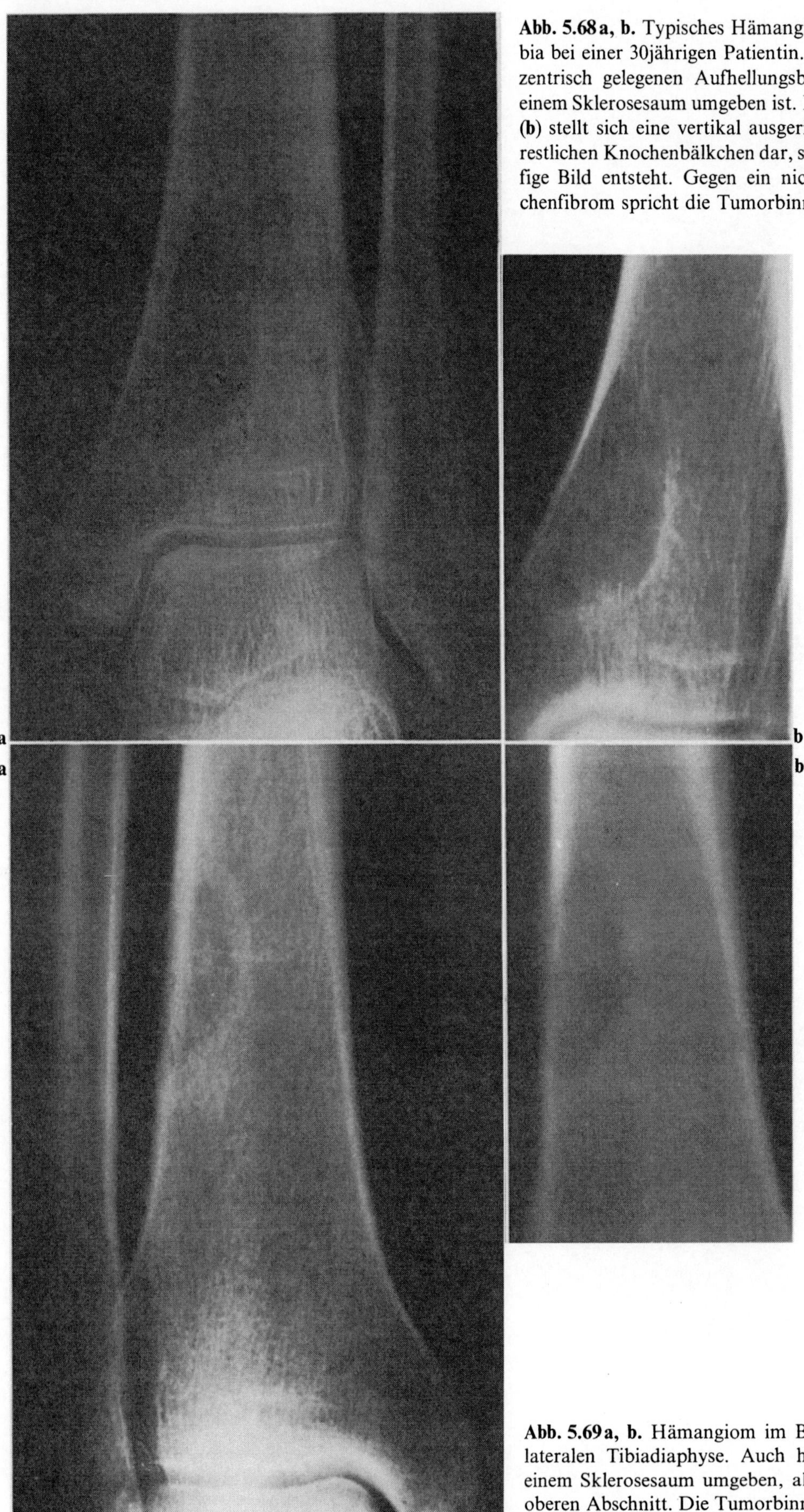

Abb. 5.68a, b. Typisches Hämangiom an der distalen Tibia bei einer 30jährigen Patientin. Man erkennt einen exzentrisch gelegenen Aufhellungsbezirk, der enostal von einem Sklerosesaum umgeben ist. In der Schichtaufnahme (**b**) stellt sich eine vertikal ausgerichtete Verstärkung der restlichen Knochenbälkchen dar, so daß das typische streifige Bild entsteht. Gegen ein nicht-ossifizierendes Knochenfibrom spricht die Tumorbinnenstruktur

Abb. 5.69a, b. Hämangiom im Bereich der distalen und lateralen Tibiadiaphyse. Auch hier ist der Tumor von einem Sklerosesaum umgeben, allerdings vorwiegend im oberen Abschnitt. Die Tumorbinnenstruktur ist mehr wabig. Die laterale Kortikalis ist leicht vorgewölbt

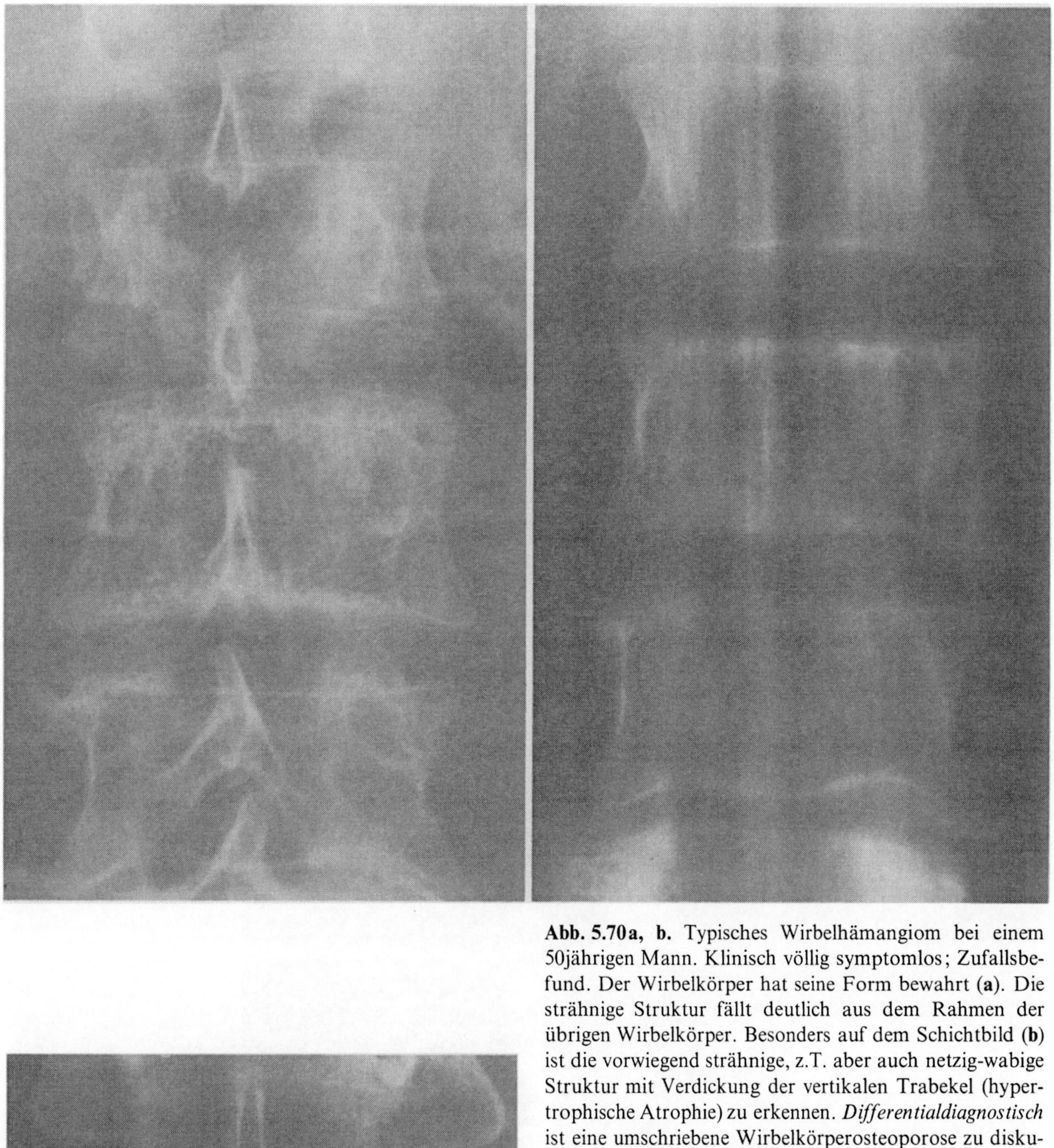

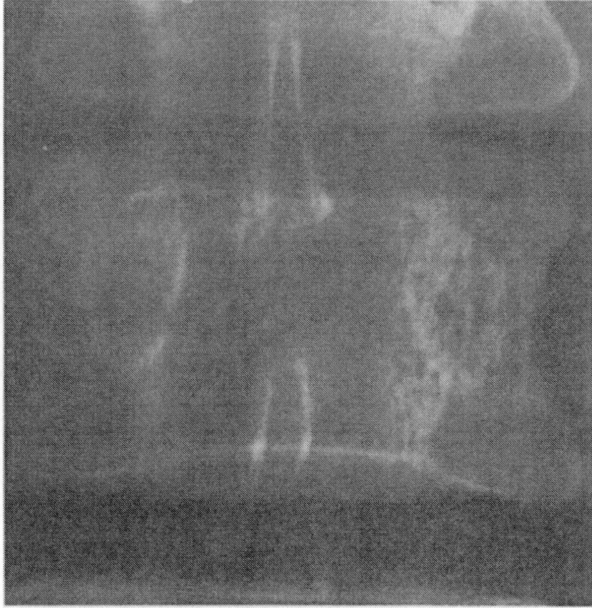

Abb. 5.70a, b. Typisches Wirbelhämangiom bei einem 50jährigen Mann. Klinisch völlig symptomlos; Zufallsbefund. Der Wirbelkörper hat seine Form bewahrt (**a**). Die strähnige Struktur fällt deutlich aus dem Rahmen der übrigen Wirbelkörper. Besonders auf dem Schichtbild (**b**) ist die vorwiegend strähnige, z.T. aber auch netzig-wabige Struktur mit Verdickung der vertikalen Trabekel (hypertrophische Atrophie) zu erkennen. *Differentialdiagnostisch* ist eine umschriebene Wirbelkörperosteoporose zu diskutieren. Gegen eine Ostitis deformans Paget spricht die normale Größe des Wirbelkörpers ohne jegliche Zeichen eines produktiven Knochenprozesses

Abb. 5.71. Wirbelhämangiom bei einer 32jährigen Frau. Klinisch völlig symptomlos; Zufallsbefund. Im Gegensatz zum Hämangiom in Abb. 5.70 zeigt dieses ausschließlich eine wabig-netzige Knochenstruktur. Die Form des Wirbelkörpers ist unauffällig

Abb. 5.72. Angiosarkom an der Tibia bei einem 38jährigen Mann. Unscharfe, z.T. fleckig, z.T. wabig anmutende Osteolyse der medialen mittleren Tibiaanteile unter Zerstörung der Kortikalis. Sklerosesaum zum Markraum hin, wobei es sich z.T. auch um die noch erhaltene enostale Kortikalis handeln kann. Der Tumor wölbt sich flach in das angrenzende Weichgewebe vor. Dort war eine äußerst dolente Schwellung tastbar

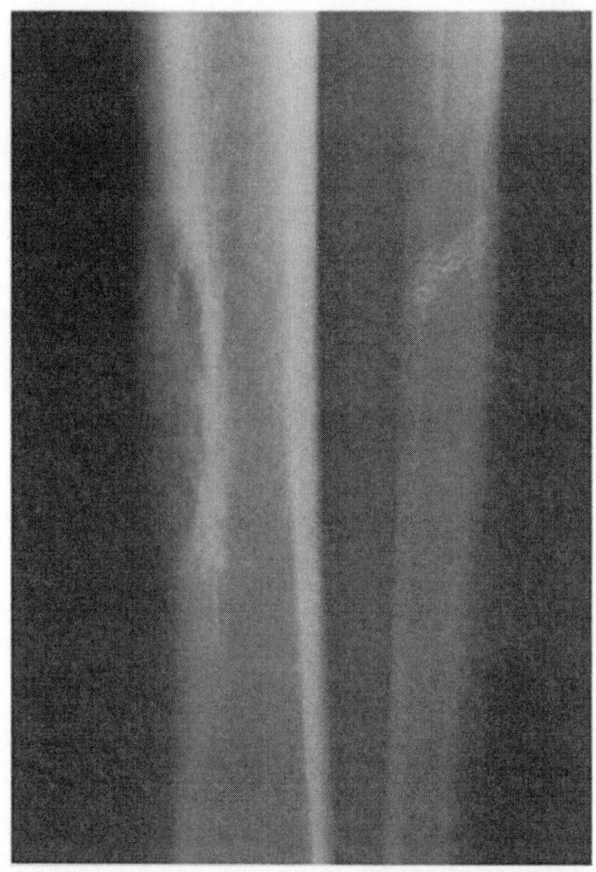

Abb. 5.73. Gorham's disease (disappearing bone disease, vanishing bone disease) bei einem 29jährigen Mann. Bei dieser ungewöhnlich seltenen „progressiven osteolytischen Hämangiomatose" sind das gesamte untere Schambein sowie das Sitzbein und das Acetabulum reaktionslos „verschwunden". Der Hüftkopf ist durch die unteren Abschnitte des Os ilium in das kleine Becken durchgebrochen. Klinisch bestanden lediglich episodenartige Schmerzzustände und eine mäßige Bewegungseinschränkung in der rechten Hüfte bei allerdings erheblicher Beinlängenverkürzung. Nach Angaben des Patienten seien bei seinem Großvater Knochenabschnitte eines Fußes „verschwunden"

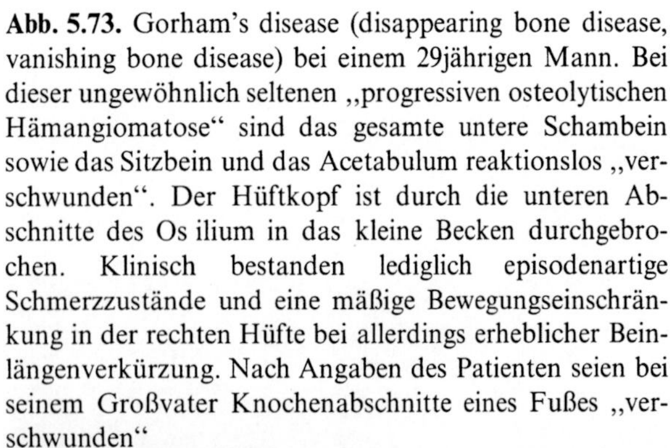

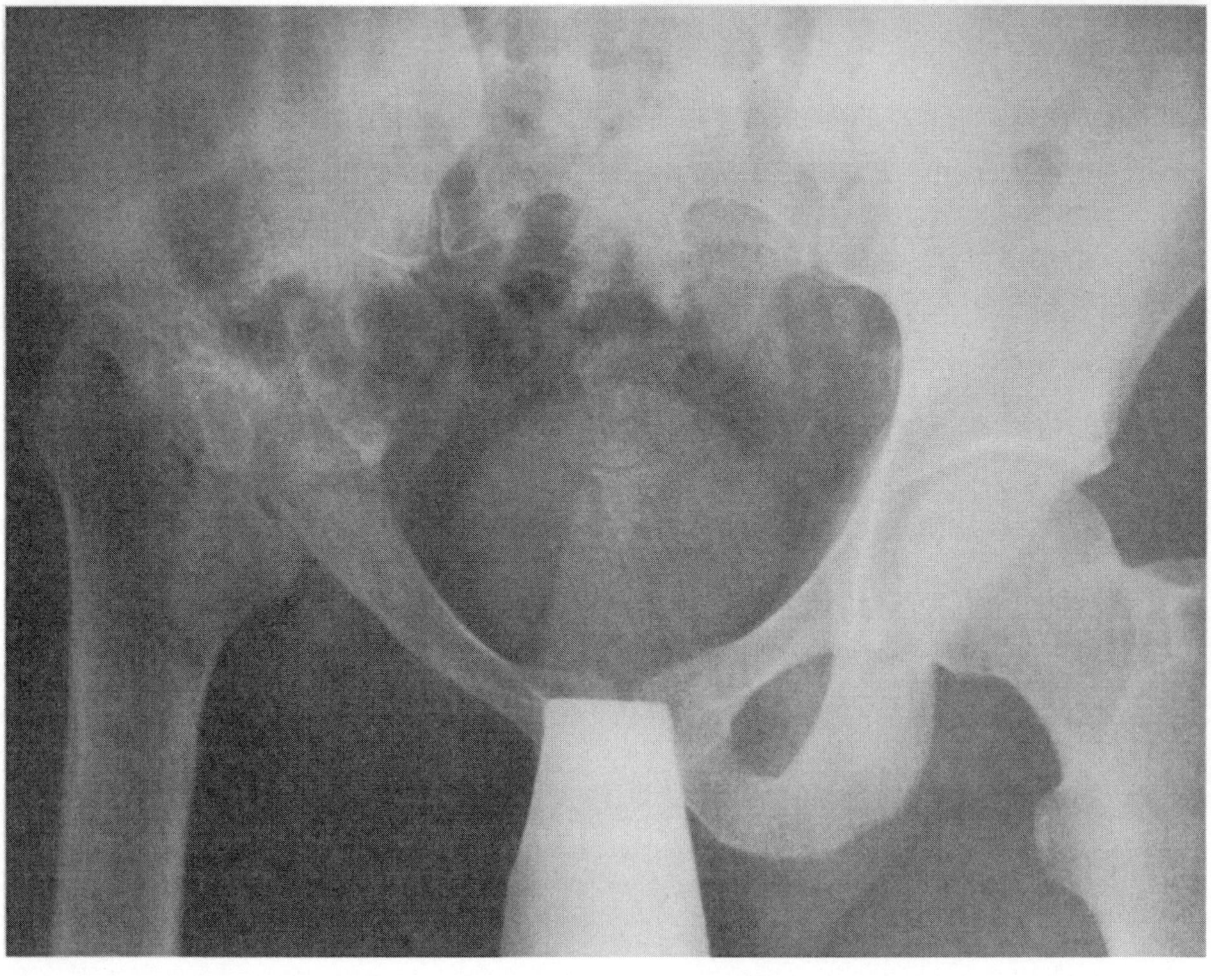

5.3.2.5 Andere Weichteiltumoren des Knochens

Desmoplastisches Fibrom

Hierbei handelt es sich um einen semimalignen Tumor, der lokal infiltrierend im Knochen wächst.

Pathologie – Histologie

Makroskopisch imponiert eine Tumormasse, die große Ähnlichkeit mit Weichgewebsdesmoiden hat, woher sich auch der Name des Tumors ableitet. Dieser besteht im wesentlichen aus kleinen Fibroblasten ohne mitotische oder hyperchromatische Veränderungen. Die Fibroblasten sind in eine kollagene Interzellularsubstanz eingebettet. Läsionen mit kleinen Zellkernen neigen mehr zu einem Rezidiv als jene mit größeren. Eine histologische Abgrenzung vom gut differenzierten Fibrosarkom ist äußerst schwierig.

Häufigkeit

Der Tumor ist sehr selten und hat einen Anteil von weniger als 1% an allen Knochentumoren.

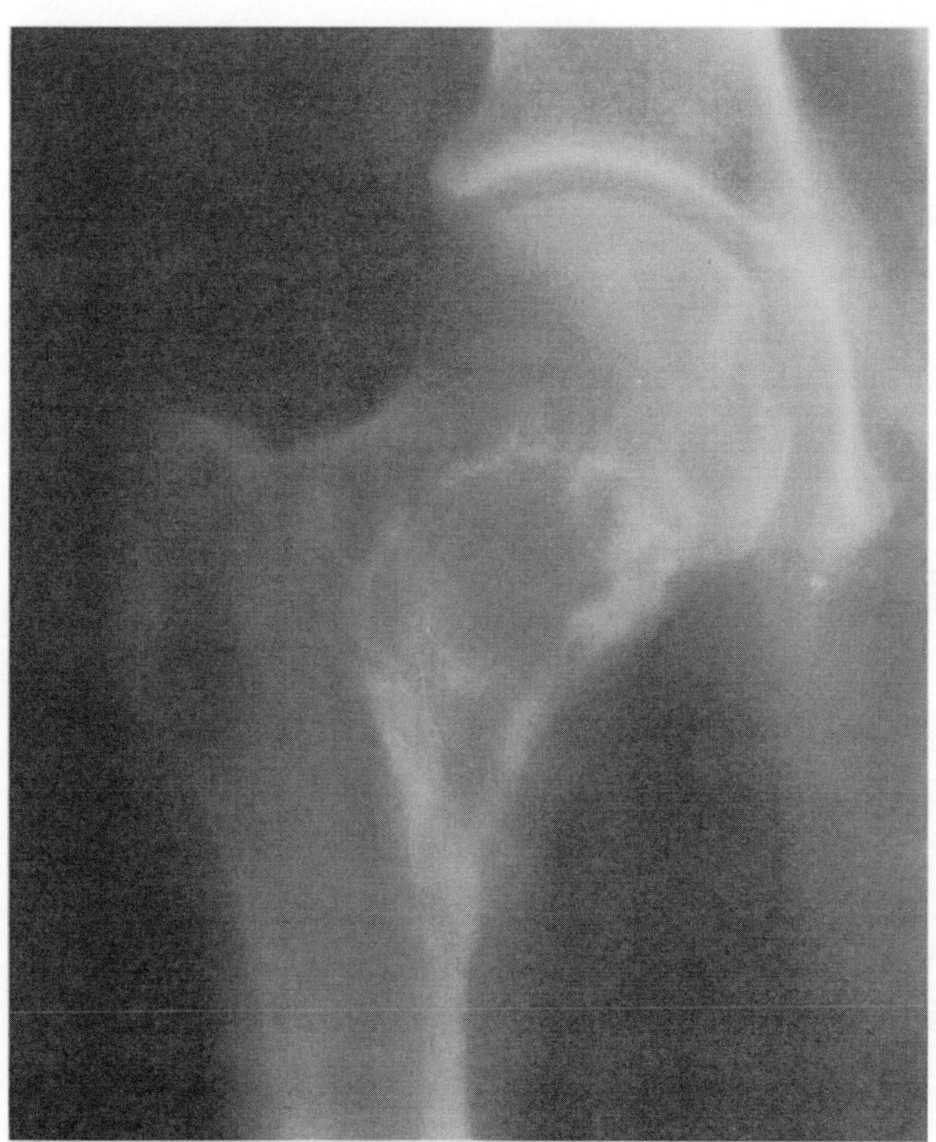

Abb. 5.74. Desmoplastisches Fibrom am Schenkelhals bei einer 38jährigen Patientin (Tomogramm). Ziemlich ausgedehnte Destruktion der kaudalen Anteile des Schenkelhalses mit Zerstörung der kaudalen Kompakta. Breiter, unregelmäßiger, z.T. unscharfer Sklerosierungssaum um den Tumor herum mit vorwiegend kranial-medial gelegenen metaplastischen Verkalkungen. Angiographie unauffällig

Alter

Es werden Kinder und jüngere Erwachsene befallen.

Geschlecht

Eine geschlechtsspezifische Manifestation ist nicht bekannt.

Klinik

Schmerzen und Schwellungen der vom Tumor befallenen Region sind die wesentlichen – uncharakteristischen – Symptome.

Lokalisation

Am häufigsten sind die langen Röhrenknochen betroffen; es werden allerdings auch desmoplastische Fibrome im Schambein, in der Skapula und der Klavikel, im Kalkaneus und an der Mandibel, sehr selten an der Wirbelsäule beobachtet

Röntgensymptomatik

Im Vordergrund steht eine gelegentlich trabekulierte Strukturauslöschung mit relativ unscharfen Konturen. Die Kompakta kann arrodiert oder auch zerstört sein. In der Umgebung können sich unregelmäßige und – je nach Alter des Tumors – unterschiedlich ausgeprägte Sklerosen finden.

Differentialdiagnose

Differentialdiagnostisch in engere Wahl kommen das Fibrosarkom und die fibröse Dysplasie. In der Regel tritt das Fibrosarkom in einer höheren Altersgruppe auf, die fibröse Dysplasie ist besser begrenzt. Schwierig wird die Differentialdiagnose allerdings, wenn eine fibröse Dysplasie progredient ist.

Literatur

Triantafyllon NM, Triantafyllon, DN, Antonados DN (1972) Desmoid tumors of bone. Surg 57:793

Intraossäres Lipom

In der Statistik von Dahlin (1978) wurden lediglich 5 Lipome gefunden, das entspricht einem Anteil von ca. 0,1% an allen Knochentumoren. Intraossäre Lipome können Osteolysen verursachen. Wegen der großen Seltenheit des Tumors soll er in diesem Buch nicht detailiert beschrieben werden.

5.3.2.6 Andere Tumoren

Chordom

Hierbei handelt es sich um einen semimalignen Tumor, der von den Resten der Notochorda ausgeht. Solche Notochordareste finden sich im Bereich der Kiefer, des Epipharynx, des Nasopharynx und des Klivus sowie an der gesamten Wirbelsäule in Form der Nuclei pulposi. Im strengen Sinne liegt kein eigentlicher (autochthoner) Knochentumor vor. Das Chordom wird aber wegen seiner engen topographischen Beziehungen unter die Knochentumoren gereiht, da es stets in der nächsten Umgebung des Knochens oder als sog. „Einschlußtumor" auftritt.

Pathologie – Histologie

Makroskopisch findet sich in der Regel ein pilzartig gestielter oder diffus infiltrierender Tumor von teils schleimiger und gallertiger, teils knorpeliger Konsistenz mit höckriger Oberfläche. Mikroskopisch lassen sich Zellen nachweisen, die sog. Chordoblasten entsprechen. Der Tumor ist gut vaskularisiert. Als Zeichen einer malignen Entartung gelten eine Vermehrung der unreifen polymorphen Chordoblasten mit atypischen Mitosen, Kernpolymorphie, vielkernige Riesenzellen, gesteigerte Gefäßbildung und Blutungsneigung.

Häufigkeit

Das Chordom ist insgesamt relativ selten, in der Statistik von Dahlin (1978) werden 195 Chordome unter 4277 Knochentumoren beschrieben, das entspricht ungefähr 4%.

Alter

Das Prädilektionsalter ist die 5. und 6. Lebensdekade, gefolgt von der 4. und 7. Grundsätzlich kann der Tumor aber in jedem Lebensalter vorkommen.

Geschlecht

Das männliche Geschlecht wird bevorzugt.

Klinik

Die klinische Symptomatik hängt im wesentlichen vom Sitz des Chordoms ab und reicht von örtlichen Schmerzen bis zu neurologischen Komplikationen beim Sitz an der Wirbelsäule.

Lokalisation

Fast ausschließlich werden kraniales (Clivus, okzipitozervikaler Übergang) und kaudales (sakrokokzygeale Region) Ende der Wirbelsäule befallen.

Röntgensymptomatik

Im Vordergrund steht eine Knochendestruktion, die durchsetzt ist von fleckförmigen Verkalkungen (Degeneration, echte reaktive Knochenneubildung). In der *Sakrokokzygealregion* beginnt der Prozeß in der Regel in der Mitte und breitet sich konzentrisch mit z.T. erheblichem parossalem Geschwulstanteil aus, insgesamt erscheint röntgenologisch das Os sacrum aufgetrieben und aufgeweitet. Die *kranialen Chordome* verursachen in der Regel eine Destruktion in der Sphenookzipital- oder in der Hypophysenregion mit Zerstörung der Sella turcica. Zur genaueren Lokalisation müssen die zerebrale Angiographie, die Ventrikulographie und heute in erster Linie die Computertomographie herangezogen werden.

Bei *pharyngealer Manifestation* werden häufig massive Weichteiltumormassen gesehen.

Bei der selteneren Manifestation an der Hals-, Brust- oder Lendenwirbelsäule (ausgehend von den Nuclei pulposi) sieht man Knochendestruktionen, die gelegentlich sogar 2 Wirbelkörper erfassen.

Differentialdiagnose

Die Röntgensymptomatologie in der Sakrokokzygealregion ist relativ spezifisch und wird von dem rektalen Tastbefund eines mehr oder weniger ausgedehnten parossalen Geschwulstanteils ergänzt. Bei dieser Lokalisation ist differentialdiagnostisch in erster Linie an Riesenzelltumoren, Chondrome, die fibröse Dysplasie und auch an metastatische Destruktionen

zu denken. Bei kranialer Lokalisation kommen differentialdiagnostisch vor allem Metastasen aber auch Kraniopharyngeome in Frage.

Literatur

Dahlin DC (1978) Bone tumors, 3rd edn. Thomas, Springfield, Ill.
Sennett EJ (1953) Chordoma. Its roentgen diagnostic aspects and its response to roentgen therapy. AJR 69:613

Neurinom

Neurogene Geschwülste des Knochens sind ungewöhnlich selten. Sie gehen vom Neurilemm aus und verursachen im Knochen Defekte, die in der Regel von einem feinen Sklerosesaum umgeben sind. Es werden auch neurogene Tumoren der Röhrenknochen beschrieben, die zu einer fleckigen Zerstörung mit Spontanfrakturen führen.

Die Tumoren sind zu selten, um charakteristische Röntgensymptome herausfinden und beschreiben zu können. Die Diagnose wird allein histologisch gestellt.

Neurofibrom (s. auch S. 297)

Die Neurofibromatose des Knochens (Recklinghausensche Erkrankung) tritt sehr häufig in Kombination mit angeborenen Skeletmißbildungen auf (s.S.297). Die Tumoren sind durch eine Proliferation des Nervengewebes und perineurale Verdickungen gekennzeichnet, sie können sowohl aus den Spinal- wie auch aus den Hirnnerven hervorgehen. Grundsätzlich vermögen sie überall dort aufzutreten, wo Nervengewebe vorkommt.

Ein Übergreifen der Neurofibrome auf den Knochen führt zu Zerstörungen und Arrodierungen, die häufig mit periostalen Verkalkungen vergesellschaftet sind. Bei primärem Sitz eines Neurofibroms im Knochen kommt es zu relativ glatt begrenzten zystenartigen Osteolysen.

Literatur

Hunt JC, Pugh DG (1961) Skeletal lesions in neurofibromatosis. Radiology 76:1
Jones HM (1953) Neurilemmoma of bone. Br J Surg 41:63

5.3.3 Tumor-like Lesions

5.3.3.1 Juvenile Knochenzyste (einfache oder einkammrige Knochenzyste, solitäre Knochenzyste)

Bei dieser ätiologisch unklaren Knochenveränderung handelt es sich – wie die Eingruppierung zeigt – nicht um einen eigentlichen Knochentumor, sondern um eine geschwulstähnliche Läsion. Wahrscheinlich entspricht sie wie das nicht-ossifizierende Knochenfibrom einer umschriebenen Wachstumsstörung und nicht – wie auch angenommen wird – einem ausgeheilten Riesenzelltumor, einer Ostitis fibrosa oder einer Osteomyelitisform.

Im anglo-amerikanischen Schrifttum wird die juvenile Knochenzyste „simple bone cyst" (einfache Knochenzyste) oder „unicameral cyst" (einkammrige Zyste) genannt, da sie nicht nur bei Juvenilen sondern gelegentlich auch jenseits der 1. und 2. Lebensdekade gefunden wird. Der Begriff „solitäre Knochenzyste" ist irreführend, da die Veränderung durchaus auch einmal multipel auftreten kann.

Grundsätzlich können diese Knochenzysten, besonders nach Frakturen, spontan ausheilen, sie hinterlassen jedoch dabei sehr häufig Längenwachstumsstörungen und Verbiegungen. Aus diesem Grunde wird insbesondere für größere Zysten die operative Revision mit Curettage und autologer Spongiosaplastik empfohlen. Relativ selten kommt es danach zu Rezidiven.

Pathologie – Histologie

Der Zysteninhalt besteht in der Regel aus einer klaren oder gelblich-grünen Flüssigkeit von niedriger Viskosität. Gelegentlich können Zysten auch völlig leer sein. Die innere Zystenoberfläche kann riffartig aussehen, sie ist gelegentlich von einer fleischig aussehenden Bindegewebsschicht bedeckt. Nicht selten werden auch partielle oder komplette Septen in einer solchen Zyste beobachtet. Histologisch besteht die Auskleidung der Zyste aus Bindegewebe, das häufig Riesenzellen, Hämosiderin und Zellelemente wie bei einer chronischen Entzündung enthält. Das makroskopische und histologische Bild kann sich durch abgelaufene Frakturen ändern.

Häufigkeit, Alter und Geschlecht

Juvenile Knochenzysten sind relativ häufig, exakte Zahlenangaben fehlen bisher. Das liegt wahrscheinlich auch daran, daß nur die größeren Zysten symptomatisch werden. Das Prädilektionsalter liegt in der 1. und 2. Lebensdekade (am häufigsten um das 13. Lebensjahr). Pathologisch-anatomisch und röntgenologisch gleich aussehende Knochenzysten im höheren Lebensalter werden als „einfache Knochenzysten" (s.o.) bezeichnet, sie sind aber selten.

Das männliche Geschlecht ist etwa doppelt so häufig wie das weibliche betroffen.

Klinik

Die Patienten werden in der Regel erst dann symptomatisch, wenn die Zyste eine Größe erreicht, die zu einer Instabilität mit Infraktion oder Fraktur und dementsprechender Periostreizung führt. Im Vordergrund stehen dann im wesentlichen Schmerzen und eine Schwellung im Bereich der Läsion.

Lokalisation

Die Hauptlokalisation juveniler Knochenzysten ist das proximale Ende des Humerus- und Femurschaftes. In größeren Untersuchungsserien liegen dort etwa 2/3 aller Läsionen. Nach Norman und Schiffman (1977) gibt es hinsichtlich der Lokalisation eine Altersabhängigkeit: Bei Patienten, die jünger als 17 Jahre sind, liegen 81% der Zysten im proximalen Humerus und Femur, bei älteren Patienten treten sie häufiger im Os ilium und im Kalkaneus auf. Bei insgesamt 75 Läsionen fanden Norman und Schiffman 2 Patienten, die mehr als eine Zyste (2 und 3) hatten.

Röntgensymptomatik

Typisch für die juvenile Knochenzyste ist eine einkammrige, expansive oväläre Strukturauslöschung mit zentraler, primär metaphysärer, später vorwiegend diaphysärer Lage im Knochen. Die Expansion wird durch eine häufig bikonvexe Verdrängung und hochgradige Verdünnung der Kortikalis angezeigt. Die Kortikalis mutet dabei gelegentlich eierschalenartig an. Trabekulierungen kommen vor, echte Kammerungen werden nur sehr selten beob-

achtet. Periostale Knochenneubildungen geben Hinweise auf eine pathologische Fraktur.

Die juvenilen Knochenzysten erreichen ihre maximale Größe noch vor Abschluß des Knochenwachstums. Verlaufsbeobachtungen zeigen, daß die Epiphysenfuge von der Zyste wegwächst, so daß die Läsionen immer mehr diaphysär zu liegen kommen.

Bei älteren Patienten sind die Grenzen der Zyste zum gesunden Knochen hin wesentlich schärfer als bei jüngeren, wo sich ein breiterer Übergang findet (sog. aktive Zyste).

Differentialdiagnose

Besonders bei älteren Patienten ist im Röhrenknochenbereich das zentrale Schaftchondrom abzugrenzen, in dem sich aber immer – besonders mittels der Tomographie – Verkalkungen nachweisen lassen. Das eosinophile Granulom neigt weniger zu einem expansiven Wachstum. Die Echinokokkuszyste tritt in der Regel multipel auf. Riesenzelltumoren und Chondroblastome zeichnen sich durch ihre vorwiegend epiphysäre Lage aus. Die aneurysmatische Knochenzyste liegt metaphysär und exzentrisch, sie ist mehrkammrig.

Literatur

Baker DM (1970) Benign unicameral cyst; a study of 45 cases with long-term follow-up. Clin Orthop 71:140

Jaffé HL, Lichtenstein L (1942) Solitary unicameral bone cyst with emphasis on the roentgen picture, the pathologic appearance and the pathogenesis. Arch Surg 44:100

Norman A, Schiffman M (1977) Simple bone cysts: factors of age dependency. Radiology 124:779

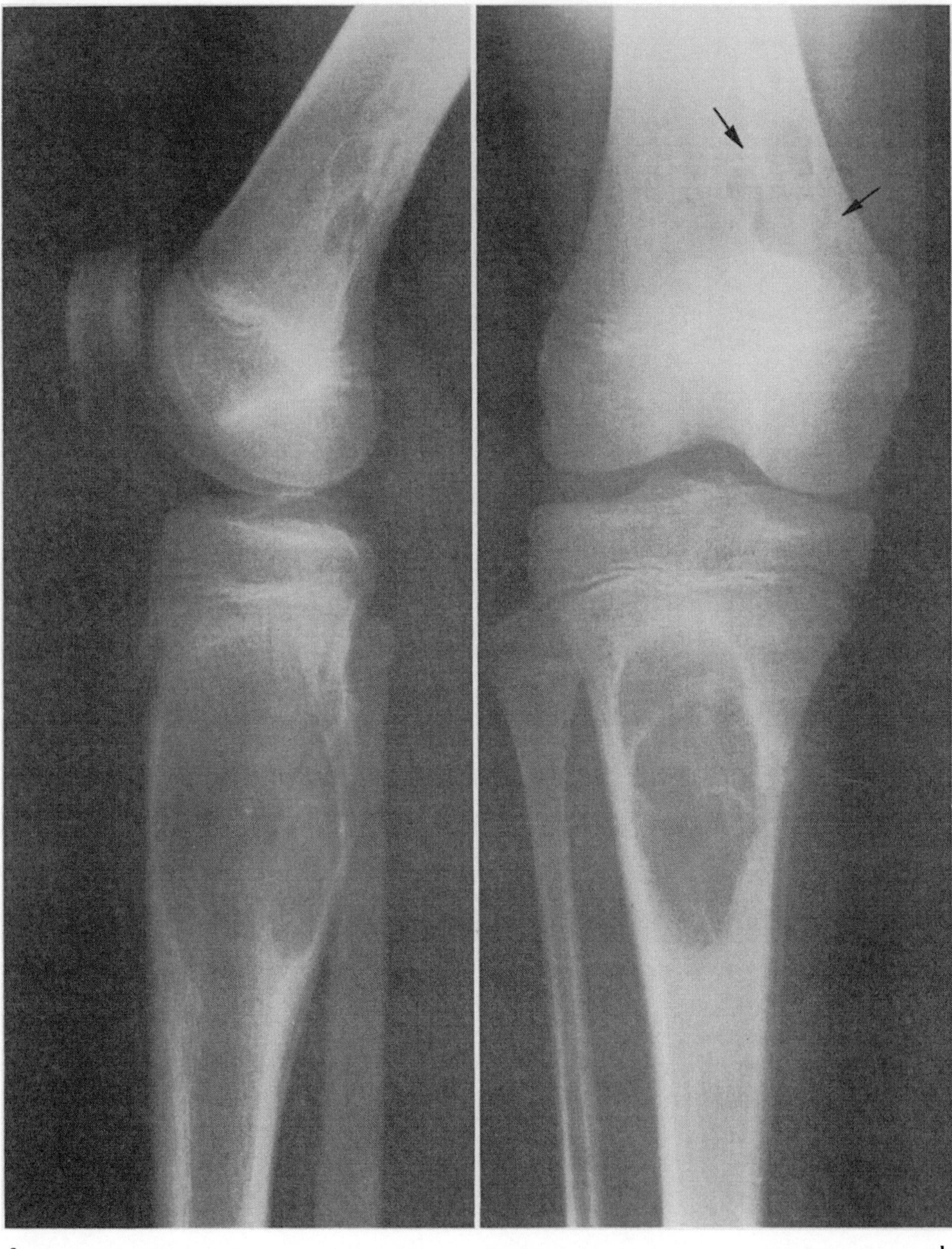

a   b

Abb. 5.75a, b. Typische juvenile Knochenzyste in der proximalen Tibia bei einem 11jährigen Jungen. Mäßige Schmerzen in der Tibia nach Anpralltrauma. In der proximalen Meta- und Diaphyse großer, blasiger, einkammeriger Defekt mit Auftreibung der dorsalen und ventralen Kortikalis (Expansion!). Die Spontanfraktur ist durch die feine Aufhellungslinie (**a**) und die zarte periostale Verkalkung an der medialen Tibia (**b**) erkennbar. Als Nebenbefund ergibt sich ein nicht-ossifizierendes Knochenfibrom im distalen Femur (↗).

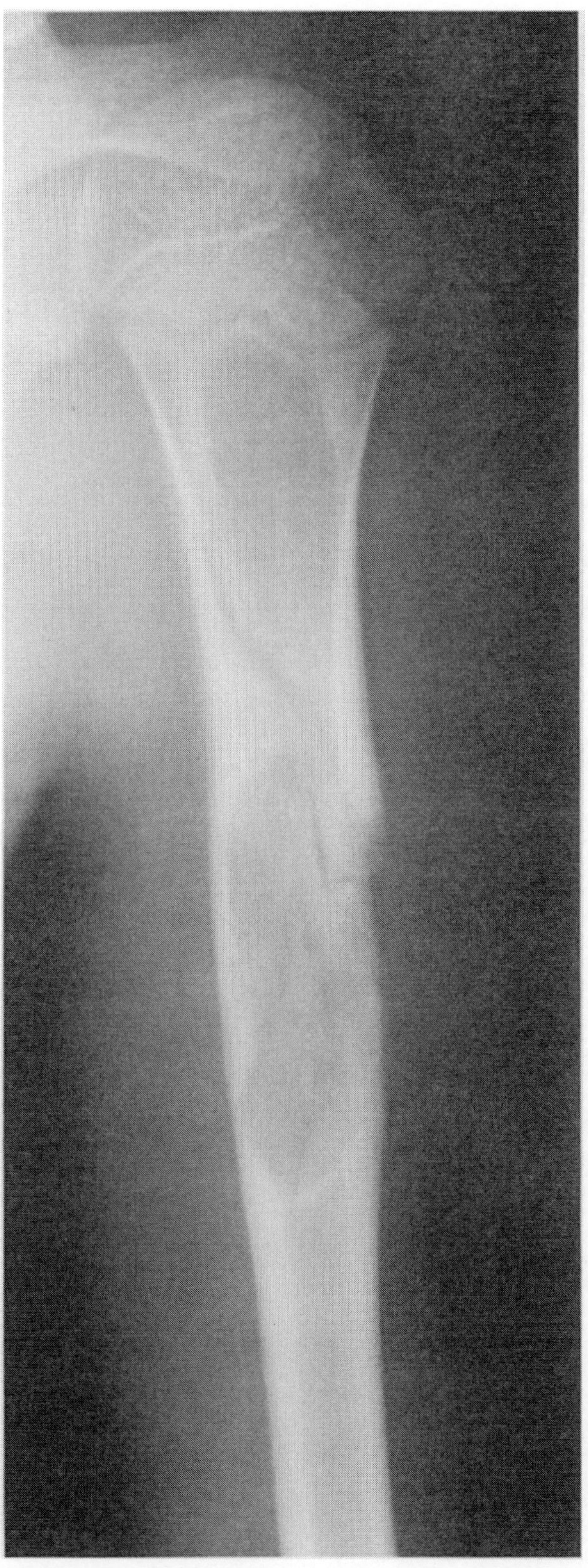

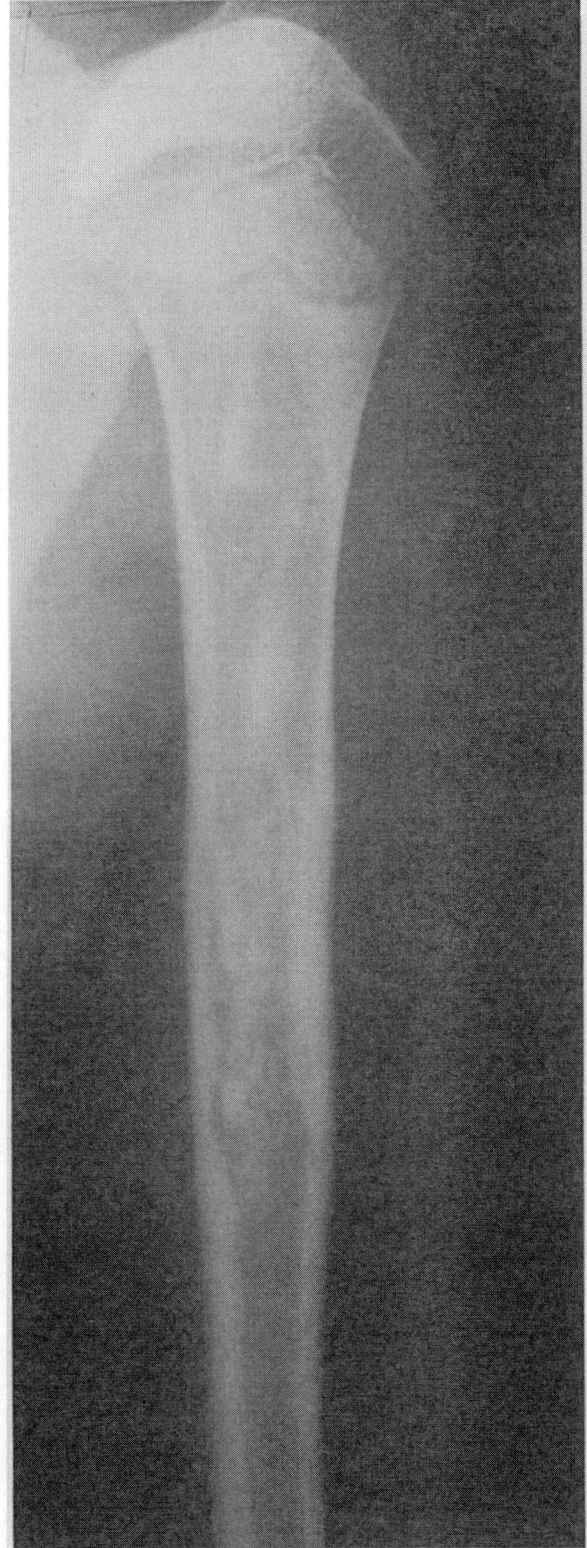

Abb. 5.76. Verlauf (siehe Abb. 5.77) einer juvenilen Knochenzyste im proximalen Humerus bei einem 13jährigen Jungen. Ausgedehnte einkammerige, den gesamten proximalen Humerusschaft erfassende Strukturauslöschung mit Verdünnung insbesondere der distalen Kortikalis als Ausdruck der Expansion. Spiralförmig verlaufende Spontanfraktur, die klinisch relativ symptomlos war

Abb. 5.77. Verlauf (siehe Abb. 5.76) einer juvenilen Knochenzyste im proximalen Humerus bei einem 13jährigen Jungen. Ein Jahr nach operativer Revision mit Spongiosaplastik vollständige Ausheilung der juvenilen Knochenzyste. Die Spongiosastrukturen im Humerusschaft sind sehr dicht, die laterale Kortikalis ist wieder aufgebaut und jetzt sogar relativ dick

Abb. 5.78. Typische Knochenzyste im Kalkaneus eines 31jährigen Mannes. Klinisch beschwerdefrei; Zufallsbefund. Fast kastaniengroße, in sich etwas inhomogene Strukturauslöschung, die von einem sehr dichten Sklerosesaum umgeben ist. In den zum Mittelfuß hin gelegenen Abschnitten erscheint die Zyste durch hervortretende leistenartige Erhabenheiten der Binnenfläche mehrkammerig, obwohl sie einkammerig ist. Echte Zysten in dieser Region dürfen nicht mit sog. Pseudozysten verwechselt werden, bei denen es sich um physiologische „Strukturverarmungen" handelt

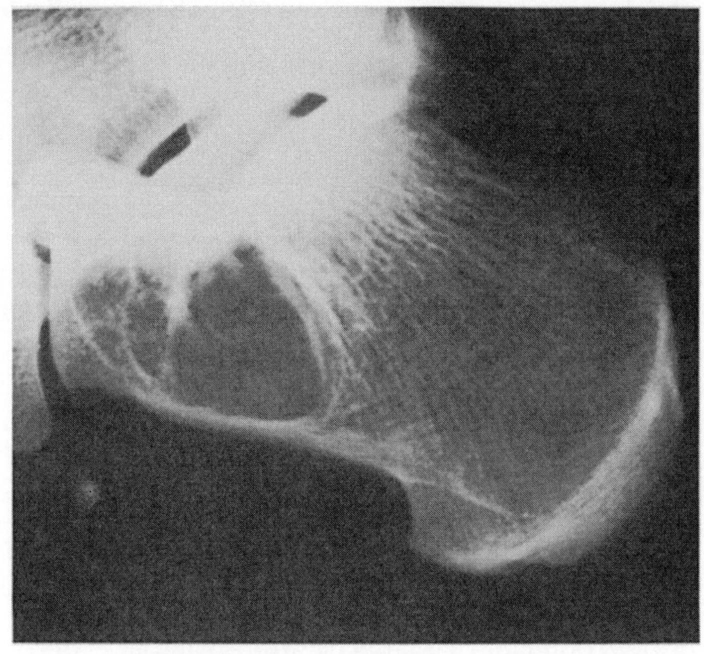

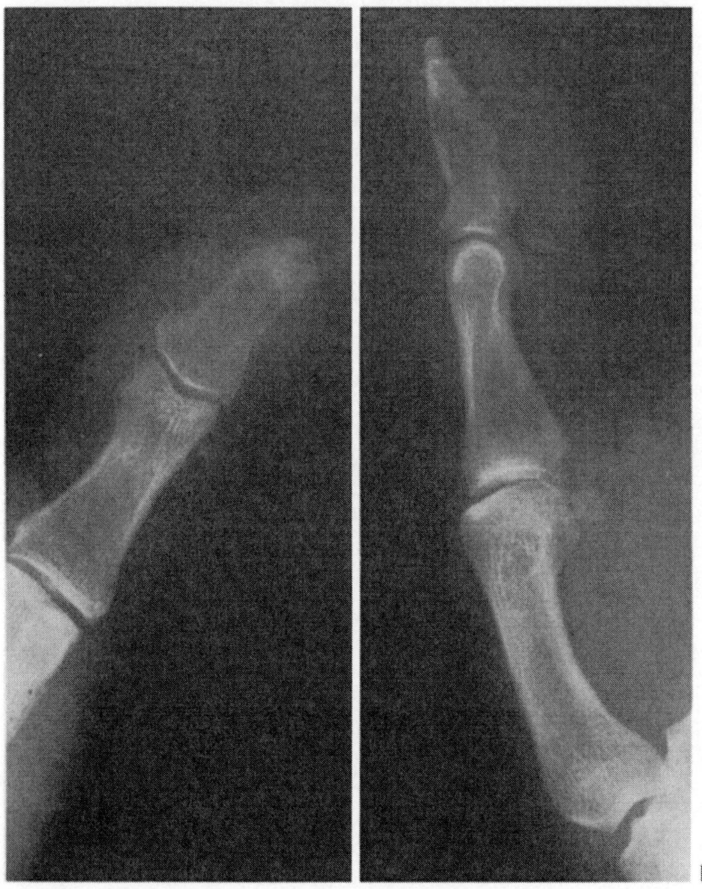

Abb. 5.79a, b. Epithelzyste an der Endphalanx des Daumens bei einem 48jährigen Schneider. Homogene Strukturauslöschung, die praktisch das gesamte Endglied erfaßt. Die Kortikalis ist erheblich verdünnt und volar auch schon durchgebrochen. Die Epithelzyste ist auf dem Boden offensichtlich wiederholter Nadeleinstiche mit Epithelverschleppung im Rahmen der beruflichen Tätigkeit des Patienten entstanden. *Differentialdiagnostisch* käme am ehesten ein Enchondrom in Frage, auch eine tuberkulöse Zerstörung des Endgliedes wäre in Erwägung zu ziehen

5.3.3.2 Aneurysmatische Knochenzyste (AK)

Hierbei handelt es sich um eine tumorähnliche Knochenläsion, die entweder idiopathisch (primäre aneurysmatische Knochenzyste) oder auf dem Boden eines gut- oder bösartigen Knochentumors (sekundäre aneurysmatische Knochenzyste) entstehen kann. Dabei sind die sekundären aneurysmatischen Knochenzysten in der Regel nur Bestandteile eines regional umgewandelten gut- oder bösartigen Knochentumors bzw. einer tumor-like lesion (z.B. Riesenzelltumor, Osteosarkom, nicht-ossifizierendes Knochenfibrom).

Pathologie – Histologie

Makroskopisch findet sich der befallene Knochen aufgetrieben mit einer begleitenden Periostreaktion und gelegentlicher Knochenneubildung. Der Tumor besteht aus großen dünnwandigen, blutgefüllten zystischen Hohlräumen (schwammähnlich). Das Blut findet sich dabei immer im ungeronnenen Zustand. Mikroskopisch haben die Gefäße keine Muskularis; in solideren, vorwiegend bindegewebigen Tumoranteilen lassen sich vielkernige Riesenzellen nachweisen, wodurch es häufig zu Verwechslungen mit dem Riesenzelltumor kommt. Der Name „aneurysmatische Knochenzyste" ist sicherlich irreführend, da weder ein Aneurysma noch eine echte Zyste vorliegen.

Häufigkeit, Alter und Geschlecht

Primäre aneurysmatische Knochenzysten kommen etwas weniger häufig als Riesenzelltumoren vor. Das Prädilektionsalter liegt in der Zeit bis zur Pubertät. Primäre aneurysmatische Knochenzysten in der 3. und 4. Lebensdekade sind seltener. Eine spezifische Geschlechtsverteilung ist bei der aneurysmatischen Knochenzyste nicht bekannt.

Klinik

Klinisch imponieren im wesentlichen Schmerzen und vor allem Schwellungen des betroffenen Knochens infolge des mehr oder weniger ausgeprägten parossalen Geschwulstanteils. Bei einer Manifestation im Wirbelsäulenbereich kann es zu Nerven- und Rückenmarkskompressionen kommen.

Lokalisation

Mindestens 50% der aneurysmatischen Knochenzysten sind in langen Röhrenknochen exzentrisch lokalisiert, wo sie vorwiegend metaphysär liegen. Von den Röhrenknochen sind am häufigsten Femur und Tibia befallen. An flachen Knochen manifestiert sich die Läsion vorwiegend in der Wirbelsäule und insbesondere in deren Anhangsgebilden, fernerhin im Schambein, an der Klavikula und am Kalkaneus.

Röntgensymptomatik

Allgemein

Die primäre aneurysmatische Knochenzyste zeigt eine exzentrisch gelegene, oväre bis rundliche, mehrkammrige, expansive Strukturauslöschung oft beträchtlichen Ausmaßes. Die Kompakta ist verdünnt, selten arrodiert. Um die Läsion findet sich eine dünne Schale ausgespannten und verkalkten Periosts, woher sich der Namensbestandteil „aneurysmatisch" aus radiologischer Sicht ableiten ließe. Die Grenze zum gesunden Knochen hin ist im allgemeinen scharf und gelegentlich durch einen feinen Sklerosesaum markiert. Bei rasch wachsenden aneurysmatischen Knochenzysten kann der Übergang zum gesunden Knochen hin breiter und damit unschärfer sein. Hervorstechend ist zumeist der große parossale Geschwulstanteil, der häufig den Verdacht auf einen malignen Prozeß aufkommen läßt. Bei Jugendlichen wird die Epiphysenfuge vom Tumor in der Regel als Grenze respektiert.

Bei sekundären aneurysmatischen Knochenzysten wird die Röntgensymptomatik durch die primäre Läsion beherrscht. Angiographisch findet sich um die Tumorperipherie herum eine Hypervaskularisation, während sich der eigentliche Tumor vorwiegend avaskulär darstellt.

Speziell

Röhrenknochen. Die Läsion liegt in der Regel exzentrisch metaphysär und ist mehrkammrig, in der Hälfte der Fälle finden sich Periostverkalkungen diaphysenwärts. Auffallend ist oft der große parossale Geschwulstanteil, der von einem dünnen verkalkten Periostsaum umgeben ist.

Wirbelsäule. Die häufigste Manifestation ist die thorakale und lumbale Wirbelsäule, wo in der überwiegenden Zahl der Fälle die Wirbelanhangsgebilde wie Quer- und Dornfortsätze befallen werden. Auffallend ist auch hier immer der erhebliche parossale Geschwulstanteil. Die Tumoren in der Wirbelsäule sind im Gegensatz zur Lokalisation an den Röhrenknochen häufig nicht septiert.

Differentialdiagnose

Bei der Abgrenzung gegen einen Riesenzelltumor hilft das Alter des Patienten: Primäre aneurysmatische Knochenzysten befallen in der überwiegenden Zahl Jugendliche bis zur Pubertät, Riesenzelltumoren treten fast ausschließlich jenseits der Pubertät auf. Primäre aneurysmatische Knochenzysten liegen zumeist metaphysär, Riesenzelltumoren epiphysär. Enchondrome verkalken, die Läsionen der fibrösen Dysplasie wachsen zwar expansiv, aber mehr konzentrisch, die Binnenstruktur ist ausgeprägter bzw. dichter. Die juvenile Knochenzyste liegt in der Regel zentral, ist einkammrig und an Röhrenknochen vornehmlich diaphysär lokalisiert. Das nicht-ossifizierende Knochenfibrom weist einen stärkeren Sklerosesaum auf und wächst kaum expansiv. Dem parossalen Geschwulstanteil eines Chondromyxoidfibroms fehlt in der Regel der verkalkte periostale Saum.

An der Wirbelsäule kann die Abgrenzung von einem Osteoblastom sehr schwierig sein, insbesondere wenn der Tumor zu Auftreibungen des Knochens geführt hat (s. Abb. 5.41 und 5.84)

Literatur

Bonakdarpour A, Levy WM, Aegerter E (1978) Primary and secondary aneurysmal bone cyst: a radiological study of seventy-five cases. Radiology 126:75

Tillman B, Dahlin DC, Lipscomb PR, Stewart JR (1968) Aneurysmal bone cyst – an analysis of ninety-five cases. Mayo Clin Proc 43:478

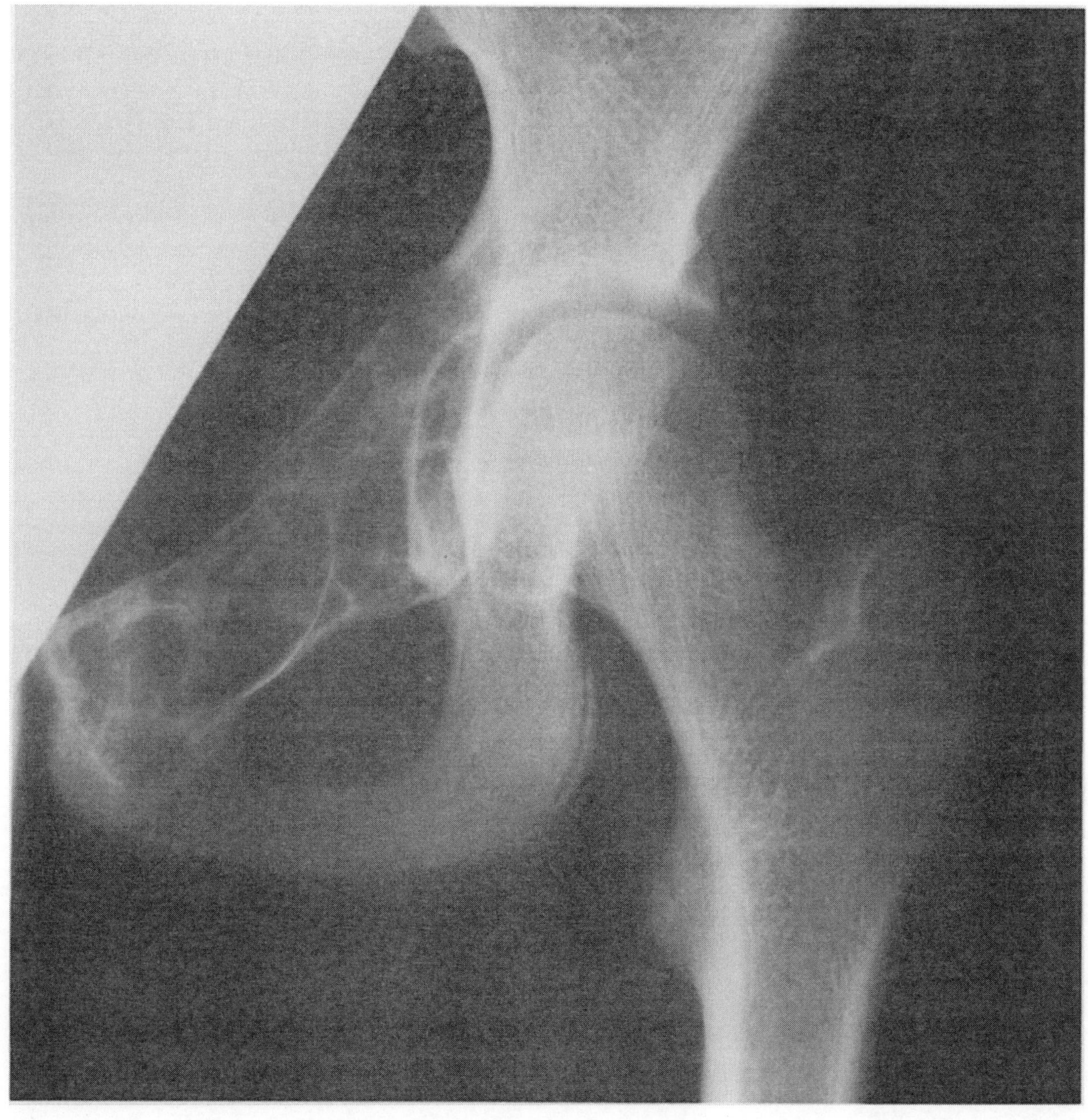

Abb. 5.80. Klassische aneurysmatische Knochenzyste im linken Schambein bei einem 14jährigen Mädchen. Blasige, mehrkammerige Auftreibung des Schambeines mit Spontanfraktur und Stufenbildung an der oberen Kontur. Hauchdünne, z.T. eierschalenartig anmutende Kortikalis. Die einzelnen Knochenstrukturen erscheinen sehr scharf. Der Befund reicht bis in das Acetabulum

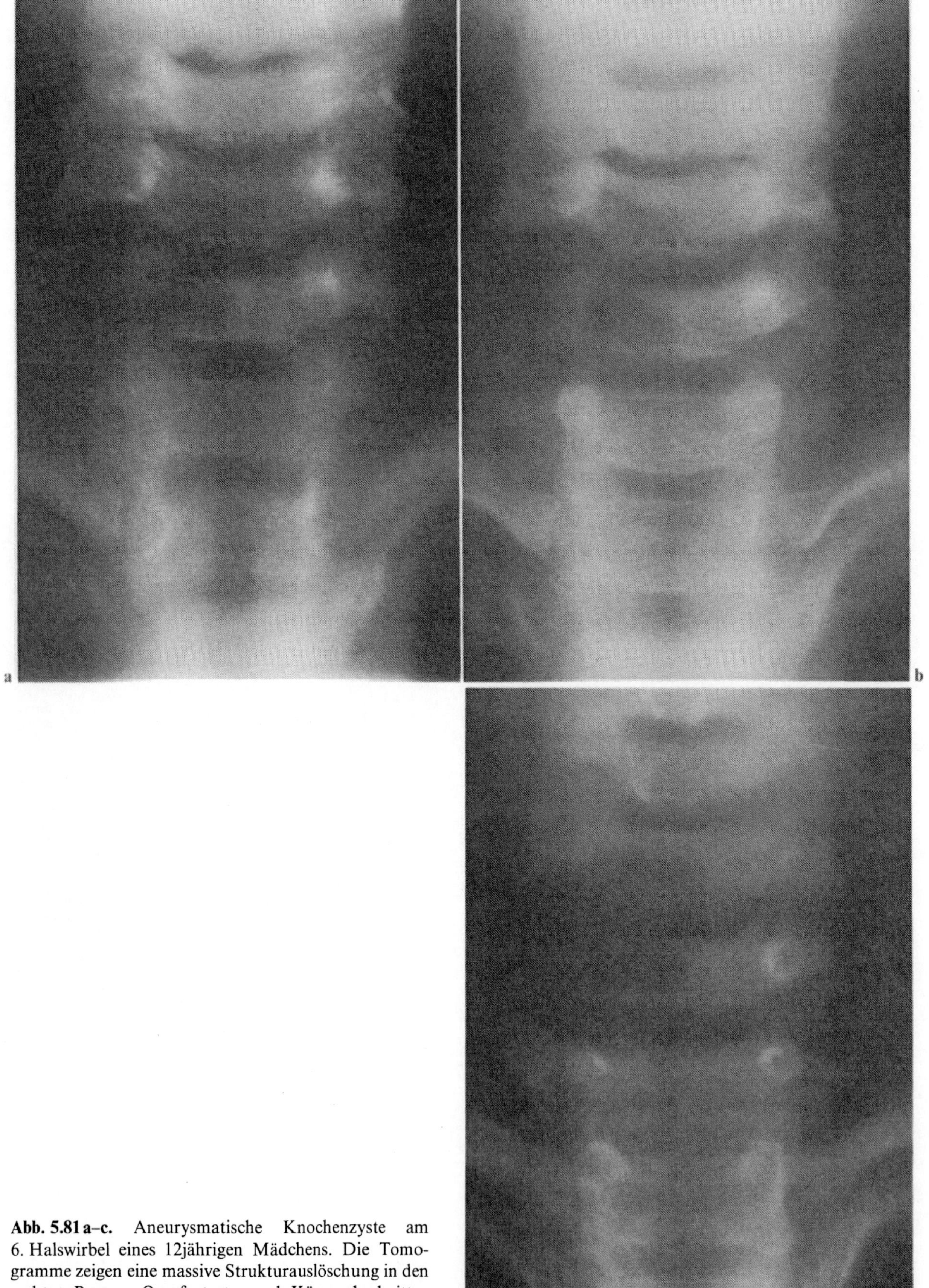

Abb. 5.81 a–c. Aneurysmatische Knochenzyste am 6. Halswirbel eines 12jährigen Mädchens. Die Tomogramme zeigen eine massive Strukturauslöschung in den rechten Bogen-, Querfortsatz- und Körperabschnitten des 6. HW mit deutlicher, die Wirbelsäulenkontur überragender Weichteilverschattung nach rechts. Der 5. HW ist kaudal arrodiert (**c**). Keine Septierungen

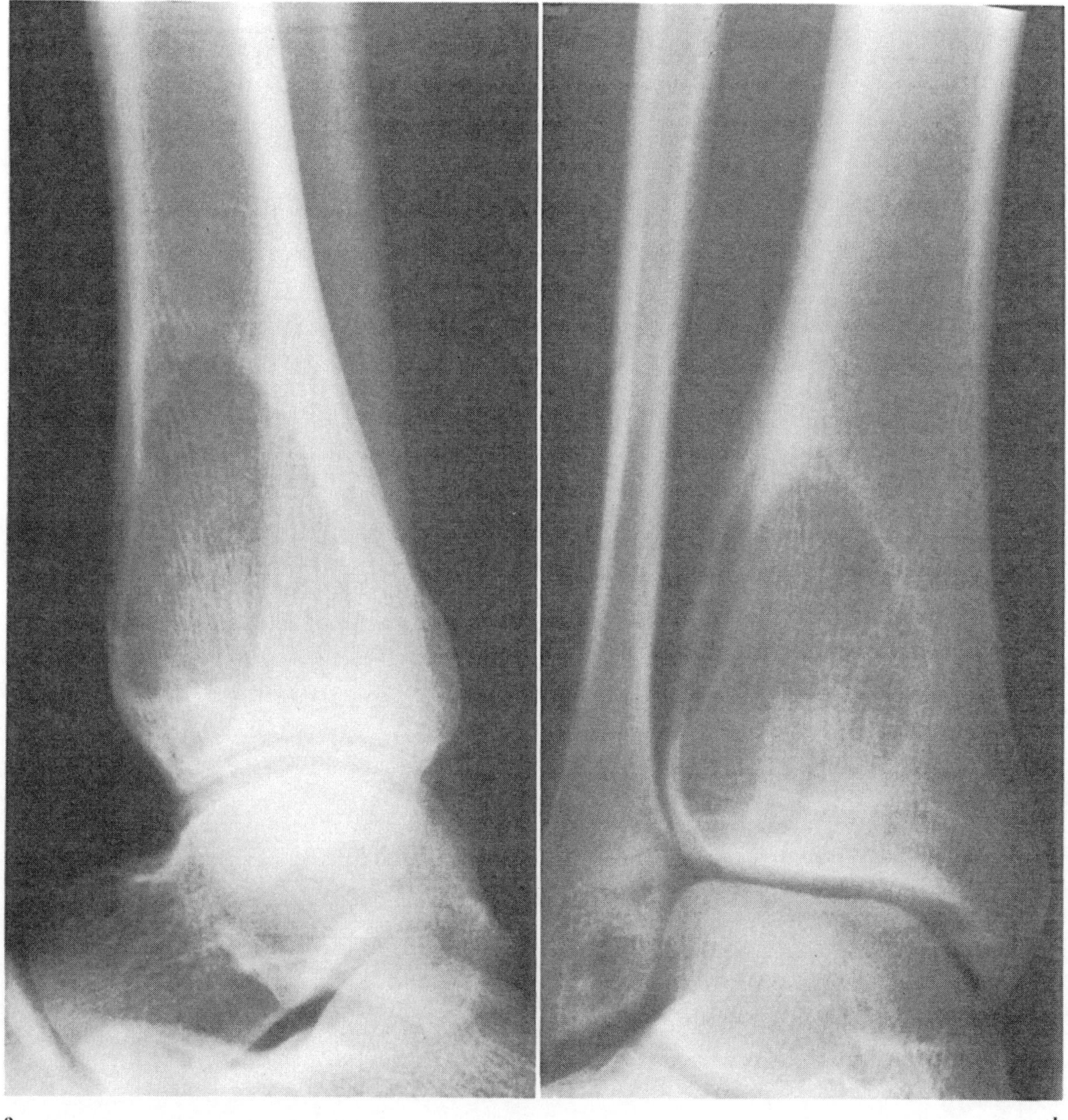

Abb. 5.82a, b. Aneurysmatische Knochenzyste in der distalen Tibiametaphyse bei einer 18jährigen jungen Frau. Massive, exzentrisch in der distalen, lateralen und ventralen Tibiametaphyse gelegene Strukturauslöschung mit scharfen Konturen zur Umgebung hin. Relativ breite, lateral konvexe, schalige Periostverkalkung (besonders **b**), die die parossale Geschwulstausbreitung anzeigt. Hauchdünne und überwiegend zerstörte Kortikalis. *Differentialdiagnose:* nicht-ossifizierendes Knochenfibrom, Riesenzelltumor, Osteomyelitis

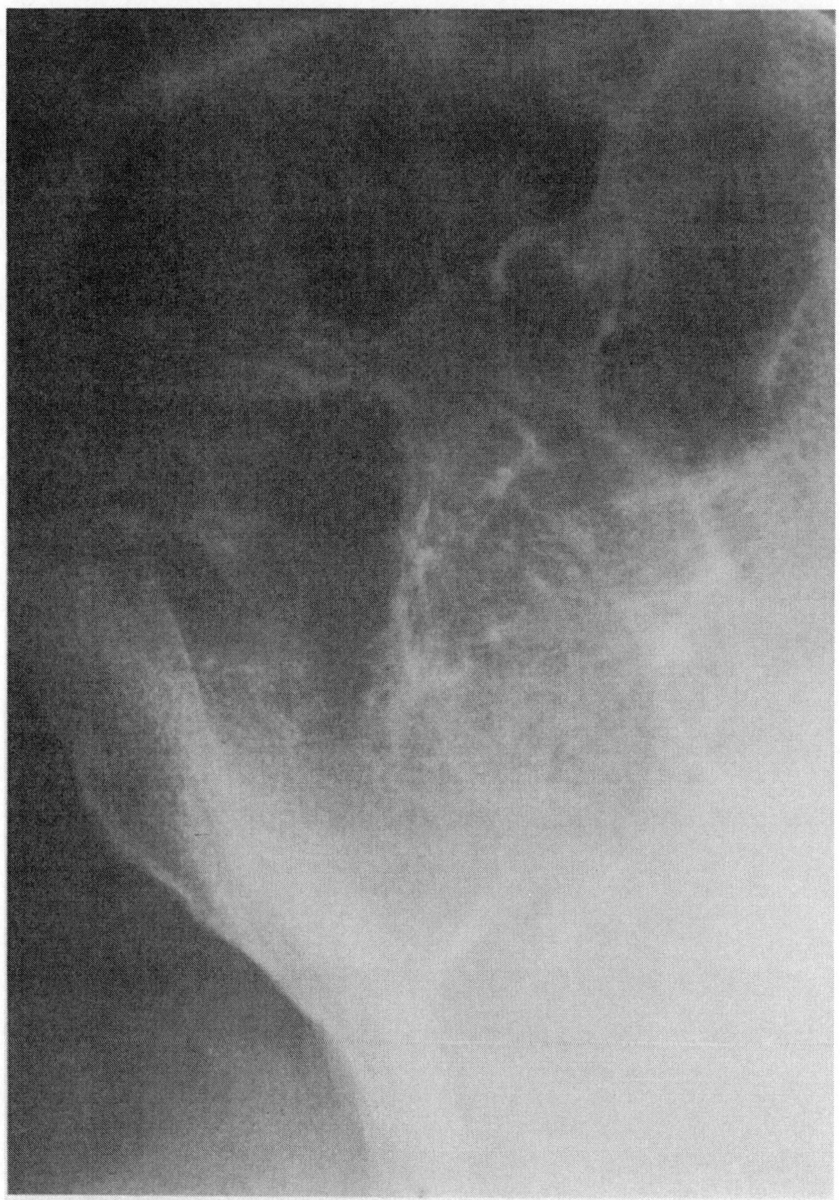

Abb. 5.83. Aneurysmatische Knochenzyste in der rechten Beckenschaufel eines 36jährigen Mannes. Massive blasige Strukturauslöschungen in der rechten Bekkenschaufel mit scharfen Binnenstrukturen durch Septierungen. *Differentialdiagnose:* Gegen einen Riesenzelltumor spricht die deutliche Kammerung der Läsion, obwohl das Alter des Patienten eher typisch dafür wäre. Möglicherweise liegt hier eine sekundäre a.K. auf dem Boden eines Riesenzelltumors vor

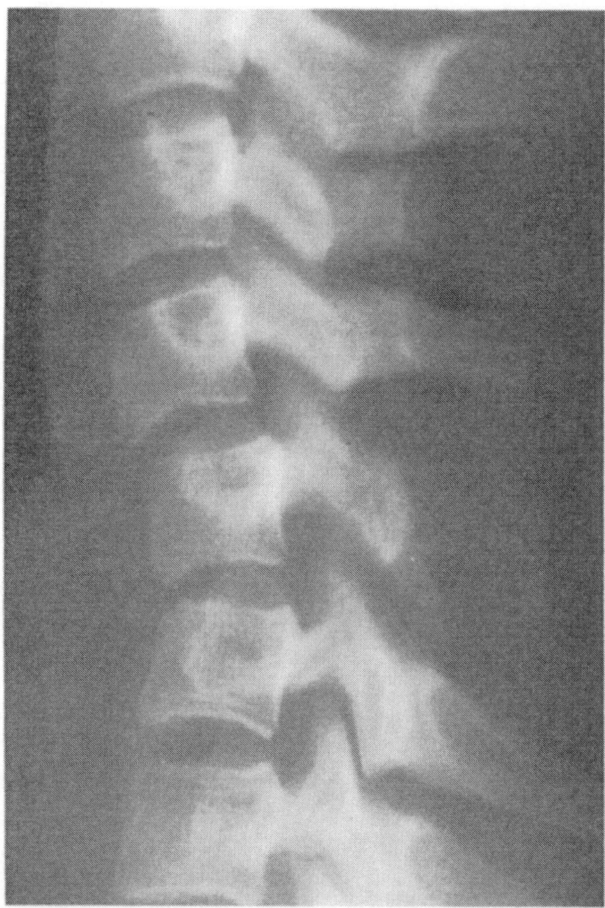

Abb. 5.84. Aneurysmatische Knochenzyste im Dornfortsatzbereich des 5. Halswirbels bei einem 12jährigen Mädchen. Der Dornfortsatz des 5. HW ist blasig aufgetrieben, durch die Verdrängung entsteht eine kyphotische Knickbildung der Halswirbelsäule zwischen HWK 5 und 6. Wie Schichtaufnahmen und zusätzliche Computertomogramme erkennen ließen, greift der Prozeß auch auf die Bogenregion des 5. HW über

Abb. 5.85. Aneurysmatische Knochenzyste (a.K.) im proximalen Femur bei einem 39jährigen Mann. Die Schichtaufnahme zeigt eine vorwiegend blasige, z.T. septierte Strukturauslöschung im Schenkelhals und Intertrochantärgebiet mit feinem Sklerosesaum zum gesunden Knochen hin. Gegen einen Riesenzelltumor spricht der relativ scharfe Sklerosesaum, gegen ein Chondrom die fehlende endotumorale Verkalkung (vgl. Abb. 5.48). Das Alter des Patienten ist allerdings für eine primäre a.K. eher untypisch

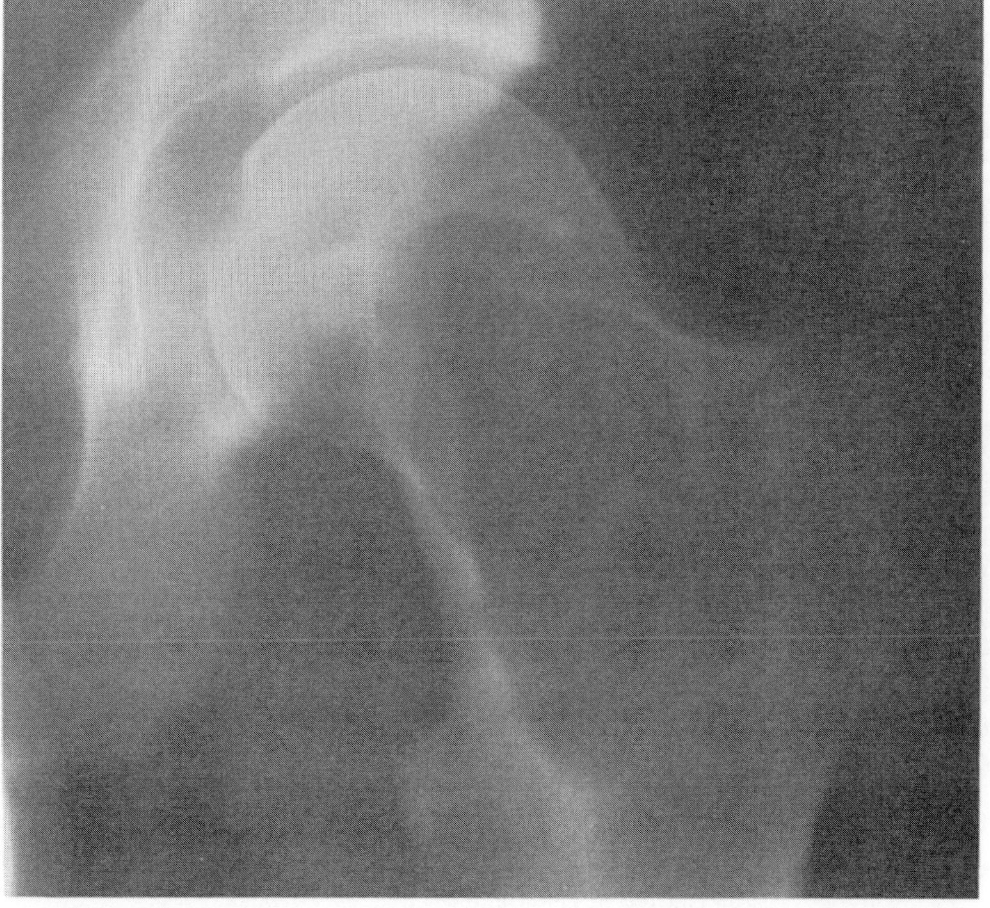

5.3.3.3 Nicht-ossifizierendes Knochenfibrom (fibröser Kortikalisdefekt, fibröser metaphysärer Defekt, metaphysäre Ossifikationsstörung)

Nach neueren Ansichten handelt es sich beim nicht-ossifizierenden Knochenfibrom (Synonyme s.o.) nicht um einen Knochentumor im engeren Sinne, sondern vielmehr um eine vorübergehende Wachstumsstörung, die sich primär im epiphysenfugennahen metaphysären kortikalen und dann im subkortikalen Bereich abspielt.

Pathologie – Histologie

Makroskopisch findet sich eine glattwandige Höhle, in der sich meist mit dem Periost zusammenhängende gelb-braune Massen nachweisen lassen. Diese zeigen spindelförmige Bindegewebszellen und Fibrillen, gelegentlich sind auch Riesenzellen eingelagert. Eine diskrete Osteoidbildung kann vorkommen.

Häufigkeit

Im amerikanischen Schrifttum wird die Häufigkeit dieser Veränderung mit 40–60% im Kindesalter angegeben, im eigenen Krankengut und in einer Aufstellung von Schmidt et al. (1978) liegt die Inzidenz in der 1. und 2. Lebensdekade ungeachtet des Geschlechts um 1%. Die Diskrepanz in der Häufigkeitsangabe zwischen dem amerikanischen und deutschen Schrifttum ist bisher nicht geklärt, wahrscheinlich entstammen die Zahlen im amerikanischen Schrifttum einem selektionierten Krankengut.

Alter

Der Manifestationsgipfel dieser gutartigen Knochenveränderung liegt in der 2. Lebensdekade, besonders um das 11.–15. Lebensjahr.

Geschlecht

Das männliche Geschlecht ist eindeutig häufiger als das weibliche betroffen. Im eigenen Krankengut fanden sich auf insgesamt 2065 Röntgenaufnahmen (z.B. des Schulter-, Knie-, Hüft- oder Handgelenkes) von unselektionierten unfallchirurgischen Patienten zwischen dem 1. und 20. Lebensjahr 25 nicht ossifizierende Knochenfibrome. In 19 Fällen (1,49%) waren die Patienten männlichen, in 6 Fällen (0,75%) weiblichen Geschlechts.

Klinik

In der Regel verursacht das nicht-ossifizierende Knochenfibrom keine klinischen Beschwerden und wird röntgenologisch nur als *Zufallsbefund* entdeckt. Wenn die Veränderung ausnahmsweise eine erhebliche Größe erreicht hat, so kann es in statisch stark belasteten Knochenabschnitten wie z.B. an der Tibia oder am Femur zu Spontanfrakturen oder Infraktionen mit periostaler Reizung kommen.

Lokalisation

Die häufigste Lokalisation sind die distale Femur – sowie die proximale Tibiametaphyse (insgesamt mehr als 50%), es folgen distale Tibia- und distale Fibulametaphyse. An der oberen Extremität werden nicht-ossifizierende Knochenfibrome kaum beobachtet.

Röntgensymptomatik

Die röntgenologische Symptomatik hängt ganz von dem Alter der Veränderung ab.

Im frühen Stadium erkennt man einen in der Kompakta gelegenen rundlichen Defekt, der sich später in die subkortikale Spongiosa der Metaphyse ausdehnt und dort zu einem ovalären Aufhellungsbezirk von Bohnen- bis Pflaumengröße führt. Er ist immer von einem polyzyklisch oder girlandenartig anmutenden Sklerosesaum umgeben. Die Kortikalis kann verdünnt und uhrglasartig vorgewölbt sein. Ein gelegentlich zu beobachtendes gekammertes Aussehen (wie Bälle in einem hängenden Netz oder traubenförmig) resultiert aus der riffartigen Innenfläche der Veränderung und der umgebenden Sklerose. *Im weiteren Wachstum* verschiebt sich der Befund relativ mehr diaphysenwärts (sog. *diaphysäres Auswanderungsstadium*). Nach Abschluß des Wachstums wird das nicht-ossifizierende Knochenfibrom in Zeiträumen von 1/2 bis zu 10 Jahren von normalem Knochen durchbaut. Ausnahmsweise kann die Veränderung noch bis in die 3. und 4. Lebensdekade hinein persistieren, hier erscheint sie dann aber deutlicher

sklerosiert. Sehr typisch ist dabei immer die enge Beziehung zur Kompakta.

Vom nicht-ossifizierenden Knochenfibrom läßt sich röntgenologisch das sog. *ossifizierende Knochenfibrom* abgrenzen, das im Gegensatz zum erstgenannten sehr deutliche Verkalkungen zeigt. Wahrscheinlich handelt es sich dabei lediglich um eine stark metaplastisch verkalkende Variante des nicht-ossifizierenden Knochenfibroms und nicht um eine echte knochenbildende Geschwulst. Das Vorliegen eines sog. ossifizierenden Knochenfibroms kann dann als wahrscheinlich angenommen werden, wenn sich durch die enge topographische Beziehung die Herkunft von der Kompakta ersehen läßt.

Eine ätiologisch und histologisch bisher nicht sicher einzuordnende Form eines „fibrösen" Knochenprozesses stellt das *Xanthofibrom* dar, bei dem sich neben dichtem Bindegewebe oft erhebliche Fettgewebsanteile nachweisen lassen. Das Xanthofibrom wird sowohl als Folgezustand nach tumorösen (s. Abb. 5.63) wie nach entzündlichen Knochenprozessen beobachtet.

Literatur

Köteles G, Wein G (1973) Zur Radiologie und Nomenklatur von metaphysären Knochenlücken bei Jugendlichen. ROEFO 119/1:75

Schmidt M, Thiel HJ, Spitz J (1978) Der fibröse Kortikalisdefekt. ROEFO 128/5:521

Abb. 5.86a, b. Nicht-ossifizierendes Knochenfibrom im Ausheilungsstadium an der proximalen Tibia eines 20jährigen Mannes. Das exzentrisch im mediodorsalen metadiaphysären Übergangsbereich der Tibia gelegene nicht-ossifizierende Knochenfibrom ist weitgehend knöchern ▷ durchbaut, die Kortikalis ist nicht verdünnt. Im wesentlichen tritt auf diesen Tomogrammen der zur Spongiosa hin gelegene Sklerosesaum hervor

Abb. 5.87a, b. Nicht-ossifizierendes, klinisch asymptomatisches Knochenfibrom am distalen Femur bei einer 28jährigen Frau. Der Herd ist in der Nähe der Kompakta deutlich dichter als die umgebende normale Spongiosa, nur zum Knocheninnenraum hin finden sich noch polygonal begrenzte diskrete Aufhellungen. Die starke kompaktanahe Sklerose ist wahrscheinlich auf eine überschießende Ossifikation (knöcherne Durchbauung) des Herdes im Ausheilungsstadium zurückzuführen. In den kranialen Abschnitten ist der Befund schon deutlich diaphysenwärts „ausgewandert"

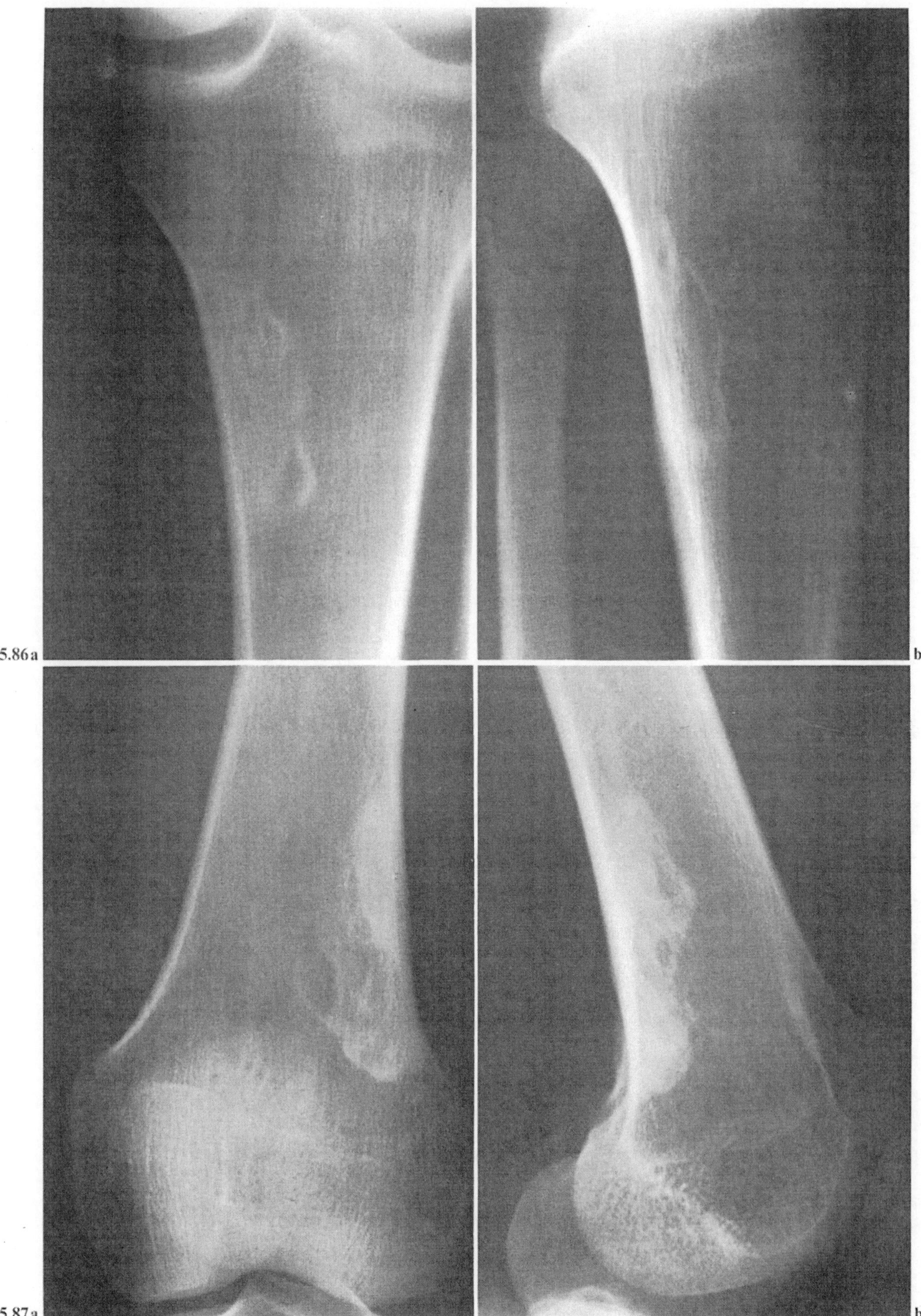

5.86 a   b

5.87 a   b

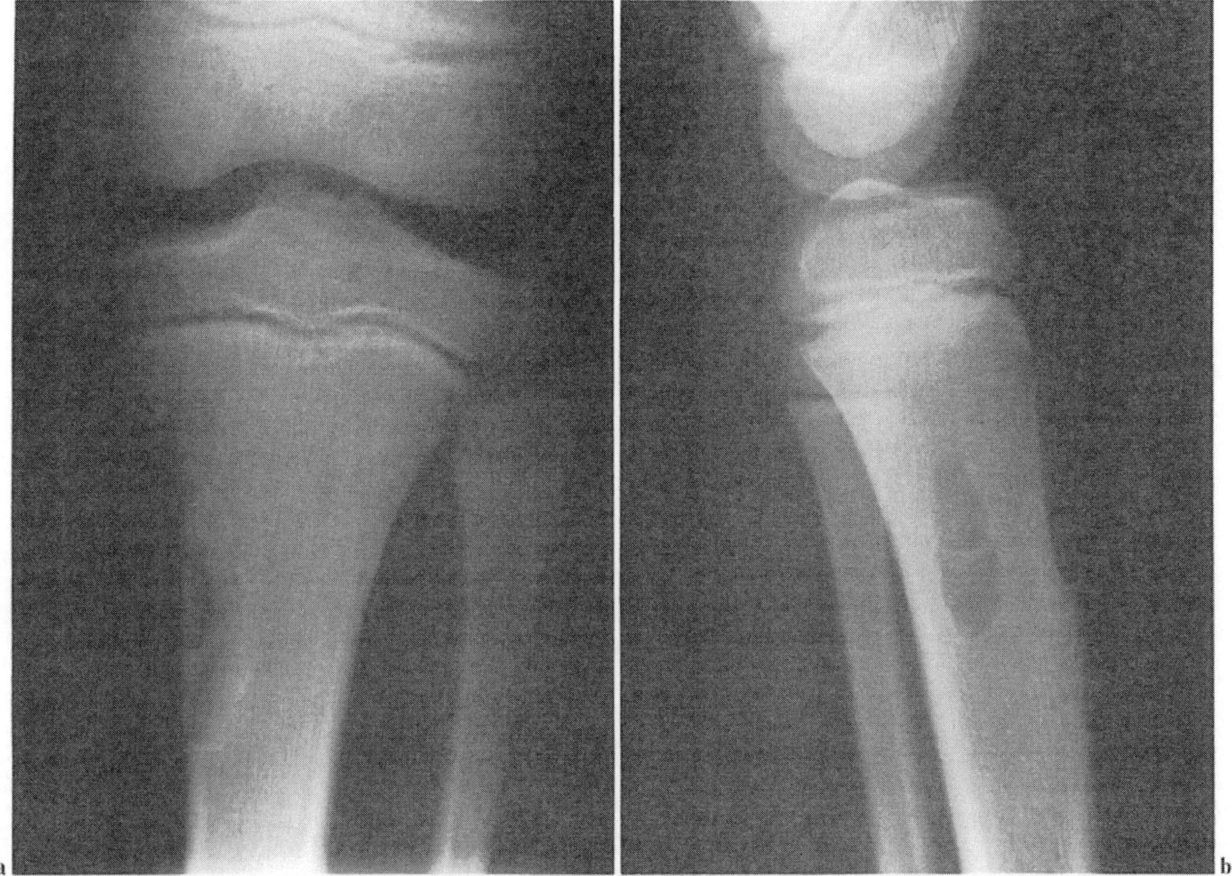

Abb. 5.88a, b. Klassisches nicht-ossifizierendes Knochenfibrom als Zufallsbefund im Bereich der proximalen Tibiametaphyse bei einem 9jährigen Jungen. Von der medialen Kompakta ausgehender und sich subkortikal in die Spongiosa entwickelnder Aufhellungsherd, der von einem zarten, scharf begrenzten, girlandenartigen Sklerosesaum umgeben ist. Hochgradige Verdünnung und leichte Vorwölbung der betroffenen Kortikalis

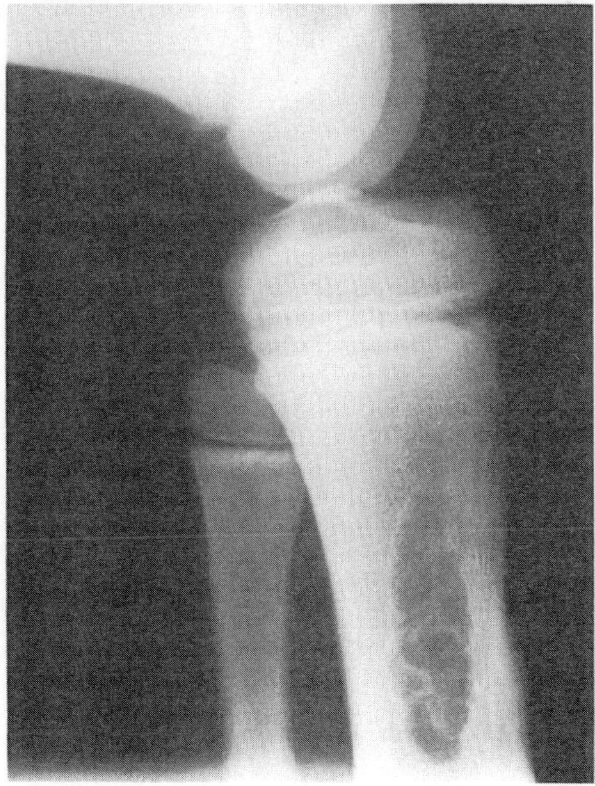

Abb. 5.89. Das in Abb. 5.88 dargestellte nicht-ossifizierende Knochenfibrom hat 1 Jahr später deutlich an Größe zugenommen und erscheint jetzt mehr traubenförmig

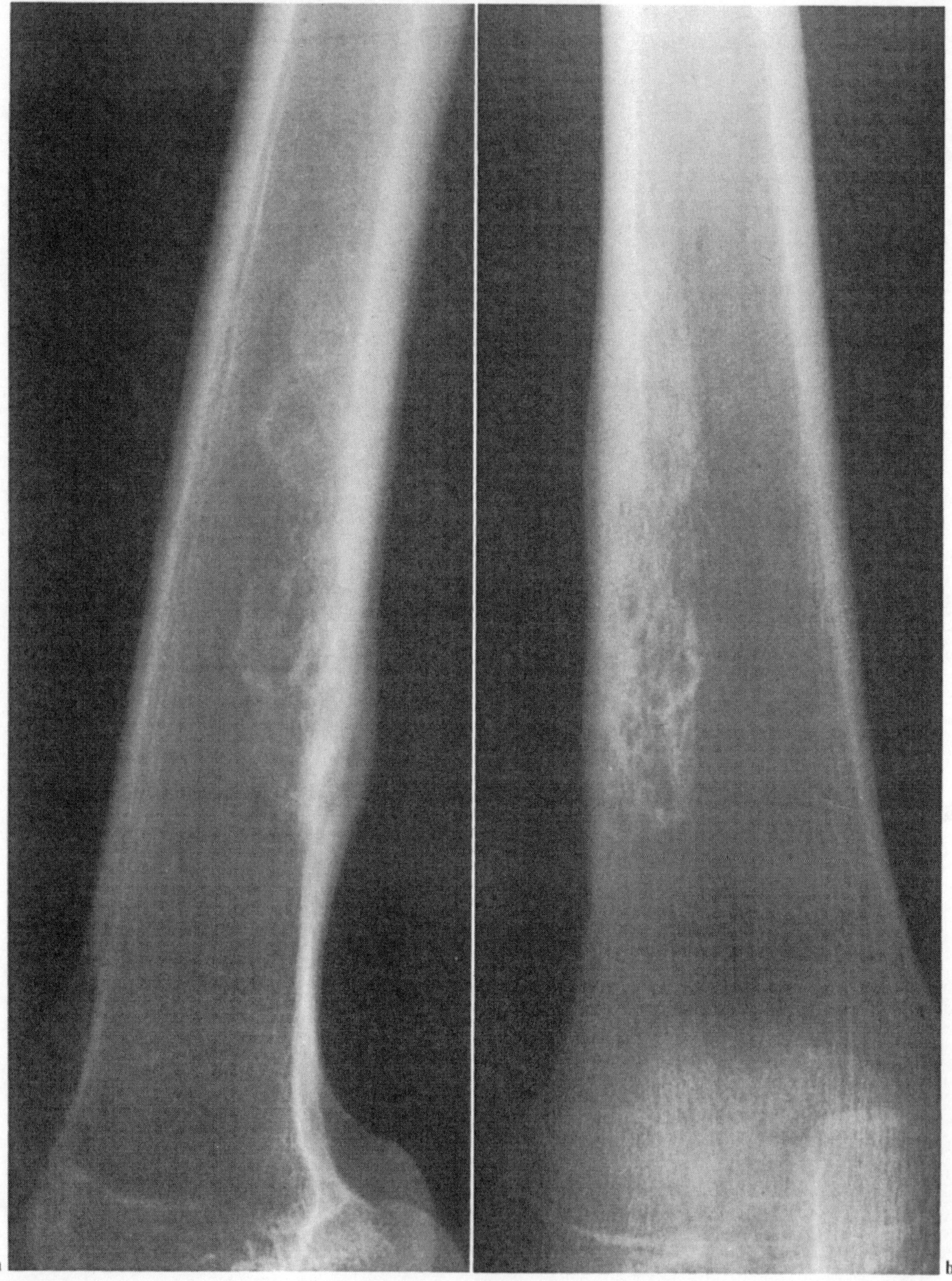

Abb. 5.90a, b. Ausgedehntes, nicht-ossifizierendes Knochenfibrom im sog. diaphysären Auswanderungsstadium bei einer erwachsenen Frau. Klinisch ist die Patientin symptomlos, die Röntgenaufnahmen wurden anläßlich eines Traumas zum Frakturausschluß angefertigt. Im distalen Femur stellt sich ein dorsolateral gelegenes, von der Kortikalis ausgehendes Gebilde dar, das sich in die Spongiosa ausdehnt und dessen unregelmäßige Struktur-aufhellungen von girlandenartigen Sklerosesäumen umgeben sind. Die dorsale Kortikalis ist an umschriebener Stelle distal uhrglasartig vorgewölbt. Die Beziehung zur Kortikalis und die oben dargestellte Röntgenmorphologie schließen insbesondere bei fehlender klinischer Symptomatik *differentialdiagnostisch* in Frage kommende Veränderungen wie ein Enchondrom oder einen Knocheninfarkt aus

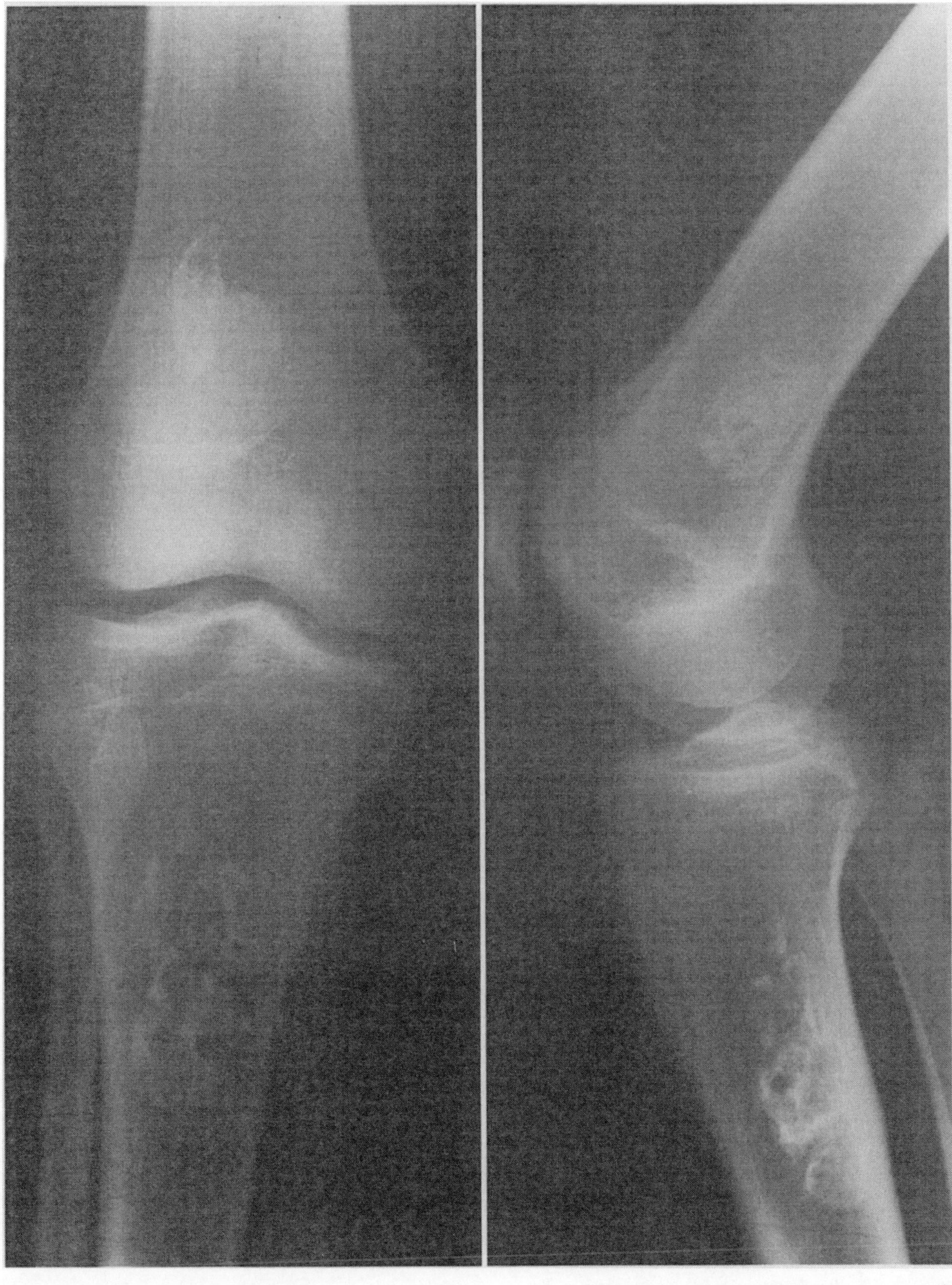

a   b

Abb. 5.91 a, b. Sogenanntes ossifizierendes Knochenfibrom im distalen Femur und in der proximalen Tibia bei einem 32jährigen Mann. Bizarre, exzentrisch im Knochen gelegene Verkalkungen mit eindeutiger Beziehung zur Kortikalis, besonders an der Tibia. *Differentialdiagno-stisch* kommen verkalkte Enchondrome und Knocheninfarkte in Frage, die jedoch beide in der Regel mehr zentral im Knochen liegen. Wiederum handelt es sich um einen reinen Zufallsbefund

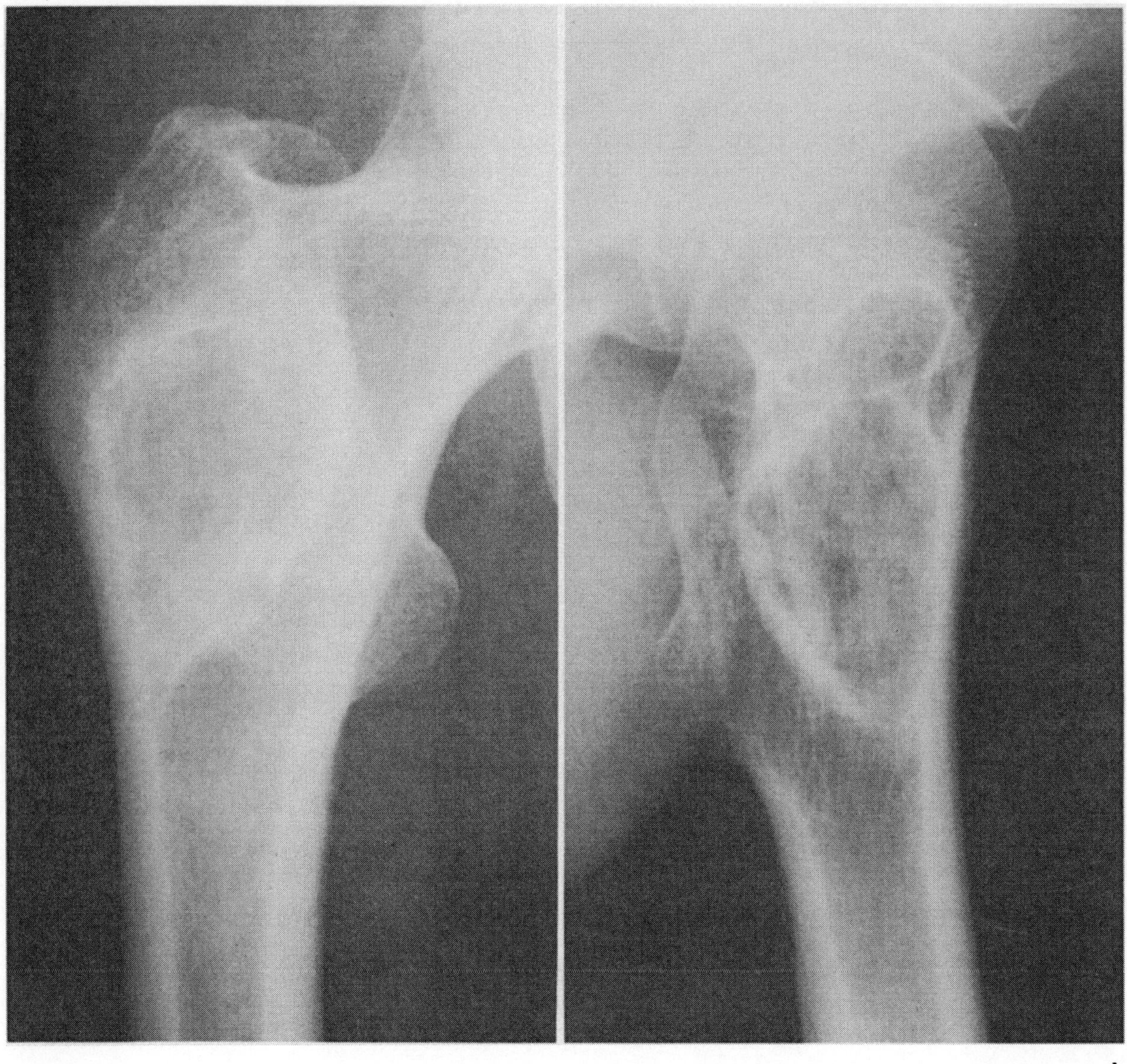

a   b

Abb. 5.92a, b. Xanthofibrom in der rechten Intertrochantärregion bei einer 52jährigen Frau. Seit Jahren mäßige Schmerzen in der rechten Hüfte. Von einem breiten Sklerosesaum umgebener Defekt, in dem sich unstrukturierte verwaschene Kalkeinlagerungen (**b**) finden. Der sehr dichte Sklerosesaum erinnert an den in Abb. 5.63 dargestellten „alten" Riesenzelltumor

5.3.3.4 Intraossäres Ganglion (subchondrale Synovialzyste)

Pathologisch-anatomisch bestehen intraossäre Ganglien aus einer gelatineartigen Masse. Ätiologie und Pathogenese dieser Veränderung sind bisher noch nicht restlos geklärt. Es werden Zusammenhänge mit Traumen diskutiert (posttraumatische subchondrale Synovialzyste), wobei über eine längere Zeit nach einer Minimalläsion des Knorpels bei Weiterbelastung des Gelenkes Synovialflüssigkeit in die unmittelbar unter der Läsion gelegene Spongiosa gedrückt bzw. gepumpt wird, wodurch es zu umschriebenen Knochenresorptionen kommt. Auch Synovialhernien und -versprengungen werden als Ursache angenommen.

Klinisch bereiten die intraossären Ganglien in der Regel Schmerzen.

Röntgenologisch findet sich eine gut begrenzte gelenknahe Aufhellung mit einem Durchmesser von 2 mm bis zu 7 cm, die von einem Sklerosesaum umgeben ist. Der angrenzende Gelenkspalt ist normal weit. Häufigste Lokalisationen sind die distale Tibia, Femurkopf und -hals, die Region unmittelbar oberhalb des Azetabulums, das Caput ulnae und der Humeruskopf.

5.3.3.5 Villonoduläre Synovitis (pigmentierte villonoduläre Synovitis)

Bei dieser Erkrankung handelt es sich um einen chronischen proliferierenden geschwulstähnlichen Prozeß von Synovia in Gelenken, Bursen und Sehnen mit einer relativ häufigen intraossären Ausbreitung.

Pathologie – Histologie

Makroskopisch findet sich eine bräunliche Verfärbung der Synovialmembran mit nodulärer Proliferation.

Histologisch läßt sich eine villöse Hypertrophie der Synovialmembran nachweisen. Die Synovia ist durch Hämosiderinablagerungen, vielkernige Riesenzellen (Osteoklasten) und reichlich Bindegewebe verdickt. Die Hämosiderinablagerungen sind für die bräunliche Verfärbung der Synovia und damit für das Synonym der Erkrankung verantwortlich.

Häufigkeit, Alter und Geschlecht

Die Erkrankung wird relativ häufig fehldiagnostiziert und z.B. als Riesenzelltumor oder Xanthom angesprochen, weshalb Angaben über ihre Inzidenz unzuverlässig erscheinen. Das Manifestationsalter liegt zwischen dem 10. und 40. Lebensjahr; ein geschlechtsspezifi-

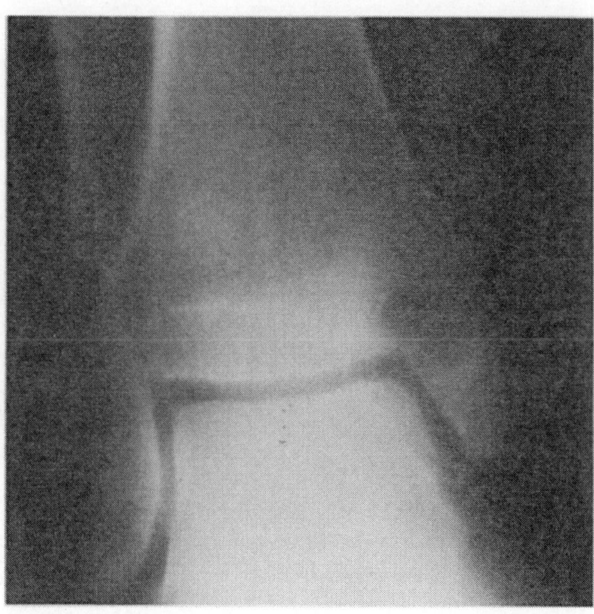

Abb. 5.93. Intraossäres Ganglion in der distalen subchondralen Tibia (Loco typico). Scharf – durch einen Sklerosesaum – begrenzter Defekt in der Spongiosa (Tomogramm)

sches Auftreten wurde bisher nicht beobachtet.

Klinik

Klinisch bestehen oft über Jahre andauernde Gelenkschmerzen und eine Schwellung, Allgemeinreaktionen fehlen. Die Gelenkpunktion ergibt zumeist einen blutig-serösen Erguß. Die klinische Symptomatik wird sehr häufig in den Formenkreis der rheumatischen Gelenkerkrankungen eingeordnet.

Lokalisation

Am häufigsten tritt die villonoduläre Synovitis um die Kniegelenksregion herum auf, sie wird aber auch in der Hüfte, im oberen Sprunggelenksbereich, im Hand- und Schultergelenk beobachtet.

Röntgensymptomatik

Es lassen sich 2 Manifestationsformen der villonodulären Synovitis unterscheiden, wobei die eine in die andere übergehen kann.

Weichteilmanifestation. Röntgenologisch fällt eine durch Synoviahypertrophie und begleitenden Erguß bedingte Schwellung des Gelenkes auf, wobei die Verbreiterung der Gelenksweichteile im Gegensatz zu einer eitrigen oder tuberkulösen Arthritis mit einer auffallenden Dichte einhergeht. Sie wird auf die Hämosiderinablagerungen in der Synovia, ähnlich wie bei der Hämophilie, zurückgeführt. In der Regel fehlt eine gelenknahe Entkalkung, der Gelenkspalt ist normalweit.

Intraossäre Form der villonodulären Synovitis. Der Prozeß dringt von außen und peripher in die gelenknahen Knochenabschnitte ein, wo er zu zystenähnlichen Aufhellungen führt, die von einem Sklerosesaum umgeben sind. Die zystenähnlichen Defekte, die in der Regel multipel auftreten, weisen nie eine Verkalkung auf; periostale Reaktionen sind selten. Wenn sich zystenähnliche Aufhellungen im Subchondralgebiet *beider* artikulierenden Knochen zeigen, so kann röntgenologisch die Dia-

gnose einer villonodulären Synovitis als ziemlich sicher angenommen werden. Die Diagnose wird erhärtet, wenn eine gelenknahe Osteoporose und eine Gelenkspaltverschmälerung fehlen und darüberhinaus der Prozeß monoartikulär auftritt.

Differentialdiagnose

In erster Linie sollte das maligne Synovialom abgegrenzt werden. Dieses zeigt jedoch fast immer amorphe Verkalkungen in den Weichteilschwellungen, eine ossäre Beteiligung kommt nur in etwa 1/3 der Fälle vor. Liegt eine Knochenbeteiligung mit marginaler Erosion oder intraossärer Ausbreitung vor, so sind die damit einhergehenden Strukturauslöschungen zum gesunden Knochen hin unscharf begrenzt. Wegen der stärkeren Schmerzsymptomatik wird das maligne Synovialom häufig von einer deutlichen Inaktivitätsosteoporose der gelenknahen Knochenabschnitte begleitet. Der Nachweis von den in der Regel sehr früh auftretenden Lungenmetastasen des hochmalignen Synovialoms erleichtert die Diagnose und die Abgrenzung gegen die villonoduläre Synovitis.

Bei intraossärer Ausbreitung der villonodulären Synovitis in nur einem artikulierenden Knochen muß differentialdiagnostisch ein primärer Knochentumor wie z.B. das benigne Chondroblastom in Erwägung gezogen werden.

Im Stadium initialer Knochenveränderungen sollte auch die multizentrisch Retikulohistiozytose differentialdiagnostisch Berücksichtigung finden.

Literatur

Craig RM, Pugh DG, Soule EW (1955) The roentgenologic manifestations of synovial sarcoma. Radiology 65:837

Mackenzie DH (1966) Synovial sarcoma, a review of 58 cases. Cancer 19:169

Jaffé HL, Lichtenstein L, Sutro CJ (1941) Pigmented villonodular synovitis, bursitis and tendosynovitis. Arch Pathol Lab Med 31:731

Scott PM (1968) Bone lesions in pigmented villonodulär synovitis. J Bone Joint Surg [Br] 50:306

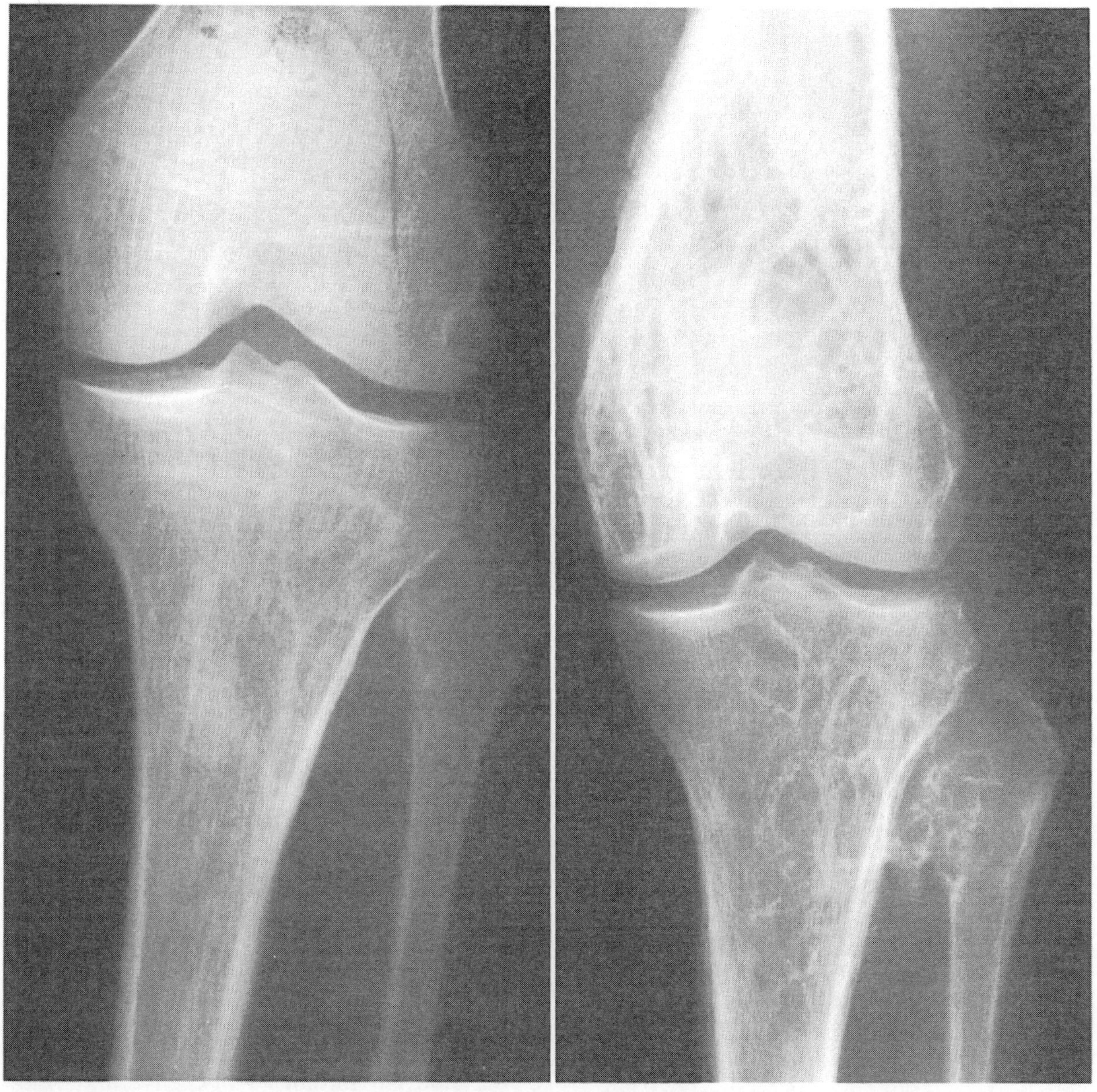

ab

Abb. 5.94a–e. Villonoduläre Synovitis bei einer 49jährigen Frau. **a** Die Aufnahme aus dem Jahr 1973 zeigt diskrete Strukturaufhellungen im Tibiakopf. Die Aufhellungen sind von Sklerosesäumen umgeben. Nach lateral zu sehr dichter Weichteilschatten, der in die Fibula übergeht. In diesen Schatten sind auch feine Verkalkungen eingelagert. Darüber hinaus Strukturaufhellungen und -auslöschungen in den subkortikalen Abschnitten des Condylus femoris lateralis mit partieller Arrodierung der Kortikalis und Vorwölbung eines sehr dichten Weichteilschattens. Eine Probeexzision aus den Veränderungen im Tibiakopf wurde histologisch als Riesenzelltumor fehlgedeutet. **b, c** Vier Jahre später massive Zunahme der Veränderungen mit multizystisch anmutenden Strukturaufhellungen und

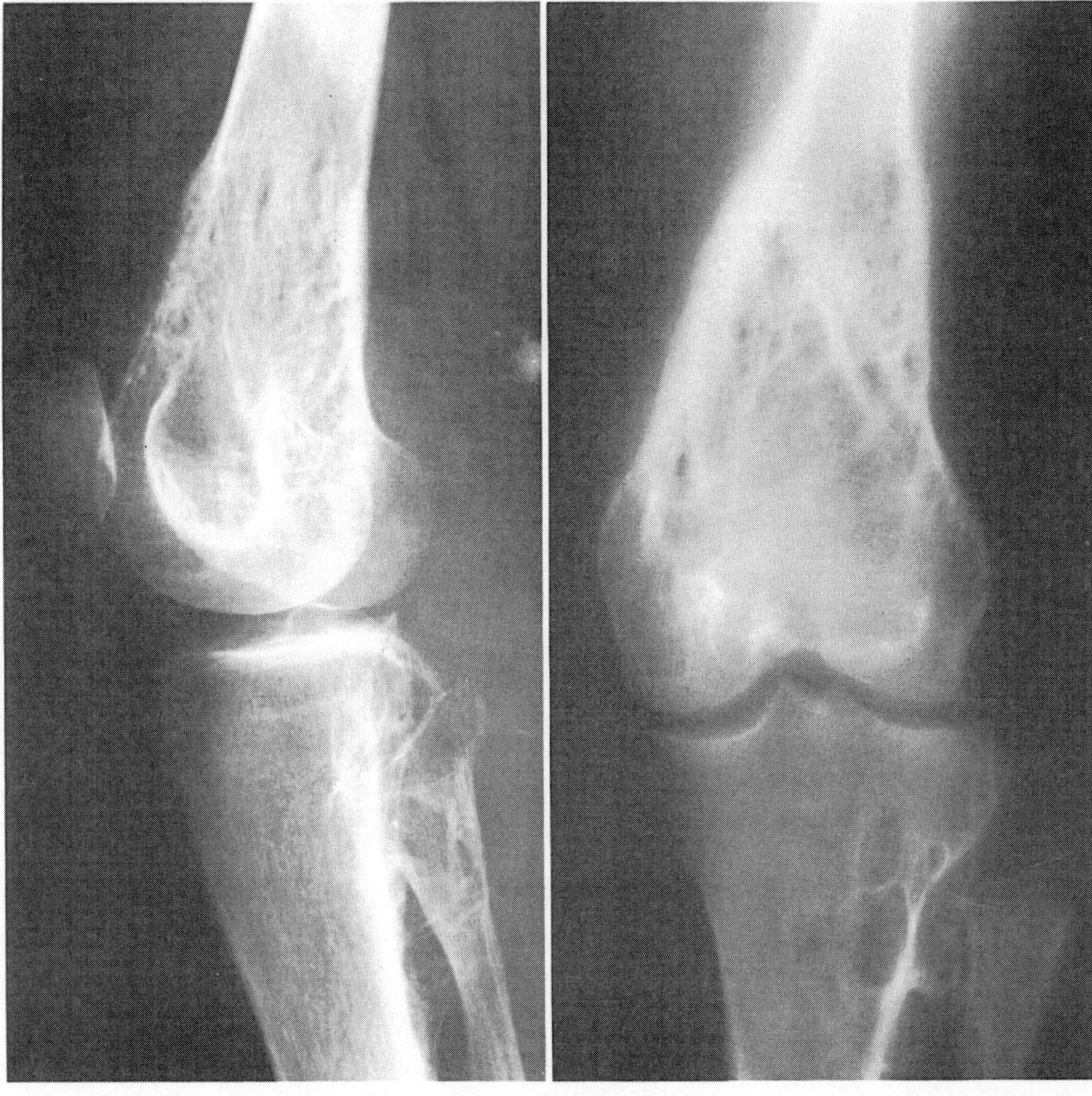

c

d

-auslöschungen sowohl im distalen Femur wie im Bereich der proximalen Tibia und in der Fibula. Erheblicher, sehr dichter Weichteilschatten besonders nach dorsal entwikkelt. Normal weiter Gelenkspalt, keine gelenknahe Osteoporose. **d** Die Schichtaufnahme demonstriert in der distalen Femurmeta- und -epiphyse überraschenderweise einen sehr großen, einkammerigen Defekt, in den die weiter diaphysär gelegenen multizystischen Aufhellungen einfließen. Die Kortikalis ist im Bereich des distalen Femur – wie auch schon die Übersichtsaufnahmen (**b, c**) zeigen – zirkulär erheblich arrodiert. **e** Angiographisch stellt sich ein hochvaskularisierter, vorwiegend nach dorsal entwikkelter Weichteiltumor dar, der zu einer Abdrängung der V. poplitea nach dorsal geführt hat

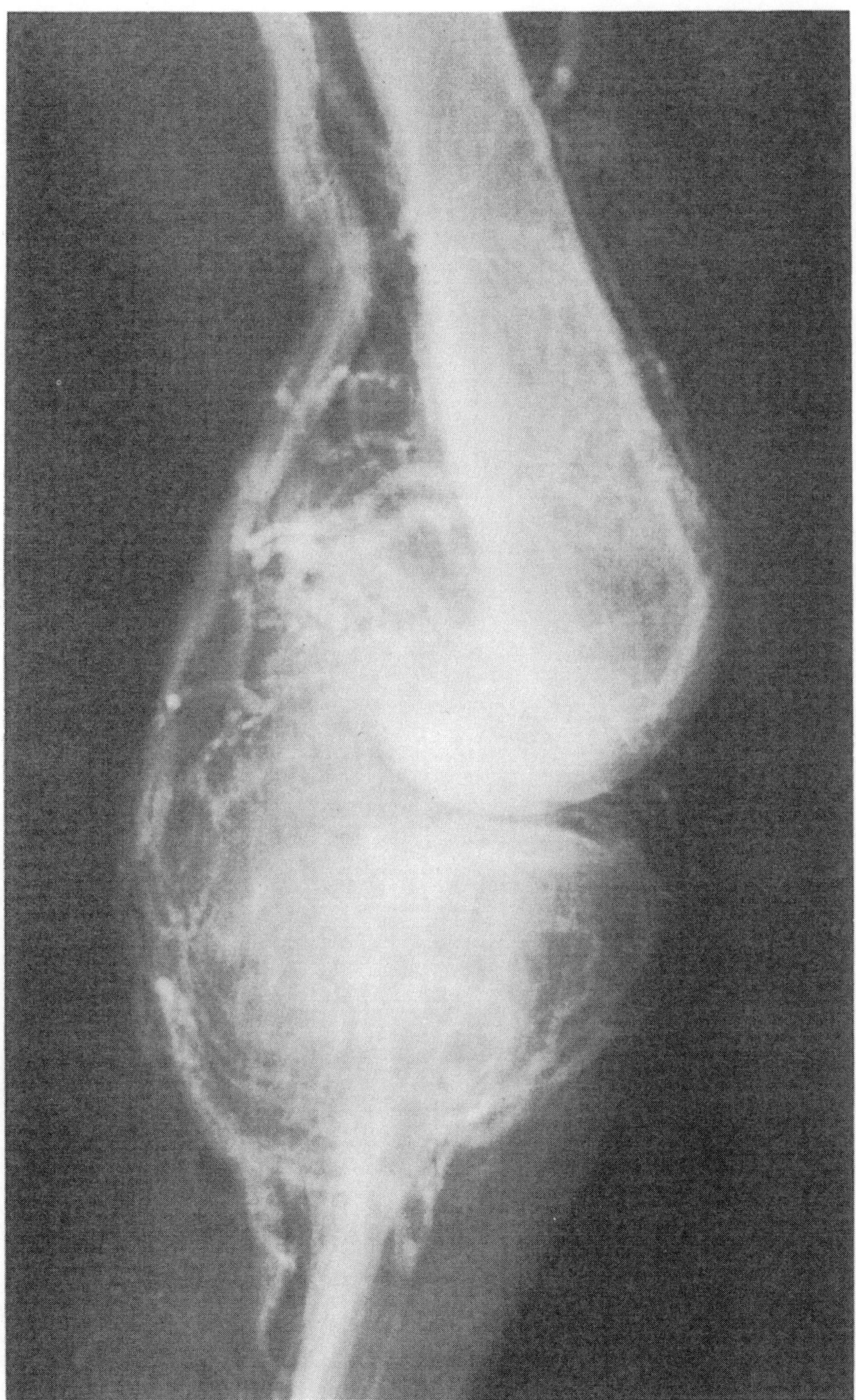

5.94e

5.3.3.6 Myositis ossificans

Bei der Myositis ossificans handelt es sich um eine heterotope Knochenneubildung in der Muskulatur, in den Sehnen und Aponeurosen.

Pathologie – Histologie

Der Ausdruck „Myositis" ist sicherlich irreführend, da histologisch bei frühen Veränderungen keine Zeichen einer Entzündung bestehen, vielmehr liegt eher ein metaplastischer Prozeß des intermuskulären Bindegewebes vor. Dort findet man in der Initialphase der Veränderung stärkere Proliferationen von Fibroblasten und Osteoblasten, wobei letztere Osteoid bilden, das ultrastrukturell wohl nicht dem üblichen reparativen Osteoid entspricht. In der aktiven Phase einer Myositis ossificans lassen sich sehr viele Gefäße in dem tumorähnlichen Geschehen nachweisen. Später kommt es zum Aufbau regelrechter Knochenbälkchen, die zuerst in den Randzonen und dann später auch mehr zentral gesehen werden. Mit Fortschreiten des Prozesses nehmen Zahl und Dicke der Bälkchen zu, es können sich auch geordnete, ausgerichtete trabekuläre Strukturen einstellen.

Klassifizierung

Obwohl Ätiologie und Pathogencse der Myositis ossificans letzten Endes unbekannt sind, so werden *klinisch* doch 3 Gruppen unterschieden:
1. *progressive Myositis ossificans* (Myositis ossificans progressiva, M. Münchemeyer),
2. *Myositis ossificans traumatica (circumscripta)*
3. *Myositis ossificans neurotica* (neuropathica).

Röntgensymptomatik

Röntgenologisch finden sich bei allen 3 Formen anfänglich wolkige bis netzartige Weichteilverdichtungen, die später in organisierte spongiöse und kortikale Knochenstrukturen übergehen. Die Veränderungen können dann kugel- oder eiförmig, flach schalen- bis spangen- oder brückenförmig aussehen, sie haben eine Ausdehnung von Pflaumen- bis Kokosnußgröße. In der Regel erstrecken sich die ektopischen Verknöcherungen entlang der Achse der beteiligten Muskel- und Sehnenpartien. Sie können dabei vom Knochen deutlich entfernt liegen, aber andererseits bei sehr enger Beziehung zum darunterliegenden Knochen diesen auch arrodieren oder fest mit ihm verwachsen, wodurch sich differentialdiagnostische Schwierigkeiten gegenüber dem parossalen und periostalen osteogenen Sarkom ergeben.

1. Progressive Myositis ossificans. Die Erkrankung tritt bereits in den ersten Lebensmonaten auf, sie ist autosomal dominant vererblich und durch fortschreitende Verknöcherungen der Muskulatur des Nackens, des Rückens, der Schultern, der Oberarme und Oberschenkel und des Abdomens sowie des Bandapparates der Wirbelsäule einschließlich der Kostotransversalgelenke, fernerhin auch der Sehnenansätze charakterisiert. Die Erkrankung ist in der Regel mit angeborenen Anomalien der Finger und Zehen (Mikrodaktylien, Klinodaktylien), mit Störungen der Zahnentwicklung, Taubheit und Hypogonadismus vergesellschaftet. Die Erkrankten erreichen selten das 30. oder 40. Lebensjahr.

2. Myositis ossificans traumatica (circumscripta). Diese Form entspricht einer lokalisierten Verkalkung im Gefolge eines akuten oder chronischen Traumas. Posttraumatisch tritt in der Regel ein klinisch tastbarer, nicht druckschmerzhafter Tumor in der betroffen Region auf, Beschwerden werden nur bei größerer Muskelbeanspruchung angegeben. Nach ca. 1 Monat lassen sich dann röntgenologisch flockige Verdichtungen in diesem Tumor nachweisen, auch findet sich zumeist eine periostale Verkalkung im angrenzenden Knochen. Nach 6–8 Wochen werden mehr lanzettförmige dichtere Verkalkungen erkennbar, die von einer Art Kortikalis umgeben sind. Erwähnenswert erscheint, daß die Verkalkungen in der Regel von peripher nach zentral fortschreiten. Die ektopischen Verkalkungen liegen parallel zum Knochenschaft oder entlang der Achse eines Muskels bzw. einer Muskelgruppe. Am häufigsten wird die Myositis ossificans traumatica in der Beugeseite des Ellenbogengelenkes und in der Wadenmuskulatur sowie im Adduktorengebiet des Oberschenkels beobachtet. Letztere Lokalisation tritt beson-

ders bei Reitern (sog. „Reiterknochen") auf (chronische Traumatisierung). Angiographisch sind die Veränderungen in ihrer Frühphase in der Regel hochvaskularisiert, typische Zeichen der Malignität wie Gefäßabbrüche, arteriovenöse Shunts und Kontrastmittelseen fehlen jedoch im Gegensatz zu nativdiagnostisch ähnlich anmutenden malignen Tumoren.

3. Myositis ossificans neurotica oder neuropathica. Diese zumeist multilokuläre Form der Myositis ossificans entsteht infolge von Para- oder Tetraplegien im Durchschnitt 3–23 Monate nach Krankheitsbeginn und führt zunächst in Gelenknähe zu Verknöcherungen der Muskulatur, der Sehnen, Bänder und Aponeurosen sowie der Gelenkkapseln. Der angrenzende Knochen zeigt bis auf eine gelegentlich nachweisbare Inaktivitätsosteoporose keine Veränderungen. Auch finden sich keine Periostreaktionen. Die Verknöcherungen können so dicht auf dem Knochen liegen, daß selbst mit Hilfe der Tomographie eine Trennung nicht möglich ist. Sie treten immer distal der nervalen Läsion auf. Klinisch imponiert anfänglich eine schmerzhafte Weichteilschwellung, auch werden gelegentlich Allgemeinreaktionen wie Fieber und Leukozytose beobachtet. Nach Monaten kommt der Prozeß schließlich zum Stillstand, besonders wenn durch die knöcherne Umklammerung das befallene Gelenk ankylosiert. Wie bei der Myositis ossificans traumatica treten nach chirurgischer Entfernung sehr häufig *ausgedehnte Rezidive* auf. Spontane Rückbildungen werden nicht beobachtet.

Pathogenetisch werden bei der Myositis ossificans neurotica vorwiegend trophoneurotische Gewebsschäden bei Para- und Tetraplegien diskutiert, wobei infolge einer gestörten lokalen Stoffwechselsituation aus pluripotenten undifferenzierten Mesenchymzellen des Gefäß- und Bindegewebsapparates über Präosteoblasten schließlich Osteoblasten und Fibroblasten entstehen. Die Myositis ossificans neurotica wurde bisher als Folge von Querschnittslähmungen verschiedenster Ursache, nach Schädelhirntraumen, nach den verschiedensten entzündlichen und degenerativen Erkrankungen des Gehirns, des Rückenmarks und der peripheren Nerven sowie bei Mißbildungen, vaskulären Prozessen und Tumoren beschrieben. Bei Paraplegikern mit irreversiblen Lähmungen soll es in 30–50% aller Fälle zur Myositis ossificans kommen.

Differentialdiagnose

Besonders beim Sitz in der Kniegelenksregion kann die Abgrenzung einer Myositis ossificans von einem *parossalen osteogenen Sarkom* nicht nur röntgenologisch, sondern – besonders in der Initialphase – auch histologisch Schwierigkeiten bereiten. Gewöhnlich ergeben sich für die Myositis ossificans traumatica aus der Anamnese Hinweise; die Myositis ossificans neurotica tritt in der Regel multilokulär auf. Während bei den sarkomatösen Veränderungen die Verkalkungen zentral, d.h. knochennah am ausgeprägtesten sind, so finden sie sich bei der Myositis ossificans peripher dichter als zentral. Die Myositis ossificans neurotica liegt zumeist um ein Gelenk und ankylosiert es, während sich parossale und periostale Osteosarkome in der Regel auf nur einen Knochen ohne direkte Beziehung zum Gelenk beschränken.

Fernerhin ist differentialdiagnostisch an *metaplastische* und *regressive Verkalkungen z.B. beim Hämatom* bzw. bei *Weichteiltumoren* anderer Ursache zu denken, die im Verlauf jedoch selten eine solche Dichte und Gleichmäßigkeit wie die Myositis ossificans erreichen. Die *Calcinosis interstitialis universalis* und auch die *Calcinosis interstitialis circumscripta* verursachen mehr feinfleckige amorphe Verkalkungen vor allem der Haut und der Subkutis. Die *pseudotumoröse Kalzinose (Teutschländer)* erreicht ebenfalls selten eine solche Dichte wie die Myositis ossificans; posttraumatische oder regressive *Bursa- und Gelenkkapselverkalkungen* finden sich in der Regel umschriebener und in wesentlich geringerem Ausmaß als die Myositis ossificans. Das bei der Sklerodermie gelegentlich beobachtete *Thibièrge-Weissenbach-Syndrom* tritt mit krümeligen oder scholligen Verkalkungen in der Regel generalisiert an der Ulnaseite des Armes, an den Fingerbeeren, im Axillarbereich sowie im subkutanen Gewebe und in den Regionen, die stärkerem Druck ausgesetzt sind, auf, wie z.B. im Gesäß und in den Ellenbogen.

Literatur

Delanote GJ, Baert AL (1974) Myositis ossificans progressiva. J Belge Radio 57:213

Norman A, Dorfman HD (1970) Juxtacortical circumscribed myositis ossificans: evolution and radiographic features. Radiology 96:301

Paterson DC (1970) Myositis ossificans circumscripta. J Bone Joint Surg [Br] 52:296

Schütz W, Dohrmann R, Fleming G (1961) Die Myositis ossificans traumatica. Ein Beitrag zur Differentialdiagnose gegenüber den osteogenen Sarkomen. Chirurg 32:97

Vogelsang HG, Lorenz R, Hermann E (1966) Die Myositis ossificans "neurotica" bei Läsionen des Zentralnervensystems. Nervenarzt 37:103

Yaghamai J (1977) Myositis ossificans: diagnostic value of arteriography. AJR 128:811

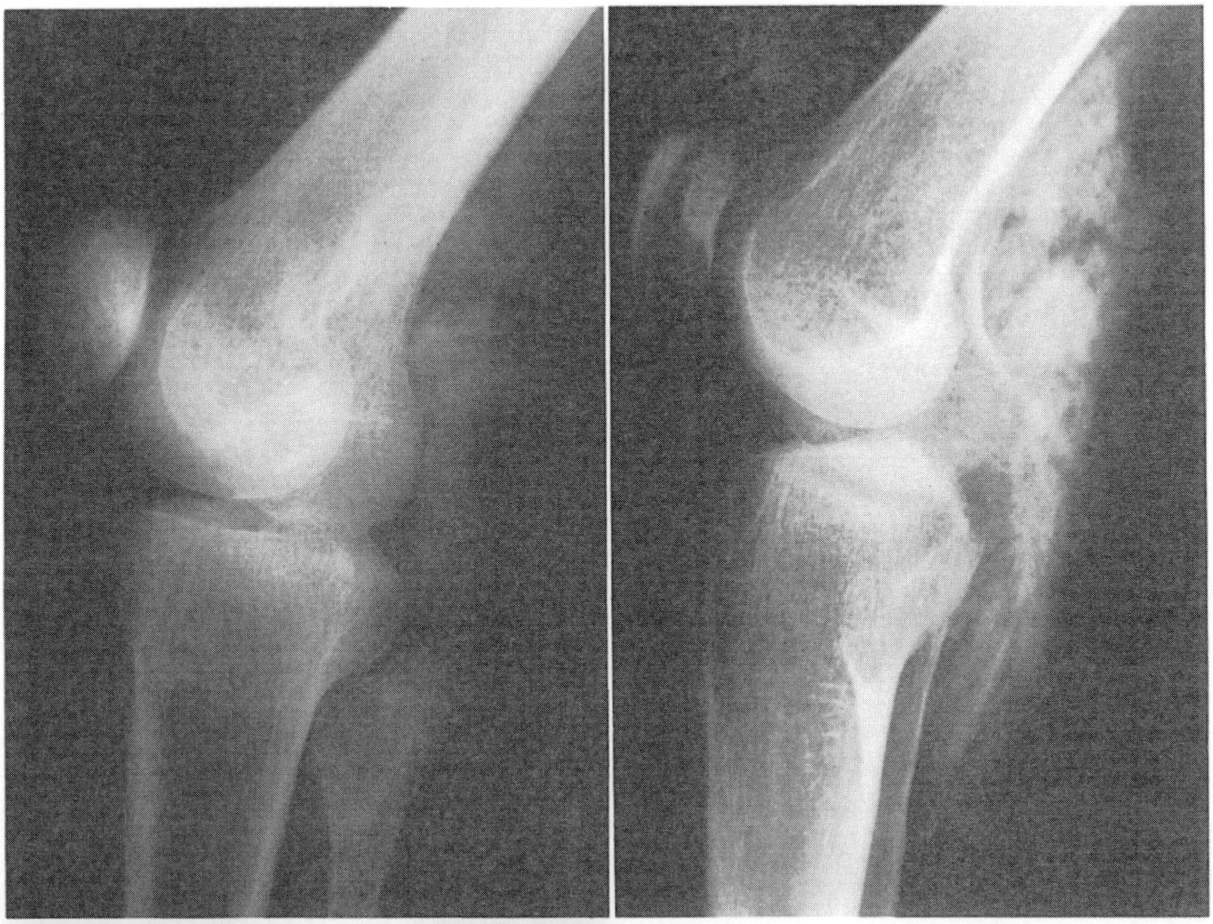

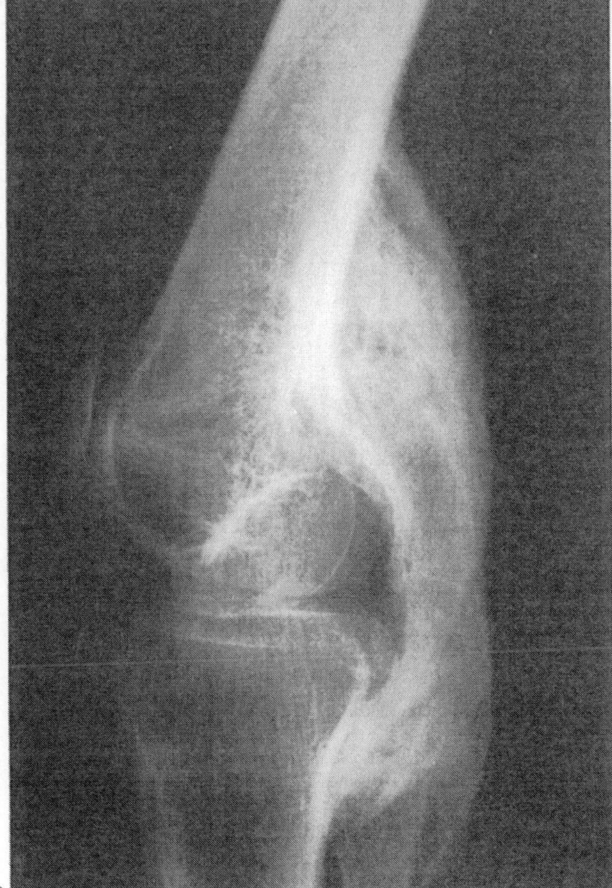

Abb. 5.95 a–c. Verlauf einer Myositis ossificans neuropathica am Kniegelenk bei einer Patientin mit Tetanie. Etwa 6 Wochen nach Krankheitsbeginn wurde eine dolente Schwellung in beiden Kniegelenksregionen tastbar. Die Röntgenaufnahme des linken Kniegelenkes zeigt undifferenzierte wolkige Verdichtungen in der Fossa poplitea, über den Gelenkspalt bis zum Tibiakopf reichend. Sieben Wochen später (**b**) deutliche Dichtezunahme dieser Verkalkungen besonders in den peripheren Abschnitten mit weiterer Ausbreitung des Prozesses nach proximal und distal. Ein halbes Jahr später ziemlich homogene ankylosierende Verknöcherung (**c**) mit deutlicher Spongiosastruktur und zarter Kortikalis. Der Knochen ist nicht infiltriert, die Verknöcherung sitzt aber dem Planum popliteae fest auf. *Differentialdiagnose:* Gegen ein parossales osteogenes Sarkom sprechen nicht nur die Anamnese, sondern auch die Tatsache, daß die Knochenneubildungen über das Gelenk bis zur Tibia reichen

Abb. 5.96. Posttraumatische Myositis ossificans am distalen ventralen Humerus. Die ausgedehnte Verkalkung sitzt der Kortikalis dicht auf, sie wölbt sich in die Kubitalregion vor und strebt in Richtung des Unterarmes. Der Befund wurde 5 Wochen nach der Osteosynthese entdeckt. Klinisch bestand eine schmerzhafte Schwellung in der Ellenbeuge

Abb. 5.97a, b. Myositis ossificans neuropathica in der rechten Hüftregion nach akut aufgetretener Paraplegie bei einem Rückenmarkstumor. Die erste Röntgenaufnahme (**a**) wurde wegen einer tastbaren Schwellung in der rechten Hüftregion $^1/_2$ Jahr nach Krankheitsbeginn angefertigt und zeigt noch relativ wolkige unstrukturierte Verkalkungen vorwiegend in den lateralen, aber auch in den medialen paraartikulären Weichteilpartien. Ein viertel Jahr später (**b**) massive Dichtezunahme der Verkalkungen, die jetzt spongiosaartig strukturiert erscheinen. Klinisch vollständige Ankylosierung des Gelenkes

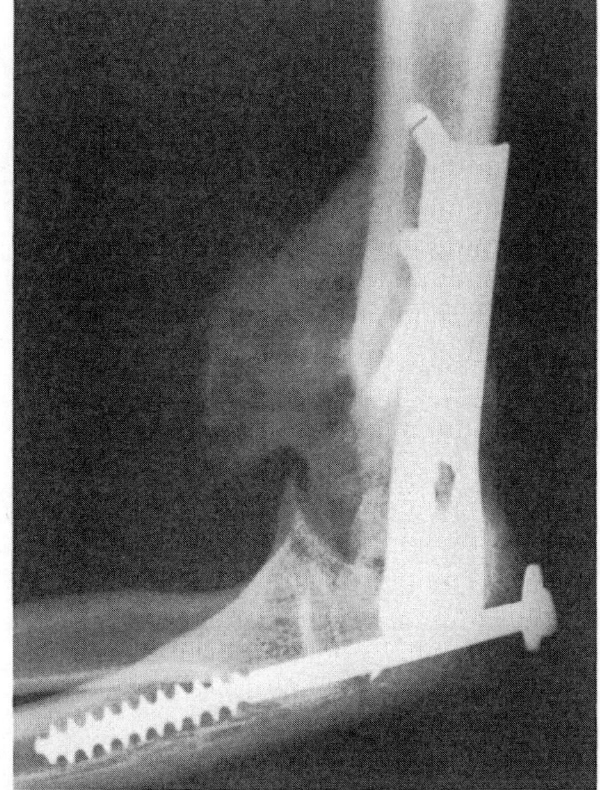

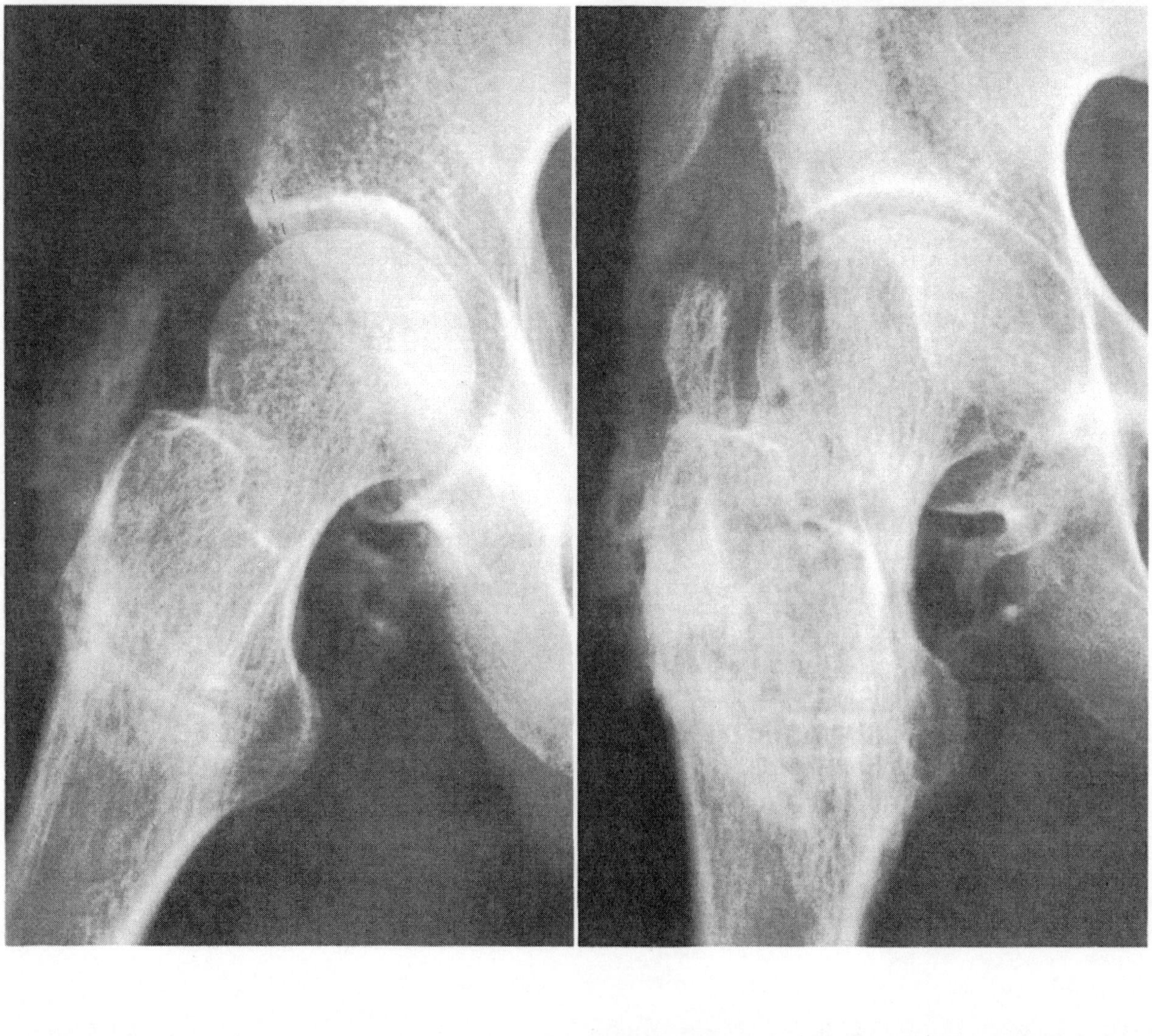

a   b

5.3.3.7 Hämophiler Pseudotumor

Zur Diagnose und Differentialdiagnose s.S. 117.

5.3.4 Maligne Knochentumoren

5.3.4.1 Knochenbildende Tumoren

Osteosarkom (osteogenes Sarkom)

Das osteogene Sarkom ist eine äußerst maligne Knochengeschwulst mit einer sehr schlechten Prognose (5-Jahres-Überlebenszeit ca. 20%, 10-Jahres-Überlebenszeit ca. 17%). Von anderen Sarkomen mit Sitz im Knochen wie z.B. dem Chondro- und Fibrosarkom unterscheidet sich das osteogene Sarkom dadurch, daß *die proliferierenden malignen Zellen Knochengrundsubstanz (Osteoid) produzieren.* Nur der histologische Nachweis von neugebildeter Knochengrundsubstanz in einem malignen Knochentumor erlaubt die Diagnose eines osteogenen Sarkoms. Dabei muß die Bildung von Knochengrundsubstanz im histologischen Bild nicht unbedingt im Vordergrund stehen, vielmehr können Tumoren auch überwiegend z.B. Knorpel oder Bindegewebe bilden, weshalb man auch histologisch zwischen *osteoblastischen, chondroblastischen, fibroblastischen und teleangiektatischen Typen* unterscheidet. Damit wird aber nur das dominierende Element im histologischen Bild gekennzeichnet, denn alle Typen haben hinsichtlich ihrer Lokalisation, des Alters der Patienten, der Eigenschaft, früh hämatogen zu metastasieren, und der einzig möglichen ablativen Therapie gleiche Charakteristika.

Mehr aus röntgenologischer Sicht lassen sich *osteoblastische* bzw. *sklerosierende* oder *osteosklerotische* von *osteolytischen und gemischtförmigen osteogenen Sarkomen* unterscheiden. *Dabei muß ein histologisch als osteoblastisches osteogenes Sarkom klassifizierter Tumor nicht unbedingt mit einer röntgenologisch nachweisbaren Sklerose einhergehen.* Der Histologe spricht immer dann von einem osteoblastischen Prozeß, wenn er überwiegend neugebildeten Knochen sieht. Wenn dieser nur fokal vorkommt und wenig verkalkt ist, kann er röntgenologisch folglich auch nicht gesehen werden.

Hinsichtlich des Sitzes und der Röntgenmorphologie sowie auch des Alters der Patienten läßt sich noch das *zentrale oder medulläre osteogene Sarkom* von dem *periostalen osteogenen Sarkom* abgrenzen (s. unten).

Das *parossale osteogene* Sarkom wird von dem gewöhnlichen osteogenen Sarkom wegen seines besonderen biologischen Verhaltens (entsprechend auch der WHO-Klassifikation) abgetrennt und deswegen gesondert besprochen (s.S. 248).

Die *sekundären osteogenen Sarkome* z.B. auf dem Boden einer Ostitis deformans Paget oder im Gefolge einer vorausgegangenen Exposition des Knochens mit ionisierenden Strahlen unterscheiden sich von den übrigen osteogenen Sarkomen durch die relativ günstigere Prognose.

Typischerweise metastasieren osteogene Sarkome hämatogen und dabei besonders in die Lunge, eine lymphogene Metastasierung ist sehr selten. Die gelegentlich schon bei der Entdeckung des „Primärtumors" nachweisbaren „ossären Metastasen" lassen die Theorie von der multizentrischen Entstehung mancher osteogenen Sarkome möglich erscheinen. Die Beobachtung, daß bei einigen osteogenen Sarkomen „Skeletmetastasen" oft erst Jahre nach Behandlung des Ersttumors auftreten können, könnte dadurch erklärt werden, daß die Metastasen Zweittumoren sind oder daß sie unter dem Aspekt einer multizentrischen Entstehung des osteogenen Sarkoms klinisch und röntgenologisch erst wesentlich später manifest werden.

Pathologie – Histologie

Pathologisch-anatomisch haben die meisten osteogenen Sarkome zum Zeitpunkt der ersten Untersuchung bereits die Kortikalis erreicht und zerstört, sehr häufig ist ein ausgedehntes extraossäres Tumorwachstum nachweisbar. Die Ausdehnung des Tumors im Markraum kann makroskopisch wesentlich ausgeprägter als röntgenologisch sein. Hinsichtlich ihrer Konsistenz variieren die Tumoren von einer extrem weichen, bröckligen oder granulären Masse über ein mehr festeres Bindegewebe mit irregulären Verkalkungen und einem unterschiedlichen Knorpelanteil bis zu einer vorwiegend verknöcherten Substanz. Die Verknö-

cherungen sind zentral meistens prägnanter als in den Tumorrandzonen.

Das vom gewöhnlichen osteogenen Sarkom abzugrenzende *periostale osteogene Sarkom* zeigt makroskopisch eine enge Beziehung zur Kortikalis und zum Periost mit einer Aussparung des Markraumes.

Beiden Tumorformen gemeinsam kann die im parossalen Geschwulstanteil sich abspielende *Knochenspießbildung (spiculae)* sein, die vom Tumor selbst und/oder vom umgebenden Periost verursacht wird. Im Zusammenhang mit dem Durchbruch des Tumors durch die Kortikalis unter das Periost kommt es im Randbezirk des Tumors zu einer periostalen – nicht tumorbedingten – reaktiven Knochenneubildung, die dreieckförmig anmutet und als *Codmansche Triangel* bezeichnet wird.

Das *histologische Bild* hängt ganz von dem im Tumor dominierenden Gewebsanteil (Knochen, Bindegewebe, Knorpel) ab. So reicht das Spektrum von hochanaplastischen Bindegewebszellen mit zahlreichen bizarren hyperchromatischen Kernen bis zu vom Tumor gebildetem dichten Knochen, der von einer relativ kleinen Zahl spindeliger Stromazellen umgeben ist. Der vom Tumor gebildete Osteoidanteil kann sehr variabel sein.

Häufigkeit

Etwa 20–25% aller sarkomatösen Knochentumoren sind osteogene Sarkome. Hinsichtlich der Häufigkeit maligner Knochentumoren rangieren die osteogenen Sarkome hinter dem Plasmozytom.

Alter

Der Manifestationsgipfel des medullären bzw. zentralen osteogenen Sarkoms liegt in der 2. Lebensdekade (ca. 45–47%), es folgt die 3. Lebensdekade (ca. 18%), die 4. und 5. Lebensdekade sind mit je ca. 10% gleich häufig betroffen.

Das periostale osteogene Sarkom liegt hinsichtlich des durchschnittlichen Erkrankungsalters um einige Jahre höher.

Geschlecht

Das männliche Geschlecht ist mit 60% eindeutig häufiger als das weibliche betroffen. Am periostalen osteogenen Sarkom erkranken Männer mit einer noch größeren Häufigkeit.

Klinik

Im Vordergrund der klinischen Symptomatik stehen Schmerzen im befallenen Skeletabschnitt, deren Dauer mit wenigen Wochen bis zu einigen Monaten angegeben wird.

Lokalisation

Das medulläre oder zentrale osteogene Sarkom wird am häufigsten in den Metaphysen der langen Röhrenknochen angetroffen, wobei besonders die Region um das Kniegelenk herum (ca. 50% aller osteogenen Sarkome) dominiert. Der zweithäufigste Manifestationsort ist der proximale Humerus (besonders bei Mädchen), es folgen das Becken und die Kieferregion.

Das periostale osteogene Sarkom ist mehr diaphysär lokalisiert.

Röntgensymptomatik

Medulläres oder zentrales osteogenes Sarkom. Das röntgenologische Erscheinungsbild wird überwiegend von den pathologisch-anatomischen Veränderungen beherrscht. Besteht der Tumor mehr aus bindegewebigem und knorpeligem Material, so liegt vorwiegend ein osteolytischer Prozeß vor, setzt er sich mehr aus neugebildetem Knochen (reaktiv oder tumorbedingt) zusammen, so resultiert vorwiegend eine Sklerose. In der überwiegenden Zahl der Fälle tritt das osteogene Sarkom aber weder rein osteolytisch noch rein osteosklerotisch, sondern mehr gemischtförmig auf.

Osteolytischer Typ: Hier findet sich eine inhomogene, z.T. auch fleckig-mottenfraßähnlich anmutende Strukturauslöschung im betroffenen Abschnitt mit unscharfen Konturen zum gesunden Knochen hin. An den Röhrenknochen ist die Kortikalis zumeist hochgradig verdünnt oder gar vollständig zerstört. Die Tumorausdehnung kann dabei beträchtlich sein und bis zu 20–25 cm betragen. Hat der Tumor die Knochengrenzen noch nicht überschritten, so findet sich im Angiogramm meist eine massive Hypervaskularisation mit Darstellung von pathologischen Gefäßen, Gefäßseen und Shunts im eigentlichen Tumorgebiet.

Durchbricht der Tumor die Kortikalis, so färbt sich in der Regel auch der parossale Geschwulstanteil an und kann den zentralen Tumoranteil überlagern.

Sklerosierender Typ: Der Tumor zeichnet sich durch eine dichte Sklerose im erkrankten Skeletabschnitt aus, der Übergang zum gesunden Knochen hin ist in der Regel sehr breit und unscharf. Hat der Tumor die Kortikalis durchbrochen, so finden sich in der Regel ausgedehnte verkalkte parossale Tumormassen, häufig mit radiärer oder vertikal zur Schaftachse eines Röhrenknochens stehender Streifung (*Spiculae*). Das nach proximal und distal an die Perforation angrenzende Periost ist als Antwort auf die Dehnung dreieckförmig verknöchert (*Codmansche Triangel*). Spiculae und Codmansche Triangel sind aber entgegen älterer Ansicht nicht symptomatisch für ein osteogenes Sarkom, sie werden auch bei entzündlichen und anderen tumorösen oder tumorähnlichen Läsionen angetroffen.

Das Angiogramm des sklerosierenden Osteosarkoms zeigt meist eine Hypervaskularisation, die nicht selten die verkalkten und damit röntgenologisch im Nativbild sichtbaren parossalen Tumoranteile überragt.

Gemischtförmiger Typ: Dieser am häufigsten vorkommende Typ besteht aus unregelmäßigen fleckförmigen Strukturauslöschungen neben unscharfen und inhomogenen Sklerosierungszonen. In der Regel ist die Kortikalis durchbrochen, und es entwickelt sich ein parossaler Geschwulstanteil mit Spiculae und Codmanscher Triangel.

Auch dieser Tumortyp ist in der Regel hypervaskularisiert, zeigt Korkziehergefäße, Gefäßabbrüche, Kontrastmittelseen und Shunts. Nicht selten ist der Tumor in die abführenden Venen bereits eingebrochen.

Periostales osteogenes Sarkom. Beim periostalen osteogenen Sarkom findet sich eine Verdickung der Kortikalis im betroffenen Abschnitt; in das Weichgewebsgebiet ragt eine dichte verkalkte Tumormasse mit Spiculabildungen, der Markraum ist frei von Tumorinfiltrationen. Prognostisch liegt das periostale Sarkom zwischen dem gewöhnlichen medullären und dem parossalen.

Die *sekundären osteogenen Sarkome* werden röntgenmorphologisch gelegentlich sehr vom Bild der Primärerkrankung beherrscht. Andererseits muß jede relativ rasch einsetzende Form- und Strukturveränderung der Primärläsion (z.B. M. Paget) den Verdacht auf ein sekundäres osteogenes Sarkom aufkommen lassen.

Lungenmetastasen von osteogenen Sarkomen zeichnen sich in der Regel durch ihre besondere Dichte (Ossifikation) aus, sie sind – offensichtlich infolge ihrer vorwiegend subpleuralen Lage – sehr häufig von einem Spontanpneumothorax begleitet. Nicht selten kann bei Osteosarkomträgern ein Pneumothorax vor dem Nachweis von pulmonalen Metastasen eintreten.

Metastasen im Skelet imitieren vielfach die Morphologie des Primärtumors, was besonders bei osteosklerotischen Tumortypen deutlich wird. Regionäre „Metastasen" oder „Zweittumoren" werden im übrigen auch als „skip lesion" bezeichnet.

Differentialdiagnose

Besonders schwierig kann bei osteolytischen und gemischtförmigen Osteosarkomen die Abgrenzung gegen eine Osteomyelitis sein, vornehmlich wenn es sich um einen aggressiv verlaufenden entzündlichen Prozeß mit Sitz im metaphysären oder metadiaphysären Übergangsbereich handelt. Eine solche Osteomyelitis vermag in gleicher Weise wie das osteogene Sarkom die Kortikalis zu zerstören und nach außen zu perforieren. Reaktive periostale Verkalkungen bei der Osteomyelitis können durchaus tumorbedingte Spiculae vortäuschen, auch eine Codmansche Triangel ist bei osteomyelitischen Prozessen gelegentlich zu beobachten. Die wesentlichen Unterscheidungsmerkmale liegen in der klinischen Symptomatik, wobei sich die akute Osteomyelitis in der Regel durch stärkere Schmerzen, eine Schwellung und durch Fieber auszeichnet. Selbstverständlich versagen diese klinischen Unterscheidungsmerkmale bei primär subakuten bis chronischen Verlaufsformen der Osteomyelitis.

Auch die Unterscheidung von anderen malignen Knochentumoren wie z.B. dem Fibrosarkom, Chondrosarkom und malignen Lymphom kann röntgenologisch erhebliche

Abb. 5.98. Zur Differentialdiagnose zwischen parossalem (**A**) und periostalem (**B**) osteogenem Sarkom. (Nach de Santos et al. 1978)

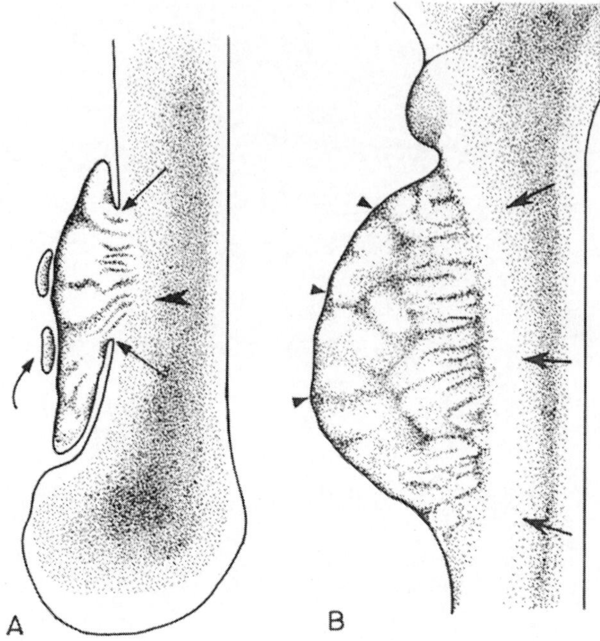

Schwierigkeiten bereiten. Eine mögliche Abgrenzung ergibt sich häufig aus dem Alter der Patienten und der Lokalisation der Läsion.

Das Ewing-Sarkom tritt in der Regel im früheren Lebensalter auf.

Osteoplastische und gemischtförmige Metastasen finden sich im Vergleich zum osteogenen Sarkom wesentlich häufiger multipel oder disseminiert, ihre Ausdehnung im Knochen ist auch meist nicht so groß.

Beim periostalen osteogenen Sarkom muß differentialdiagnostisch an die Myositis ossificans gedacht werden. Bei dieser primären Weichteilläsion stellt sich im Gegensatz zum periostalen osteogenen Sarkom die Peripherie dichter als das Zentrum dar.

Verkalkende Metastasen (z.B. des Gastrointestinaltraktes, der Harnblase und der Prostata) können ähnliche periostale Verkalkungen wie ein periostales osteogenes Sarkom hervorrufen, in der überwiegenden Zahl der Fälle breiten sie sich jedoch zum Markraum hin aus.

Das periostale Chondrom ist häufig nur auf

histologischem Weg vom periostalen osteogenen Sarkom abzugrenzen.

Gegenüber dem parossalen osteogenen Sarkom zeichnet sich das periostale durch die mehr inhomogen dichte Tumormasse und die verdickte Kortikalis mit Aussparung des Markraumes aus. Auch sitzt der Tumor sehr breitbasig dem Knochen auf, während sich das parossale osteogene Sarkom mehr pilzförmig aus einem Stiel heraus entwickelt, so daß in der Regel ein feiner Zwischenraum zwischen dem Tumor und dem angrenzenden gesunden Knochen sichtbar wird (s. Abb. 5.98).

Literatur

Dahlin DC (1967) Osteogenic sarcoma. A study of 600 cases. J Bone Joint Surg [Am] 49:101

Dahlin DC (1978) Bone tumors, 3rd edn. Thomas, Springfield, Ill.

Davidson JW, Chacha PB, James W (1965) Multiple osteosarcomata. J Bone Joint Surg [Br] 47:537

Santos LA de, Murray JA, Finklestein JB, Spjut HJ, Ayala AG (1978) The radiographic spectrum of periosteal osteosarcoma. Radiology 127:123

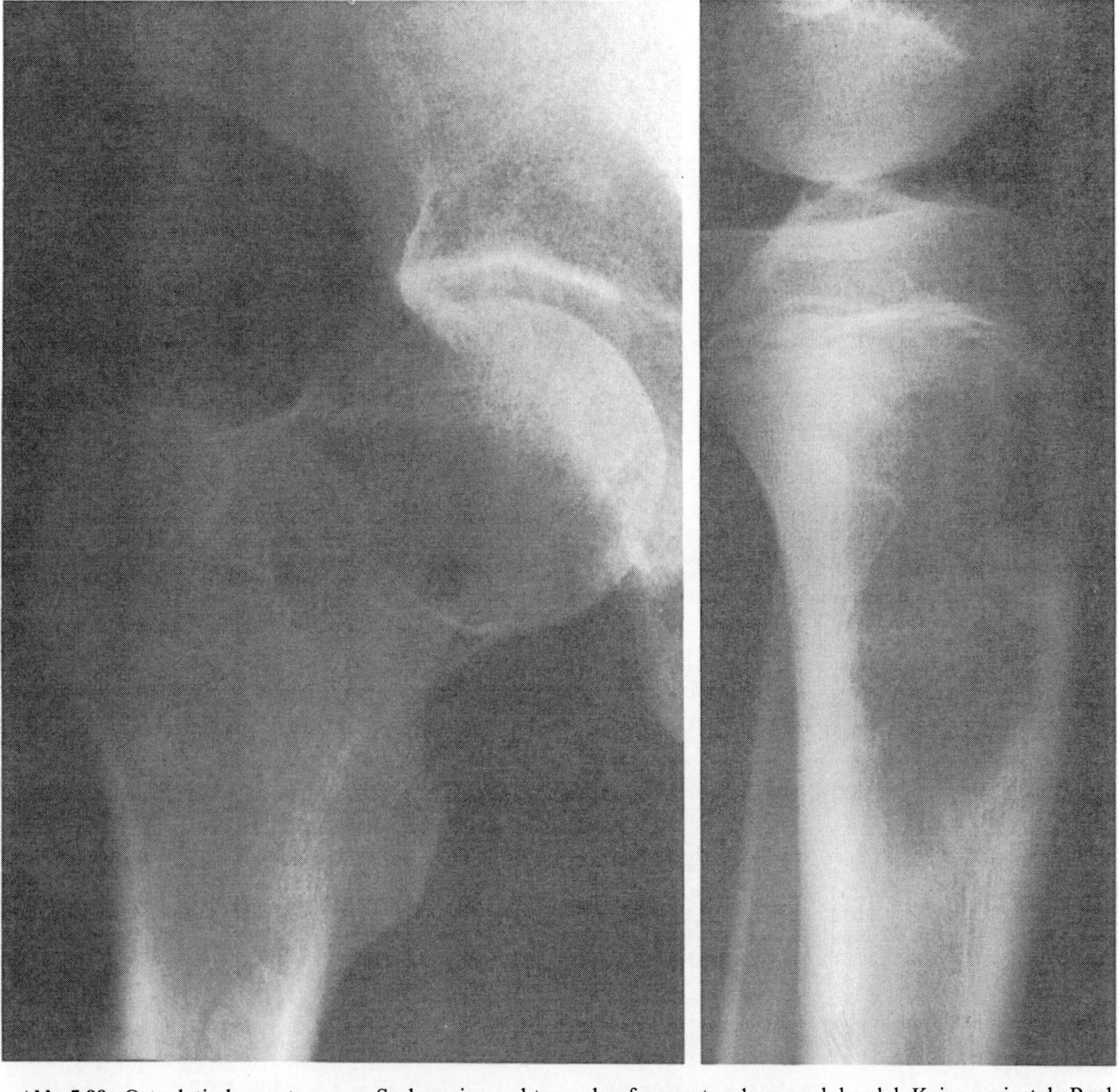

Abb. 5.99. Osteolytisches osteogenes Sarkom im rechten Schenkelhals eines 36jährigen Mannes. Inhomogene, unscharf begrenzte Strukturauslöschung im gesamten Schenkelhals mit Spontanfraktur und Versetzung des Femur-kopfes um etwa 1 cm nach kaudal. Keine periostale Reaktion. *Differentialdiagnose*: osteolytische Metastase, Chondrom, malignes Lymphom

Abb. 5.100. Vorwiegend osteolytisches osteogenes Sarkom in der proximalen Tibia bei einem 16jährigen Jungen. Die proximalen metadiaphysären Tibiaabschnitte sind diffus zerstört, die Grenzen zum gesunden Knochen hin breit und unscharf. Zarte periostale Verkalkung ventral der zerstörten vorderen metaphysären Kompakta. *Differentialdiagnostisch* ist an ein malignes Lymphom zu denken, eine Metastase ist in Anbetracht des Alters des Patienten eher unwahrscheinlich

---

Abb. 5.101a, b. Ausgedehntes medulläres osteolytisches osteogenes Sarkom im proximalen Tibiaschaft bei einem 17jährigen Mann. Die z.T. feinfleckige massive Osteolyse hat den gesamten proximalen Tibiaschaft erfaßt, die Kortikalis ist allseits hochgradig verdünnt und buckelt sich im unteren medialen Abschnitt vor. Keinerlei Periostreaktionen, kein parossaler Geschwulstanteil. Histologisch lag ein vorwiegend fibroblastisches osteogenes Sarkom vor. Dieser Fall bietet röntgenologisch ein breites *differentialdiagnostisches Spektrum* an: 1. Fibrosarkom, wogegen das Alter des Patienten spricht. 2. Metastase oder malignes ▷ Lymphom, für die aber die Ausdehnung des Prozesses etwas zu groß erscheint. 3. Akute Osteomyelitis, für die die überwiegend gleichmäßige Strukturauslöschung und die fehlende periostale Verkalkung eher atypisch wären. 4. Ausgedehntes Schaftchondrom, bei dem aber endotumorale Verkalkungen zu erwarten wären. 5. Fibröse Dysplasie, ähnlich der in Abb. 4.14 und 4.15 dargestellten „mattglasartigen" Form

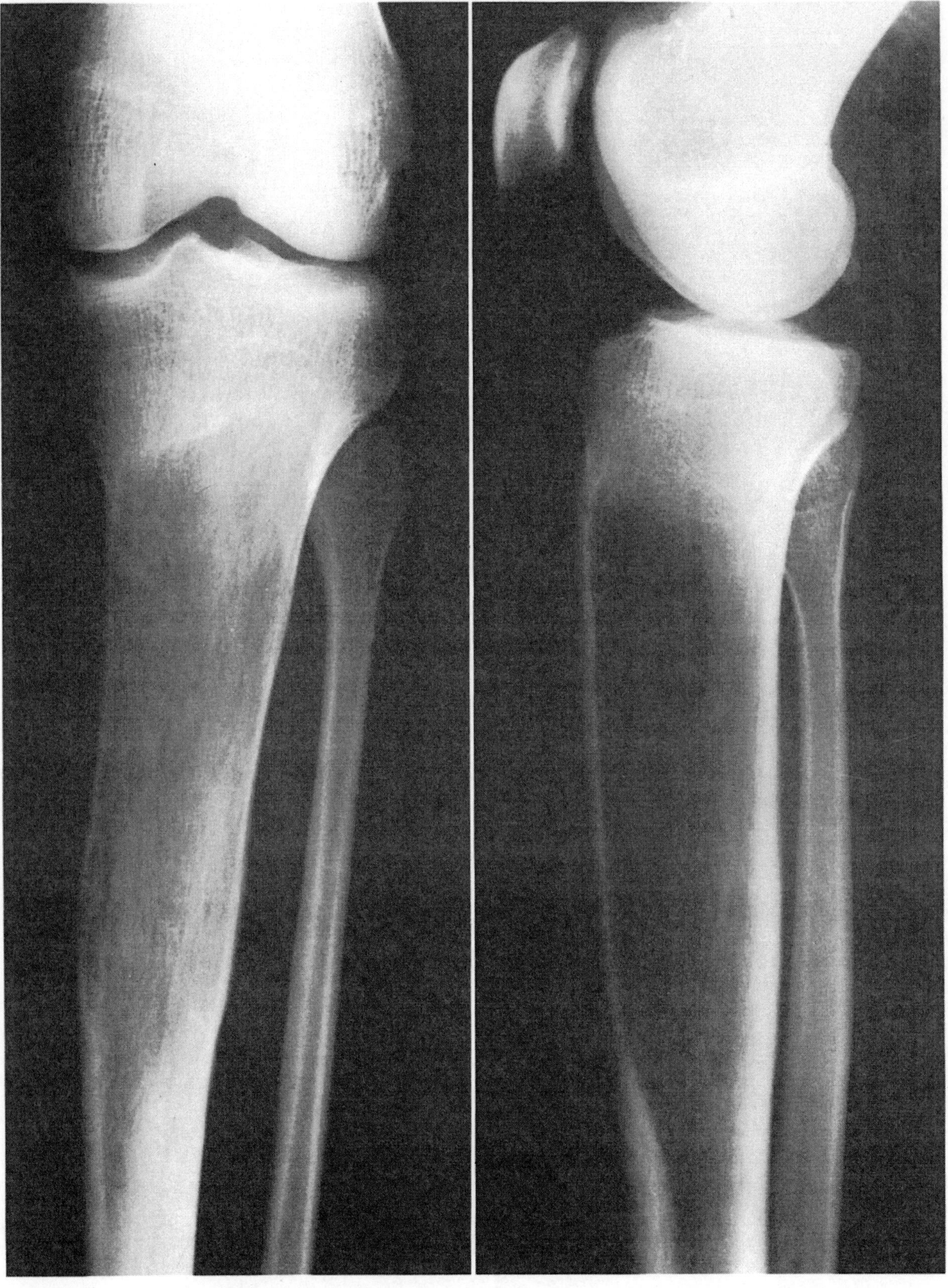

5.101a b

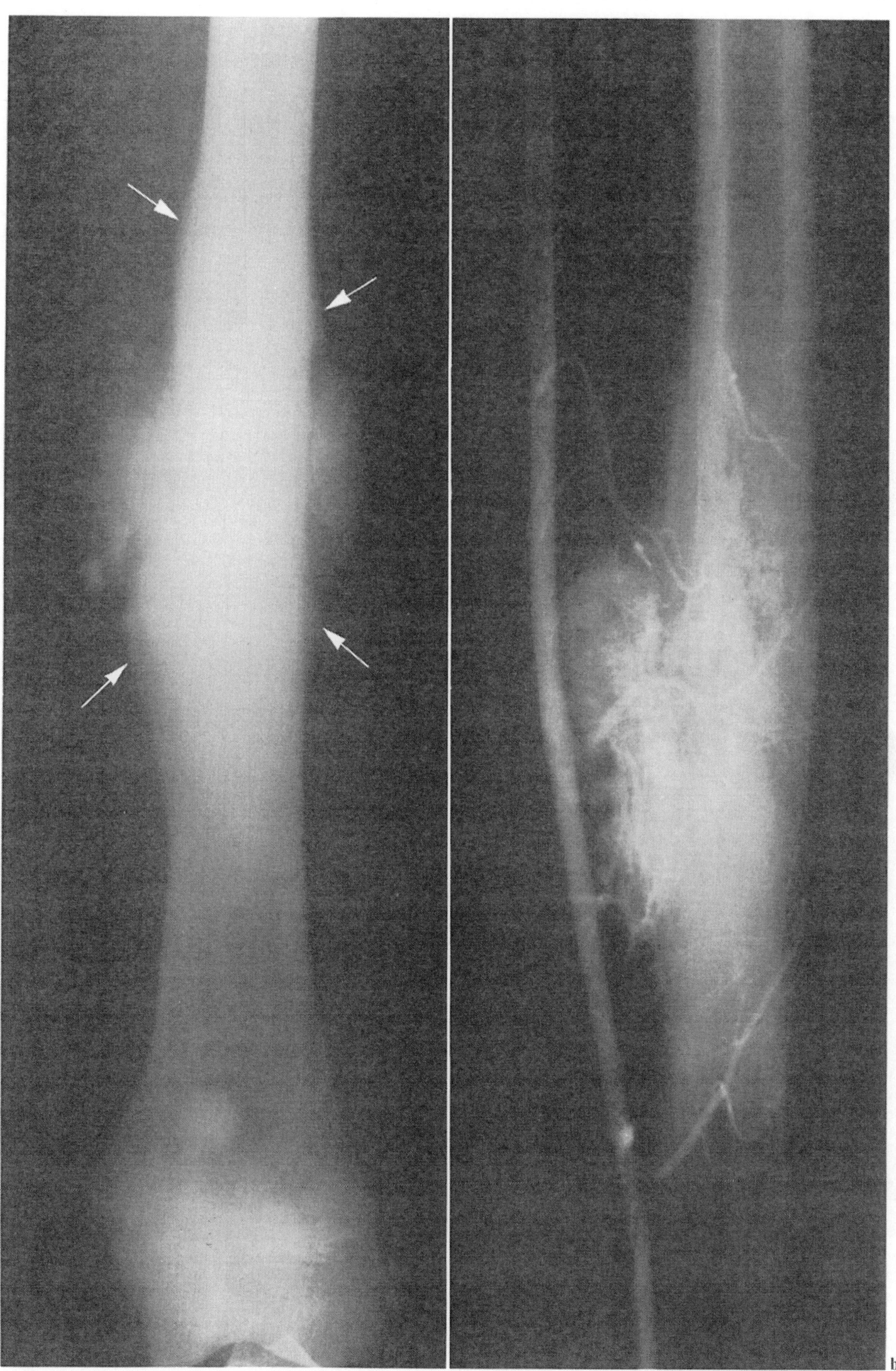

5.102a b

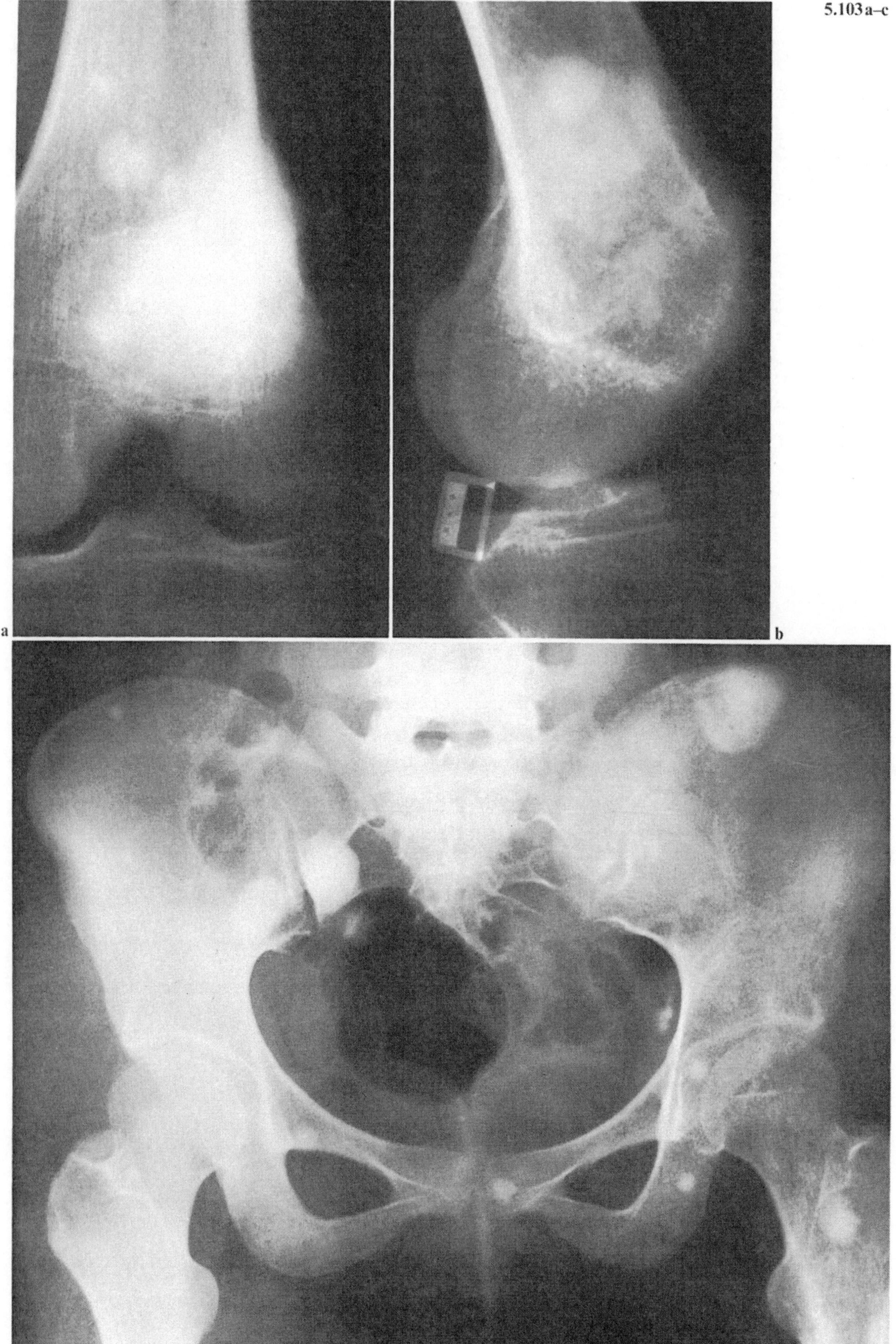

5.103 a–c
a
b
c

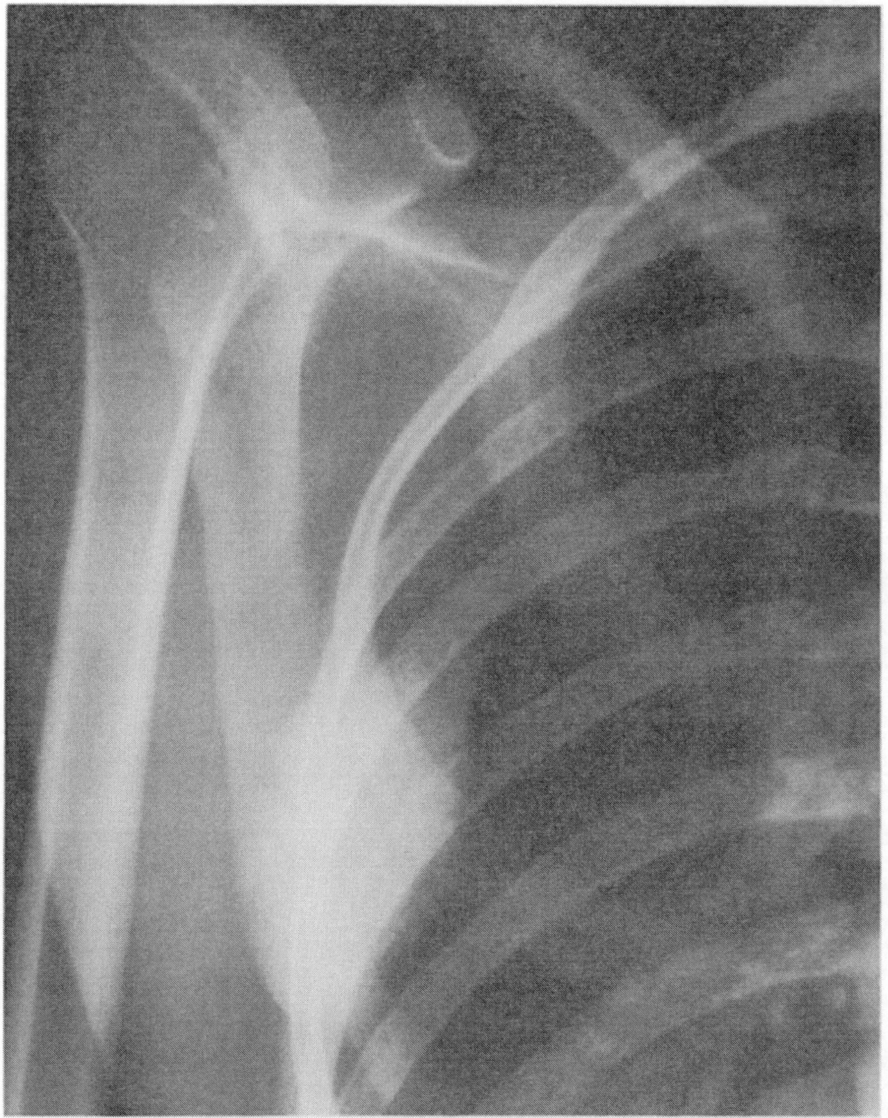

d

Abb. 5.103a–d. Vorwiegend sklerosierendes, metastasierendes osteogenes Sarcom bei einer 18jährigen Frau. Der Primärherd sitzt in der distalen medialen Femurmetaphyse und besteht aus zusammenfließenden mehr fleckförmigen Verdichtungen mit etwa $^1/_2$ cm breitem parossalem Geschwulstanteil. In der Umgebung der Primärläsion zahlreiche unterschiedlich große Satellitentumoren bzw. Metastasen mit derselben Dichte wie der Primärtumor. Zum selben Zeitpunkt (**c**) zahlreiche osteosklerotische Metastasen im linken Schenkelhals und im gesamten Becken. Sehr dichte sklerosierende Metastase an der distalen Scapula (**d**), Lungenmetastasen. Die Abbildungen demonstrieren die ausgeprägte Potenz zur Ossifizierung von Metastasen des Osteosarkoms

---

Zu Seite 238

Abb. 5.102a, b. Typisches sklerosierendes bzw. osteoblastisches osteogenes Sarkom im Femurschaft bei einem 15jährigen Mädchen. Ausgedehnte, sehr dichte Sklerosierung in Schaftmitte mit fast konzentrischer parossaler Tumorausbreitung und kompletten Codmanschen Triangeln (↗). Lediglich der Sitz des Tumors ist etwas atypisch, da er sich vorwiegend in Schaftmitte ausgebreitet hat. Distal metaphysär kirchgroßer Satellitentumor (sog. skip lesion). Das Angiogramm (**b**) läßt das wahre, sich mit KM anfärbende parossale Geschwulstausmaß erkennen

Abb. 5.104 a, b. Gemischtförmiges osteolytisch-osteosklerotisches osteogenes Sarkom in der proximalen Humerusmetaphyse bei einem 14jährigen Jungen. Fleckförmiges Muster mit unscharfen Verdichtungen und Aufhellungsbezirken in der proximalen Humerusmetaphyse. Die laterale Kompakta ist durchbrochen, hier findet sich ein zarter, etwa 4 mm breiter parossaler Geschwulstanteil. Im Angiogramm (b) sowohl im Zentrum wie peripher hochvaskularisierter Tumor mit pathologischen, korkzieherartigen Gefäßen, Gefäßabbrüchen und Gefäßseen

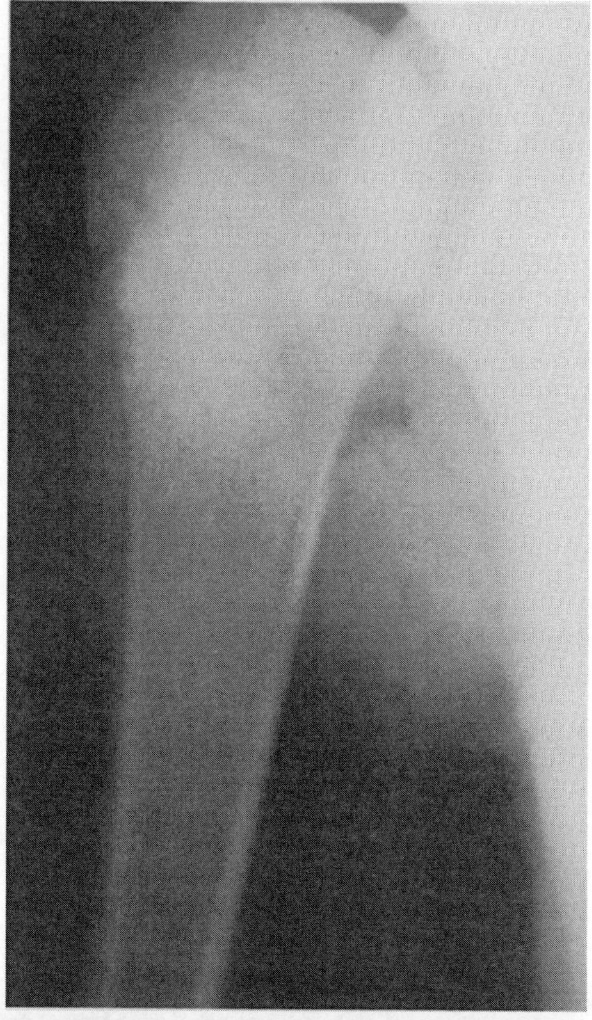

a

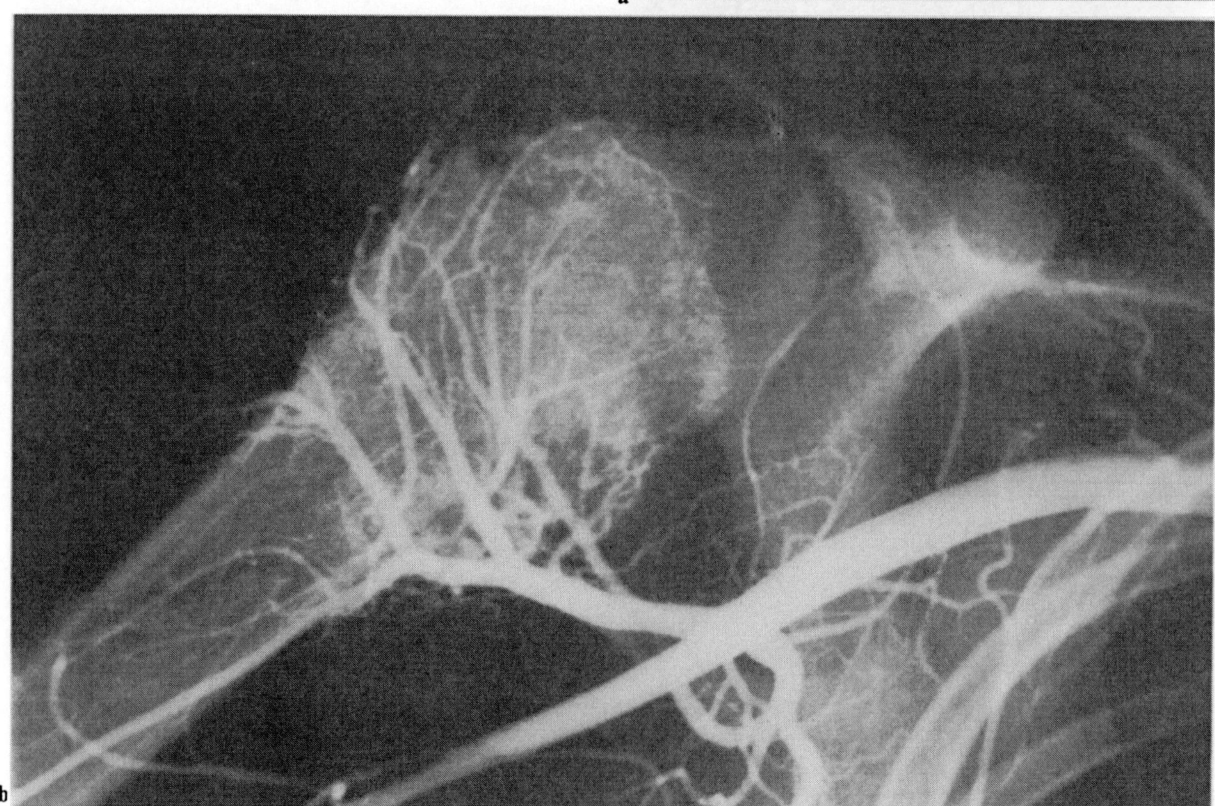

b

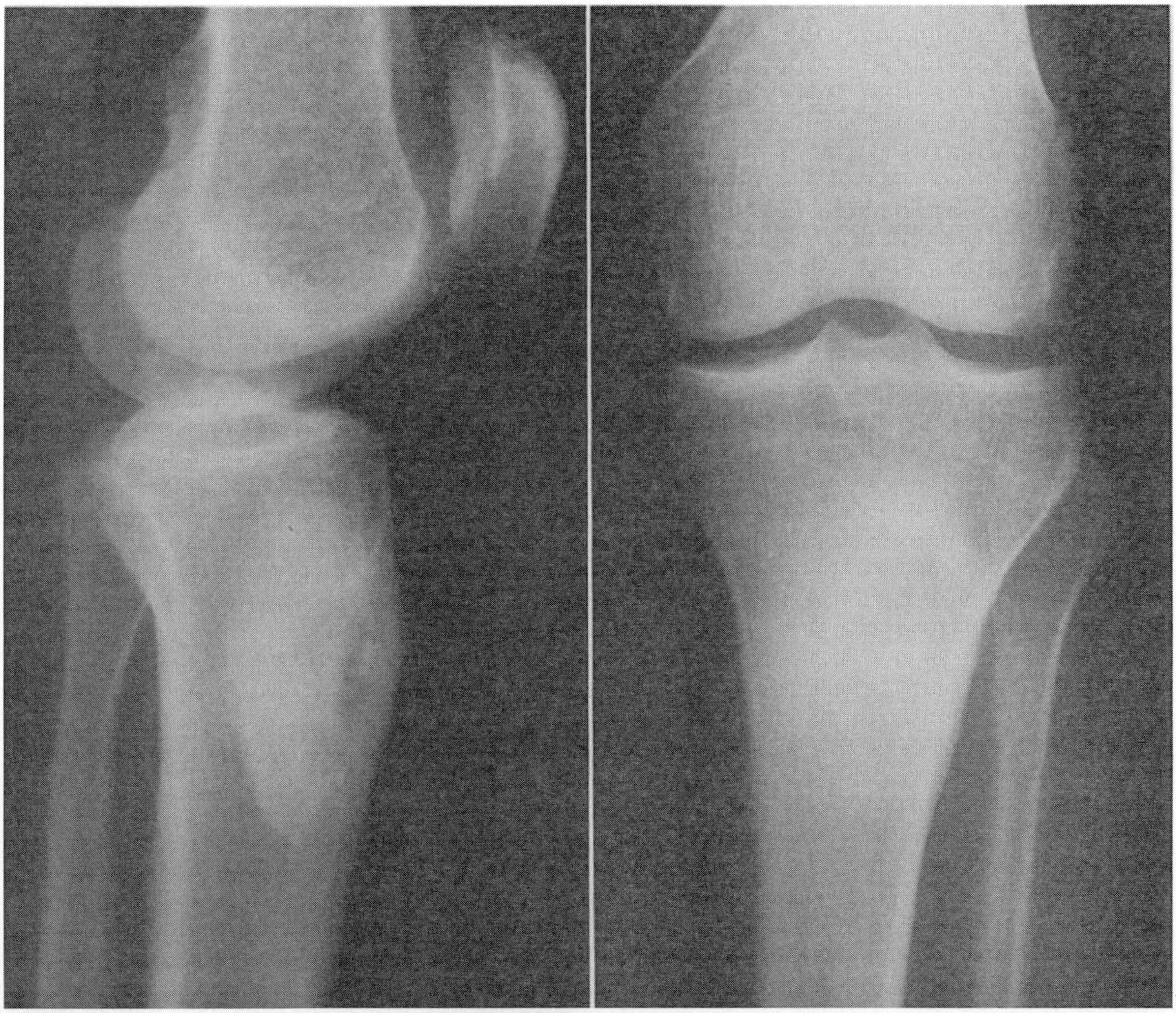

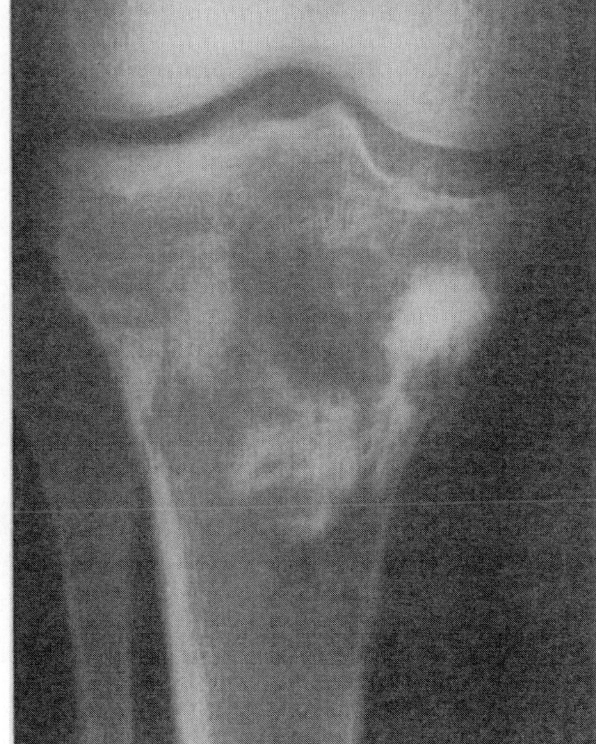

△

Abb. 5.105a, b. Vorwiegend sklerosierendes osteogenes Sarkom in der proximalen Tibiametaphyse bei einer 30jährigen Frau. Massive, unscharf begrenzte Sklerose in der proximalen Tibiametaphyse, vorwiegend in den ventralen und mittleren Abschnitten. Zentral unruhige und unscharf begrenzte Strukturaufhellungen. Keine nennenswerte periostale Reaktion, auch kein auf den Nativbildern sichtbarer parossaler Geschwulstanteil. *Differentialdiagnose*: Brodie-Abzeß, Osteoblastom

◁

Abb. 5.106. Gemischtförmiges osteogenes Sarkom bei einem 21jährigen Mann. Diffuse fleckförmige, unscharf begrenzte Stukturauslöschungen im Tibiakopf neben ebenfalls unscharf begrenzten und unterschiedlich dichten fleckförmigen Sklerosierungsarealen. Der Tumor hat die mediale Kortikalis zerstört und wächst mit einem etwa 1 cm breiten Anteil parossal

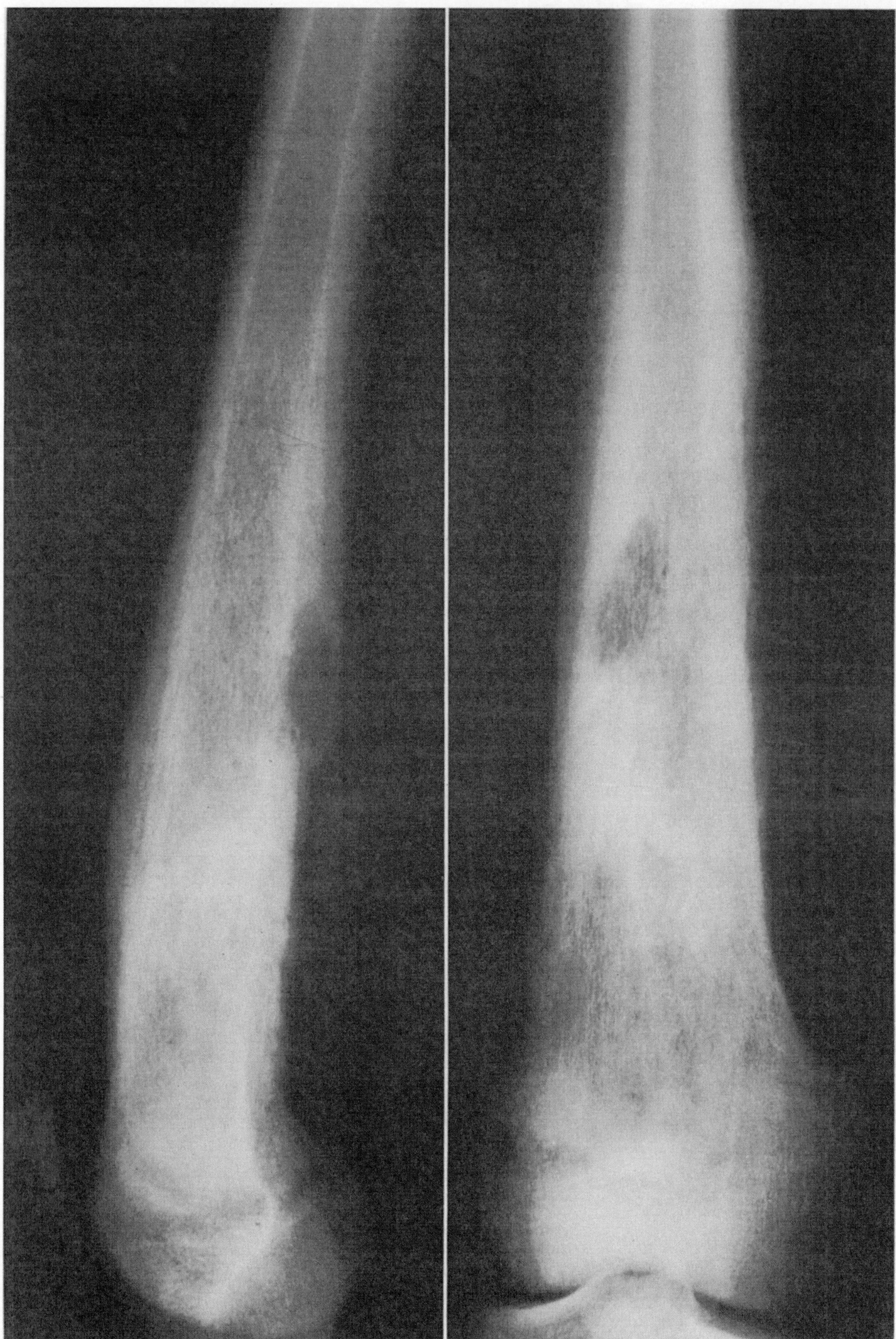

107a   b

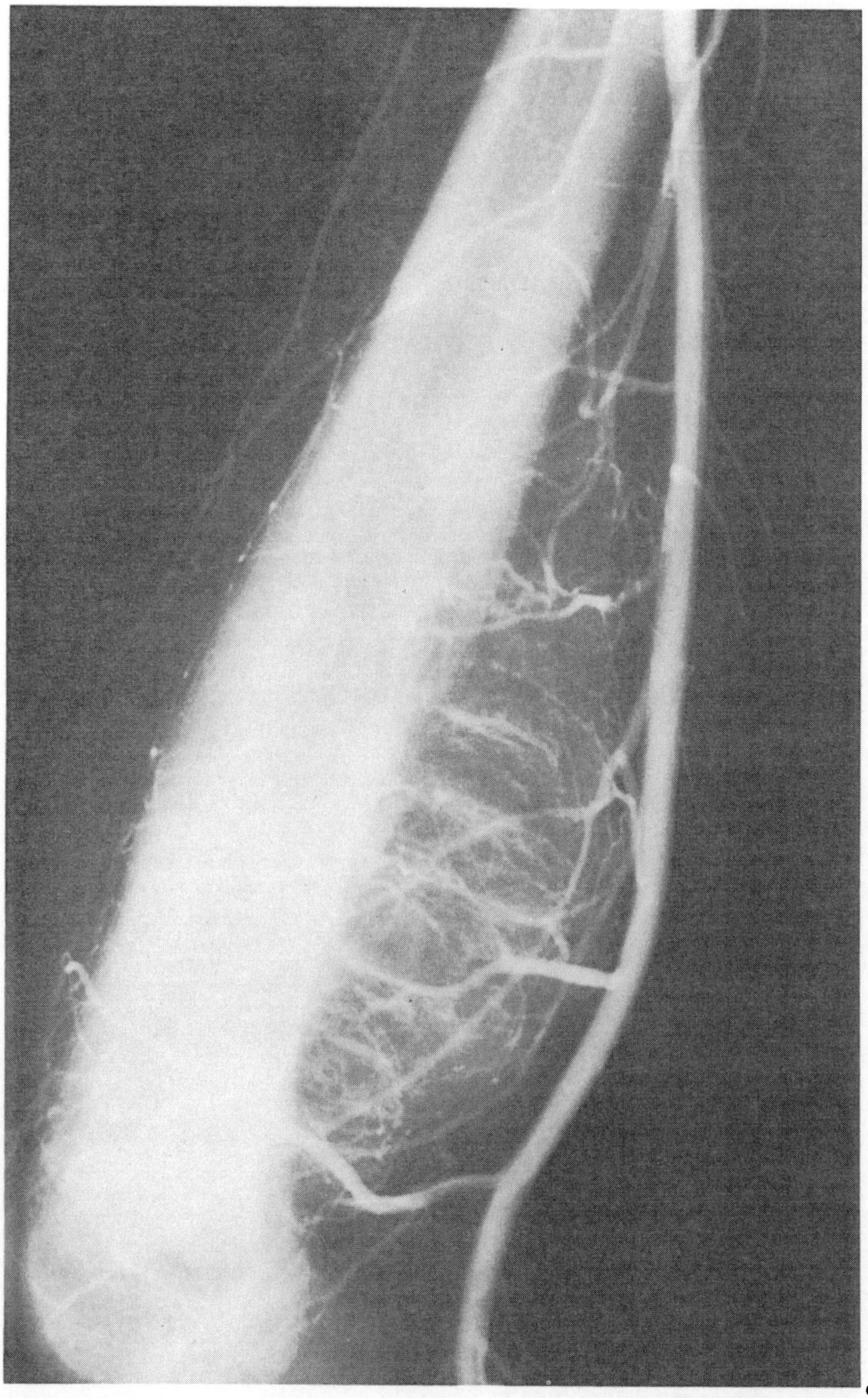

c

Abb. 5.107a–c. Ausgedehntes osteogenes Sarkom im Femur bei einem 18jährigen Mann. Im
gesamten distalen Femurschaft, bis an die Epiphyse reichend, unscharfe fleckförmige Sklerosie-
rungsareale neben mottenfraßähnlichen Strukturaufhellungen. Die Kortikalis ist im gesamten
Gebiet weitgehend zerfressen, verkalkter dorsaler und medialer parossaler Geschwulstanteil.
Das Angiogramm (**c**) läßt das wahre Ausmaß des vorwiegend dorsal entwickelten parossalen
Geschwulstanteils mit erheblicher Verdrängung der distalen A. femoralis superficialis erkennen

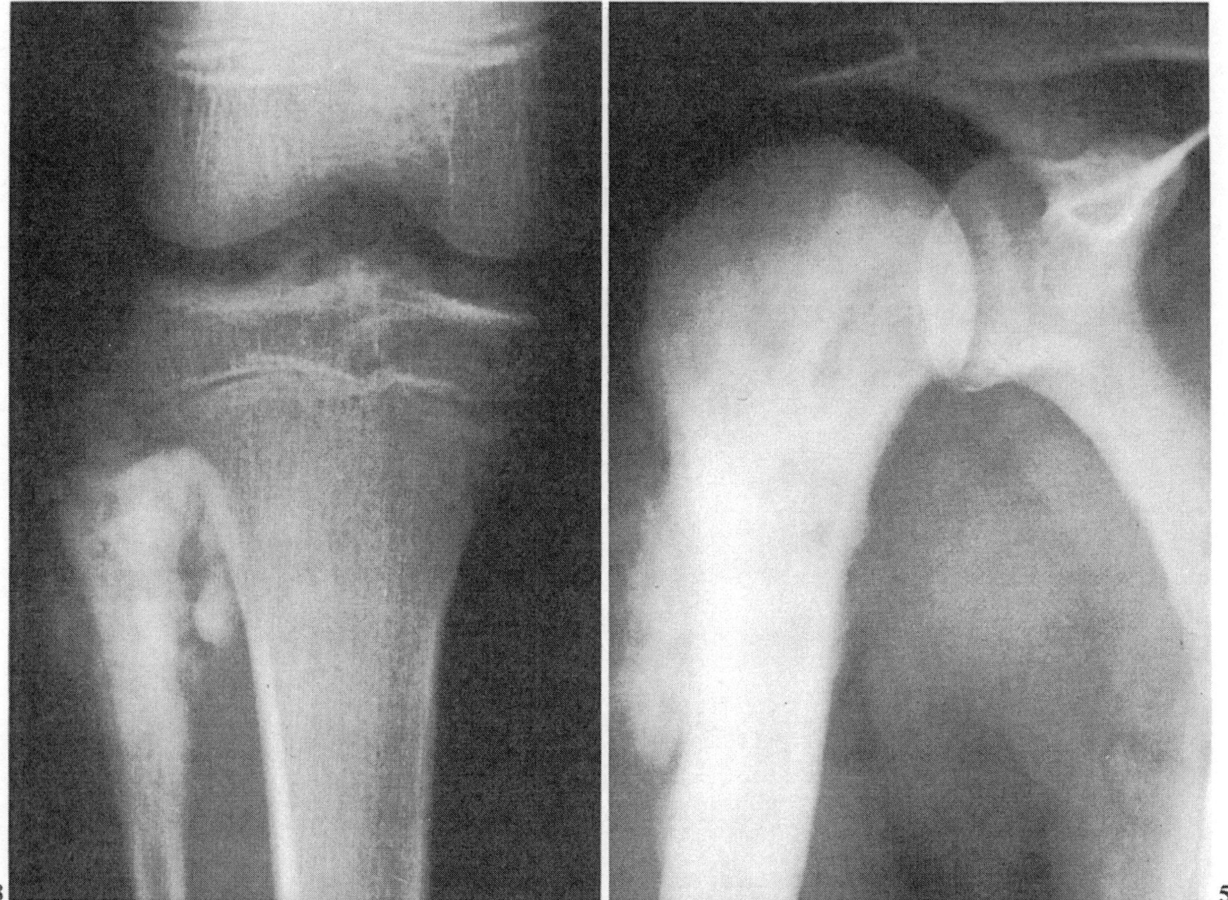

5.108   5.109

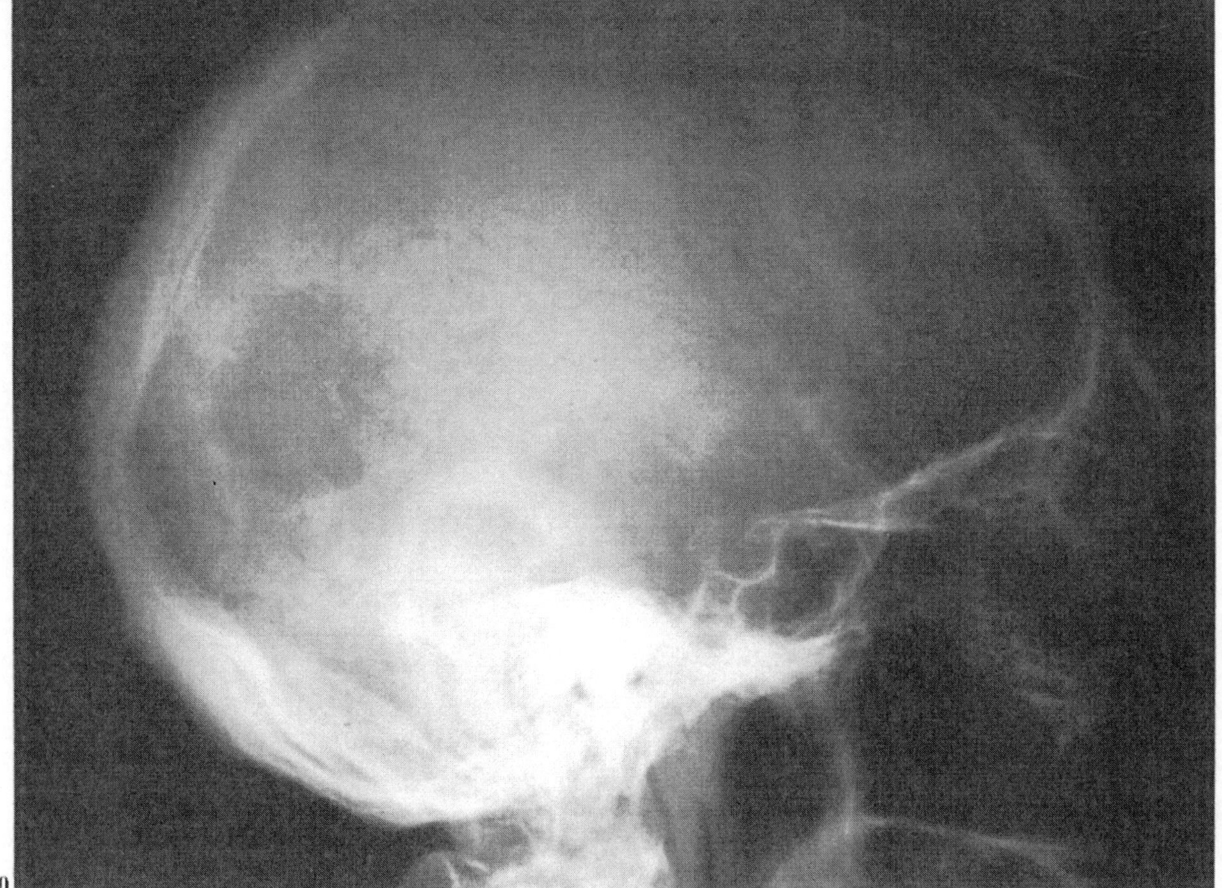

5.110

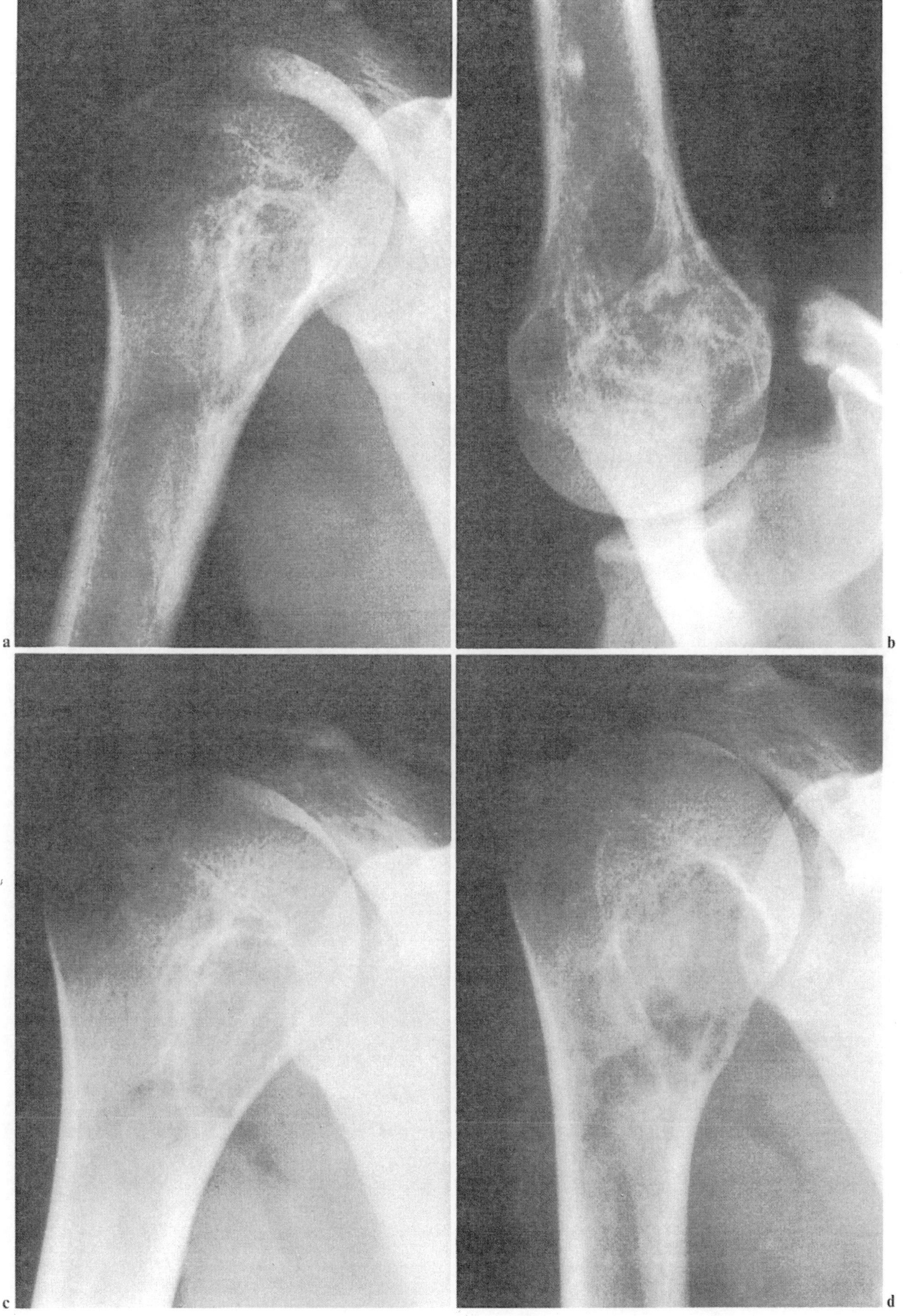

Abb. 5.112. Periostales osteogenes Sarkom im mittleren Femurdiaphysendrittel bei einem 33jährigen Mann. Die ventromediale Kortikalis ist deutlich verdickt und verdichtet, ihr sitzen ausgedehnte spiculaartige periostale Verknöcherungen auf, die sich in das angrenzende parossale Gebiet vorwölben. Wie tomographische, makroskopische und histologische Untersuchungen ergaben, war der Tumor nicht in den Markraum eingebrochen, wodurch die Voraussetzungen für die Annahme eines periostalen osteogenen Sarkoms gegeben waren. Im übrigen wies dieser Tumor auch histologisch Kriterien eines periostalen osteogenen Sarkoms auf, das hinsichtlich seiner Dignität zwischen dem parossalen und dem medullären osteogenen Sarkom gelegen ist

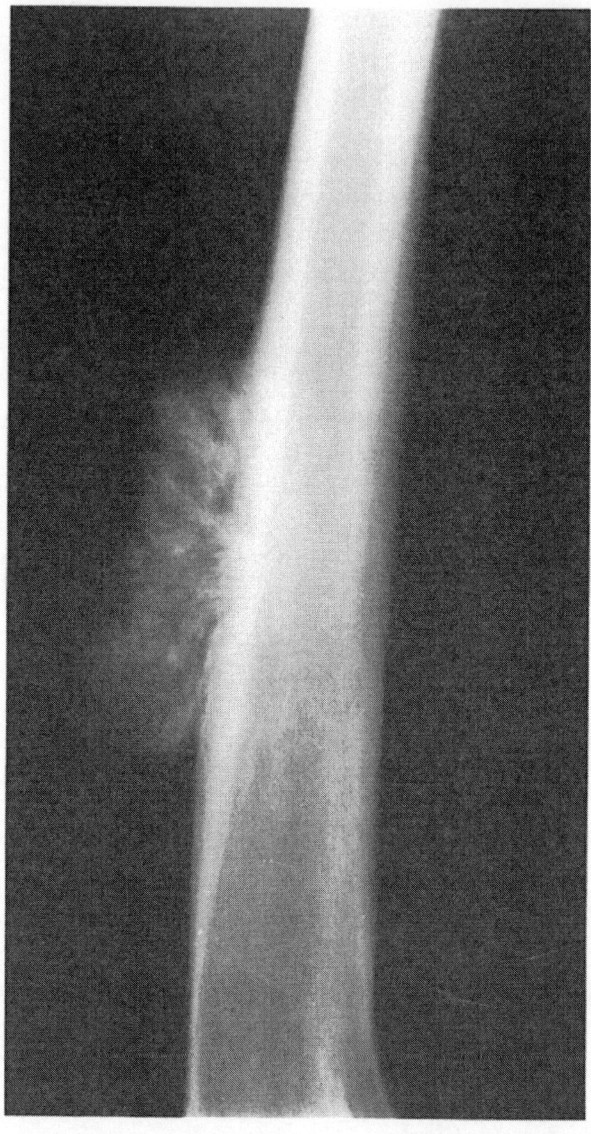

Zu Seite 245 und 246

Abb. 5.108. Vorwiegend sklerosierendes osteogenes Sarkom in der proximalen Fibula bei einem 14jährigen Jungen. In der proximalen Fibulameta- und -diaphyse finden sich fleckförmige, unscharfe Verdichtungen, der Tumor ist in die angrenzenden Weichteile durchgebrochen und hat hier zu Knochenneubildungen geführt. Nach distal zu wird die Codmansche Triangel deutlich. *Differentialdiagnose*: Ewing-Sarkom

Abb. 5.109. Osteogenes Sarkom im proximalen Humerus auf dem Boden einer Ostitis deformans Paget. Volumenzunahme des Humeruskopfes mit z.T. amorpher, z.T. unscharf-strähniger Sklerosierung (vorwiegend Paget-bedingte Veränderungen). Im proximalen Humerusschaft wie auch im Humeruskopf fleckförmige Osteolysen neben erheblicher Dichtezunahme, besonders in der proximalen Humerusmeta- und -diaphyse (vorwiegend Sarkom-bedingte Veränderungen). Perforation des Tumors, besonders nach lateral, aber auch nach medial mit verkalktem parossalem Tumoranteil (vgl. Abb. 4.5b und 4.5c)

Abb. 5.110. Osteolytisches osteogenes Sarkom am Schädel eines 63jährigen Mannes. Unscharf begrenzte, tischtennisballgroße Osteolyse im Parietookzipitalbereich. *Differentialdiagnose*: osteolytische Metastase

◁ **Abb. 5.111a–d.** Ungewöhnlicher Verlauf eines (medullären) osteogenen Sarkoms am Humerus eines 32jährigen Mannes. **a, b** Die Aufnahmen aus dem Jahr 1970 zeigen eine unruhige ovaläre Strukturauslöschung in den mehr medialen metaphysären Humerusanteilen mit strähnigen Verdichtungen in der Umgebung. Die histologische Untersuchung ergab ein Chondrom. **c, d** Drei Jahre später deutliche Progredienz des Prozesses mit weitgehender Zerstörung der medialen Kortikalis und vereinzelt fleckförmigen Verkalkungen im Tumorzentrum. Auffallend wiederum die vorwiegend kranial und lateral gelegenen streifigen Verdichtungen um den Tumor herum. Die histologische Diagnose lautet jetzt: osteogenes Sarkom vom chondroblastischen Typ

**Parossales osteogenes Sarkom
(parostales osteogenes Sarkom,
juxtakortikales osteogenes Sarkom)**

Im Vergleich zu den zentralen bzw. medullären und periostalen osteogenen Sarkomen hat diese Geschwulst eine wesentlich bessere Prognose. In der Statistik von Dahlin (1978) starben nur 6 von 25 Patienten an Metastasen. Das parossale osteogene Sarkom gehört zu den Tumoren mit geringer Malignität. Es wächst vorwiegend an der Oberfläche des Knochens, juxtakortikal, und neigt zu extremen Verkalkungen.

Pathologie – Histologie

Der Tumor breitet sich von einem mit der Kortikalis verwurzelten Stiel über den Knochen aus. Mit der Zahl der Rezidive kommt es zu einer zunehmenden Infiltration des Markraumes. Die extremen Kalzifikationen sind in Kortexnähe am ausgeprägtesten und nehmen zur Peripherie hin ab. In der Peripherie finden sich vorwiegend bindegewebige und knorpelige Anteile.

Die Histologie ist charakterisiert durch die Kombination von reifer Spongiosa mit zellarmem, kollagenem Stroma. Zwischen den Spongiosatrabekeln liegt im Gegensatz zu den Osteochondromen kein blutbildendes Gewebe. Die eigentlichen Tumorzellen sind fokal intertrabekulär angeordnet; nach ihnen muß in Stufenschnitten sehr sorgfältig gesucht werden. In der Tumorperipherie läßt sich in der überwiegenden Zahl der Fälle eine Durchsetzung mit Muskulatur und Fettzellen erkennen, wodurch die Differenzierung von der Myositis ossificans Probleme bereiten kann.

Häufigkeit

Das parossale osteogene Sarkom ist selten, es nimmt ca. 1% der malignen Knochentumoren ein und hat an allen osteogenen Sarkomen einen Anteil von ca. 4%.

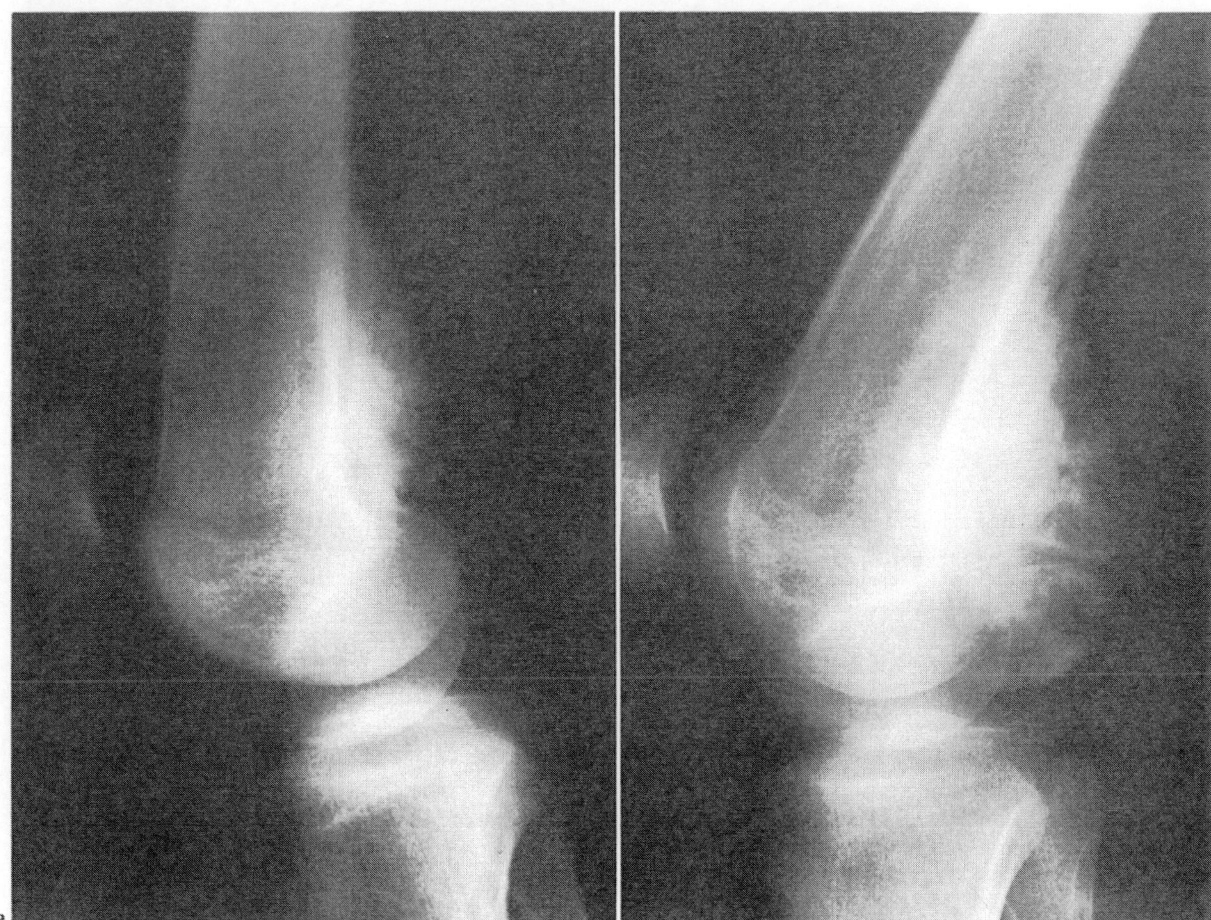

Alter

Der Erkrankungsgipfel liegt mehr in der 3. und 4. Lebensdekade, also in einem etwas höheren Lebensalter als beim medullären osteogenen Sarkom. Wahrscheinlich beruht dieser Befund auf dem langsameren Wachstum des parossalen osteogenen Sarkoms.

Geschlecht

In der Statistik von Dahlin (1978) waren von 36 Patienten mit einem parossalen osteogenen Sarkom 26 Frauen und 10 Männer.

Klinik

Die Tumoren können sehr lange Zeit, oft Jahre, lediglich als zunehmende Schwellung in der betroffenen Extremität imponieren, ohne daß sie nennenswerte Schmerzen verursachen. Häufig finden sich in der Vorgeschichte vorausgegangene Tumorexzisionen mit der Diagnose eines mehr oder weniger atypischen Osteochondroms oder einer Myositis ossificans.

Lokalisation

Am häufigsten sind Femur, Humerus und Tibia betroffen, ganz eindeutig zeichnet sich jedoch die distale Femurmetaphyse (Fossa poplitea) als Lieblingssitz des Tumors ab.

Röntgensymptomatik

Das hervorstechendste Merkmal des Tumors ist die extreme, parossal gelegene, meist ovaläre Verkalkung. Sie ist kortexnah am dichtesten und nimmt zur Peripherie an Intensität ab. Die peripheren Tumoranteile grenzen sich gegen die Kortikalis in der Regel durch eine feine Aufhellungslinie ab, während zentral, d.h. im Bereich des Tumorstieles, eine feste Verbindung mit der Kortikalis besteht. Hier finden sich auch – besonders bei Rezidiven – Tumorinfiltrationen in die Spongiosa bzw. das Knochenmark. Wächst der Tumor mehr

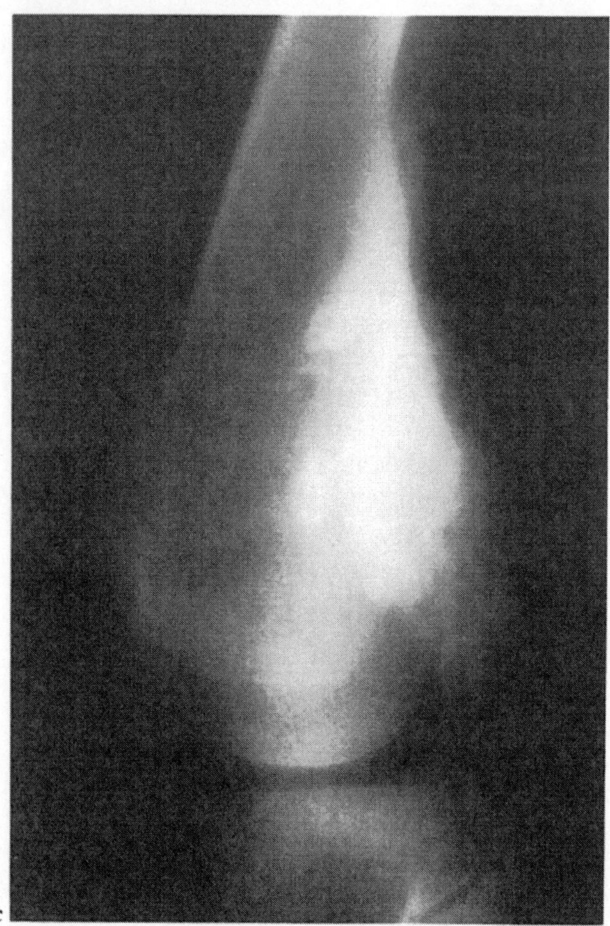

Abb. 5.113a–c. Verlauf eines typischen parossalen osteogenen Sarkoms bei einem 27jährigen Mann. **a** Seitliche Röntgenaufnahme des Kniegelenkes im Jahr 1974. Ausgeprägte Verkalkungen in der Fossa poplitea mit welliger Begrenzung zur Peripherie hin. Gegen die Kortikalis setzt sich der Tumor durch eine diskrete Aufhellungslinie ab. Bis zu diesem Zeitpunkt waren bereits 3 Exzisionen des Tumors erfolgt, so daß die Abbildung bereits ein vielfaches Rezidiv darstellt. **b** Vier Jahre später hat der Tumor deutlich an Größe zugenommen, darüber hinaus erkennt man fleckförmige Verdichtungen in der Spongiosa, die – wie die Tomographie (**c**) zeigt – Tumorinfiltrationen im Knochenmark entsprechen. Die Schmerzsymptomatik war unerheblich. *Differentialdiagnose*: Periostales osteogenes Sarkom, Myositis ossificans (s. Abb. 5.95)

zirkulär um den Knochen herum, ist die Knochenmarksinfiltration nur durch die Tomographie oder Computertomographie darzustellen. Mit Hilfe der Tomographie läßt sich auch eine gelegentlich auftretende regelrechte Trabekulierung der im Übersichtsbild mehr amorph erscheinenden Verknöcherung erkennen.

Differentialdiagnose

Die Abgrenzung gegen das periostale osteogene Sarkom wurde im vorhergehenden Kapitel beschrieben. Von erheblicher Bedeutung hinsichtlich der Therapie ist die Unterscheidung des parossalen osteogenen Sarkoms von der Myositis ossificans. Letztere ist in sich deutlicher trabekuliert, auch findet sich nie eine so breite Basis wie beim parossalen osteogenen Sarkom. Die Verkalkungen sind bei der Myositis ossificans peripher ausgeprägter als zentral.

Die kartilaginären Exostosen sind röntgenologisch in der Regel leicht von einem parossalen osteogenen Sarkom zu unterscheiden, da sie immer von einer Kortikalis umgeben sind und die Spongiosa des Mutterknochens auf die Exostose übergeht. Schwierig kann allerdings die Abgrenzung gegen ein stark verkalkendes juxtakortikales Chondrosarkom sein. Große, vorwiegend parossal wachsende Osteome sind von parossalen osteogenen Sarkomen röntgenologisch nicht zu unterscheiden, auch histologisch ist die Differenzierung sehr subtil.

Literatur

Dahlin DC (1978) Bone tumours, 3rd edn. Thomas, Springfield, Ill.
Geschickter CF, Copeland MM (1951) Parosteal osteoma of bone: a new entity. Ann Surg 133:790
Stevens GM, Pugh DG, Dahlin DC (1957) Roentgenographic recognition and differentiation of parosteal osteogenic sarcoma. AJR 78:1

5.3.4.2 Maligne knorpelbildende Tumoren

Chondrosarkom

Das Chondrosarkom ist ein maligner Knochentumor, der im Gegensatz zum osteogenen Sarkom kein Osteoid bildet und im wesentlichen aus knorpeligen Anteilen besteht. Die Prognose des Chondrosarkoms ist zumindest bei gut differenzierten Tumoren wesentlich günstiger als die des osteogenen Sarkoms, obwohl Spätrezidive, selbst nach 5–10 Jahren, keine Seltenheit sind. Die Therapie der Wahl besteht in der Amputation bzw. im Stammskeletbereich in einer großzügigen Exzision.

Man unterscheidet zwischen *primären* und *sekundären Chondrosarkomen*. Die letzteren sind wesentlich seltener und entwickeln sich auf dem Boden eines Chondroms, Chondromyxoidfibroms oder eines Osteochondroms. Am häufigsten treten sie bei Patienten mit multiplen Osteochondromen (kartilaginäre Exostosenkrankheit) oder einer Enchondromatose auf.

Die mesenchymalen Chondrosarkome sind ungewöhnlich seltene Tumoren mit einer ungünstigeren Prognose als das Chondrosarkom, da sie im Gegensatz zu letzteren eine ausgesprochene Neigung zur Fernmetastasierung haben. Sie zeichnen sich durch eine besondere Histologie aus (Kombination von undifferenzierten kleinen Rundzellen mit gut differenziertem Knorpel), röntgenologisch führen sie zu unterschiedlich ausgeprägten Destruktionen.

Pathologie – Histologie

In der Regel ist das Chondrosarkom ein fascettierter gelappter Tumor aus gräulich-weißem oder bläulichem Knorpelgewebe. Tumoren mit hoher Malignität infiltrieren in der Regel das angrenzende Weichgewebe, wo sie exzessive Tumormassen bilden können. Zystische Degenerationen des Tumors werden häufig beobachtet.

Histologisch finden sich plumpe Knorpelzellen unterschiedlicher Größe, sie sind hyperchromatisch und weisen viele Kerne auf. Mitosen schwanken je nach Grad der Malignität. Kalzifikationen werden häufig beobachtet, besonders bei älteren Tumoren. Schwierigkeiten können sich in der histologischen Abgrenzung der hochdifferenzierten Form gegen das Chondromyxoidfibrom und das Chondrom ergeben.

Häufigkeit

In der Statistik von Dahlin (1978) nehmen die Chondrosarkome ca. 14% der malignen Knochentumoren ein, zu etwa 90% handelt es sich dabei um primäre Chondrosarkome.

Alter

Das primäre Chondrosarkom tritt vorwiegend bei Erwachsenen und hier besonders in der 6. Lebensdekade (fast 30%) auf, die 4. und 5. Lebensdekade sind mit je ca. 20% gleich häufig betroffen. Das sekundäre Chondrosarkom findet sich im Vergleich zum primären bei etwas jüngeren Patienten.

Geschlecht

Das männliche Geschlecht partizipiert am Chondrosarkom mit 60–65% eindeutig stärker als das weibliche.

Klinik

Wie bei den meisten malignen Knochentumoren stehen klinisch Schmerzen im Vordergrund der Symptomatik. Lokale Schwellungen ohne Schmerzen werden von vielen Patienten über Jahre beobachtet, bis sie dann durch eine zunehmende Berührungsempfindlichkeit symptomatisch werden. Die palpablen parossalen Tumoranteile können je nach Aggressivität des Tumors beträchtliche Ausmaße erreichen.

Lokalisation

Primäre Chondrosarkome finden sich zu etwa 75% im Stammskeletbereich sowie im proximalen Humerus und Femur. Ihr Auftreten im Hand- und Fußskelet ist als Rarität zu bezeichnen.

Sekundäre Chondrosarkome werden hauptsächlich im Schambeinbereich besonders im Zusammenhang mit multiplen Exostosen beobachtet.

Röntgensymptomatik

Allgemein

Die röntgenologische Symptomatik hängt ganz von der anatomischen Lokalisation eines Chondrosarkoms und davon ab, ob es sich um ein primäres oder sekundäres handelt.

Speziell

Röhrenknochen. Zentrale oder medulläre Chondrosarkome können in jedem Abschnitt eines Röhrenknochens auftreten, bevorzugen aber – wie oben bereits erwähnt – proximalen Femur und Humerus. Der Destruktionsherd kann sehr ausgedehnt sein und ist oft von einer beträchtlichen parossalen Geschwulstausbreitung begleitet. In die Destruktion werden sowohl das Knochenmark wie die Kortikalis mit einbezogen. Die Grenzen des Destruktionsherdes zum gesunden Knochen hin sind meist breit und damit unscharf. Mottenfraßähnliche Destruktionen wie z.B. beim osteogenen Sarkom, Ewing-Sarkom und auch bei der Osteomyelitis werden seltener beschrieben. Häufiger sieht man enostale Knochenneubildungen und wellige Ausbuchtungen, besonders im Femur. Endotumorale Verkalkungen werden in über 50% der Fälle nachgewiesen, sie haben ein fleck- und spritzerförmiges, seltener ein amorphes Aussehen. Periostale Knochenneubildungen überwiegen, sie führen zu einer röntgenologischen Verdickung der Kortikalis. Ausgeprägte Kortikalisverdickungen sind Ausdruck eines langsamen Tumorwachstums und zeigen damit eine geringgradige Malignität an.

Bei sehr aggresssiven Tumoren der Röhrenknochen steht eine ungewöhnlich ausgedehnte Zerstörung im Vordergrund, die von einem enormen Weichteiltumor begleitet wird, der Verkalkungen zeigen kann (Abb. 5.117).

Flache Knochen. Hier dominieren Knochendestruktionen und Knochenneubildungen. Nicht selten imponieren ausgedehnte begleitende Weichteiltumoren, die ein wesentlich größeres Ausmaß als der eigentliche Destruktionsprozeß im befallenen Abschnitt haben. Besonders im Bereich des Azetabulums und des Schambeines kann das Röntgenbild ganz von dem Weichteiltumor mit oder ohne Verkalkungen beherrscht werden.

Juxtakortikale Chondrosarkome entwickeln sich mehr in den Außenbezirken eines Röhrenknochens und weisen dabei ausgedehnte und oft verkalkte parossale Tumormassen auf. Bei diesen Tumoren sind Markraum und Kortikalis wenig oder nicht in den Tumorprozeß einbezogen.

Sekundäre Chondrosarkome auf dem Boden kartilaginärer Exostosen lassen sich an einer plötzlich zunehmenden epiexostotischen Tumormasse, besonders nach Abschluß des Knochenwachstums, erkennen. Die äußeren Anteile der Exostose finden sich dabei unruhig und unscharf begrenzt. Auf dem Boden zentraler Chondrome entstehende Chondrosarkome sind ebenfalls an einer plötzlichen Größenzunahme des Prozesses zu erkennen, der je nach Malignitätsgrad entweder mehr destruktiv mit unscharfen Grenzen oder mit Knochenneubildung im kortikalen Bereich verläuft.

Das mesenchymale Chondrosarkom weist – wie oben bereits erwähnt – röntgenologisch sehr ausgedehnte Destruktionen des befallenen Skeletabschnittes auf; durch den eher rasch verlaufenden Prozeß sind Tumorverkalkungen seltener nachweisbar. Metastasen werden im Gegensatz zum gewöhnlichen Chondrosarkom häufiger beobachtet.

Differentialdiagnose

Die röntgenologischen Veränderungen des Chondrosarkoms sind in ca. 30–50% der Fälle so typisch, daß präbioptisch die Diagnose bereits mit hoher Sicherheit gestellt werden kann. Gelegentlich bereiten aber Fibro- und Osteosarkome aus rein morphologischer Sicht differentialdiagnostische Probleme. In der Abgrenzung kann die Lokalisation des Tumors eine Unterscheidungshilfe leisten. Chondrosarkome sind zumeist weniger als osteogene vaskularisiert, Fibrosarkome verursachen im allgemeinen gröbere und mottenfraßähnliche Zerstörungen, endotumorale Verkalkungen werden dabei nicht beobachtet.

Eine Änderung von Größe und Kontur eines vorbestehenden Enchondroms weist auf eine sekundäre maligne Entartung hin, jedoch sind diese Zeichen nicht immer zuverlässig, woraus sich für das Enchondrom bzw. das zentrale Chondrom außerhalb der Fuß- und Handregion immer die Konsequenz einer radikalen Entfernung des Tumors ergeben sollte.

Literatur

Barnes R, Catto M (1966) Chondrosarcoma of bone. J Bone Joint Surg [Br] 48:729

Dahlin DC (1978) Bone tumors, 3rd edn. Thomas, Springfield, Ill.

Dowling EA (1964) Mesenchymal chondrosarcoma. J Bone Joint Surg [Am] 46:747

Henderson ED, Dahlin DC (1963) Chondrosarcoma of bone. A study of 285 cases. J Bone Joint Surg [Am] 45:1450

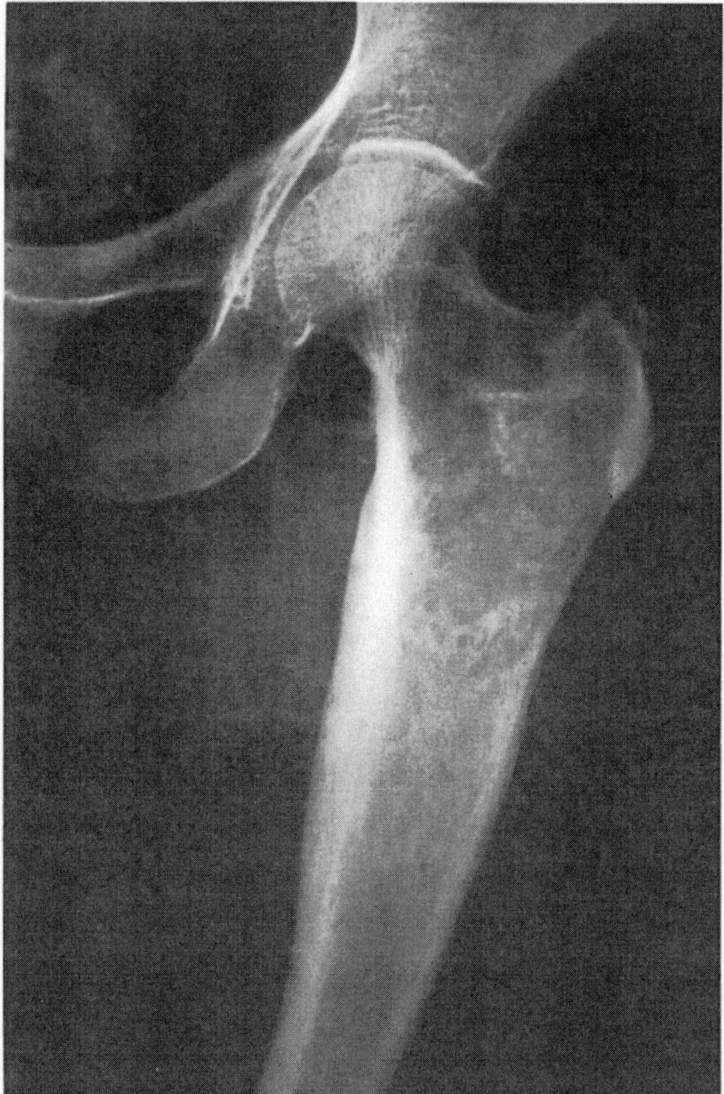

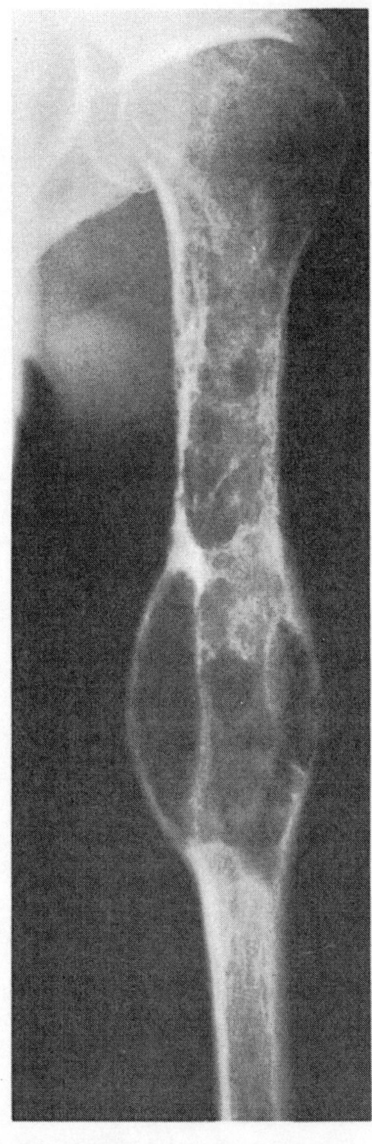

5.114

5.115

Abb. 5.114. Chondrosarkom im proximalen Femurschaft bei einem 73jährigen Patienten. Klinisch Schmerzen im linken Oberschenkelbereich, Bewegungseinschränkung in der Hüfte. Destruktionen mit unscharfen Strukturauslöschungen im proximalen Femurschaft und im Schenkelhals. Endotumorale fleckförmige Verkalkungen. Deut-

liche periostale Knochenneubildungen, insbesondere an der medialen Kortikalis, wodurch sie verdickt erscheint. Im Bereich von Trochanter major und minor bestehen parossale – z.T. verkalkte – Tumoranteile. *Differentialdiagnose*: Chondrom

Abb. 5.115. Ausgedehntes Humerusschaft-Chondrosarkom bei einem 42jährigen Mann. Der Tumor erfaßt den gesamten proximalen und mittleren Humerusschaft. Im proximalen Anteil mehr unregelmäßige, unscharf begrenzte Strukturauslöschungen mit Beteiligung der Kortikalis, die zerfressen erscheint. Im mittleren Humerusschaft konzentrische Verbreiterung durch parossale Tumormassen, die von verkalktem Periost fast schalenförmig umge-

ben sind. Der Humerusschaft in diesem Bereich ist weitgehend zerstört und nur noch schemenhaft erkennbar. Der Fall spricht für einen raschen Verlauf und fällt röntgensymptomatisch aus dem Rahmen. Es ist durchaus möglich, daß sich dieses Chondrosarkom auf dem Boden eines vorher bestehenden Schaftchondroms oder auch eines Chondromyxoidfibroms entwickelt hat

---

Zu Seite 254

Abb. 5.116a–d. Chondrosarkom im lateralen Tibiakopf bei einem 23jährigen Mann. In der Sagittalprojektion (**a**) diskrete, mehr fleckförmige Strukturauslöschungen im lateralen Tibiakopf. Die laterale Tibiakontur wird – bei Zerstörung der Kortikalis – von einem verkalkten parossalen Tumorsaum überragt. In der Seitenansicht (**b**) findet sich

der Tumor mehr in den vorderen Abschnitten des Tibia- ▷ kopfes, die ventrale Kortikalis ist hochgradig verdünnt und unscharf. Das zum selben Zeitpunkt angefertigte Angiogramm (**c, d**) zeigt ein pathologisches Gefäßbild mit parossalem Tumoranteil. *Differentialdiagnose*: osteolytisches osteogenes Sarkom

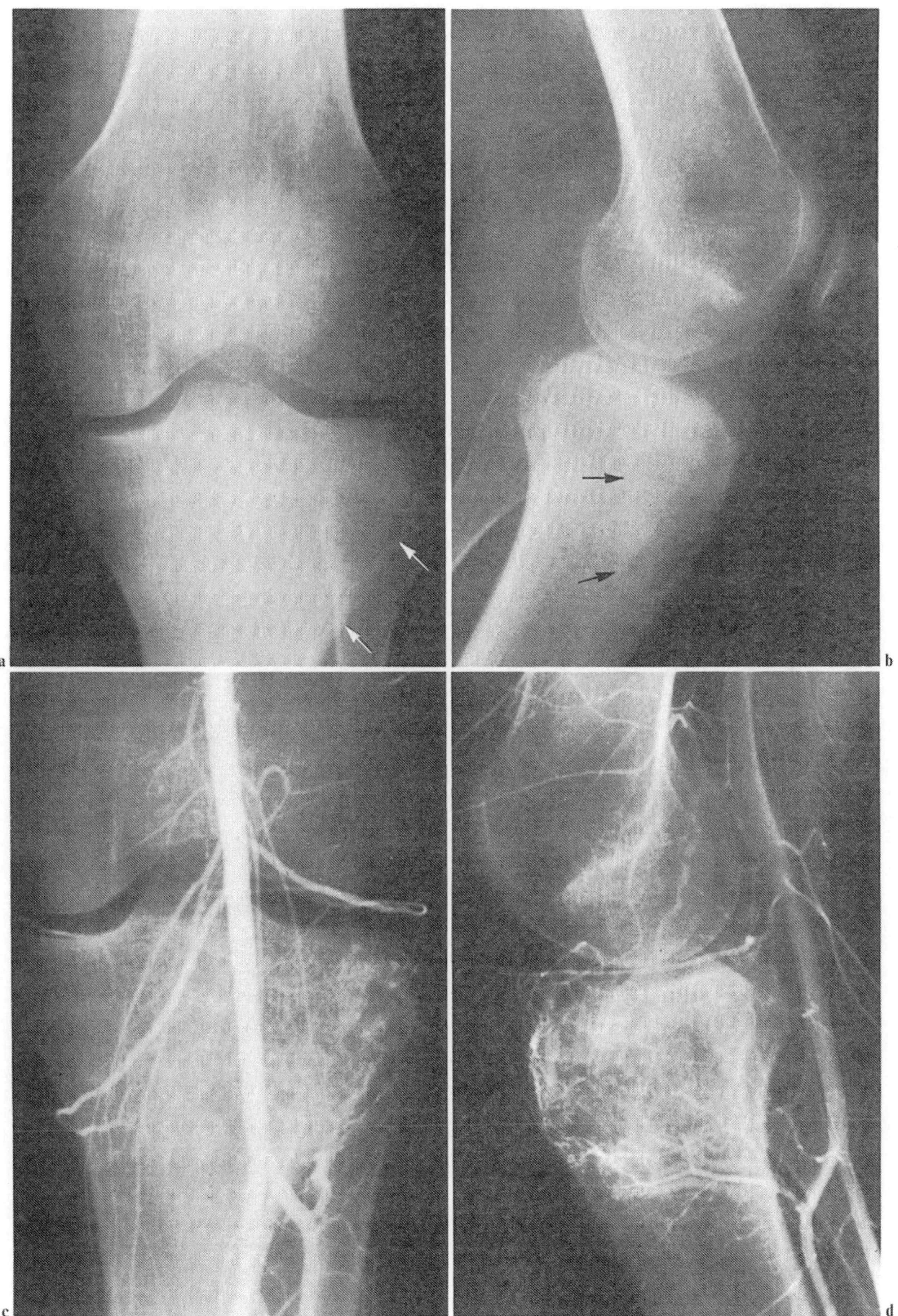

5.116 a–d

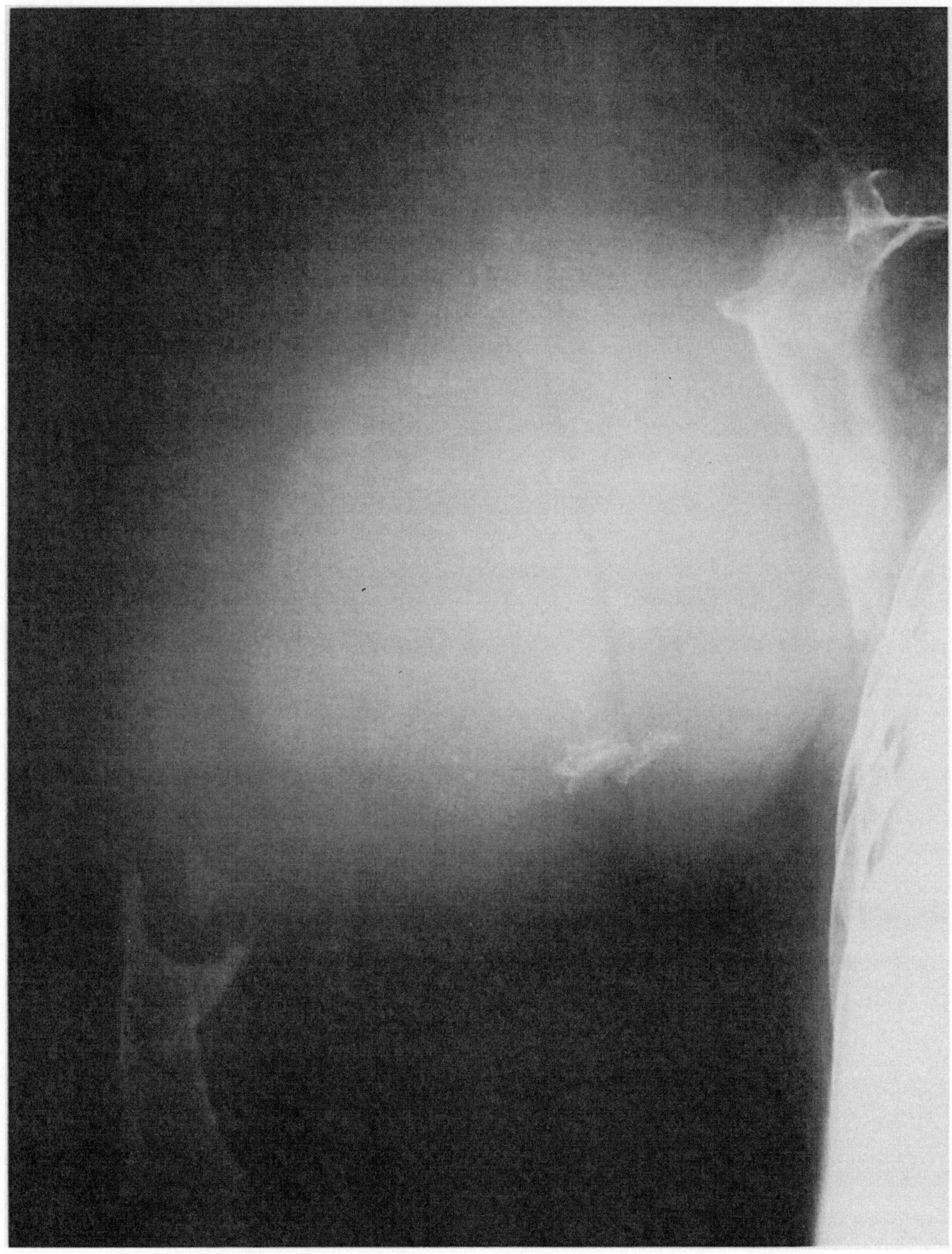

Abb. 5.117. Typisches Chondrom im rechten Schultergürtel- und Oberarmbereich bei einer 57jährigen Patientin. Der Tumor ist anamnestisch schon über 10 Jahre bekannt, es erfolgten zweimal operative Eingriffe. Jetzt hochgradig druckdolente, gigantische Anschwellung der rechten Schulter und des Oberarmes. Der Humerusschaft ist praktisch vollständig zerstört, nur der distale suprakondyläre Anteil ist noch erhalten und begrenzt sich nach kranial krebsscherenartig. In der ausgedehnten Tumormasse sind bizarre Verkalkungen erkennbar

Legenden zu Abb. 118–122 s. S. 258

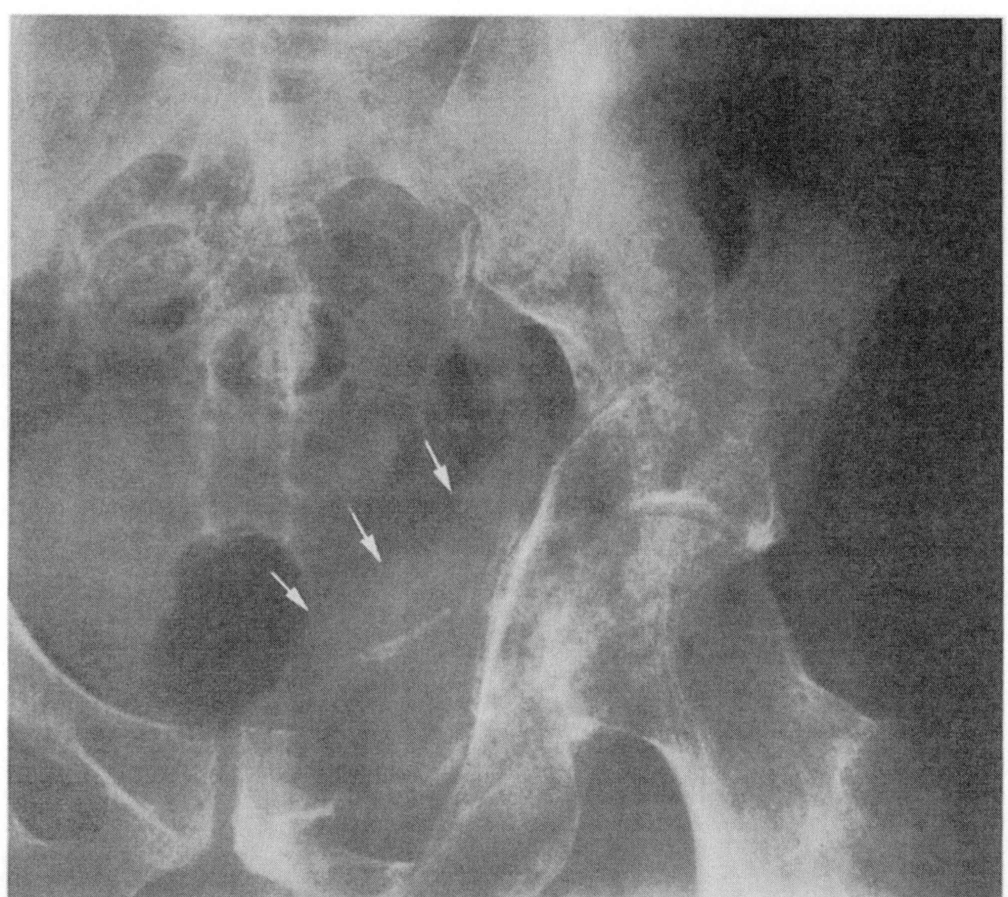

5.118

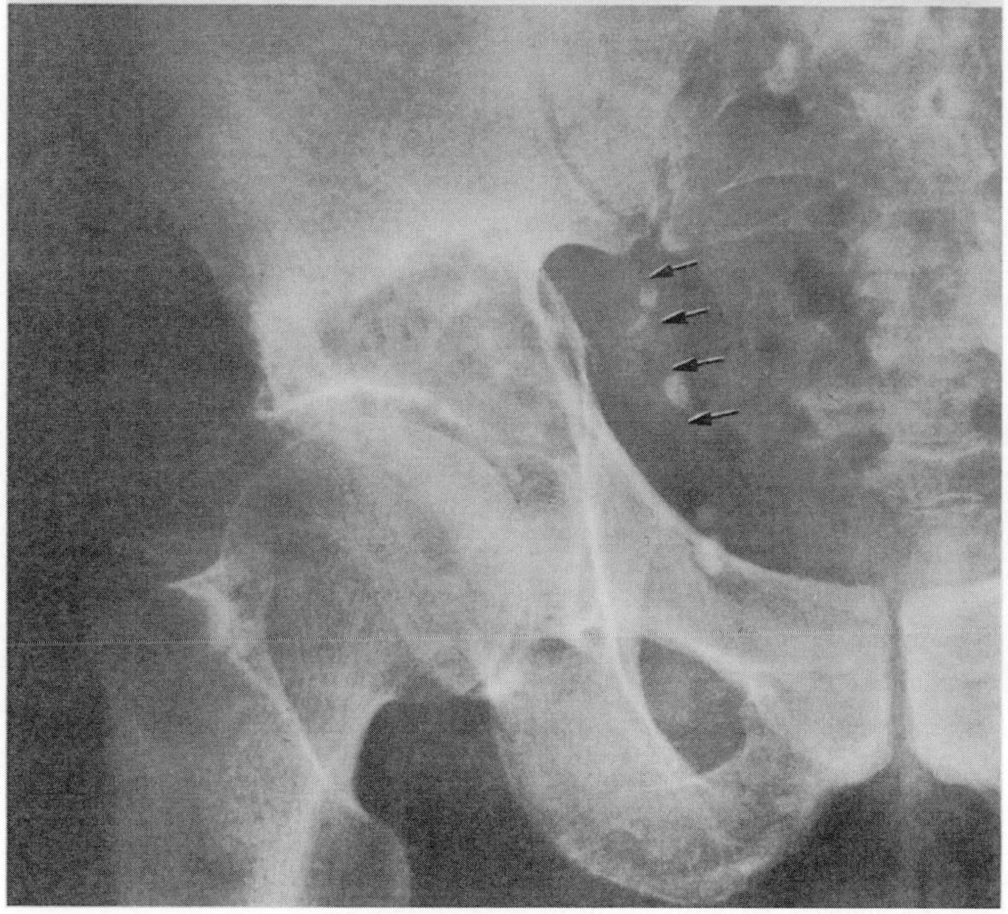

5.119

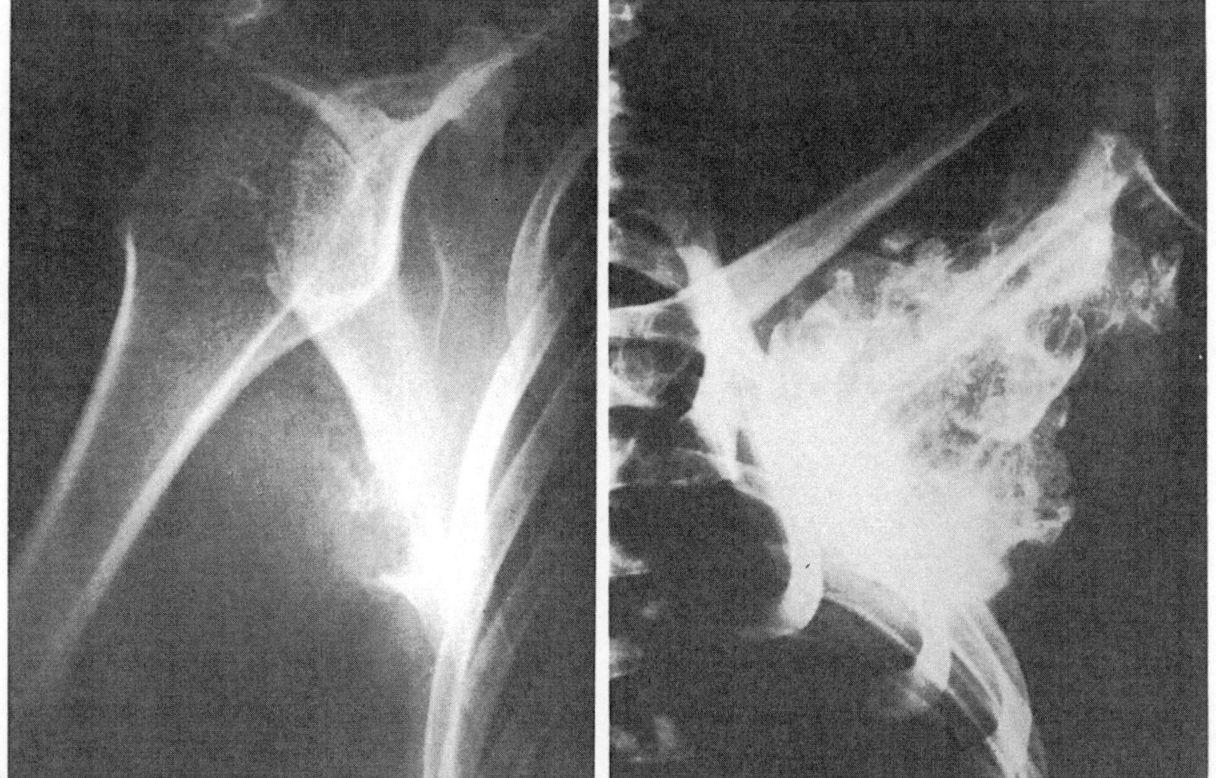

5.120

5.121

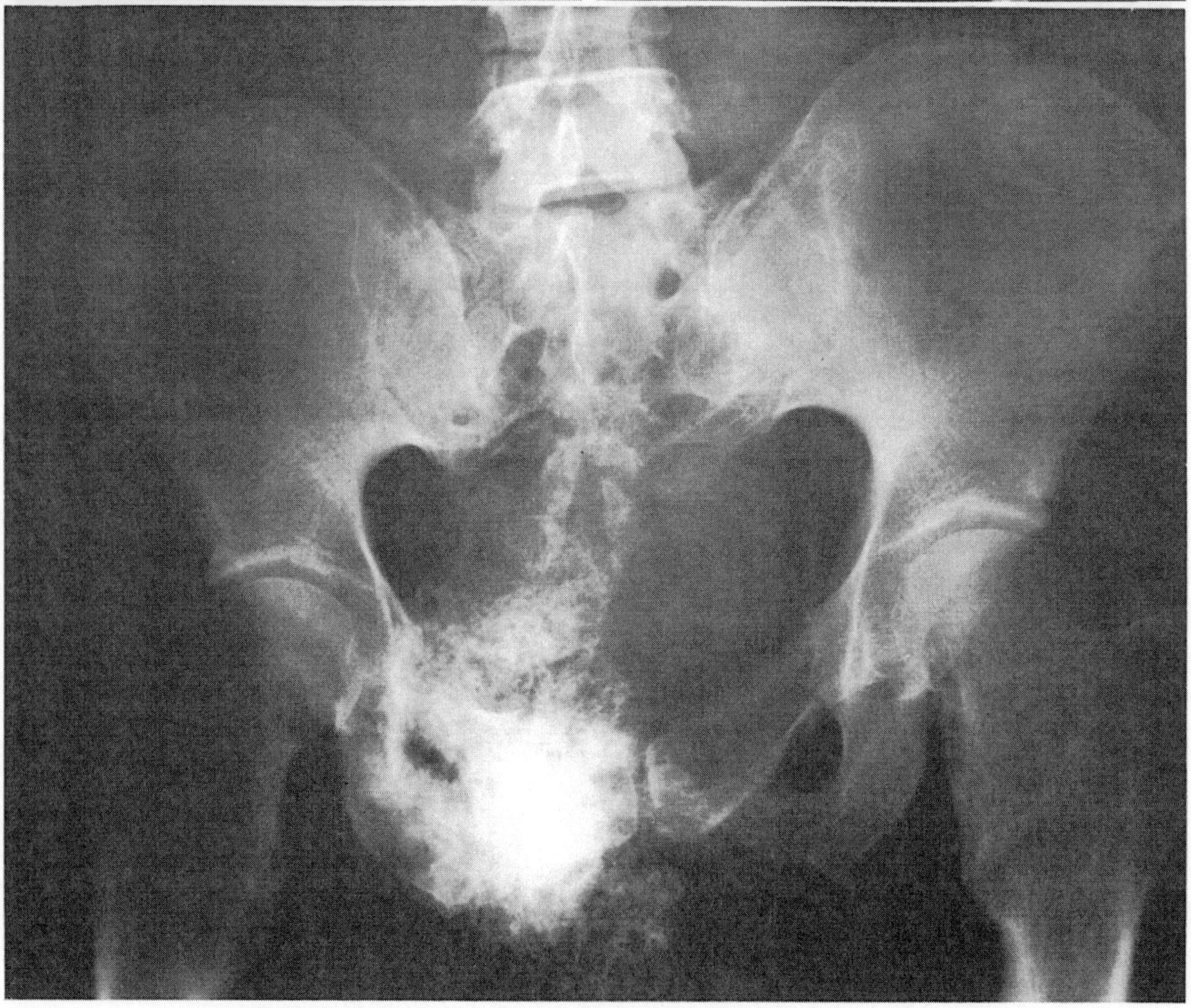

5.122

Zu Seite 256 und 257

Abb. 5.118. Typisches Chondrosarkom im linken Schambein- und Acetabulumbereich bei einem 42jährigen Mann. Praktisch vollständige Destruktion des horizontalen Schambeinastes sowie der zentralen Acetabulumre- gion. Hochgradige Entkalkung des Femurkopfes. Typischer parossaler Tumoranteil, der sich in das kleine Becken mit mehr als Daumenbreite vorwölbt (↗)

Abb. 5.119. Chondrosarkom im Acetabulum bei einem 76jährigen Mann. Massive Strukturauslöschungen im gesamten Acetabulumbereich, besonders kranial mit z.T. welliger Innenkonturierung. Der Tumor wölbt sich mit einer palpablen Weichteilmasse in das Becken hinein (↗) Endotumorale Verkalkungen

Abb. 5.120. Chondrosarkom an der rechten Scapula bei einer 34jährigen Patientin. Die unteren Anteile des Margo lateralis der Scapula sind zerstört. Der Tumor grenzt sich gegen die medial gelegenen Scapulaabschnitte durch einen feinen Sklerosesaum ab. Erheblicher parossaler Ge- schwulstanteil mit Verkalkungen. Dieser Prozeß kann sich auch – besonders, wenn man das Alter der Patientin berücksichtigt – auf dem Boden einer kartilaginären Exostose entwickelt haben

Abb. 5.121. Sekundäres Chondrosarkom auf dem Boden eines riesigen Osteochondroms im linken Scapulabereich bei einem 41jährigen Mann. Keine Schmerzsymptomatik. Der Patient wurde von seinem Schneider auf eine Schulterasymmetrie aufmerksam gemacht. Im Vordergrund der Röntgensymptomatik steht die monströse Exostose, die die Scapula selbst nicht mehr erkennen läßt, die angren- zenden Rippen sind aufgrund der offensichtlich langen Anamnese verbogen und sklerosiert. Operativ fand sich ein daumenbreiter Stiel der Exostose am oberen ventralen Scapularand. Histologisch waren nur in einigen Schnitten der Tumorperipherie Beweise für das Vorliegen eines Chondrosarkoms zu erbringen, obwohl Größe und Ausdehnung des Prozesses ohnehin dafür sprachen

Abb. 5.122. Ausgedehntes sekundäres Chondrosarkom bei einer 44jährigen Frau auf dem Boden einer kartilaginären Exostosenkrankheit. Zeichen der kartilaginären Exostosenkrankheit sind in beiden proximalen Femura und auch in den peripheren kranialen Beckenschaufeln erkennbar. Massiver verkalkter Tumor in der rechten Schambeinregion mit beträchtlicher Ausbreitung in das kleine Becken und in den symphysären Weichteilbereich

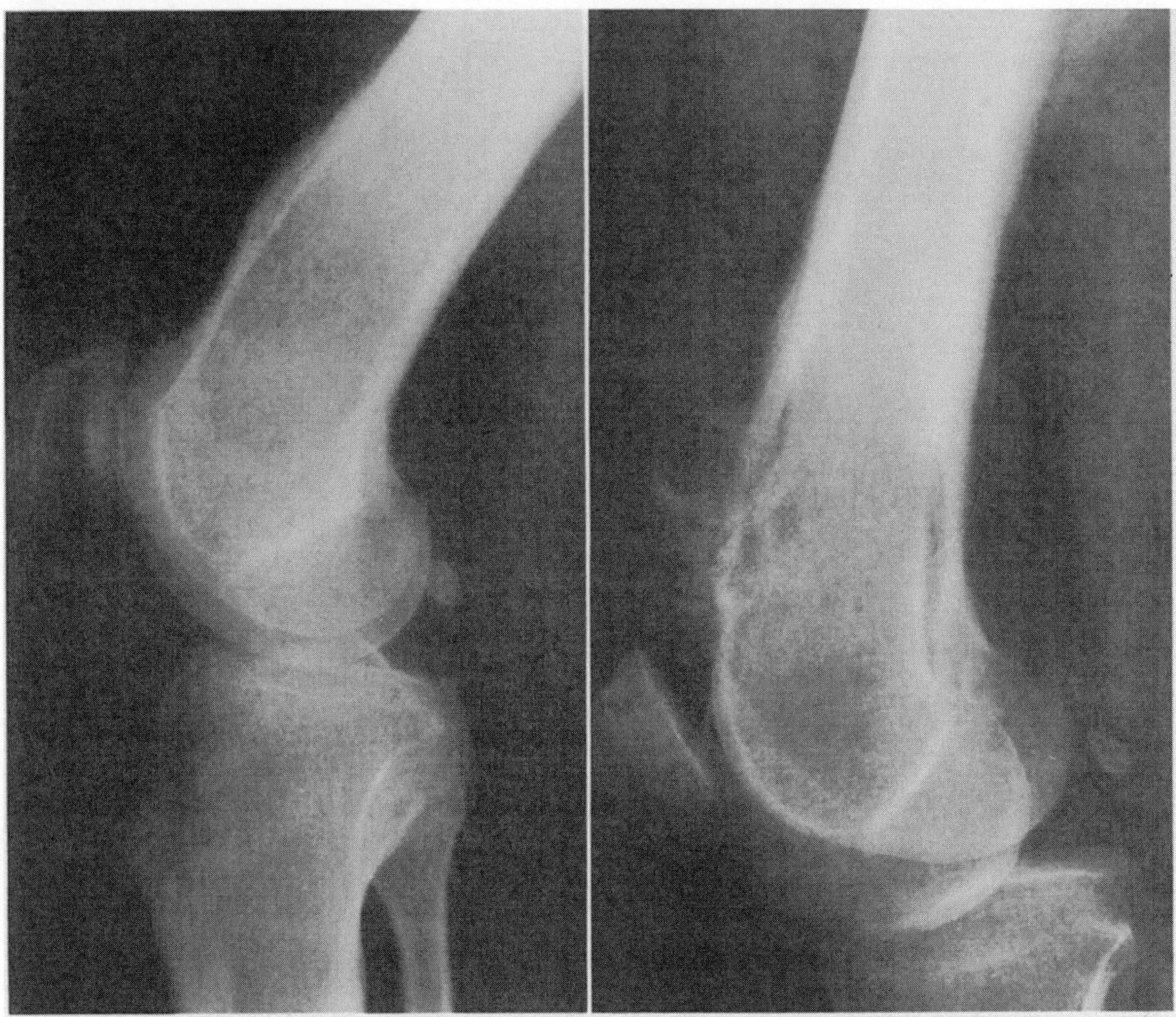

a   b

Abb. 5.123a, b. Entwicklung eines sekundären Chondrosarkoms bei einem 34jährigen Mann. Die Probeexzision aus dem in der distalen Femurmetaphyse gelegenen Destruktionsbereich mit Arrodierung und Verdünnung der ventralen Kompakta ergab ein Chondromyxoidfibrom **(a)**. Zweieinhalb Jahre später Größenzunahme des Tumors, besonders in Richtung des Femurschaftes mit unschärfer werdendem Übergang. Zunehmende Zerstörung der ventralen Kortikalis mit begleitender, mehr kranial gelegener periostaler Verkalkung. Deutlicher ventraler, z.T. verkalkter parossaler Tumoranteil. Die histologische Diagnose lautet jetzt Chondrosarkom. Nach der ersten Probeexzision hatte der Patient weitere therapeutische Maßnahmen abgelehnt

5.3.4.3 Myelogene Tumoren

Ewing-Sarkom

Hierbei handelt es sich um eine äußerst maligne Knochengeschwulst. Sie stellt einen besonderen Typ der Rundzellsarkome des Knochens mit vorwiegender Manifestation im Kindesalter dar. Die Prognose war früher mit einer 1-Jahres-Überlebenszeit von weniger als 50%, einer 5-Jahres-Überlebenszeit von weniger als 15% und einer 10-Jahres-Überlebenszeit von weniger als 10% äußerst schlecht, durch die Chemotherapie hat sie sich deutlich verbessert, obwohl statistische Angaben auf der Basis eines größeren Zahlenmaterials noch fehlen. Die Metastasierung erfolgt hauptsächlich in die Lungen und in das Skelet. Wie auch andere klein- und rundzellige Sarkome ist der Tumor äußerst strahlensensibel.

Pathologie – Histologie

Makroskopisch imponiert der Tumor als grau-weiße, glänzende, teilweise durchsichtige, überwiegend sehr weiche zerfließende Masse. Er überschreitet zumeist die Knochengrenzen und infiltriert das Weichgewebe. Blutungen, Nekrosen und zystische Degeneration sind häufig. In der Regel wird das Knochenmark infiltriert und die Kortikalis zerstört.

Histologisch finden sich solide Nester von kleineren Rundzellen, deren Grenzen wenig markiert sind. Diese Zellen haben ein vakuolisiertes Zytoplasma, in das sphärische und oval anmutende Kerne eingebettet sind. Gelegentlich ist die Abgrenzung gegen metastasierende maligne Tumoren wie das Neuroblastom, das kleinzellige Karzinom der Lunge und sogar gegen leukämische Infiltrate schwierig; in solchen Fällen müssen klinische Daten (s. unten) und röntgenologisches Erscheinungsbild, die eine primäre Knochenläsion wahrscheinlich machen, zu Hilfe genommen werden. Die Zytologie und Zytochemie ist in der Diagnostik des Ewing-Sarkoms besonders in bezug auf die Abgrenzung gegen das Plasmozytom, das maligne Lymphom und die Histiozytose X wertvoll.

Häufigkeit

Das Ewing-Sarkom nimmt etwa 7–10% aller malignen Knochentumoren ein.

Alter

Fast 50% aller Erkrankungen liegen in der 2. Lebensdekade, mit je etwa 20% sind die 1. und 3. Lebensdekade beteiligt. Somit ist die Patientengruppe mit einem Ewing-Sarkom im Durchschnitt deutlich jünger als bei allen anderen malignen Knochentumoren.

Geschlecht

Das männliche Geschlecht erkrankt wesentlich häufiger als das weibliche.

Klinik

Klinisch ist eine Weichteilschwellung tastbar. Von den Patienten werden Schmerzen, z.T. beträchtlichen Ausmaßes, geklagt. Im Gegensatz zu vielen anderen malignen Knochentumoren treten beim Ewing-Sarkom Allgemeinsymptome wie Fieber, Leukozytose, Anämie und eine beschleunigte Blutsenkung auf. Diese Zeichen geben in der Regel Hinweise auf eine metastatische Ausbreitung.

Lokalisation

Grundsätzlich kann jeder Knochen von einem Ewing-Sarkom befallen werden. Am häufigsten sind allerdings die langen Röhrenknochen und hier besonders der Femur und die Tibia sowie der Humerus betroffen. Es folgen hinsichtlich der Häufigkeit das Becken und besonders bei jüngeren Patienten die Rippen. Insgesamt haben die unteren Extremitäten einschließlich des Beckens einen Anteil von ca. 60%.

Röntgensymptomatik

Typischerweise führt das Ewing-Sarkom im befallenen Skeletabschnitt zu einer mehr mottenfraßähnlichen, unregelmäßigen Destruktion, die im Bereich der Röhrenknochen zentral beginnt und sich auf die Kortikalis ausbreitet. Periostale Reaktionen mit Verkalkungen sind häufig, auch werden Spiculae und eine Codmansche Triangel beobachtet. Die *zwiebelschalenartige Periostverkalkung* ist gemeinsam mit der mottenfraßähnlichen Destruktion zwar sehr typisch für das Ewing-Sarkom, wird aber weniger häufig als die

obengenannten Periostreaktionen beobachtet. Begleitende Weichteiltumoren, die über den Knochen hinausragen, werden häufig gefunden. An den Röhrenknochen breitet sich der Tumor vorwiegend diaphysär aus.

Im Bereich der flachen Knochen verursacht er ebenfalls mottenfraßähnliche Destruktionen mit unscharfen Konturen zum gesunden Knochen hin, an der Wirbelsäule kommt es zu Spontanfrakturen mit Sinterung. Auch hier ist eine parossale Tumorausbreitung mit röntgenologisch nachweisbaren Weichteilverschattungen relativ typisch. Reaktive Knochenneubildungen in den Randbezirken oder über dem Tumor werden bei langsamem Wachstum beobachtet.

Differentialdiagnose

Die Diagnose eines Ewing-Sarkoms an einem Röhrenknochen sollte dann als sehr wahrscheinlich angenommen werden, wenn die Konstellation von mottenfraßähnlicher Destruktion und zwiebelschalenartiger Periostverkalkung bei einem Jugendlichen vorliegt. Typisch für ein Ewing-Sarkom am flachen Knochen kann die Kombination von fleckiger Destruktion mit deutlichem parossalem Tumoranteil sein. Aber selbst unter Berücksichtigung dieser Befundkonstellationen, die für etwa 50–60% aller Ewing-Sarkome zutreffen, muß die Differentialdiagnose vor allem die akute Osteomyelitis in den Vordergrund stellen. Letztere kann durchaus eine ähnliche klinische Symptomatik wie das Ewing-Sarkom haben. Problematisch gestaltet sich gelegentlich die Abgrenzung gegen das maligne Lymphom und Metastasen des Knochens. Auch das eosinophile Granulom vermag bei raschem Verlauf dem Ewing-Sarkom zu ähneln.

Schließlich zeigt die Erfahrung, daß das Ewing-Sarkom komplett die Röntgensymptomatologie eines osteogenen Sarkoms imitieren kann, insbesondere wenn die Lage der Tumoren mehr atypisch ist.

Literatur

Blansall SK, Desai PB (1963) Ewing's sarcoma: observation on 107 cases. J Bone Joint Surg [Am] 45:541
Dahlin DC (1978) Bone tumors, 3rd edn. Thomas, Springfield, Ill.
Ewing J (1921) Diffuse endothelioma of bone. Proc NY Pathol Soc 21:17

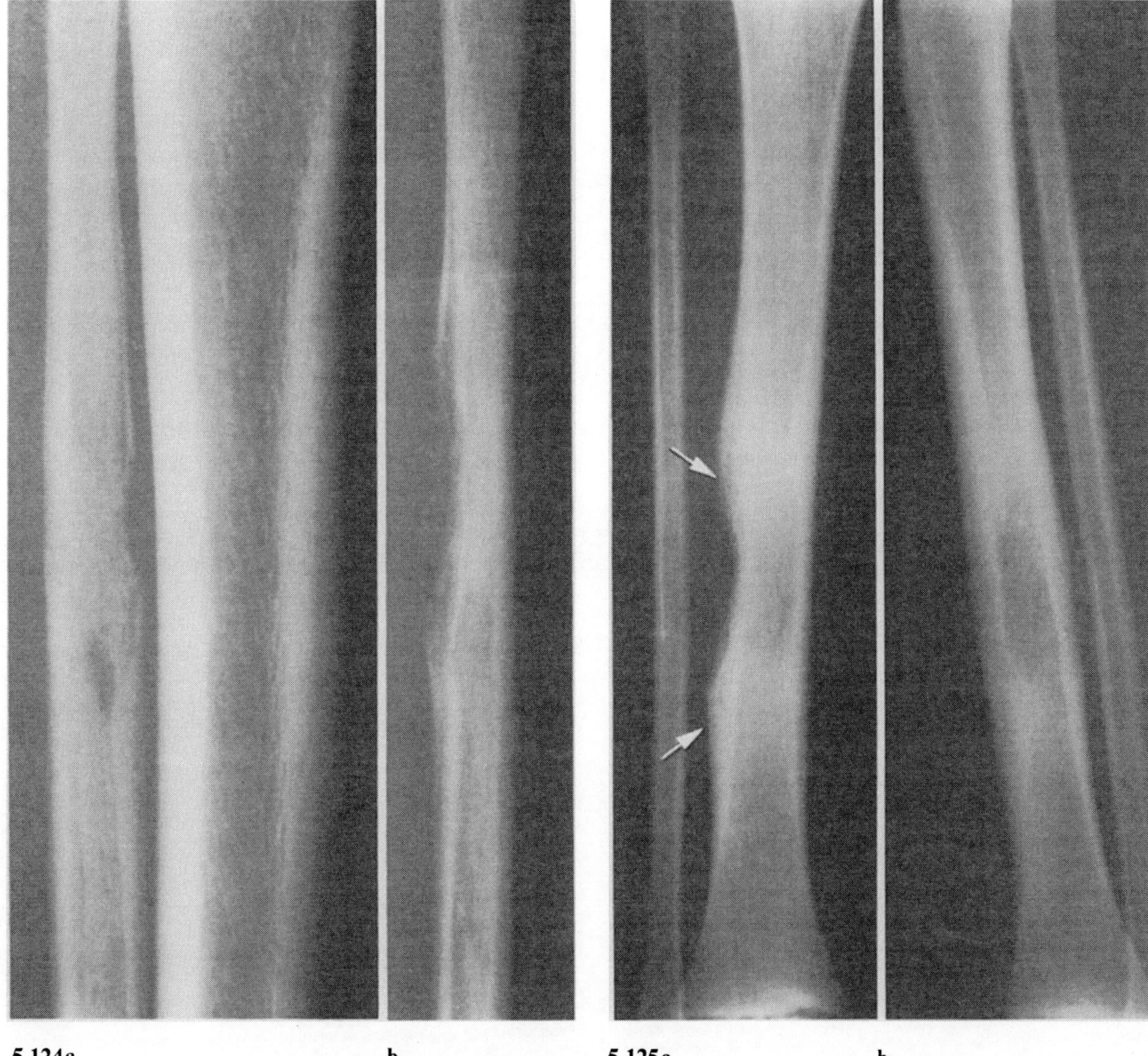

5.124a   b   5.125a   b

Abb. 5.124a, b. Ewing-Sarkom im Fibulaschaft bei einem 13jährigen Jungen. Mottenfraßähnliche Destruktion des mittleren Fibulaschaftes. Der Tumor läßt sich röntgenologisch in seiner Begrenzung nach kranial und kaudal kaum festlegen. Wie die Zielaufnahme (**b**) zeigt, hat der Tumor die Kortikalis vollständig zerstört, in diesem Bereich finden sich angedeutete Spiculae. Das angrenzende Periost ist verkalkt, nach kaudal zu findet sich eine Codmansche Triangel. *Differentialdiagnose:* akute Osteomyelitis

Abb. 5.125a, b. Ewing-Sarkom im Tibiaschaft bei einem 9jährigen Jungen. Grober Destruktionsherd in Schaftmitte. Nach kranial und distal zu finden sich Sklerosierungen im Markraum, die z.T. auch durch die überlagernden periostalen Knochenneubildungen bedingt sein können. Codmansche Triangel proximal und distal (↗). *Differentialdiagnose:* Osteomyelitis, Histiozytose X

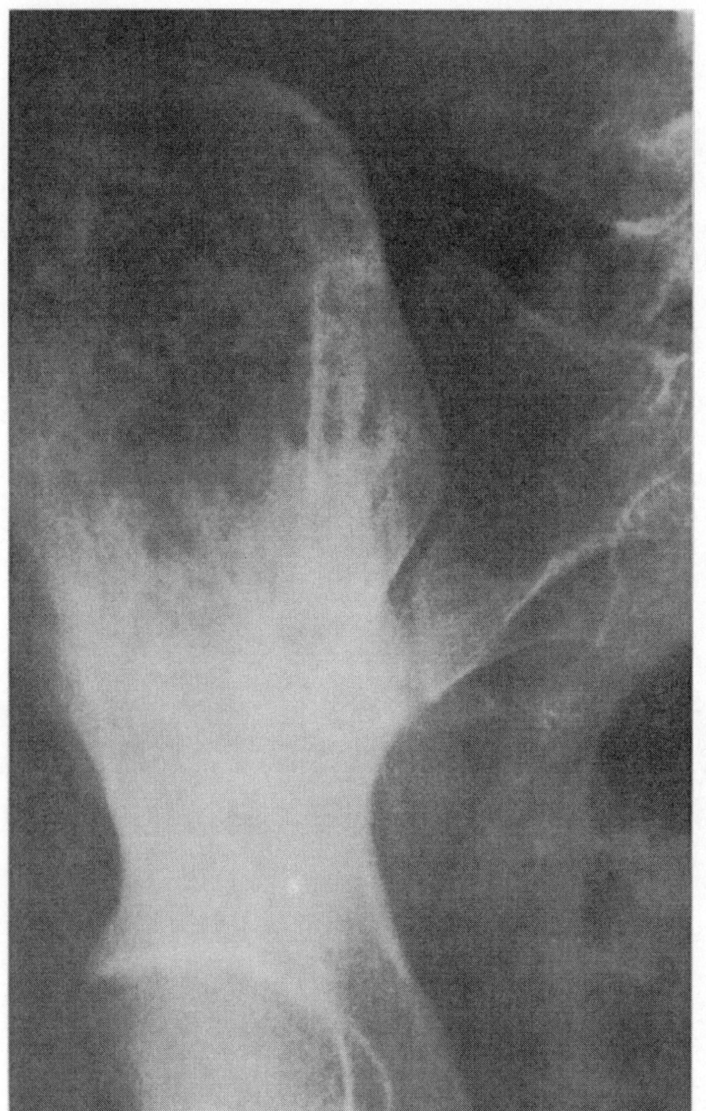

5.126

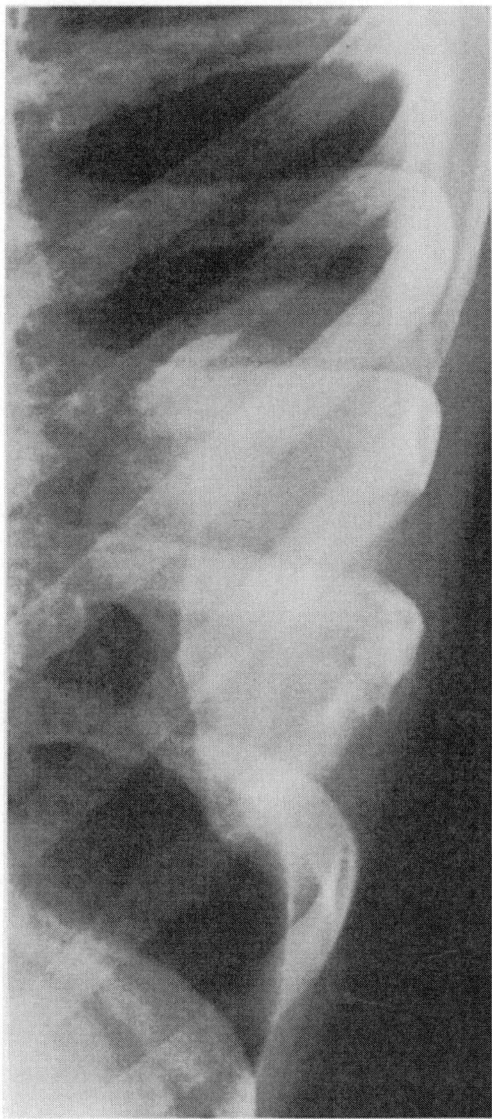

5.127

Abb. 5.126. Ewing-Sarkom in der rechten Beckenschaufel bei einem 24jährigen Mann. Klinisch ist ein massiver Tumor ventral der rechten Beckenschaufel tastbar. Der Patient hatte einen Gewichtsverlust von etwa 15 kg und zeigte eine schwere klinische Symptomatik mit Schmerzen in der rechten Beckenschaufel, Abgeschlagenheit, Anämie, Leukozytose, beschleunigter Blutsenkung und rezidivierenden Fieberschüben. *Differentialdiagnostisch* wurde zuerst an eine ungewöhnlich verlaufende Osteomyelitis gedacht, auch ein malignes Lymphom war in der Diskussion

Abb. 5.127. Ewing-Sarkom an der 9. Rippe eines (17jährigen) jungen Mannes. Die Rippe ist im Bereich der hinteren Umbiegungsstelle grob zerstört. Besonders imponiert der ausgedehnte begleitende Weichteiltumor, der sich in den Thorax hinein vorwölbt und überwiegend (tumorfern) nach kranial zu entwickelt ist

Primäres Retikulosarkom (immunoblastisches malignes Lymphom) des Knochens

Wie auf S. 95 bereits erwähnt, neigt das Retikulosarkom besonders zu einer primären Manifestation im Knochen, ohne daß weitere Beteiligungen – auch auf längere Sicht gesehen – manifest werden. Aus diesem Grund erscheint die vorläufige Einreihung dieses malignen Lymphoms unter die primären Knochentumoren gerechtfertigt.

Der Tumor breitet sich zunächst vorwiegend im Knochenmark aus, später kann er die Kortikalis durchbrechen und zu beträchtlichen reaktiven Knochenneubildungen führen.

Häufigkeit

Die Angaben über die Inzidenz des Retikulosarkoms schwanken zwischen 3 und 6% aller malignen Knochentumoren.

Alter

Hinsichtlich des Manifestationsalters wird die 6. Lebensdekade bevorzugt, es folgen die 5. und 7.

Geschlecht

Eine geschlechtsspezifische Verteilung ist nicht bewiesen, wenn auch das männliche Geschlecht häufiger befallen zu sein scheint.

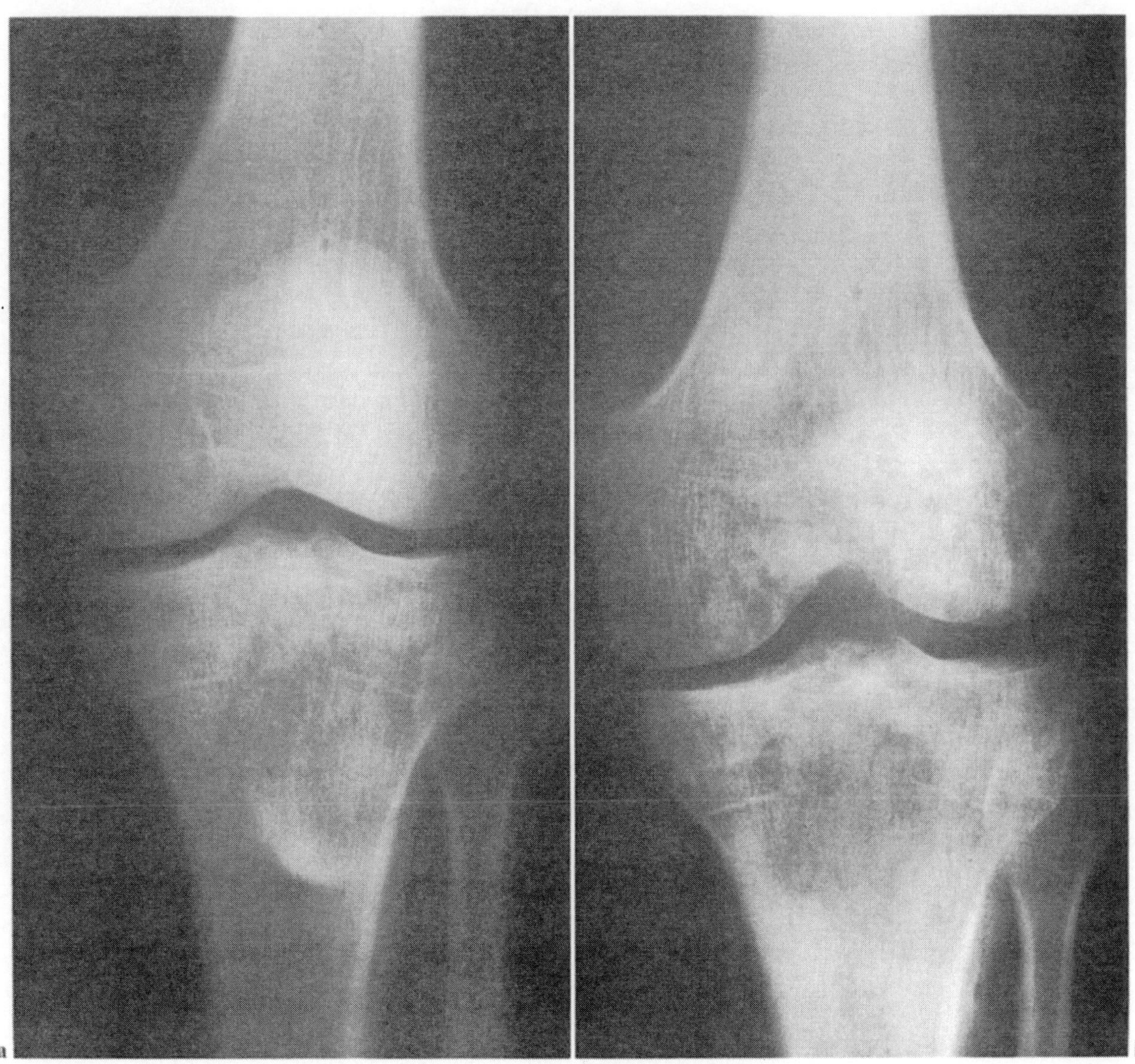

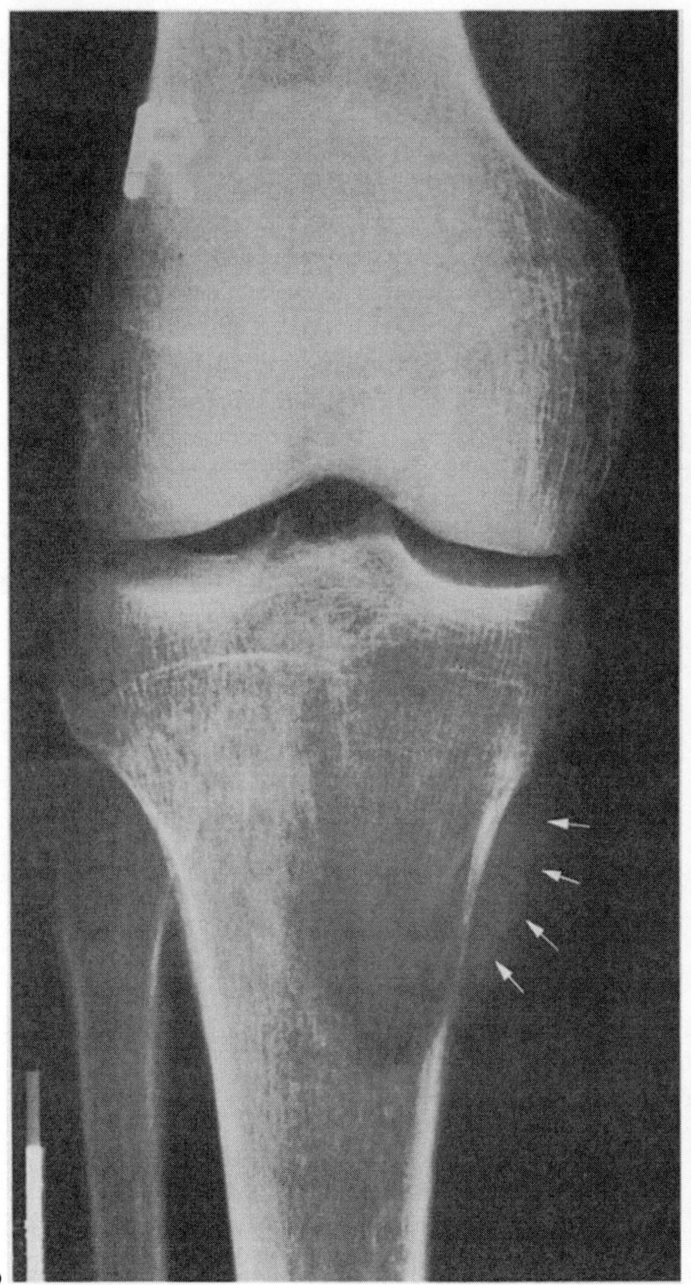
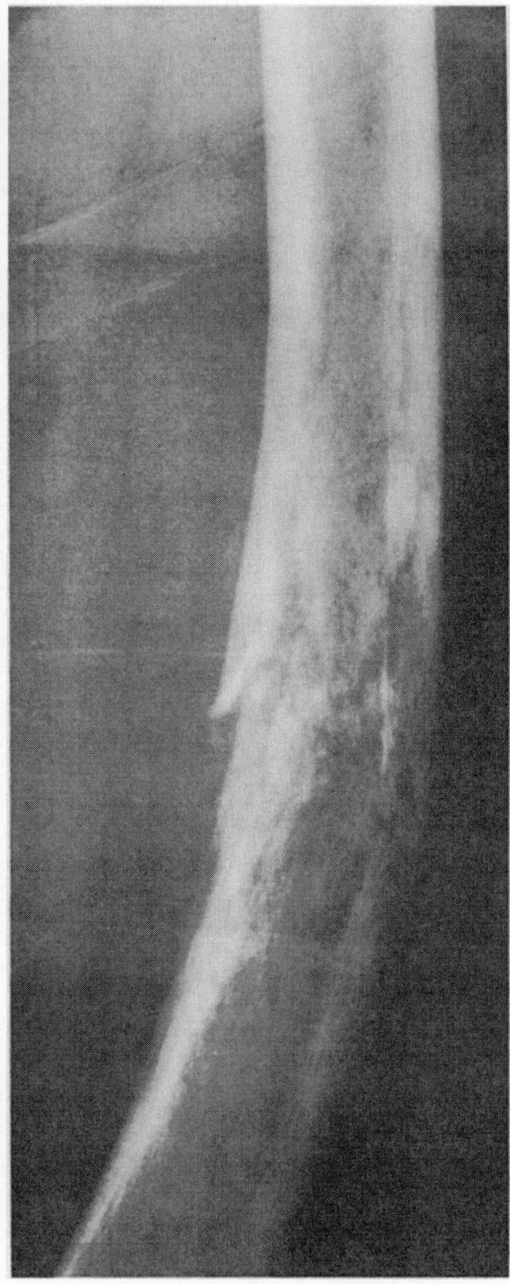

Abb. 5.129. Primäres Retikulosarkom in der proximalen Tibia bei einem 76jährigen Mann. Unscharfe Osteolyse im Tibiakopf und in der proximalen Metaphyse mit weitgehender Zerstörung der medialen Kortikalis und deutlichem parossalem Tumoranteil, erkennbar an der halbkugeligen medialen Weichteilverschattung. *Differentialdiagnose:* Metastase eines klein- oder rundzelligen Karzinoms

Abb. 5.130. Ausgedehntes primäres Retikulosarkom im Femurschaft eines 68jährigen Mannes. Diffuse, flächig sich ausbreitende mottenfraßähnliche Destruktion von Spongiosa und Kompakta mit eingelagerten unscharfen Sklerosezonen. Es ist eine Spontanfraktur eingetreten

⊲ **Abb. 5.128a, b.** Primäres Retikulosarkom im Tibiakopf bei einem 34jährigen Mann. **a** Die mittleren und linken lateralen Partien des Tibiakopfes sind mottenfraßähnlich destruiert, dazwischen finden sich unscharfe fleckförmige Sklerosierungsareale besonders auch nach distal hin. Der Tumor überragt mit einer $1^{1}/_{2}$ cm breiten Verkalkung die laterale Kopfkontur. **b** Sechs Wochen später deutliche Zunahme der Destruktion besonders nach distal. Vergrößerung des parossalen Tumoranteils. Fleckige Inaktivitätsosteoporose. *Differentialdiagnose:* Osteomyelitis, Metastase eines klein- oder rundzelligen Karzinoms, Osteosarkom

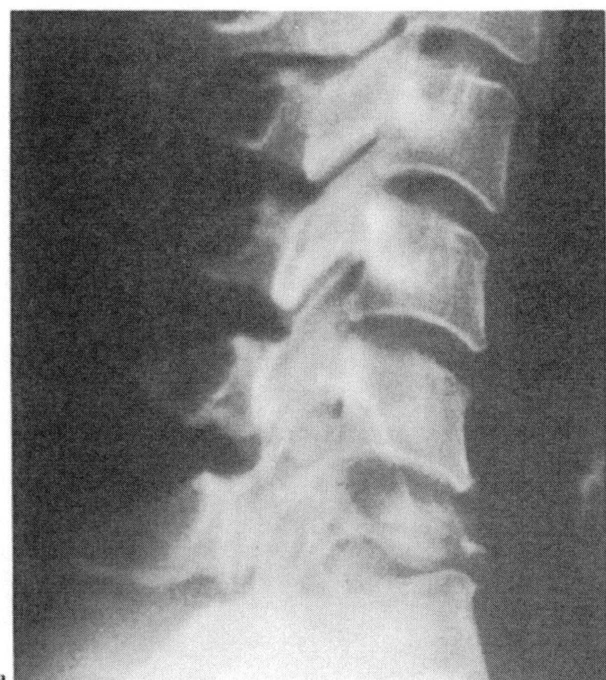

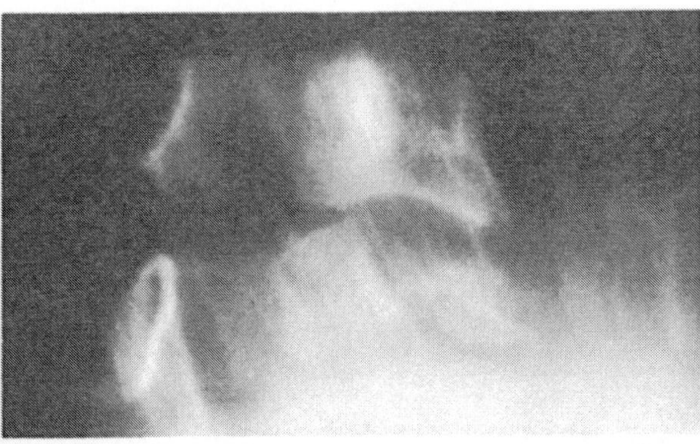

Abb. 5.131 a, b. Primäres Retikulosarkom mit Destruktion des 6. Halswirbelkörpers bei einer 32jährigen Frau. Der 6. Halswirbelkörper ist diffus destruiert und gesintert, der Prozeß greift auf den Wirbelbogen über und überragt die ventrale Wirbelkörperkontur. Das Schichtbild (**b**) zeigt die restlichen Knochenruinen im vorderen und dorsalen Bereich. *Differentialdiagnose:* Metastase eines klein- oder rundzelligen Karzinoms

Klinik

Klinisch stehen lokaler Knochenschmerz und auch Allgemeinsymptome wie Gewichtsabnahme, Abgeschlagenheit, Blutsenkungsbeschleunigung im Vordergrund.

Lokalisation

Lokalisatorisch werden vor allem die Skeletabschnitte bevorzugt, in denen Knochenmark gebildet wird, wobei die langen Röhrenknochen und hier besonders Femur und Humerus sowie die Wirbelsäule und das Becken an erster Stelle rangieren.

Röntgensymptomatik

Röntgenologisch finden sich beim primären Retikulosarkom des Knochens meist fleckförmige (mottenfraßähnliche) destruierende Veränderungen, die sich flächig und mit unscharfen Konturen zum gesunden Knochen hin ausbreiten. Auch die Zerstörung der Kortikalis ist unregelmäßig und fleckförmig. Reaktive Knochenneubildungen kommen verhältnismäßig häufig vor, sie imponieren röntgenologisch als unscharfe, fleckförmige Sklerosen. Periostale Knochenneubildungen sogar mit Spiculae werden ebenfalls beobachtet. Häufig finden sich Spontanfrakturen, besonders an den Röhrenknochen und an der Wirbelsäule. Hier werden die Anhangsgebilde, insbesondere die Querfortsätze, wegen des weitgehend fehlenden Knochenmarkes seltener befallen. Begleitende parossale Geschwulstanteile mit Weichteilverschattungen sind beim malignen Lymphom des Knochens durchaus obligat, sie können sogar röntgenologisch neben unscharfen Sklerosierungen und feineren Destruktionen im Vordergrund stehen.

Differentialdiagnose

Das differentialdiagnostische Spektrum des Retikulosarkoms des Knochens ist sehr breit und reicht von entzündlichen Veränderungen bis zu typischen Knochentumoren wie dem osteogenen Sarkom oder dem Chondrosarkom. Alle anderen rundzelligen Tumoren wie z.B. Metastasen des kleinzelligen Bronchialkarzinoms können völlig identische Veränderungen hervorrufen. Erschwert wird die Zuordnung des Retikulosarkoms durch die Tatsache, daß alle differentialdiagnostisch in Frage kommenden Veränderungen (bis auf das Osteosarkom und Ewing-Sarkom) ein ähnliches Erkrankungsalter haben.

Literatur

Dahlin DC (1978) Bone tumors, 3rd edn. Thomas, Springfield, Ill.
Wilson TW, Pugh DG (1955) Primary reticulum-cell sarcoma of bone, with emphasis on roentgen aspects. Radiology 65:343

5.3.4.4 Fibrosarkom des Knochens

Das Fibrosarkom des Knochens ist ein äußerst maligner Tumor mit einer schlechten Prognose (5-Jahres-Überlebenszeit zwischen 20 und 30%). Man unterscheidet zwischen primärem und sekundärem Fibrosarkom. Letzteres nimmt etwa 25% aller Fibrosarkome ein. Es entsteht vorwiegend nach Strahlenexposition des Knochens oder auf dem Boden von Riesenzelltumoren, der Ostitis deformans Paget sowie der chronischen Osteomyelitis. Gelegentlich wird auch ein multizentrisches Auftreten des Tumors beobachtet.

Pathologie – Histologie

Das histologische Bild variiert stark, es reicht von wenig differenzierten bis zu relativ reifen Tumoren. Charakteristisch sind spindelige Fibroblasten bei weniger malignen Formen einerseits und unregelmäßig begrenzte anaplastisch anmutende Fibroblasten bei höher malignen Typen andererseits. Nekrosen, Blutungen und sogar sekundäre Verkalkungen werden beobachtet. Osteoid wird nicht gebildet. Der Tumor infiltriert den Knochen und bricht dann durch die Kortikalis nach außen hin durch.

Häufigkeit

Fibrosarkome nehmen etwa 5% aller malignen Knochentumoren ein.

Alter

Bevorzugt werden die 4.–6. Lebensdekade, also eine wesentlich höhere Altersgruppe als beim osteogenen Sarkom.

Geschlecht

Eine geschlechtsspezifische Verteilung des Fibrosarkoms gibt es nicht.

Klinik

Schmerzen und eine lokale Schwellung stehen im Vordergrund der klinischen Symptomatik, die damit unspezifisch ist.

Lokalisation

Lange Röhrenknochen und hierbei insbesondere distaler Femur und proximale Tibia sind zu mehr als 50% betroffen. Einen wesentlich geringeren Anteil haben das knöcherne Bekken und die Kieferregion.

Röntgensymptomatik

Das typische Fibrosarkom zeichnet sich durch eine massive Knochendestruktion und ein expansives Wachstum aus. Der Primärbefall liegt im Markraum, wo es zu unscharf begrenzten Strukturauslöschungen kommt. Reaktive Knochenneubildungen sind röntgenologisch weniger erkennbar. Mit zunehmender Progredienz des Prozesses wird die Kortikalis zerstört, es bilden sich parossale Tumormassen aus. Codmansche Dreiecke und auch Spiculae kommen vor. Regressive Verkalkungen des Tumors sind nicht selten, sie kommen durch Nekrose und Blutungen zustande. Dadurch kann irrtümlich der Eindruck von verkalkten Knorpelmassen – wie beim Chondrosarkom – entstehen.

Das röntgenologische Erscheinungsbild der sekundären Fibrosarkome wird im wesentlichen von den Primärläsionen geprägt. Das maligne Tumorwachstum ist an zunehmenden Osteolysen und kortikalen Destruktionen erkennbar.

Differentialdiagnose

Differentialdiagnostisch in die engere Wahl kommen Metastasen, maligne Lymphome, auch das osteogene Sarkom. Verwechslungen mit einem zentralen Chondrosarkom aufgrund von Tumorverkalkungen wurden bereits erwähnt. Fernerhin müssen das maligne (fibröse) Histiozytom und das desmoplastische Fibrom – vor allem auch histologisch – abgegrenzt werden.

Literatur

Dahlin DC, Ioins JC (1969) Fibrosarcoma of bone: a study of 114 cases. Cancer 23:35
Eyre-Brook AL, Price CHG (1960) Fibrosarcoma of bone. J Bone Joint Surg [Br] 51:20

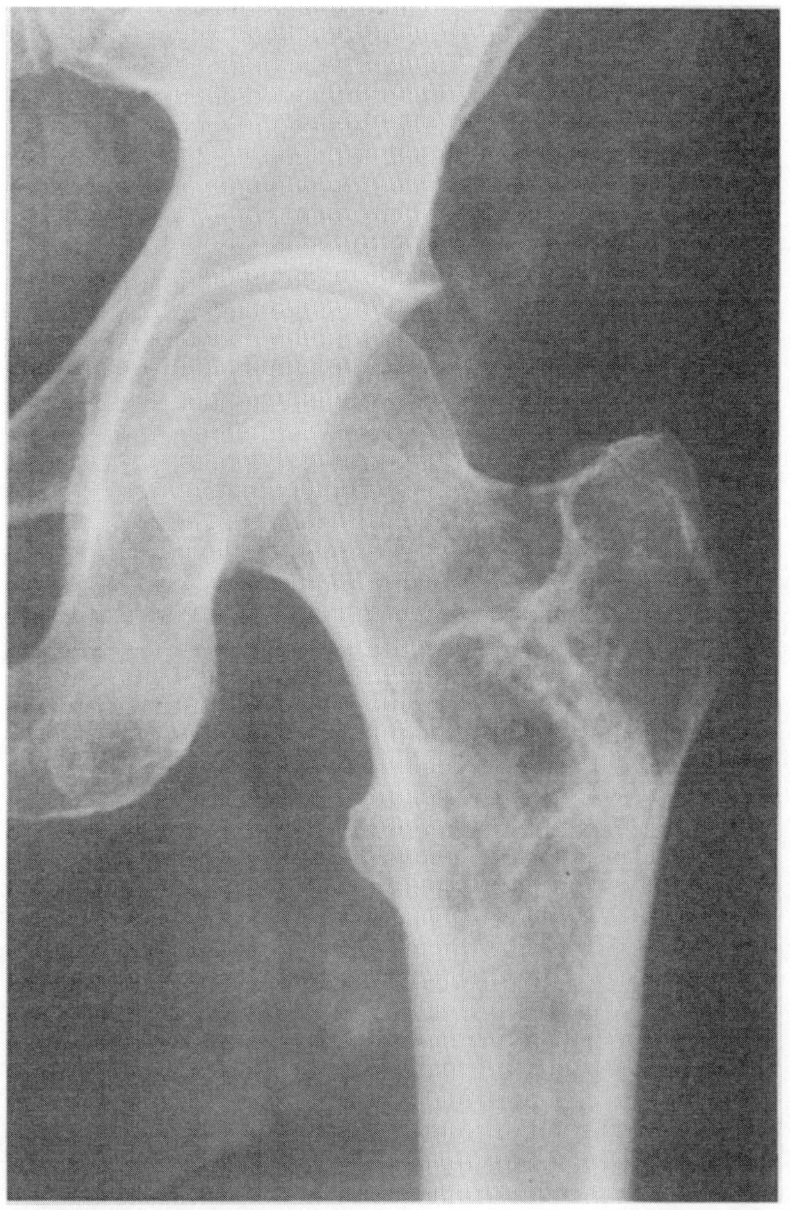

Abb. 5.132. Fibrosarkom im proximalen Femur bei einer 71jährigen Frau.
Im Vordergrund stehen fleckförmige, unscharf begrenzte Osteolysen, die
Kompakta im Bereich des Trochanter major ist arrodiert. Histologisch
handelt es sich um ein wenig differenziertes Fibrosarkom. *Differentialdia-
gnose:* metastatische Destruktion, malignes Lymphom, malignes (fibröses)
Histiozytom

5.3.4.5 Malignes (fibröses) Histiozytom

Bei diesem malignen Tumor handelt es sich um eine neuere Geschwulstentität im Knochen, die aufgrund eigener histologischer Kriterien z.B. vom osteogenen und Fibrosarkom abgetrennt wurde. Prognostisch liegt das maligne (fibröse) Histiozytom – soweit bei den noch relativ niedrigen Fallzahlen beurteilbar – ähnlich wie das Fibrosarkom.

Pathologie – Histologie

Ein typisches malignes (fibröses) Histiozytom bietet neben einem fibrozytisch bindegewebigen Aspekt histiozytäre Zellelemente. Die häufig großen Kerne sind sowohl spindelig als auch ovoid mit Einkerbungen, das Zytoplasma ist in der Regel üppig und kann infolge Speicherung schaumig erscheinen. Vielkernige Riesenzellen stellen einen wesentlichen Bestandteil des Tumors dar.

Makroskopisch sind die Tumoren weich bis bindegewebig derb. Heterotope Verkalkungen wie auch pathologische Frakturen sind selten. In der Statistik von Dahlin (1978) sind 3 von 35 Tumoren auf dem Boden einer Ostitis deformans Paget entstanden.

Häufigkeit

Das maligne fibröse Histiozytom ist ein seltener Tumor. Sein Anteil an malignen Knochentumoren liegt unter 1%.

Alter

Die bisher beobachteten Tumoren lassen eine altersspezifische Häufigkeit nicht erkennen.

Geschlecht

In der Statistik von Dahlin sind 20 von 35 Patienten mit einem malignen Histiozytom männlichen Geschlechts.

Klinik

Die Klinik ist wie bei den meisten Knochentumoren unspezifisch, im wesentlichen imponieren Schmerzen und eine Schwellung im Tumorgebiet.

Lokalisation

Der Tumor kann grundsätzlich jeden Skeletabschnitt befallen, die Röhrenknochen werden aber offensichtlich bevorzugt.

Röntgensymptomatik

Die Röntgensymptomatik ist unspezifisch und gibt lediglich Anhalt dafür, daß ein maligner Tumor vorliegt. Dabei finden sich unscharf begrenzte Destruktionen, die die Kortikalis miterfassen. Periostale Verkalkungen folgen einem Durchbruch des Tumors durch die Kortikalis.

Differentialdiagnose

Wegen der unspezifischen Röntgensymptomatik ist die Abgrenzung z.B. gegen das maligne Lymphom des Knochens, das Fibrosarkom und die metastatische Destruktion sowie auch gegen atypisch aussehende osteogene Sarkome röntgenologisch nicht möglich.

Die histologische Differentialdiagnose hat im wesentlichen das Fibrosarkom und das Osteosarkom zu berücksichtigen, was dadurch erschwert wird, daß viele dieser Tumoren Zonen zeigen, die dem malignen fibrösen Histiozytom sehr ähnlich sind.

Literatur

Dahlin DC (1978) Bone tumors, 3rd edn. Thomas, Springfield, Ill.

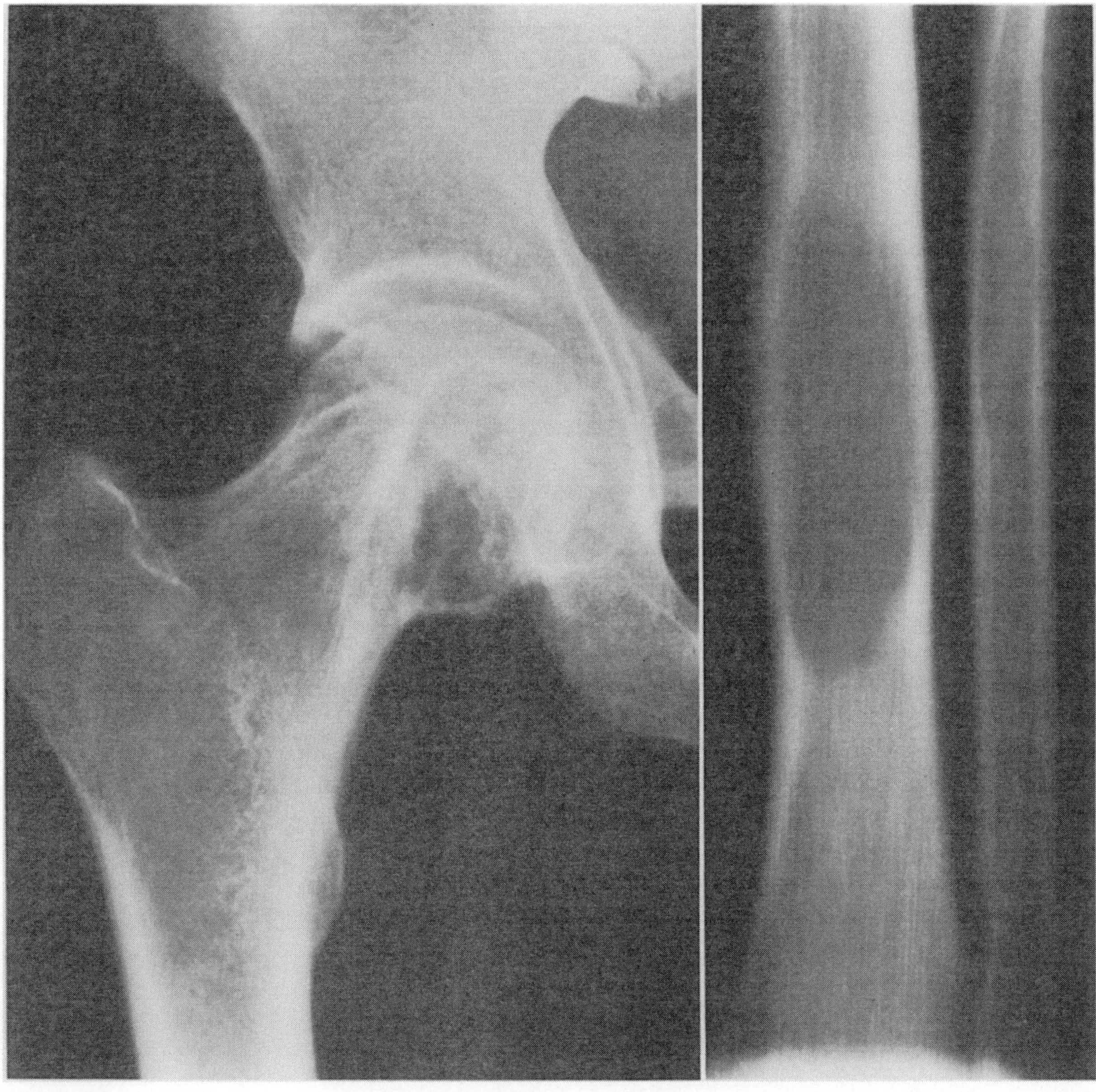

a   b

Abb. 5.133 a, b. Malignes (fibröses) Histiozytom an Femur und Tibia. **a** Bei einer 39jährigen Frau findet sich eine massive fleckige Osteolyse in den mittleren und kaudalen Femurkopfpartien mit einem breiten unscharfen Sklerosesaum zum Schenkelhalsgebiet hin. Die Veränderung spricht nativdiagnostisch überwiegend für das Vorliegen eines malignen Geschwulstprozesses, wobei am ehesten ein Chondrosarkom oder eine langsam wachsende Metastase in Frage kämen. **b** Die unscharf begrenzte ovaläre Osteolyse mit spindelförmiger Auftreibung des Knochens in der mittleren Tibia einer 59jährigen Patientin signalisiert am ehesten einen malignen Geschwulstprozeß, wobei differentialdiagnostisch eine Metastase, ein Plasmozytomherd, ein malignes Lymphom, aber auch ein Fibrosarkom in Erwägung zu ziehen sind

5.3.4.6 Liposarkom, malignes Mesenchymom, undifferenziertes Sarkom

Es handelt sich hierbei um sehr seltene Tumoren mit Manifestationen im Knochen. Ihre Röntgensymptomatik ist unspezifisch und reicht von umschriebenen, wenig ausgeprägten Strukturaufhellungen bis zu massiven Strukturauslöschungen mit unscharfen Konturen, gelegentlich aber auch von einem Sklerosesaum umgeben. Die Diagnose läßt sich allein auf histologischem Weg stellen.

5.3.4.7 Adamantinom der Röhrenknochen

Die Herkunft dieses ungewöhnlich seltenen Knochentumors ist unklar. Er hat seinen Namen aufgrund einer gewissen histologischen Ähnlichkeit zu dem gewöhnlichen Adamantinom (Ameloblastom) des Kiefers. Es finden sich epithelähnliche Inseln im Tumor, deren Herkunft von einigen Autoren als kongenital, von anderen als posttraumatisch angesehen wird. Aus diesem Grund kann man das Adamantinom zu den primären Knochenepitheliomen zählen, zu denen u.a. die Odontome, das Kraniopharyngeom (Erdheim-Tumor) und das Epidermoid des Schädelknochens gehören. Andererseits findet sich der Tumor histologisch hochvaskularisiert, ähnlich wie ein Angiosarkom oder ein malignes Angioblastom, so daß auch die Ansicht, der Tumor wäre angioblastischer Natur, durchaus gerechtfertigt erscheint.

Das Adamantinom sitzt praktisch ausschließlich an der Tibia und hier besonders im mittleren Diaphysendrittel. Befallen werden hauptsächlich Patienten in der 2. und 3. Lebensdekade. Klinisch bestehen mäßiggradige Schmerzen, die über Jahre von den Patienten als rheumatisch bedingt toleriert werden.

Röntgenologisch ist in der Regel eine zentral in der Tibia gelegene expandierende Osteolyse mit einer Verdünnung und Vorwölbung der darübergelegenen Kortikalis zu sehen. Langbestehende Tumoren führen zu einer beträchtlichen Auftreibung des Knochens, reaktive Skerosen sind selten. Bei einigen von den bisher beschriebenen Adamantinomen fanden sich distal der Hauptläsion Strukturaufhellungen, die histologisch an die fibröse Dysplasie erinnern. Diese Veränderungen wurden gelegentlich auch in der Fibula bei primärer Manifestation des Tumors in der Tibia beobachtet. Umgekehrt fanden sie sich in einem Fall von Dahlin (1978) in der Tibia bei primärem Sitz des Adamantinoms in der Fibula.

Differentialdiagnostisch ist an eine Metastase, besonders von hypernephroiden Karzinomen, sowie an das Plasmozytom zu denken. Bei stärker expansiv wachsenden Tumoren mit einem gelegentlich mehr blasigen Aussehen muß auch die aneurysmatische Knochenzyste berücksichtigt werden.

Literatur

Cohen DM, Dahlin, DC, Pugh DG (1962) Fibrous dysplasia associated with adamantinoma of the long bones. Cancer 15:515

Dahlin DC (1978) Bone tumors, 3rd edn. Thomas, Springfield, Ill.

Donner R, Dikland R (1966) Adamantinoma of the tibia. J Bone Joint Surg [Br] 48:138

6 Formveränderungen des Knochens

Formveränderungen des Knochens können mannigfaltige Ursachen zugrunde liegen. In diesem Kapitel sollen nur die Erkrankungen besprochen werden, bei denen das röntgenologische Leitsymptom „Formveränderung" entweder in systemischer oder in mono-, oligo- und polyostotischer Form im Vordergrund steht.

Erkrankungen mit Formveränderungen, deren röntgenologisches Leitsymptom aber strukturelle Veränderungen sind, werden in den entsprechenden Kapiteln abgehandelt.

6.1 Systemische Formveränderungen des Skelets

6.1.1 Akromegalie

Infolge einer vermehrten Produktion von somatotropem Hormon durch ein Hypophysenvorderlappenadenom nach Abschluß des Wachstums kommt es am Knochen und Knorpel sowie an den Weichteilen zu An- und Umbauprozessen, die in der Regel mit einer Volumenzunahme einhergehen. Liegt vor Abschluß des Knochenwachstums eine Überproduktion von Wachstumshormon vor, so spricht man von einem Gigantismus.

Durch periostale und enchondrale Anbauvorgänge wird die Form des Knochens vergröbert, er nimmt insgesamt an Volumen zu. Die durch Somatotropin stimulierte enchondrale Ossifikation spielt sich dabei in der faserknorpeligen Ansatzzone von Sehnen und Bändern ab. Durch Knorpelproliferation werden die röntgenologischen Gelenkspalten erweitert. Infolge des Ersatzes von subkutanem Fettgewebe durch „wasseräquivalentes" Bindegewebe nehmen die Weichteile an Masse zu, was sich u.a. an den insgesamt verdickten Fingern als tastbare periartikuläre Auftreibung nachweisen läßt.

Fast 50% aller Akromegaliepatienten klagen über unterschiedlich ausgeprägte Schmerzen an den Extremitäten und an der unteren Wirbelsäule. Fernerhin werden Arthralgien, begleitet von schmerzhaften Anschwellungen der betroffenen Gelenke angegeben. Man spricht von einer *akromegalen Osteoarthropathie,* wenn die Gelenke einen arthroseähnlichen Umbau der artikulierenden Knochen *ohne Gelenkspaltverschmälerung* erkennen lassen.

Im folgenden werden die markantesten röntgenologischen Veränderungen bei Akromegalie an den einzelnen Skeletabschnitten besprochen. Das *röntgenologische Minimalprogramm* bei Akromegalie umfaßt den Schädel, eine Hand und das Fersenbein seitlich (s. unten).

Röntgensymptomatik

Allgemein

Das gesamte Skelet, insbesondere aber die gelenknahen Knochenabschnitte erscheinen vergröbert, an den Band- und Sehnenansätzen finden sich unregelmäßig konturierte Knochenneubildungen, in der Regel besteht eine Osteoporose, besonders in fortgeschrittenen Stadien. Herz und innere Organe können ebenfalls eine Volumenzunahme erfahren (Viszeromegalie).

Speziell

Schädel. In der Regel ist die Sella turcica durch das Vorliegen eines eosinophilen Ade-

noms aufgeweitet, die Klinoidfortsätze können zerstört sein. Wegen der topographischen Beziehung zum Chiasma opticum korrespondiert dieser Befund oft mit Sehstörungen. Die gesamte Schädelkalotte nimmt an Dicke zu, der Okzipitalsporn ist betont, die Supraorbitalwülste treten deutlicher hervor, es besteht eine Progenie infolge der Vergrößerung der Mandibula. Dabei finden sich auch die Zahnabstände erweitert. Die Nasennebenhöhlen sind vergrößert, was besonders im Bereich des Sinus frontalis auffällt.

Hand- und Fußskelet. Hier finden sich in der Regel die prägnantesten Veränderungen. Insgesamt imponiert eine Verbreiterung der Metacarpalia und der Phalangen, die Muskelinsertionen sind vergröbert und unregelmäßig begrenzt, besonders im Bereich der Metakarpal- und Metatarsalköpfchen. Weichteilverdickungen sind obligat, die Fingerweichteile erscheinen bei geeigneter Röntgenaufnahmetechnik „homogenisiert“. Die Processus unguiculares weisen eine Ankerform auf. An den Metakarpo- und Metatarsophalangeal- sowie an den Interphalangealgelenken bestehen in der Regel Randosteophyten. Zumeist sind alle Gelenkspalten deutlich erweitert infolge der Verdickung des Gelenkknorpels. Als besonderes Röntgenzeichen kann die Vergrößerung der Sesambeine angesehen werden. In dem Bemühen, den letztgenannten Befund zu objektivieren, wurde der sog. Sesambeinindex für die Sesambeine um das Metakarpophalangealgelenk I berechnet: Unter Standardbedingungen mit einem Fokus-Film-Abstand von 1,10 m beträgt das Produkt aus den beiden größten senkrecht aufeinanderstehenden Durchmessern (in Millimetern) 12 bis maximal 29, wobei die obere Grenze für das männliche Geschlecht gilt. Bei Akromegalen liegt der Index jenseits von 30 und kann in exzessiven Fällen 45 erreichen.

Wirbelsäule. Der Tiefendurchmesser des Wirbels und der Zwischenwirbelscheibe wird vergrößert, wodurch der Eindruck einer Platyspondylie entstehen kann. Die Veränderungen sind besonders deutlich im Thorakalbereich. Der neugebildete Knochen ist in der Regel weniger dicht als der ursprüngliche. Die dorsale Konkavität der Wirbelkörper ist betont,

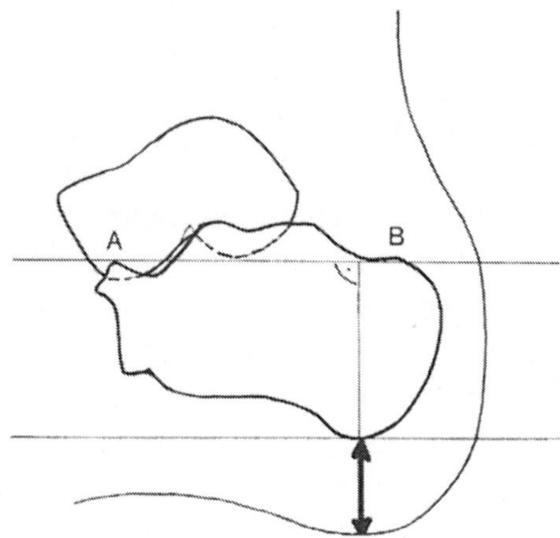

Abb. 6.1. Zur Messung der Breite des Fersenbeinweichteilschattens (nach Kho et al.)

dieser Befund ist im amerikanischen Schrifttum als Scalloping-Phänomen bekannt. Über dessen Entstehung herrscht bisher Unklarheit; eine Vermutung geht dahin, daß durch Weichgewebshypertrophie im Spinalkanal eine sekundäre Arrosion der dorsalen Wirbelkörperkante entsteht.

Obligat ist immer eine Vergrößerung des Intervertebralabstandes infolge einer Höhenzunahme der Bandscheibe. Der Nachweis von Spondylophyten bei sonstigen akromegalen Wirbelveränderungen ist die Regel.

Knöcherner Thorax. Die Rippen nehmen an Dicke zu, besonders im Sagittaldurchmesser, auch der Rippenknorpel vergrößert sich, woraus ein erhöhter Thoraxtiefendurchmesser, ähnlich wie beim Faßthorax, resultiert.

Kalkaneus. Neben einem fakultativ auftretenden ausgeprägten Kalkaneussporn findet sich eine Verbreiterung des Fersenweichteilschattens (s. Abb. 6.1). Werte über 23 mm bei Frauen und über 25 mm bei Männern können unter Berücksichtigung anderer Veränderungen als pathognomonisch für die Akromegalie angesehen werden.

Gelenke allgemein. Wie oben bereits erwähnt, zeigt sich die Osteoarthropathie bei Akromegalie mit deutlichen Randanbauten und Hyperostosen an den Sehnen-, Band- und Kapselansätzen bei vergrößerten oder normal weiten Gelenkspalten.

Differentialdiagnose

Die beschriebenen hyperostotischen Veränderungen an der Wirbelsäule können Ähnlichkeiten mit der hyperostotischen Form der Spondylosis deformans haben, obwohl letztere nicht mit einem erhöhten Wirbelkörpertiefendurchmesser einhergeht, auch sind die Bandscheibenräume in der Regel eher schmäler als weiter. An den Gelenken sollte differentialdiagnostisch die Arthrose im engeren Sinne von den Veränderungen bei Akromegalie unterschieden werden. Als entscheidendes differentialdiagnostisches Kriterium gilt der vergrößerte oder normal weite Gelenkspalt bei der akromegalen Osteoarthropathie. Produktive Fibroostosen wie bei der Akromegalie werden auch bei der Fluorose, Ochronose und Spondylosis hyperostotica sowie bei chronischer Überbeanspruchung bestimmter Muskelgruppen und damit ihrer Sehnenansätze (Fußballer, Bodenturner) beobachtet. Diesen Erkrankungen fehlt jedoch die oben beschriebene Weichteilverdickung und die Erweiterung der Gelenkspalten sowie das Befallsmuster des Schädels mit Erweiterung der Sinus und der Sella turcica.

Literatur

Dihlmann W (1973) Gelenke – Wirbelverbindungen. Thieme, Stuttgart

Kho KM, Wright AD, Doyle FH (1970) Heel pad thickness in acromegaly. Br J Radiol 43:119

Kleinberg DL et al. (1966) The sesamoid index: an aid in the diagnosis of acromegaly. Ann Intern Med 64:1075

Lange EK, Bessler WT (1961) Roentgenologic features of acromegaly. AJR 86:321

Steinbach HL, Feldman R, Goldberg MB (1959) Acromegaly. Radiology 72:535

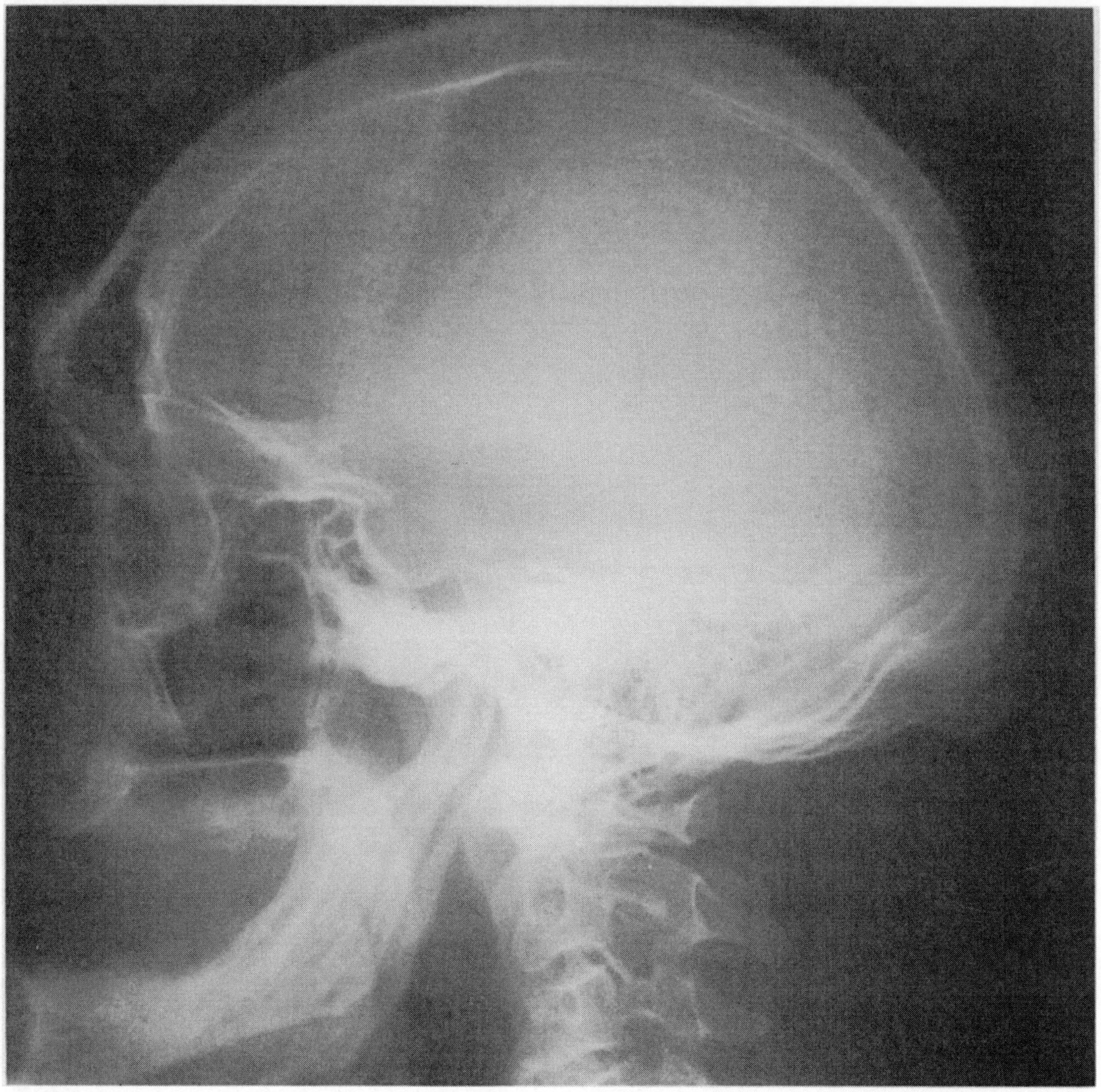

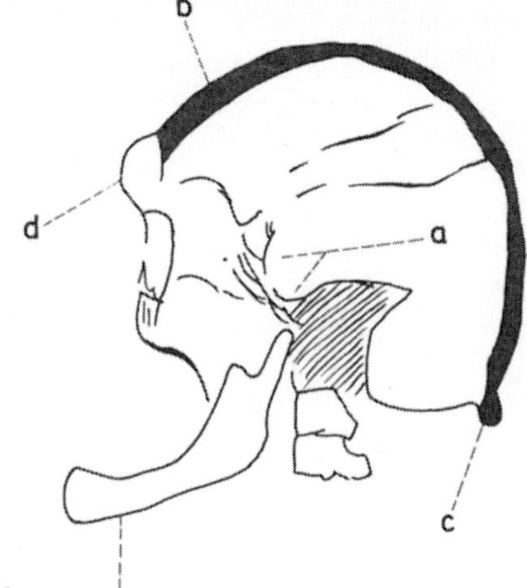

Abb. 6.2a, b. Schädelveränderungen bei Akromegalie. Die Sellaerweiterung (*a*) ist global. Deutliche Verdickung der Schädelkalotte (*b*) mit sehr prominenter Protuberantia oc-cipitalis externa (*c*). Der erweiterte Sinus frontalis (*d*) führt zu den klinisch erkennbaren groben Supraorbitalwülsten. Erhebliche Progenie (*e*)

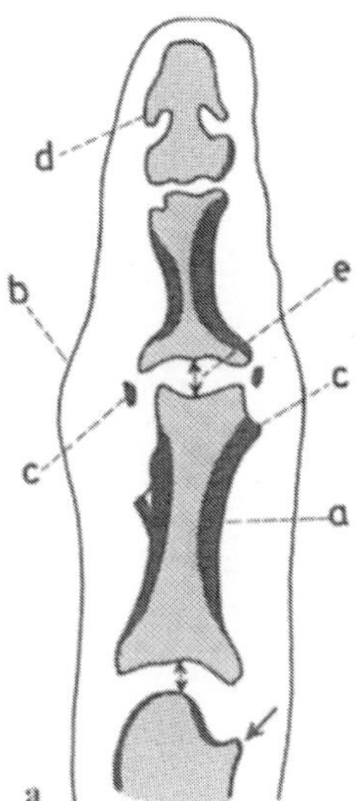

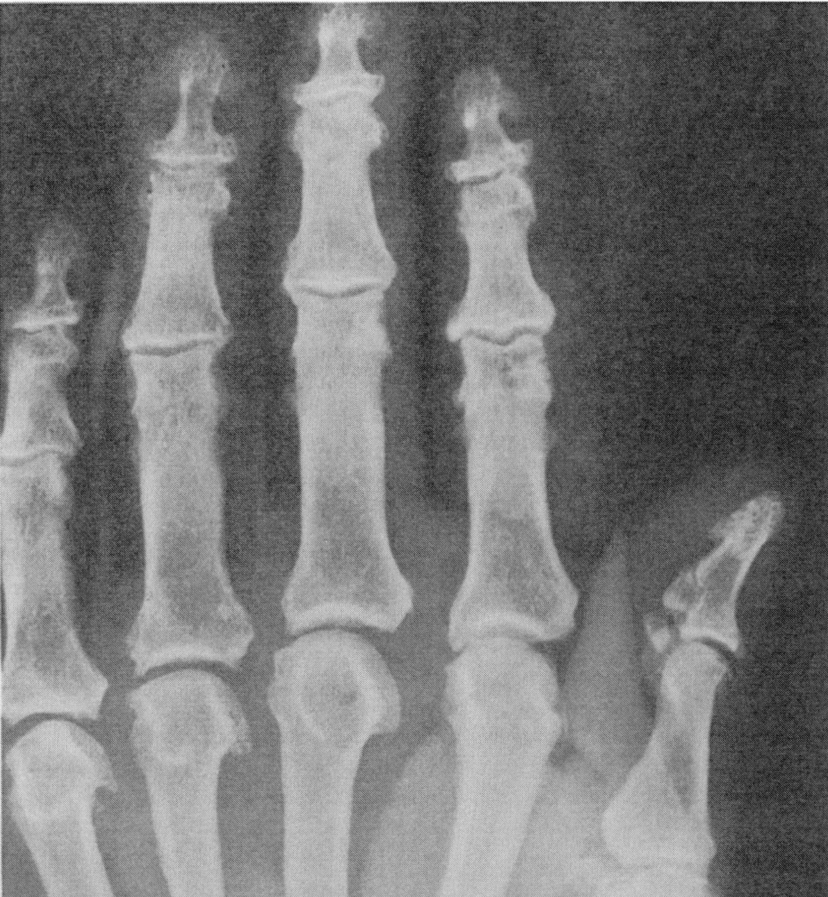

b
c

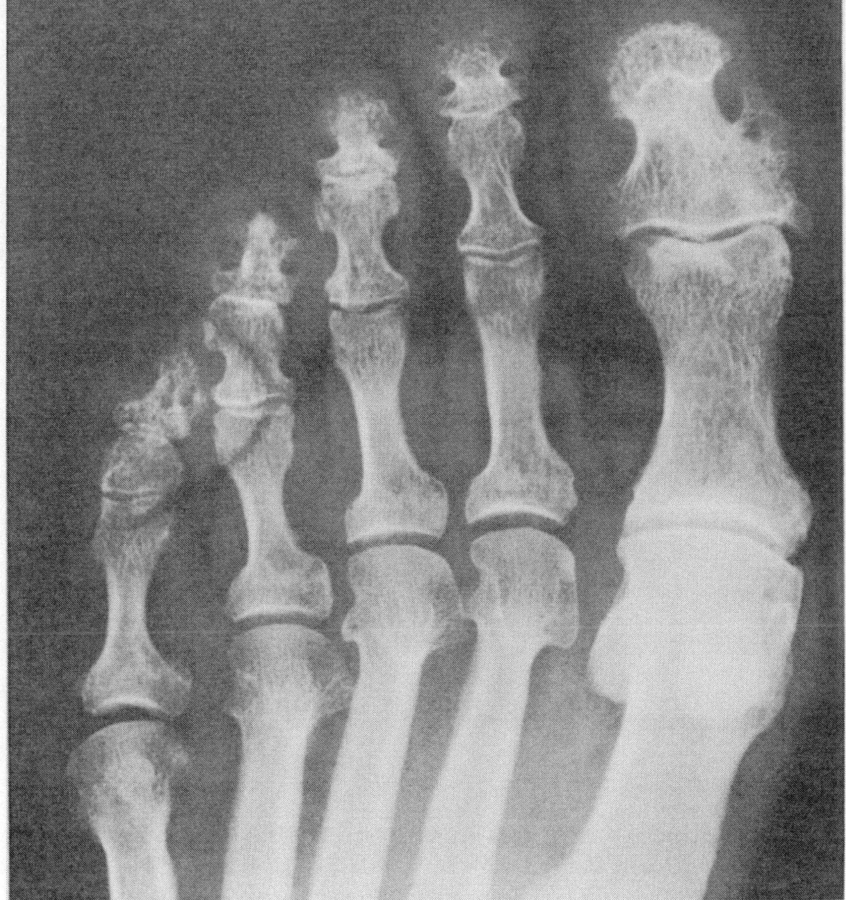

Abb. 6.3 a–c. Röntgenologische Veränderungen am Hand- und Fußskelet bei Akromegalie. Die Phalangenschäfte erscheinen mäßig verdickt (**a**), die Muskelansätze sind sehr prominent, besonders am Zeigefinger. Die Weichteilkonturen sind verbreitert (**b**). Randosteophyten bestehen sowohl an den Metakarpo- und Metatarsophalangeal- wie an den Interphalangealgelenken (**c**). Die Endphalangen weisen eine Ankerform auf (**d**). Erweiterung der Gelenkspalten (**e**). Besonders an den Metakarpalköpfchen IV und V durch Hyperostose bedingtes sog. „Nasenzeichen". Die relativ grobe Spongiosazeichnung an den Händen spiegelt die vorhandene Osteoporose wider

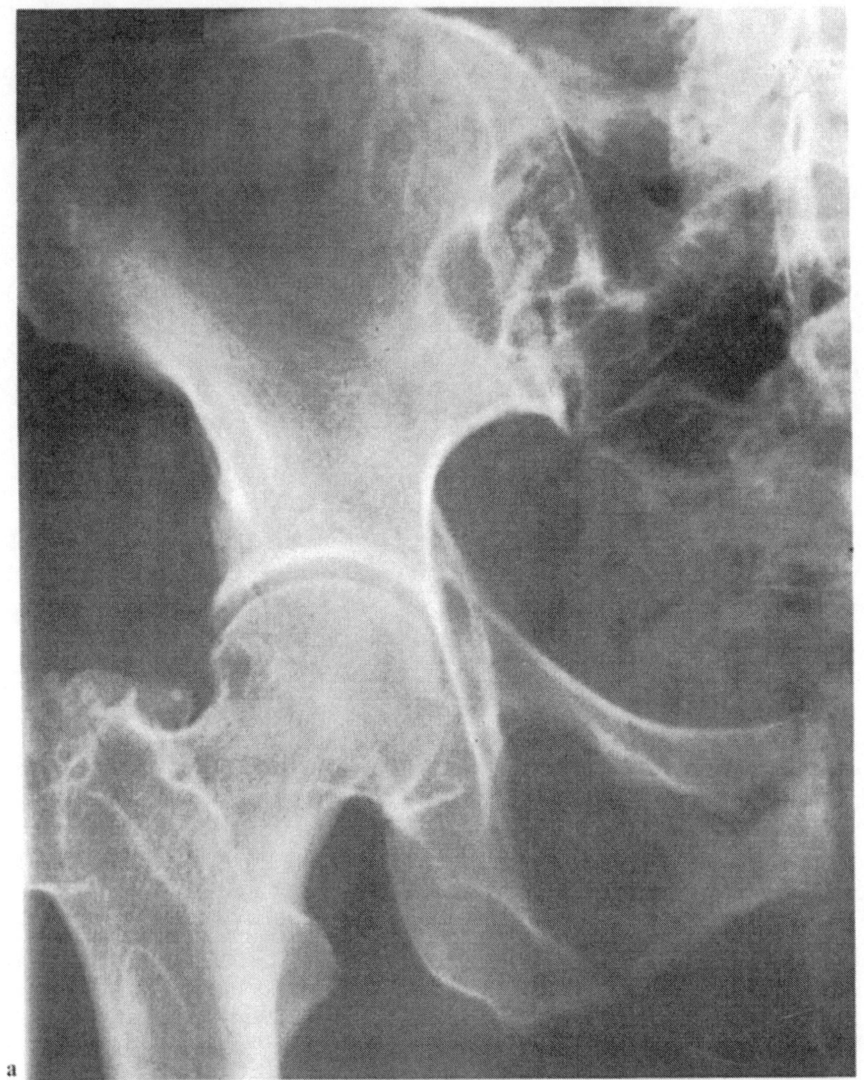
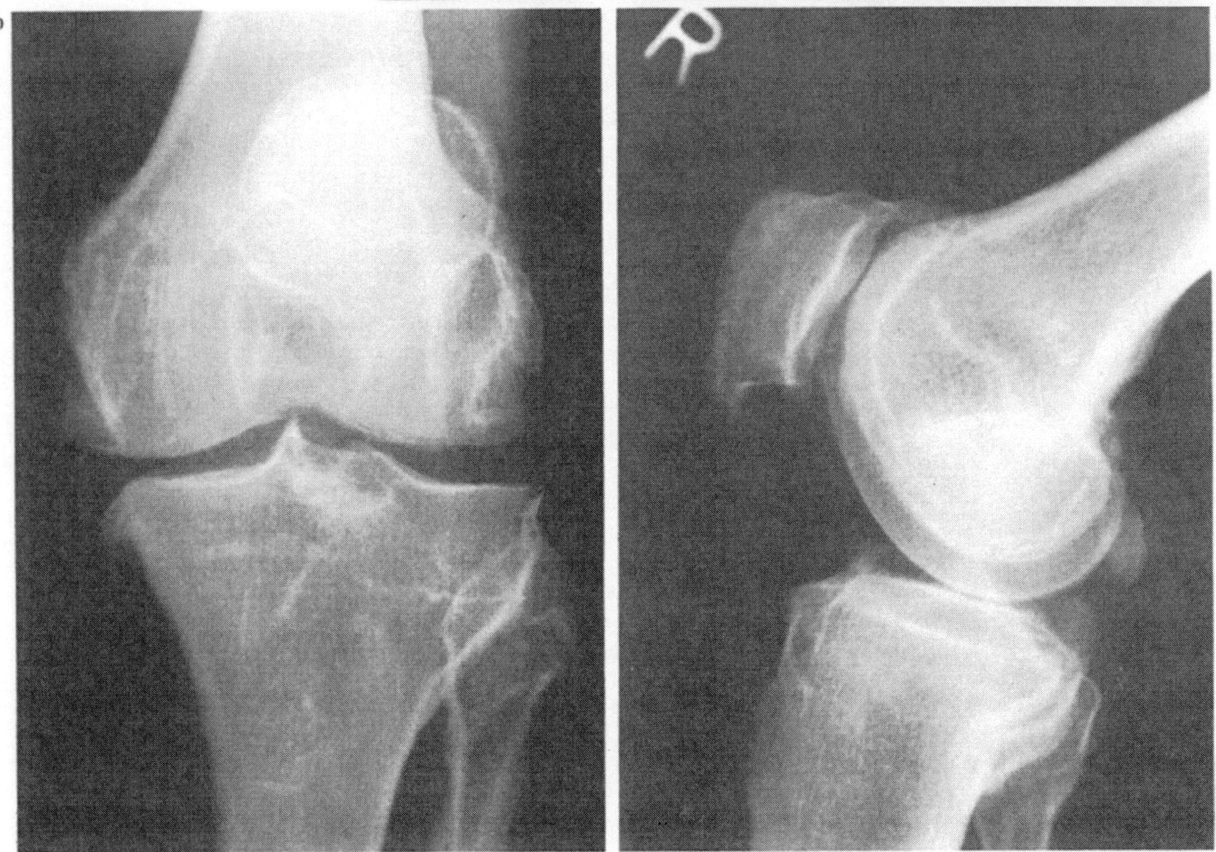

Abb. 6.4a–c. Akromegale Osteoarthropathie im Becken- und Kniebereich. Deutliche Gelenkrandosteophyten bei normal weiten Gelenkspalten. Auffallende Ausziehungen der Eminentiae intercondylicae. Verdichtungen um die Iliosakralgelenke herum infolge hyperostotischer Veränderungen am Kapselansatzgebiet. Starke Hyperostose um den dargestellten proximalen Fibulaschaft. Die Patientin klagte über rezidivierende Kreuz-, Hüftgelenks- und Kniegelenksschmerzen

6.1.2 Kartilaginäre Exostosenkrankheit

Infolge des polyostotischen Auftretens von kartilaginären Exostosen bzw. Osteochondromen bereits im Wachstumsalter kommt es neben den durch die Exostosen bedingten Formveränderungen zu sekundären Verbiegungen der befallenen wie der benachbarten Knochen. Das röntgenologische Leitsymptom ist also die Formveränderung der erkrankten Skeletabschnitte. Klinik, Pathologie und Röntgensymptomatik kartilaginärer Exostosen werden im Detail im Kapitel Knochentumoren auf S. 178 besprochen.

6.2 Mono-, oligo- und polyostotische Formveränderungen des Skelets

Mono- und oligoostotische Formveränderungen des Skelets werden vor allem bei den Osteodystrophien wie der Ostitis deformans Paget und der fibrösen Dysplasie beobachtet. Sie gehen in der Regel mit einer Volumenvermehrung einher. Unter Berücksichtigung der im Vordergrund stehenden strukturellen Veränderungen wurden sie bereits im Kapitel 4.1 abgehandelt.

In diesem Kapitel sollen im wesentlichen die Krankheitsbilder besprochen werden, die mit einer Volumenminderung einhergehen. Zu ihnen gehören das Akroosteolysesyndrom und die verschiedenen Formen der Osteonekrose.

Tabelle 6.1. Formveränderungen der gelenknahen bzw. gelenkbildenden Knochenabschnitte, vorwiegend mit Volumenminderung

Hände und Füße

1. *Osteonekrose*	*Idiopathisch*	Köhler I + II
	Symptomatisch	Diabetes mellitus
	Posttraumatisch	Mechanisch (z.B. Lunatummalazie), thermisch
2. *Entzündlich-destruktiv* mit Usuren, Arrosionen,	*Aseptisch*	Chronische Polyarthritis, Psoriasisarthritis, Gicht, Kollagenosen, M. Bechterew mit peripherer Beteiligung, M. Reiter, aktivierte Arthrose, multizentrische Retikulohistiozytose
Destruktionen und Mutilationen	*septisch*	Bakterielle Arthritis und Osteomyelitis, tuberkulöse Arthritis und Osteomyelitis
3. *Granulomatös*		Sarkoidose
4. *Neurogen* (selten)		Neurogene Osteoarthropathien
5. *Tumorös*		Primäre und sekundäre Knochentumoren
6. *Gorham's bzw. vanishing bone disease*		
7. *Akroosteolysesyndrom*		
8. *Traumatisch*		z.B. fehlverteilte Frakturen

Große Gelenke

1. *Osteonekrose*	*Idiopathisch*	Idiopathische Femurkopfnekrose, M. Perthes, M. Osgood-Schlatter, M. Sinding-Larsen-Johannsen, Osteochondrosis dissecans
	Posttraumatisch	Osteonekrose und Osteochondrosis dissecans durch chemische, thermische, barotaktische (Caissonkrankheit), elektrische und mechanische Insulte (Schenkelhalsfraktur, Hüftluxation)
	Symptomatisch	Exogener und endogener Hyperkortizismus, Diabetes mellitus (selten)
	Radiogen	Osteoradionekrose
2. *Entzündlich-destruktiv*	*Aseptisch*	Chronische Polyarthritis, Gicht, multizentrische Retikulohistiozytose, aktivierte Arthrose
	Septisch	Bakterielle Arthritis und Osteomyelitis, tuberkulöse Arthritis und Osteomyelitis
3. *Neurogen*		Neurogene Arthropathie (z.B. bei Neurolues, Syringomyelie, Poliomyelitis, apallischem Syndrom usw.)
4. *Tumorös*		Primäre und sekundäre Knochentumoren
5. *Gorham's bzw. vanishing bone disease*		
6. *Traumatisch*		

Tabelle 6.2. Formveränderungen an der Wirbelsäule, vorwiegend mit Volumenminderung

1. *Angeborene Halb-, Keil- u. Plattwirbel*

2. *Epimetaphysäre Wachstumsstörungen*

3. *Osteonekrose* — M. Scheuermann (aseptische Nekrose der Grund- und Deckplatten)
M. Kümmell-Verneuil (posttraumatischer zweitzeitiger Wirbelkörperkollaps)

4. *Osteopathien* — Osteoporose, Osteomalazie, Hyperparathyreoidismus

5. *Entzündlich* Aseptisch — Rheumatische Spondylodiscitis
Bakteriell — Osteomyelitis bzw. Spondylitis
Tuberkulös — Osteomyelitis bzw. Spondylitis

6. *Tumorös* — Primäre und sekundäre Knochentumoren (z.B. Metastasen, Plasmozytom, leukämische Destruktion)
Histiozytose X (Vertebra plana oder Calvèsche Erkrankung)
Aneurysmatische Knochenzyste

Tabelle 6.3. Wesentliche Ursachen des Akroosteolysesyndroms

1. *Trophisch (vaskulär/neurogen):*
Raynaud-Syndrom
Sklerodermie
Epidermolysis bullosa
Acrodermatitis chronica Pick-Herxheimer
Neurolues, Syringomyelie, Lepra
Hyperostose mit Pachydermie (Uehlinger-Syndrom)
2. *Traumatisch:*
Hitze- und Frosteinwirkung, elektrische Unfälle, chronische Expositionen gegenüber ionisierenden Strahlen, chronische mechanische Überbeanspruchung, z.B. bei Geigern
3. *Hormonell:*
Primärer und sekundärer Hyperparathyreoidismus
4. *Toxisch:*
Chronische Polyvinylchlorid-intoxikation
5. *Familiäre (Akro-)Osteolyse*
6. *Gorham's disease* (vanishing bone disease)
7. *Ainhum-Syndrom* (Dactylosis spontanea)
8. *Idiopathische oder kryptogenetische Akroosteolyseerkrankung*

Tabelle 6.4. Differentialdiagnose des Akroosteolysesyndroms an Händen und Füßen

1. *Entzündlich:*
Panaritium ossale (Klinik!), Gicht
2. *Tumorös:*
Glomustumor (Schmerzen! primär Ballonierung)
Osteolytische Metastasen (Anamnese! Weichteilverschattung!)
Epithelzyste (primär Ballonierung mit Kortikalisverdünnung)

Gelenknahe und besonders vom Gelenk selbst ausgehende Formveränderungen sowie solche an der Wirbelsäule sind unter differentialdiagnostischen Gesichtspunkten in den Tabellen 6.1 und 6.2 zusammengestellt.

6.2.1 Akroosteolysesyndrom

Unter Akroosteolysesyndrom wird die reaktionslose Osteolyse eines akralen Knochens verstanden. Es tritt vorwiegend an den Fuß- und Handendphalangen, aber auch an der distalen Klavikula auf, die dann unter Volumenverminderung durch Verkürzung und Verschmälerung wie „abgelutscht" aussehen. Gelegentlich finden sich begleitende ossifizierende Periostitiden an benachbarten Knochen, wahrscheinlich verursacht durch bakterielle Infektionen infolge von Weichteilulzerationen (Mala perforantia).

In Tabelle 6.3 sind die wesentlichen ätiologischen Faktoren des Akroosteolysesyndroms zusammengestellt. In Tabelle 6.4 finden sich Differentialdiagnosen zum Akroosteolysesyndrom an Händen und Füßen.

6.2.2 Osteonekrose

Osteonekrosen entstehen auf dem Boden einer lokalen Unterbrechung der Blutversorgung des Knochens (s. auch unter Knocheninfarkt S. 120). Sie werden verursacht durch thrombotische Verschlüsse, entzündliche oder degenerative Erkrankungen der Gefäßwände und durch traumatische Unterbrechung der Blutzirkulation z.B. bei Schenkelhalsfrakturen.

Durch eine Druckerhöhung im Markraum z.B. durch Eiter oder Tumorinfiltration kann in Anbetracht der starren Kortikalis ebenfalls die Blutzirkulation unterbrochen werden.

Röntgenologisch ist die Osteonekrose im wesentlichen durch eine *Veränderung der Knochendichte*, der *Form* und der *Kontur* sowie durch eine *Fragmentation* gekennzeichnet.

Die ersten Veränderungen nach einem Gefäßverschluß spielen sich eher in der Umgebung des von der Blutversorgung abgeschnittenen Knochens im Sinne einer Begleitosteoporose ab. Da das betroffene Areal an den Stoffwechselprozessen des Knochens nicht teilnehmen kann, wirkt es im Vergleich zur umgebenden Osteoporose dichter. Später können in den von der Blutversorgung abgeschnittenen Knochenbezirk Kalksalze eingelagert werden, wodurch sich allmählich eine echte Sklerose einstellt. Sprossen im Rahmen reparativer Vorgänge aus der Umgebung Gefäße in den erkrankten Bezirk, so kann sich vorübergehend oder auch endgültig metaplastischer Knochen entwickeln, der auffallend strähnig wirkt. Bleibt der nekrotische Bezirk weiterhin mechanischen Belastungen ausgesetzt, so sintern die nunmehr mechanisch minderwertigen nekrotischen Areale zusammen, wodurch eine unscharfe amorphe „Spongiosasklerose" bei Volumenminderung mit Abflachung der Gelenkkonturen – bei gelenknaher Lokalisation – entsteht. Mit der Zeit treten regelrechte Einbrüche an der gewichtstragenden Gelenkfläche auf, als deren Folge sich die Formveränderung verstärkt. Schließlich können sich die am stärksten belasteten osteonekrotischen Areale demarkieren, es resultieren von einem Aufhellungssaum umgebene dissekatähnliche Knochenfragmente (Fragmentation). Wenn diese Fragmente sehr klein sind, muten sie krümelig an. Im Rahmen reparativer Gefäßeinsprossungen können die nekrotischen Fragmente resorbiert werden, es entwickeln sich zystenähnliche Aufhellungen. Besonders am Femur- und Humeruskopf erfolgt in den späten Stadien der Osteonekrose eine zunehmende Resorption, wodurch allmählich der gesamte nekrotische Knochen verschwindet und sich die Konturen zum gesunden Knochen hin glätten. In der Regel reagiert das an die befallene epiphysäre Knochen-

region angrenzende Gelenk infolge der veränderten statischen und mechanischen Verhältnisse mit einer zunehmenden Arthrose.

Ischämische Knochennekrosen werden an zahlreichen Skeletabschnitten beobachtet. Im *Kindes- und Jugendalter* spielen ätiologisch sicherlich konstitutionelle Faktoren eine Rolle. Die bekanntesten epi- und apophysären Osteonekrosen, deren Folgen in Form von Kontur-, Struktur- und Formveränderungen im Erwachsenenalter gesehen werden, sind die *Legg-Perthessche Erkrankung* (Osteochondrosis des Femurkopfes, Coxa plana), die *Osteonekrose des Os naviculare des Fußes* (Köhler I), *des 2., seltener des 3. Metatarsalköpfchens* (Köhler II oder Freibergsche Erkrankung), die zumeist *posttraumatische Osteochondrosis der Tuberositas tibiae* (Osgood-Schlattersche Erkrankung), die *Osteochondrosis dissecans im Kniebereich*, die *aseptische Nekrose der Wirbelkörpergrund- und -deckplatten* (Scheuermannsche Erkrankung) und die zumeist *posttraumatische Nekrose der Wirbelkörper* mit Ausbildung eines Plattwirbels (Kümmel-Verneuilsche Erkrankung).

Im *Erwachsenenalter* spielen sicherlich die idiopathische und posttraumatische Hüftkopfnekrose und die Lunatummalazie hinsichtlich der Inzidenz von aseptischen Knochennekrosen die wesentliche Rolle.

Die Osteoradionekrose nimmt durch die komplexen ätiologischen Faktoren eine eigenständige Rolle ein, sie wurde früher bei Anwendung konventioneller Strahlen häufiger und wird heute im Rahmen moderner strahlentherapeutischer Techniken seltener beobachtet.

Die Steroid- oder Kortikoidnekrose kann sowohl bei endogenem wie bei exogenem Hyperkortizismus auftreten. Sie wird heute vor allem im Rahmen der systemischen Steroidtherapie bei nierentransplantierten Patienten 5–18 Monate nach der Transplantation gesehen. Die Inzidenz wird im Schrifttum sehr unterschiedlich mit 5–37% aller nierentransplantierten Patienten angegeben. Steroidinduzierte aseptische Knochennekrosen finden sich vor allem am Femur- und Humeruskopf sowie im Kniegelenksbereich. Pathogenetisch werden Gefäßverschlüsse durch Fettembolien und auch durch eine abnorme Haftfähigkeit der Ery-

throzyten diskutiert. Als zusätzlicher Faktor muß die durch die Steroide reduzierte protektive Sensibilität in den Gelenken ähnlich wie bei der neurogenen Arthropathie angesehen werden, wodurch die Gelenke bzw. die gelenktragenden epiphysären Knochenabschnitte permanent Mikrotraumen mit zunehmender subchondraler Zerrüttung (intraspongiöse bzw. trabekuläre Frakturen) ausgesetzt sind. Dadurch ließe sich auch die häufig beobachtete starke (reparative) Knochenneubildung mit resultierender deformierender Arthropathie erklären. Neben Knochennekrosen und dem Bild einer Osteochondrosis dissecans werden bei endogenem (M. Cushing) und exogenem Hyperkortizismus auch epimetaphysäre Knocheninfarkte mit der ihnen eigenen Röntgensymptomatik beobachtet. In diesen Zusammenhang ist hervorzuheben, daß nicht jeder epiphysäre Knocheninfarkt (s.S. 120) zu einer Knochennekrose führen muß.

6.2.3 Osteochondrosis dissecans

Die Osteochondrosis dissecans entspricht einer segmentalen ischämischen Nekrose der gelenktragenden Knochenabschnitte besonders in den lateralen Arealen des Condylus femoris medialis sowie auch im Bereich des Femurkopfes, des Ellenbogens, der Schulter, der Patella und des oberen Sprunggelenkes. Die Erkrankung wird hauptsächlich beim männlichen Geschlecht beobachtet, sie befällt vorwiegend Heranwachsende, aber auch Erwachsene jenseits des 50. Lebensjahres. Relativ häufig tritt sie bei systemischer Steroidtherapie auf.

Röntgenologisch findet sich in der Initialphase eine zarte, subchondral gelegene halbkreisförmige Aufhellung, unter der sich dann zum Knieinnenraum gelegen eine zunehmende Verdichtung der Spongiosa abzeichnet. Die bandförmige Aufhellung wird zunehmend breiter, schließlich löst sich das befallene Segment als Dissekat ab und kann als sog. *Gelenkmaus* im Gelenkinnenraum zu Einklemmungserscheinungen führen. Andererseits ist auch eine Resorption oder eine Fixation des Dissekats an die Gelenkkapsel möglich.

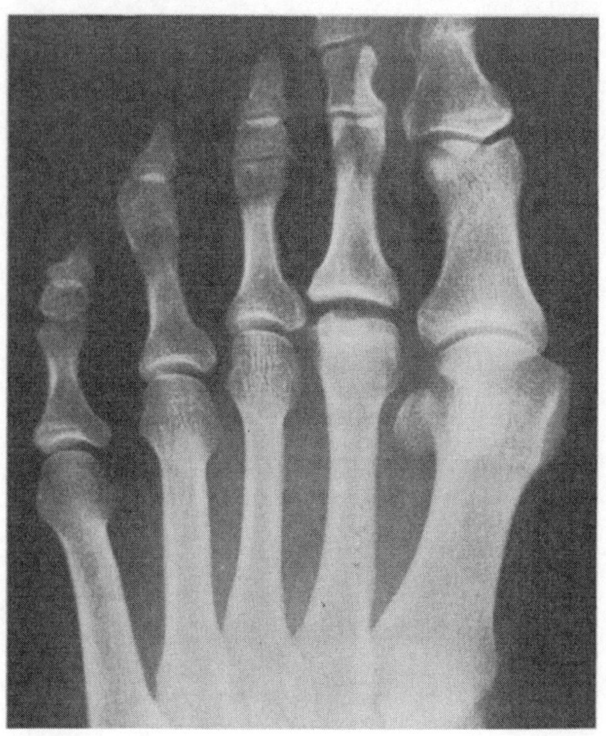

Abb. 6.5. Aseptische Nekrose des II. Metatarsalköpfchens (Köhler II) als Zufallsbefund bei einer 23jährigen Frau. Anamnestisch werden von der Patientin vorübergehende Mittelfußschmerzen im Alter von 11–12 Jahren angegeben. Man erkennt eine Abflachung und auch leichte Verplumpung des II. Metatarsalköpfchens, die subchondral gelegenen Knochenstrukturen sind unregelmäßig verdichtet, der röntgenologisch sichtbare Gelenkspalt ist infolge des Knochenschwundes deutlich verbreitert

Abb. 6.6. Lunatummalazie nach stumpfem Handtrauma vor 2 Jahren. Das Os lunatum ist insgesamt dichter als die übrigen Handwurzelknochen, es zeigt eine deutliche Volumenminderung. Die gelenknahen Abschnitte, besonders proximal, grenzen sich vom übrigen Os lunatum durch feine bandförmige Aufhellungen ab, die eine Dissektion dieser Areale anzeigen (Fragmentation)

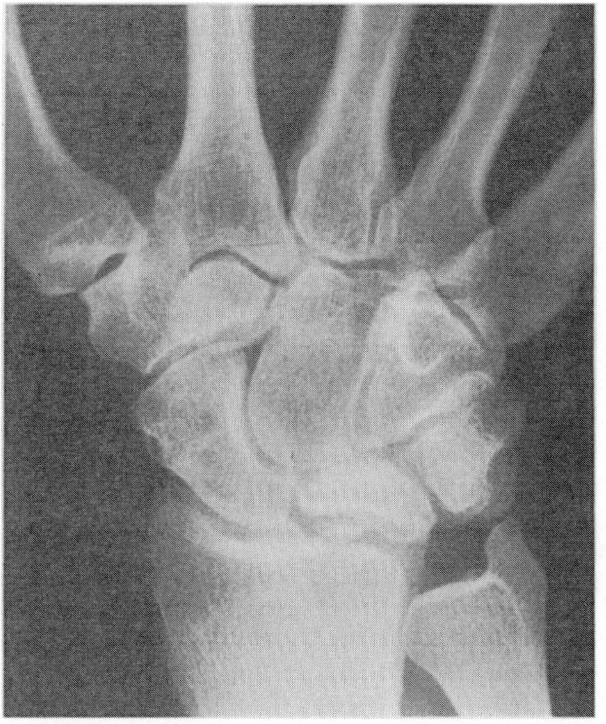

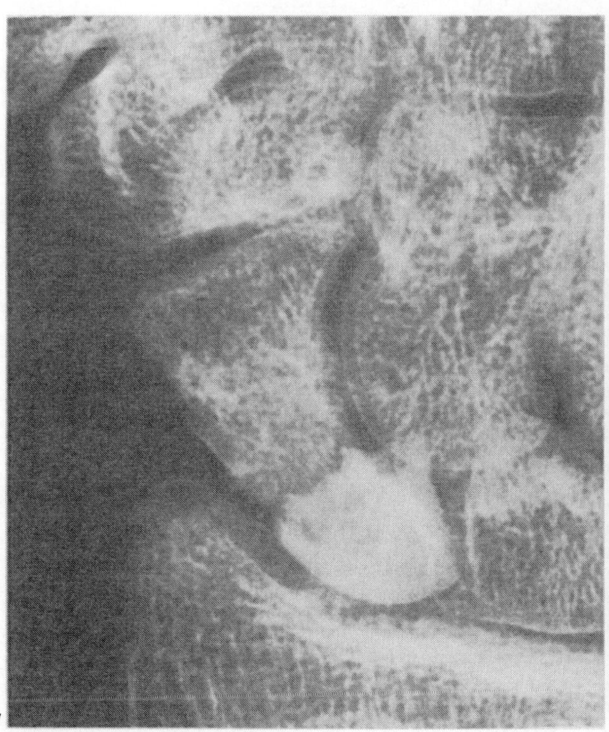

6.7

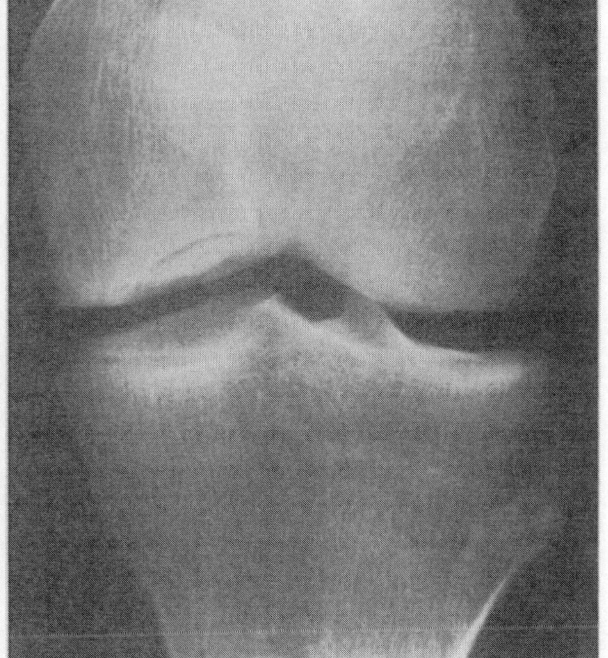

6.8

Abb. 6.7. Aseptische Nekrose des proximalen Fragmentes bei einer Navikularfraktur. Das proximale Navikularfragment ist – wie die vorliegende Vergrößerungsaufnahme zeigt – massiv verdichtet, im frakturnahen Bereich bestehen unregelmäßige zystenähnliche Aufhellungen

Abb. 6.8. Osteochondrosis dissecans am distalen medialen Femurcondylus bei Steroidlangzeittherapie nach Nierentransplantation. Die Patientin ist klinisch symptomlos. Man erkennt ein halbkreisförmiges Aufhellungsband, das ein insgesamt mäßig verdichtetes, halbmondförmiges Areal vom medialen gelenknahen Femurcondylus abgrenzt bzw. disseziiert. Die Gelenkkontur dieses Areals ist leicht wellig, abgeflacht und subchondral aufgehellt

6.2.4 Idiopathische (aseptische) Hüftkopfnekrose Erwachsener

Die idiopathische Hüftkopfnekrose hat in den letzten Jahren an Häufigkeit zugenommen; man rechnet, daß sie in ca. 2–3% aller degenerativen Hüfterkrankungen auftritt. Die Ätiologie dieser ischämischen Nekrose, die im wesentlichen den vorderen kranialen Hüftkopfquadranten erfaßt, ist bisher unklar, es werden Leber- und Pankreasschäden, Alkoholabusus sowie primäre und sekundäre Stoffwechselerkrankungen wie z.B. die Hyperlipoproteinämie und die Hyperurikämie diskutiert.

Es konnte bisher auch noch nicht geklärt werden, ob die in jedem Fall vorliegenden Gefäßverschlüsse insbesondere der Arteria circumflexa femoris medialis als Folge der obengenannten möglichen ätiologischen Faktoren die pathogenetisch entscheidende Rolle spielen oder ob sie erst sekundär als Folge von Mikrofrakturen der Spongiosabälkchen bei mechanischer Überbelastung entstehen.

Das Krankheitsbild tritt vorwiegend im mittleren Lebensalter zwischen dem 30. und 60. Lebensjahr bei einem Erkrankungsgipfel um das 41. Lebensjahr herum auf. Zu 50–70% sind beide Hüftgelenke befallen. Klinisch stehen mehr oder weniger intensive Hüftschmerzen und eine Bewegungseinschränkung im Vordergrund. Gelegentlich wird jegliche Symptomatik vermißt und die Hüftkopfnekrose als Zufallsbefund entdeckt.

Röntgensymptomatik

Frühveränderungen

Bei Verdacht auf eine idiopathische Hüftkopfnekrose sollte das Hüftgelenk in mindestens 2 Ebenen und bei negativem Befund auch mit Hilfe der Tomographie untersucht werden. Häufig eilen pathologische szintigraphische Befunde den röntgenologischen Veränderungen voraus. Als *echte röntgenologische Frühzeichen* gelten eine *Sklerosezone im Bereich des Kopf-Hals-Überganges* sowie eine *periostale Auflagerung bzw. Verdickung im Bereich der unteren Schenkelhalskontur.* Beide Veränderungen sind im sagittalen Strahlengang erkennbar. Sie treten zu einem Zeitpunkt auf, zu dem im eigentlichen Gebiet der Osteo-

nekrose noch keine Veränderungen erkennbar sind. Diese Frühzeichen können über mehrere Jahre beobachtet werden. Eine schlüssige Erklärung für die Entstehung der Frühzeichen gibt es noch nicht.

Spätzeichen

Während die Frühzeichen – wie bereits erwähnt – an einem Ort auftreten, der deutlich außerhalb der eigentlichen Nekrose liegt, finden sich die Spätzeichen direkt in der Nekrose oder im unmittelbaren Grenzgebiet. So wird eine *bandförmige Sklerosezone im Bereich der Kopfmitte* beobachtet, die einen halbmondförmigen oder auch dreieckigen Bezirk der kranialen Kopfkalotte abgrenzt. Gleichzeitig oder später entwickelt sich eine *bandförmige subchondrale Aufhellung (Entkalkungszone),* ohne daß zum selben Zeitpunkt schon Kopfdeformierungen vorliegen. Sie wird besonders auf Axialaufnahmen des Hüftgelenkes deutlich. In ihrem Bereich können später die ersten subchondralen Dissektionen deutlich werden.

Umschriebene Strukturunschärfen der kranioventralen Femurkopfregion sowie *keil- oder mandarinenscheibenförmige Aufhellungsbezirke,* die von einem *unregelmäßigen Sklerosesaum* umgeben sind, zeigen bereits die fortgeschrittene Osteonekrose an. Später sinkt schließlich in der Drucküübertragunszone die Kopfkalotte ein, was sich röntgenologisch als *Abplattung der Femurkopfkontur* mit einer *Erweiterung des röntgenologisch sichtbaren Gelenkspaltes* darstellt. Bei weiter fortschreitendem Prozeß treten *zunehmende Verdichtungen* im Femurkopf, *zystenähnliche Aufhellungen, sequestrierte Fragmente* und eine *fortschreitende Kopfdeformierung,* aber auch -glättung auf. Knochendissekate können in den Gelenkraum abgestoßen werden. Die Folge des fortschreitenden Destruktionsprozesses mit einer veränderten Statik des Gelenkes ist eine zunehmende Arthrose.

Die röntgenologischen Spätveränderungen bei der idiopathischen Hüftkopfnekrose spiegeln die pathologisch-anatomischen Veränderungen wie Fragmentation, Kompression und Resorption abgestorbenen Knochens, einhergehend mit Proliferation von Granulationsgewebe, Revaskularisation und Knochenneubildung wider.

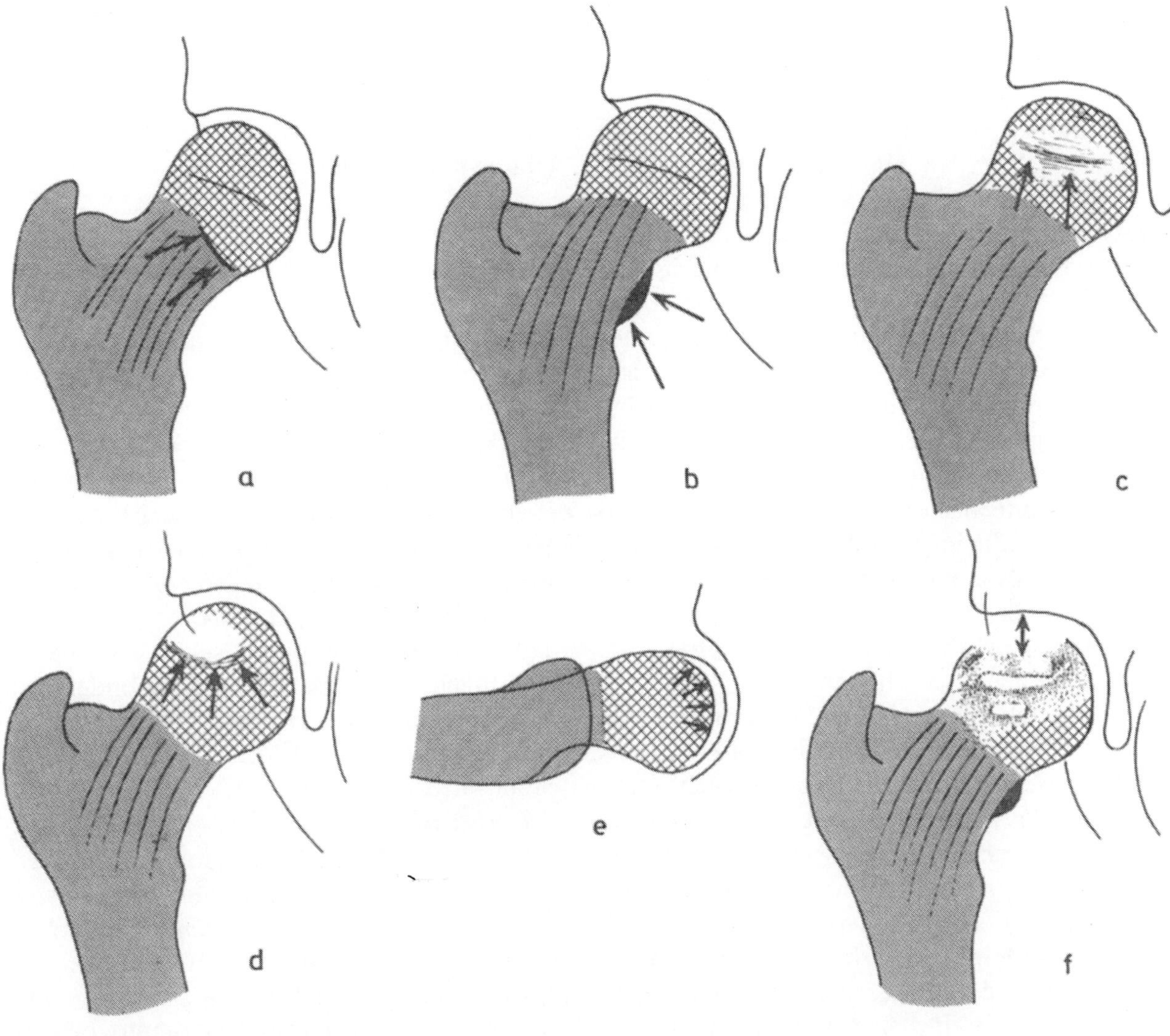

Abb. 6.9a–f. Wesentliche Röntgenzeichen bei der idiopatischen Hüftkopfnekrose Erwachsener. **a, b** Frühzeichen: Sklerosezone im Kopf-Halsübergang (**a**) und Periostverdickung am Adamschen Bogen (**b**). **c–f** Spätzeichen: Bandförmige Sklerose in Femurkopfmitte, die den später nekrotisch werdenden halbmondförmigen, kranioventral gelegenen Kopfbezirk abgrenzt (**c**); umschriebene Strukturunschärfen und Aufhellungen im kranialen Femurkopfbereich, umgeben von einem Sklerosesaum (**d**); sichelförmige subchondrale Aufhellung in der Axialaufnahme (**e**); schon fortgeschrittene Destruktion des kranialen Femurkopfes im Bereich der Druckübertragungszone mit Volumenminderung und Abplattung der Femurkopfkontur, wodurch sich der röntgenologisch sichtbare Gelenkspalt erweitert (**f**)

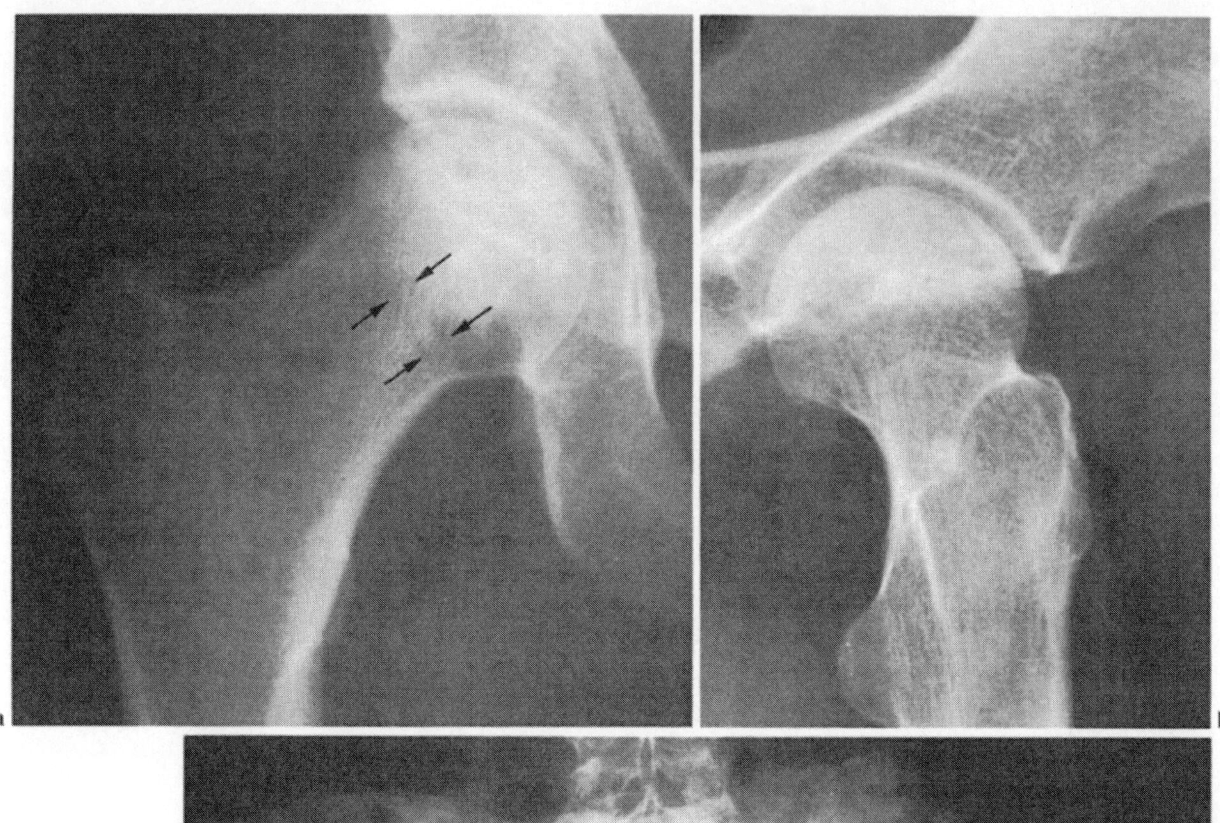

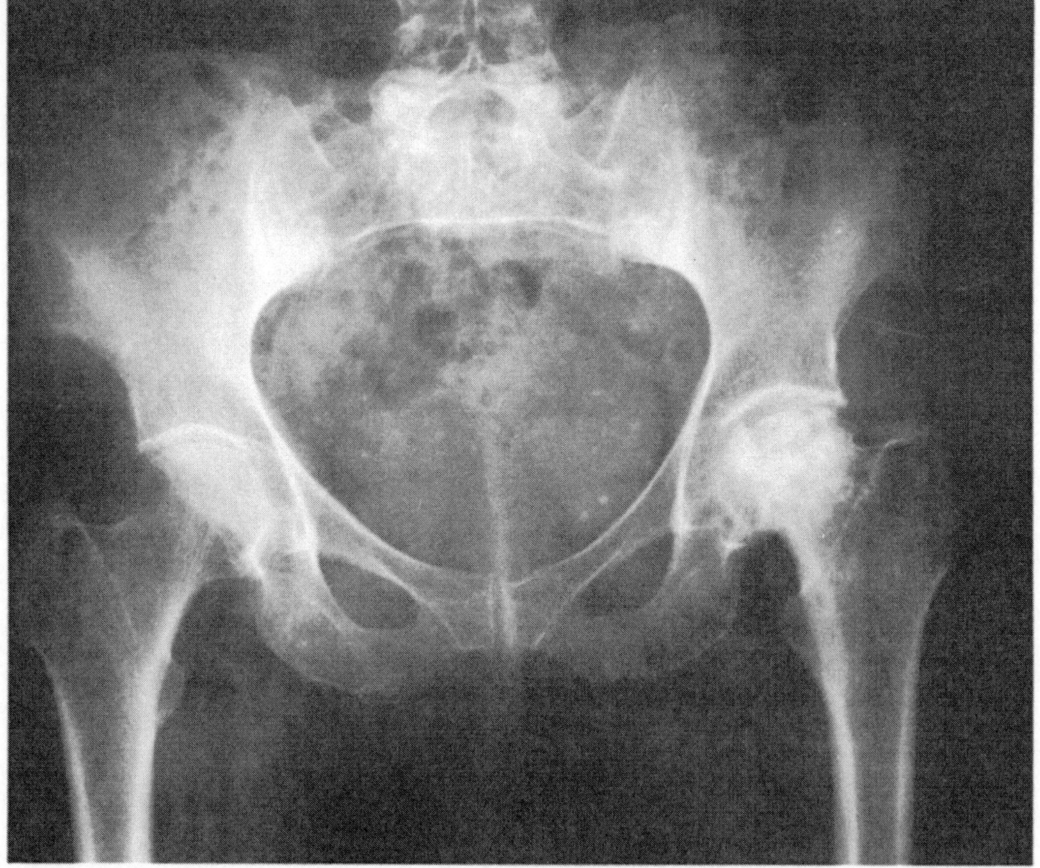

Abb. 6.10a–c. Typische Spätzeichen bei idiopatischer (aseptischer) Hüftkopfnekrose. **a** Unregelmäßige Strukturaufhellungen und unscharfe Verdichtungen in den oberen Femurkopfarealen. Die obere Kopfkontur ist bereits diskret abgeplattet. Im Femurkopf-Halsübergang bandförmige Sklerosezone (↗), die als Frühzeichen vor den röntgenologisch nachweisbaren Nekrosesymptomen auftrat. **b** In der Axialaufnahme imponiert eine feine, linien- bis sichelförmige, subchondrale, d.h. unter der eigentlichen Kopfkontur gelegene Aufhellung. **c** Die linksseitige Femurkopfnekrose ist weit fortgeschritten. Die oberen und mittleren Kopfareale sind unregelmäßig verdichtet, ein scheibenförmiges disseziierendes Areal im Bereich der Druckübertragungszone grenzt sich gegen die darunter gelegenen unscharfen Verdichtungen durch eine halbkreisförmige, bandartige Aufhellung ab. Deutliche Abflachung des Femurkopfes mit Erweiterung des röntgenologisch sichtbaren Gelenkspaltes

6.2.5 Osteoradionekrose

Ionisierende Strahlen vermögen ungeachtet der Tatsache, ob sie exogen oder endogen auf den Knochen einwirken, zu einer Hemmung der Knochenzellen, besonders der Osteoblasten, aber auch zu einer direkten Schädigung der kollagenen Grundsubstanz zu führen. Darüber hinaus können sie die Blutgefäße des Knochens schädigen. Aus dem Gesagten lassen sich folgende Formen und *Kardinalsymptome* strahleninduzierter Knochenveränderungen ableiten:

Osteoporose, Osteosklerose, Knochennekrose, Loosersche Umbauzonen und *Spontanfrakturen.*

Im Stadium der Osteoporose – besonders der hypertrophischen Form – sowie der Osteosklerose spricht man noch von einer *Osteoradiodystrophie.*

Die am häufigsten beobachteten strahleninduzierten Knochenveränderungen treten im wesentlichen nach Gabe von mehr als 4000 rad (400 Gy) auf den Knochen auf. Die Latenzzeit zwischen Applikation und Manifestation röntgenologischer und klinischer Veränderungen beträgt im Mittel 11–15 Monate, wobei Extreme von wenigen Monaten und mehreren Jahren durchaus bekannt sind.

Die *Hauptmanifestationsorte* strahleninduzierter Knochenveränderungen sind die proximalen Femora und das Becken (nach Bestrahlung gynäkologischer Karzinome), die Rippen und Claviculae (nach Bestrahlung von Mammakarzinomen) sowie die Mandibeln (nach Bestrahlung von oropharyngealen Malignomen). Am Unterkiefer wird der Prozeß nicht allein durch dystrophische und nekrotische Veränderungen geprägt, vielmehr kommen noch Infektionen infolge der engen topographischen Beziehung zur Mundschleimhaut und der dazugehörigen Bakterienflora hinzu.

Röntgenologisch imponiert die Osteoradiodystrophie als umschriebene Osteoporose – häufig in der hypertrophischen Form mit strähniger Verstärkung der tragenden Knochenbälkchen. Die Osteosklerose kann Ausdruck der beginnenden Osteonekrose sein. Sie imponiert im wesentlichen durch die Unschärfe der Spongiosastrukturen im betroffenen Gebiet. Die Osteonekrose verläuft auffallend reaktionslos, wobei sich unscharf begrenzte dichte Knochentrümmer erkennen lassen. An den Rippen fallen neben unscharf begrenzten Sklerosezonen und fleckförmigen Aufhellungen Loosersche Umbauzonen mit häufig wulstigen strukturlosen Kallusformationen auf. Dadurch lassen sie sich von metastatischen Veränderungen unterscheiden.

Im reparativen Stadium kann es zu einer Remodellierung der nekrotisch veränderten Knochenabschnitte kommen.

Die therapeutische Applikation von ionisierenden Strahlen im Wachstumsalter führt in der Regel schon bei Dosen um 1500–2000 rad (150–200 Gy) zu Wachstumshemmungen, woraus z.B. an der Wirbelsäule (bei Bestrahlung von Wilms-Tumoren) Skoliosen, am Bekken unilaterale Hypoplasien und an den Extremitäten deutliche Verkürzungen und Verschmächtigungen resultieren.

Differentialdiagnose

Differentialdiagnostische Schwierigkeiten ergeben sich in der Regel nicht, wenn die Vorgeschichte der Patienten berücksichtigt wird. Die Abgrenzung gegen metastatische Destruktionen kann gelegentlich problematisch sein, vor allem wenn gemischtförmige Metastasen zur Diskussion stehen. Der Nachweis von Looserschen Umbauzonen und die z.T. isoliert liegenden unscharfen, bröckeligen, sehr dichten Nekrosen weisen jedoch mit großer Wahrscheinlichkeit auf das Vorliegen eines Strahlenschadens bzw. einer Strahlenfolge hin.

Literatur

Cameron RB (1969) [85]Sr scintimetry in nontraumatic necrosis of the femoral head. Clin Orthop 65:243

Levine E et al. (1977) Osteonecrosis following renal transplantation. AJR 128:985

Mau H (1966) Zur Frühdiagnose idiopathischer Hüftkopfnekrosen Erwachsener. Beitr Orthop Traumatol 13:438

Meyer T, Golter LE, Hawley C (1969) Avascular necrosis of bone following systemic steroid therapy. Radiology 80:422

Niethard FU, Puhl W (1978) Röntgenologische Frühsymptome der idiopathischen Hüftkopfnekrose Erwachsener. ROEFO 128:525

Reichelt A (1969) Röntgenologische Frühveränderungen der idiopathischen Hüftkopfnekrose. ROEFO 108:649

Vaughan F (1955) Radiation effects on bone. J Bone Joint Surg [Am] 37:345

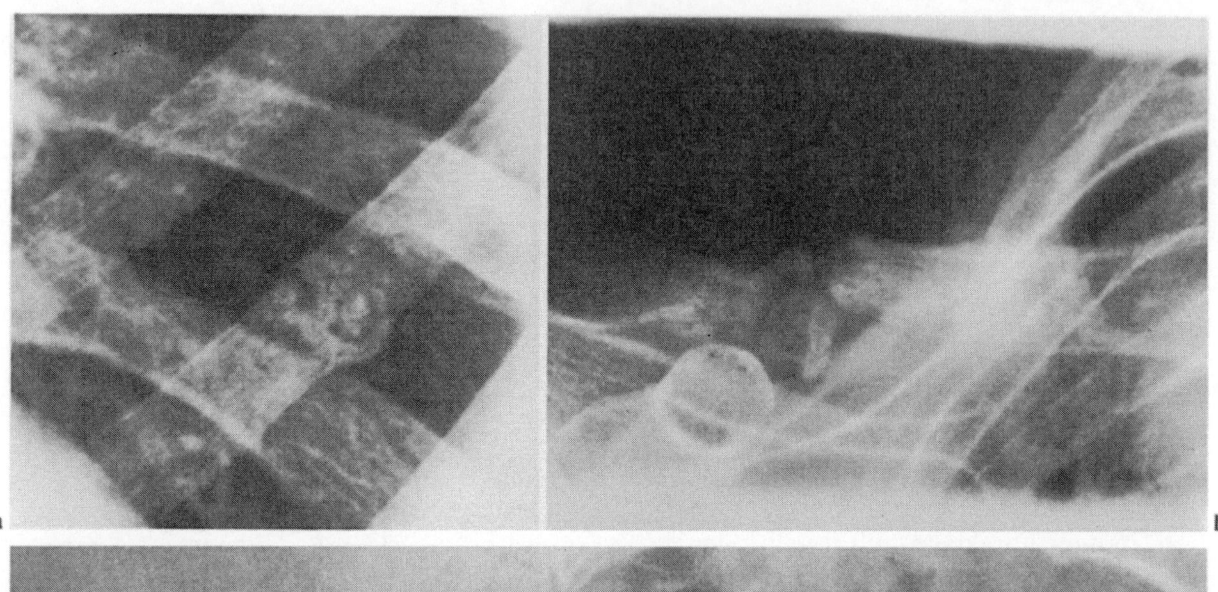

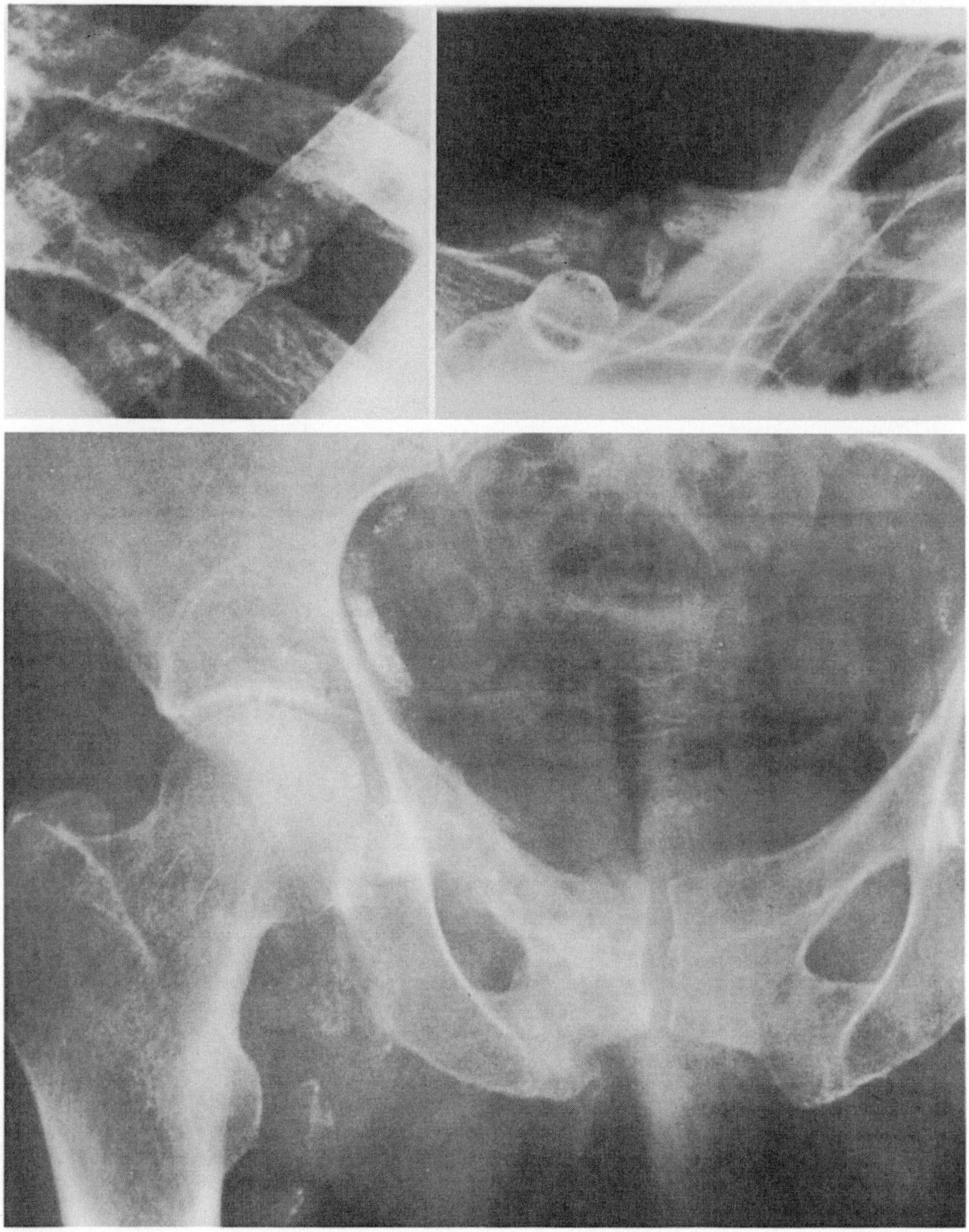

Abb. 6.11 a–c. Osteoradionekrose in typischen Regionen. **a** Nach regionärer Thoraxwandbestrahlung nach Ablatio mammae wegen eines Karzinoms finden sich an einer vorderen Rippe unregelmäßige, fleckförmige Strukturaufhellungen bzw. -auslöschungen (Osteolysen). Daneben erkennt man fleckförmige irreguläre Verdichtungen (Nekrose) und eine vertikal gestellte, unregelmäßige, bandförmige Aufhellung, die einer Looserschen Umbauzone entspricht. Wulstförmiger periostaler Kallus, besonders an der Unterkante. **b** Etwa $2^1/_2$ Jahre nach postoperativer Bestrahlung eines Mammakarzinoms mit supra- und infraklavikulären Feldern ist es zu einer weitgehend reaktionslosen Zerstörung der distalen Klavikula gekommen, wo sich jetzt noch schemenhaft Nekroseareale abzeichnen. Die proximale Klavikula zeigt eine strähnige verwaschene Spongiosasklerose. **c** Es liegt eine Osteoradionekrose des Schambeines bei Zustand nach postoperativer Bestrahlung eines Kollumkarzinoms mit konventionellen Strahlen (200 kV) vor. Der Befund wurde Monate nach Bestrahlungsende entdeckt. Das rechte Schambein ist insgesamt unregelmäßig fleckförmig verdichtet, daneben finden sich inselartige Aufhellungen. Im horizontalen Schambeinast sind die kortikalen Strukturen weitgehend zerstört, hier erkennt man unscharfe Verdichtungen, die entweder Nekrosen oder unregelmäßigen periostalen Knochenneubildungen entsprechen dürften

7 Periostale Veränderungen

Periostale Veränderungen können röntgenologisch immer nur dann dargestellt werden, wenn sie aufgrund der ossifizierenden Potenz des Periosts verknöchern. Sie sind bis auf die erblichen Formen in der Regel Antwort auf einen äußeren Reiz, der entweder vom Knochen oder vom umgebenden Weichteilmantel ausgeht. So induzieren tumuröse oder entzündliche Veränderungen des Knochens bei Durchbruch durch die Kompakta Periostverknöcherungen im Sinne einer produktiven Periostose bzw. Periostitis, andererseits können auf das Periost übergreifende Weichteilprozesse wie z.B. Tumoren oder auch Entzündungen und lokale Durchblutungsstörungen gleiche Reaktionsformen hervorrufen. Weitere Ursachen periostaler Verknöcherungen liegen in allgemeinen Veränderungen besonders der blutchemischen Zusammensetzung wie z.B. beim Diabetes mellitus und bei pulmonalen Er-

Tabelle 7.1. Differentialdiagnose mono- und polyostotischer Periostverknöcherungen

Vorwiegend solide, nach außen scharf begrenzte, geradlinige oder undulierte Periostverknöcherungen, in der Regel dicker als 1 mm (Hinweis auf einen chronisch verlaufenden Prozeß)	*Vorwiegend längsgestreift, zwiebelschalenartig, ein bis mehrere Millimeter dick* (Hinweis auf einen zyklisch oder intermittierend verlaufenden Prozeß)
Angeboren: Melorheostose (initial), Osteopathia hyperostotica (Camurati-Engelmann), generalisierte Hyperostose mit Pachydermie (Uehlinger-Syndrom)	besonders *maligne Knochentumoren*, z.B. bei Ewing-Sarkom und osteogenem Sarkom
Entzündlich: Knochen: Vorwiegend chronische, aber auch akute Osteomyelitis, Lues; *Gelenke:* Psoriasisarthritis, bakterielle und tuberkulöse Arthritis	*Leukämie*
Venöse (variköser Symptomenkomplex, Ulcus cruris) und *arterielle Durchblutungsstörungen*	*Entzündlich:* Besonders bei akuter Osteomyelitis; initial bei entzündlichen Gelenkerkrankungen
Diabetes mellitus	*(Pulmonale) hypertrophische Osteoarthropathie* (seltene Manifestationsform)
(Pulmonale) *hypertrophische Osteoarthropatie* (z.B. bei Bronchialkarzinom, Emphysem, Bronchiektasie)	*Osteopathien, bes. Hyperparathyreoidismus*
Toxisch: Fluorintoxikation, Vitamin-A- oder -D-Überdosierung (überwiegend bei Säuglingen und Kleinkindern)	*Venöse und arterielle Durchblutungsstörungen* (seltene Manifestationsform, vor allem Initialstadium)
Tumorös: Langsam wachsende gut- und bösartige Tumoren des Knochens und der Weichteile	*Posttraumatisch* (Frühphase nach elektrischen und thermischen Insulten)
Kollagenosen besonders bei progressiver Sklerodermie	*Vorwiegend radiärstreifig oder strahlig (Spiculae)* (Hinweis auf eine Störung der reparativen periostalen Knochenneubildung im Anschluß an eine Periostabhebung und/oder -läsion)
Posttraumatisch: Als periostaler Kallus nach mechanischem Trauma, als Folge von elektrischen und thermischen Insulten	*Besonders maligne Knochentumoren,* z.B. osteogenes Sarkom (zusätzlich Codmansche Triangel), Knochenmetastasen, benigne Tumoren, wie z.B. Hämangiome
	Entzündlich (sehr selten)
	Thyreohypophysäre Akropachie
	Sichelzellanämie besonders am Schädel (sog. Bürstenschädel)

Tabelle 7.2. Differentialdiagnose vorwiegend oligo- und polyostotischer Periostverknöcherungen

---

Angeboren: Melorheostose, Osteopathia hyperostotica (Camurati-Engelmann), generalisierte Hyperostose mit Pachydermie (Uehlinger-Syndrom)
(Pulmonale) *hypertrophische Osteoarthropathie*
Diabetes mellitus (überwiegend distal der Knieregion)
Lues, Psoriasis
Kollagenosen, Hyperparathyreoidismus
Toxisch: z.B. Fluor

---

krankungen mit Verminderung der Sauerstoffsättigung sowie bei Intoxikation z.B. durch Fluor.

Grundsätzlich läßt sich aus dem morphologischen Bild der Periostverknöcherungen (z.B. „Zwiebelschalen" und „Lamellen", Spiculae, gewellte oder traubenförmige Knochenanlagerungen) kein sicherer Schluß auf die auslösende Erkrankung ziehen, wenn auch die Zusammenschau z.B. der primären Knochenveränderungen mit der Art der periostalen Knochenneubildung in vielen Fällen mit hoher Sicherheit die nosologische Zuordnung erlaubt.

Bei der Einordnung periostaler Knochenneubildungen muß berücksichtigt werden,
1. ob es sich um einen umschriebenen, nur an einer oder vielleicht auch an mehreren Extremitäten lokalisierten Befund handelt,
2. ob der subperiostale Knochen im Sinne einer Destruktion oder einer Knochenneubildung verändert ist,
3. ob sich Hinweise auf einen Weichgewebsprozeß in der Nachbarschaft des Periosts ergeben und
4. ob sich am benachbarten Gelenk krankhafte Veränderungen finden.

In Tabelle 7.1 werden den drei bekanntesten Erscheinungsformen periostaler Verknöcherungen einige wesentliche, *vorwiegend* mit ihnen einhergehende Krankheitsbilder zugeordnet. In Tabelle 7.2 finden sich Differentialdiagnosen oligo- und polyostotischer Periostveränderungen.

7.1 Angeborene Periostveränderungen

7.1.1 Melorheostose

Unter Melorheostose wird eine seltene, wahrscheinlich erbliche systemische Knochen-

erkrankung mit periostalen und enostalen Knochenneubildungen bei sonst regelrecht aufgebautem Skelet verstanden. *Röntgenologisch* finden sich sehr dichte, solide, in der Regel nach außen zu wellige Periostverknöcherungen, die der Längsachse des Knochens folgen und ihm fest aufliegen. Das Bild mutet gelegentlich wie „herabfließende Wachstropfen" an. Auch enostale Knochenneubildungen werden beobachtet. Die Veränderungen sind meist einseitig und dann vorwiegend in der oberen und unteren Körperhälfte ausgebildet.

7.1.2 Osteopathia hyperostotica (Camurati-Engelmannsche Erkrankung, progressive Diaphysendysplasie, Periostitis hyperplastica)

Es handelt sich um eine seltene, dominant erbliche Erkrankung im Säuglings- und Kindessowie auch im Erwachsenenalter mit Verdikkung und Verdichtung des Knochens durch periostotische Apposition. *Röntgenologisch* imponieren symmetrische Verdickungen und spindelförmige Auftreibungen mit Sklerose der Diaphysenkompakta, insbesondere der langen Röhrenknochen. Der Markraum bleibt frei.

7.1.3 Generalisierte Hyperostose mit Pachydermie (Uehlinger-Syndrom)

Hierbei handelt es sich um eine rezessiv erbliche Erkrankung des mesenchymalen Gewebes mit Hauptmanifestation an den Knochen sowie an der Haut. Es erkranken häufiger Männer als Frauen. *Röntgenologisch* findet sich eine Verplumpung und Verdickung besonders der diaphysären Röhrenknochenabschnitte durch periostale Knochenneubildungen. Diese Knochenneubildungen verschmelzen mit der Kortikalis, wodurch sie an Volumen zunimmt, selbst aber spongiosieren kann. Die Markhöhle wird häufig eingeengt, die Spongiosa durch Verdickung einzelner Knochenbälkchen transformiert. Verknöcherungen des Kapselbandapparates der Gelenke und Bechterew-ähnliche Verknöcherungen des Wirbelsäulenbandapparates mit sekundärer Kyphose werden beobachtet. Im Gegensatz zur hypertrophischen Osteoarthropathie kön-

nen auch die epiphysären Abschnitte der Röhrenknochen mitbefallen sein. Am häufigsten betroffen sind Radius, Ulna, Tibia und Fibula.

7.1.4 Generalisierte kortikale Hyperostose (van Buchem)

Sie ist eine seltene Erkrankung mit diaphysärer Kompaktaverdickung und tritt im Erwachsenenalter vorwiegend bei Männern auf; pathogenetisch liegt eine enostale Knochenneubildung zugrunde. Die alkalische Phosphatase ist erhöht.

7.2 Erworbene Periostveränderungen

7.2.1 (Pulmonale) hypertrophische Osteoarthropathie (Osteoarthropathia hypertrophicans Marie-Bamberger)

Die hypertrophische Osteoarthropathie tritt als Begleitphänomen zahlreicher entzündlicher, eitriger, fibrotischer, neoplastischer (paraneoplastisches Syndrom) pulmonaler, pleuraler und mediastinaler Erkrankungen auf.

Pathogenetisch wird eine Überlastung des akralen Blutkreislaufes mit Ab- und Umleitung des Hyperzirkulationsvolumens über die periostalen und Gelenkkapselgefäße diskutiert. Das vagale Nervensystem scheint dabei eine nicht unerhebliche Rolle zu spielen, denn die Veränderungen können sich nach unilateraler Vagotomie zurückbilden. Eine Rückbildung wird auch nach Behebung des pulmonalen Grundleidens beobachtet.

Das Krankheitsbild wird von der Trias *Knochenneubildung, Synovitis, Trommelschlegelfinger bzw. -zehen* geprägt.

Pathologisch-anatomisch findet sich eine manschettenartige periostale Knochenschale, die besonders im Diaphysärbereich ausgeprägt ist, zu den Metaphysen hin schmaler wird und die Epiphysen frei läßt. Die Außenfläche dieser periostalen Knochenneubildung ist rauh und ähnelt einer Baumrinde.

Bei sehr lange bestehender Krankheit wird der neugebildete periostale Knochen in Lamellenknochen umgeformt, so daß sich praktisch eine neue Kortikalis bei zunehmender Spongiosierung der darunter gelegenen ursprünglichen Kortikalis ausbildet.

Klinisch imponieren die oben erwähnten Trommelschlegelfinger bzw. -zehen und die Zeichen einer Periostitis und Arthritis mit entsprechenden Schmerzen, die gelegentlich mit der Polyarthritis verwechselt werden. Die klinische Symptomatik kann dem Nachweis einer pulmonalen Veränderung durchaus vorauseilen. Interessanterweise gehen die Trommelschlegelfinger, die durch intrathorakale neoplastische Veränderungen verursacht werden, in der Regel mit einer deutlichen Schmerzsymptomatik und einem rötlichen Saum um das Nagelbett einher, während Trommelschlegelfinger bei chronischer pulmonaler Insuffizienz eine nennenswerte Schmerzsymptomatik vermissen lassen. Auch sind die durch Periostitis und Synovitis verursachten Schmerzen bei neoplastischen intrathorakalen Prozessen ausgeprägter als bei chronischer pulmonaler Insuffizienz.

Röntgenologisch finden sich als Korrelat zu Trommelschlegelfingern bzw. -zehen Weichteilschwellungen an den Endphalangen ohne erkennbare Veränderungen am Knochen und am Periost.

Die periostalen Verkalkungen liegen diaphysär und lassen die Knochenenden frei. Die einzelnen Röhrenknochen sind in folgender Häufigkeit befallen: Radius, Ulna, Tibia und Fibula, Femur und Humerus, Metacarpalia und Metatarsalia – Grundphalangen, Mittelphalangen. *Röntgenphänomenologisch lassen sich 5 Typen der periostalen Verknöcherungen abgrenzen:*

1. solide, nach außen glatt begrenzte Verknöcherungen, die sich von der darunter gelegenen Kompakta durch einen feinen Aufhellungssaum eindeutig abheben bzw. abgrenzen lassen;
2. längsgestreifte zwiebelschalenartige Periostverknöcherungen;
3. radiärstreifige oder strahlige, sporadisch auftretende Periostverknöcherungen;
4. vorwiegend solide, mantelartige Periostverknöcherungen mit undulierter Außenkontur;
5. Dickenzunahme der Kortikalis durch Verschmelzung mit der periostalen Knochenneubildung ohne erkennbare Abgrenzung.

Die synovitischen Erscheinungen verursachen im Röntgenbild bis auf eine gelegentlich auftretende Weichteilschwellung keine Veränderungen an den artikulierenden Knochen.

Differentialdiagnose

Die soliden Periostverknöcherungen sind gegen die generalisierte Hyperostose mit Pachydermie in der Regel durch die feine Trennungslinie zwischen Periostverknöcherung und Kortikalis abgrenzbar, darüber hinaus werden bei der hypertrophischen Osteoarthropathie die epiphysären Knochenabschnitte nicht befallen. Bei der generalisierten Hyperostose mit Pachydermie fehlen Schmerzen, andererseits lassen sich aber Hautverdickungen mit grobwulstiger Faltenbildung (Cutis verticis gyrata) besonders im Okzipital- und Nackenbereich sowie Hautverdickungen an den Händen und Füßen nachweisen.

Die thyreohypophysäre Akropachie zeigt besonders an den Händen und Füßen entweder spiculaähnliche oder auch blasige, unregelmäßige Knochenneubildungen, oft asymmetrisch angeordnet.

7.2.2 Thyreohypophysäre Akropachie

Diese seltene Erkrankung tritt in weniger als 1% aller Fälle einige Wochen bis mehrere Jahre nach Thyreoidektomie auf. Sie ist gekennzeichnet durch einen progressiven Exophthalmus, durch schmerzlose Schwellungen von Händen und Füßen, Trommelschlegelfinger, durch prätibiales Myxödem und periostale Knochenneubildungen besonders an Händen und Füßen.

Literatur

Greenfield GB, Schorsch HA, Shkolnik A (1967) The various roentgen appearances of pulmonary hypertrophic osteoarthropathy. AJR 101: 927
Moule B, Grant MC, Boyle IT, May H (1970) Thyroid acropachy. Clin Radiol 21: 329
Schawarby K, Ibrahim MS (1962) Pachydermoperiostitis. A review of the literature and report on four cases. Br Med J I: 763
Torres-Reyes E, Staple TW (1970) Roentgenographic appearance of thyroid acropachy. Clin Radiol 21: 95
Uehlinger E (1942) Hyperostosis generalisata mit Pachydermie (Idiopathische familiäre generalisierte Osteophytose Friedreich-Erb-Arnold). Virchows Arch [Pathol Anat] 308: 396

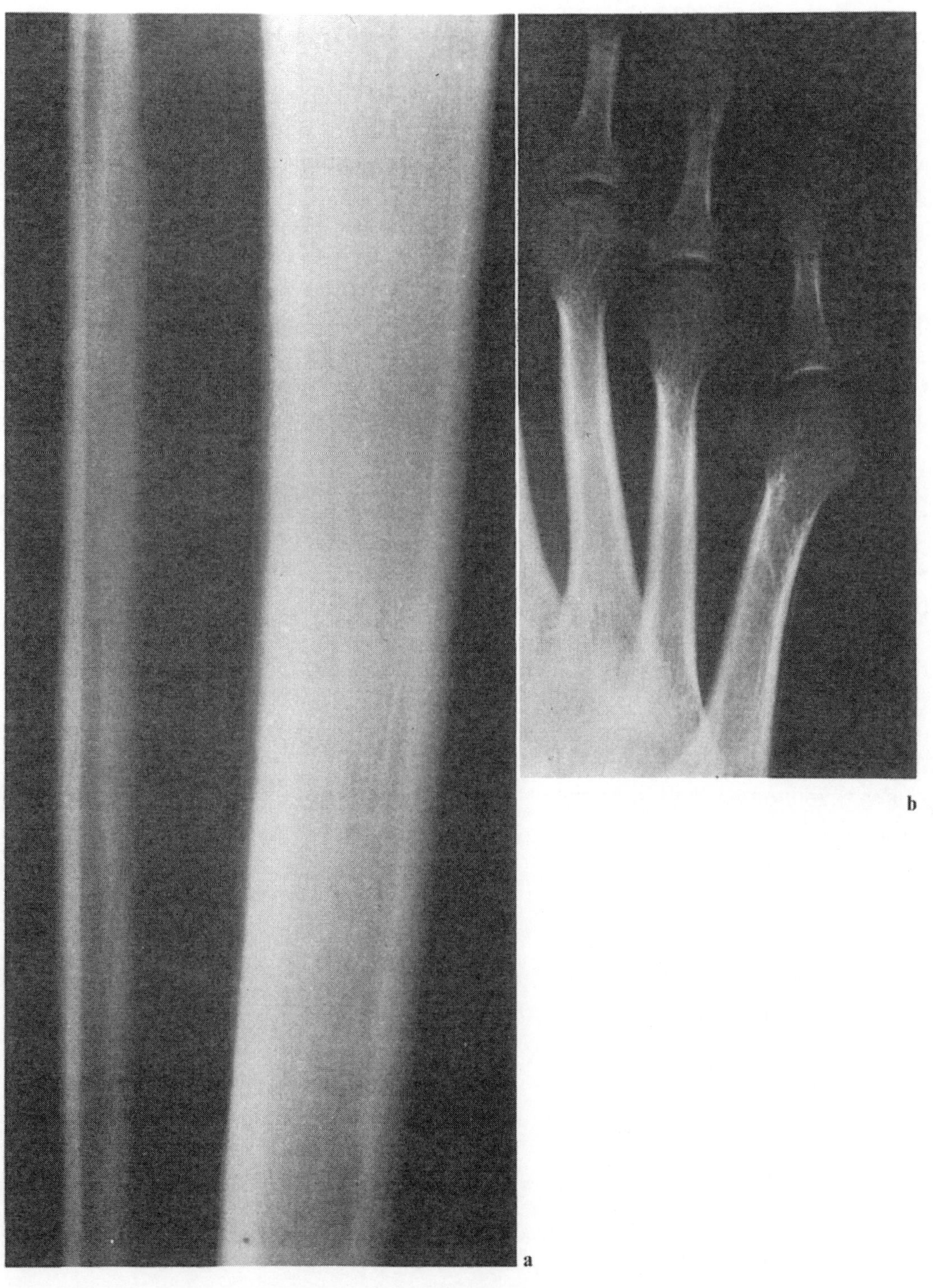

Abb. 7.1a, b. (Pulmonale) hypertrophische Osteoarthropathie bei einem 53jährigem Mann mit Lungenfibrose. Klinisch imponierten ausgeprägte Trommelschlegelfinger, der Patient klagte über rekurrierende „rheumatische" Schmerzen im Unterschenkel- und Fußbereich. Röntgenologisch fällt besonders an der lateralen Tibia (**a**) und um die Diaphyse des V. Os metatarsale (**b**) eine feine, lamelläre Periostverknöcherung auf, die sich typischerweise von der darunter gelegenen Kortikalis durch einen feinen Aufhellungssaum abgrenzen läßt

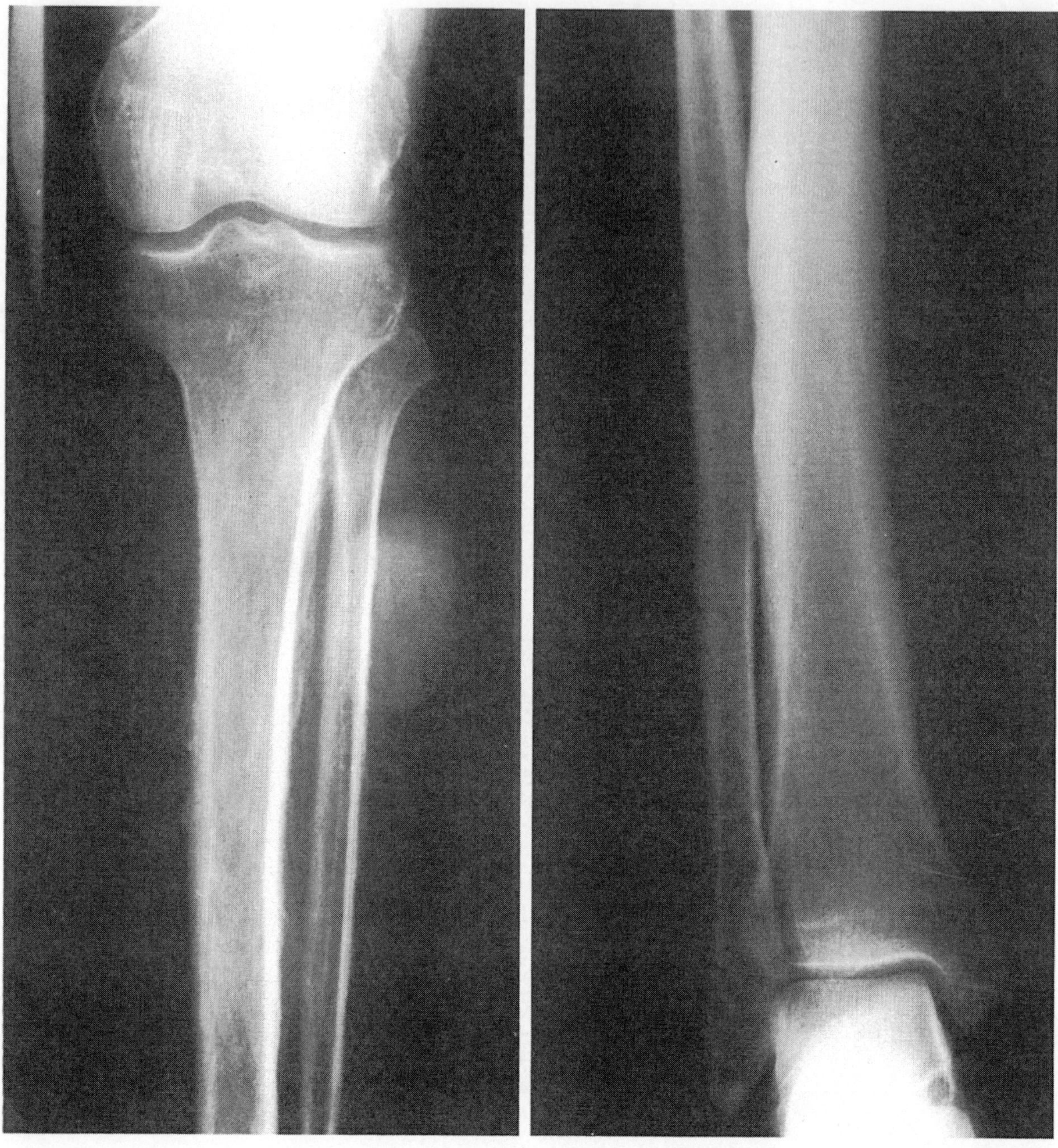

a

b

Abb. 7.2 a, b. Ausgeprägte Periostverknöcherungen bei Patienten mit varikösem Symptomenkomplex und Ulcus cruris an den Unterschenkeln. **a** Hier stehen z.T. zwiebelschalenartig, z.T. radiärstreifig (mediale Tibia- und laterale Fibulakante) anmutende Periostverkalkungen im Vordergrund, der Weichteilschatten in Projektion auf die laterale proximale Fibula und die lateral davon gelegenen Weichteile entspricht einem großen Varixknoten. **b** Es finden sich vorwiegend solide, nach außen zu undulierte Periostverkalkungen besonders der mittleren Tibia

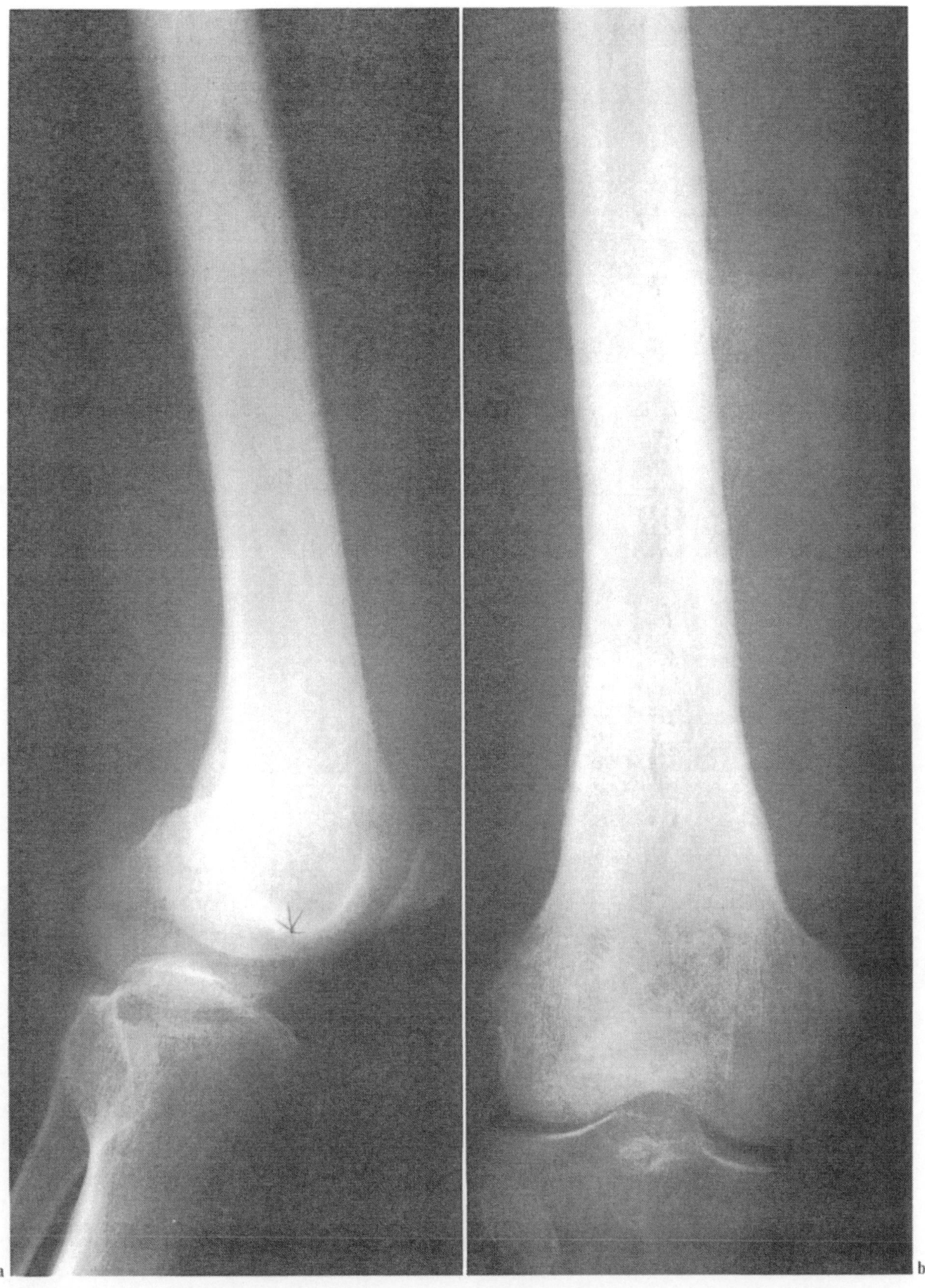

Abb. 7.3a, b. Unregelmäßige, z.T. streifige und unscharf anmutende Periostverkalkungen bei gleichzeitiger Kortikalisarrosion infolge eines ausgedehnten Weichteiltumors am Oberschenkel (Fibrosarkom), der zirkulär um den Knochen herum wächst. Auffallende morphologische Ähnlichkeiten bestehen mit den primär vom Knochen ausgehenden Veränderungen bei einem Osteosarkom in Abb. 5.107, S. 243

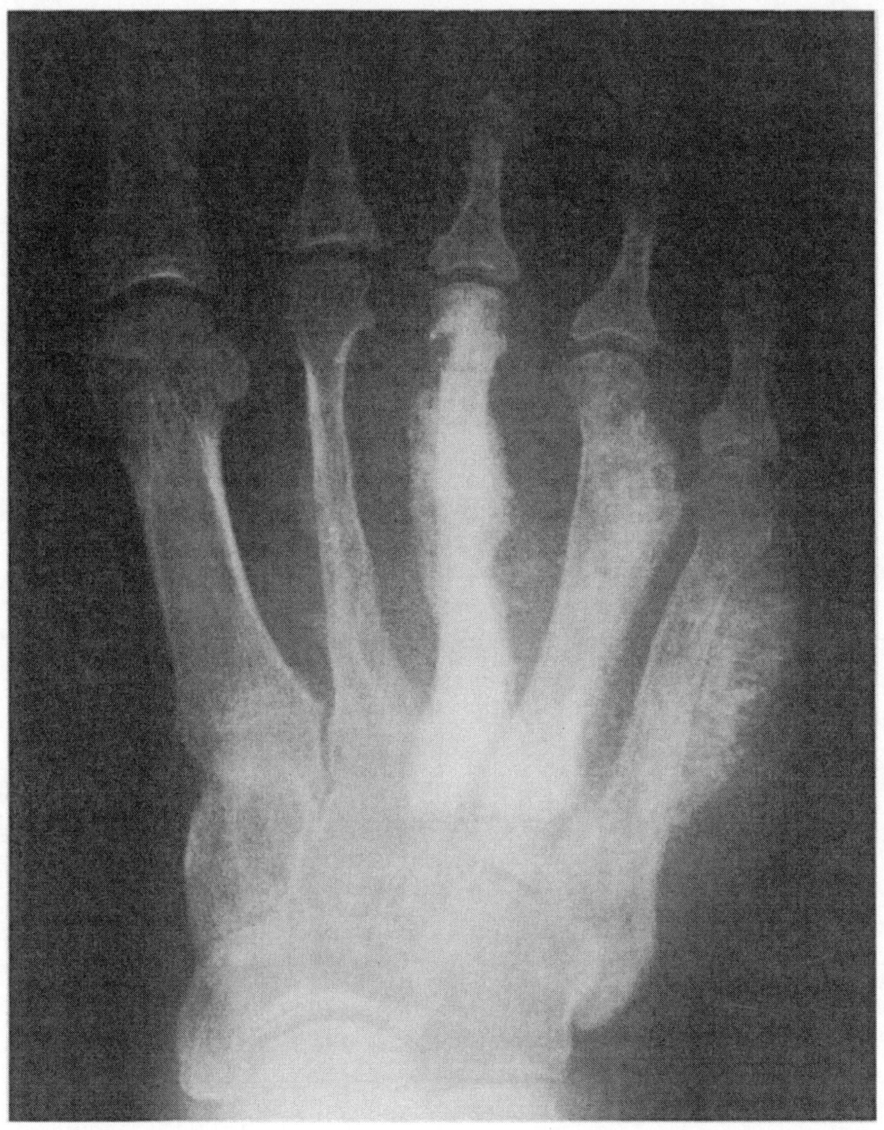

Abb. 7.4. Ausgedehnte, vorwiegend radiärstreifige Periostverkalkungen an den Metatarsalia III–V bei einem embryonalen Rhabdomyosarkom, das aus dem Weichteilmantel des rechten Fußes massiv in die Mittelfußknochen infiltriert und neben Destruktionen besonders am II. und III. Metatarsale Periostreaktionen hervorruft. Die Patientin ist 19 Jahre alt

8 Glossar

8.1 Skeletmißbildungen

Achondroplasie (Chondrodystrophie)

Die Achondroplasie ist eine autosomal-dominant vererbliche Knorpelverknöcherungsstörung mit Verkürzung der Röhrenknochen und plump verbreiterten Metaphysen sowie unregelmäßig begrenzten Metaphysenabschlußplatten. Die Kortikalis ist unregelmäßig konturiert, die Muskelansätze sind betont. Häufig ist die Spongiosa weitmaschig transformiert. Die Wirbelkörper zeigen durch die Ossifikationsstörungen Deformierungen, obwohl die Wirbelsäulenlänge normal ist. Durch eine Hyperlordosierung der Wirbelsäule tritt das Abdomen stark hervor. Der Schädel ist insgesamt vergrößert, das Stirnbein prominent infolge eines nicht progredienten Hydrozephalus. Die Betroffenen sind in der Regel sehr intelligent und traten früher besonders als Clowns und Hofnarren in Erscheinung.

Arachnodaktylie (Marfan-Syndrom)

Sie entspricht einer erblich bedingten Störung des mesenchymalen Gewebes mit verlängerten grazilen Extremitäten, Metacarpalia und Metatarsalia. Klinisch fallen Schlottergelenke, Linsenektopie, schlaffe Haut, Trichterbrust und auffallend häufig Aortendissektionen auf.

Dysostosen (Dysplasien), polytope enchondrale

Es gibt zahlreiche komplexe polytope enchondrale Dysostosen bzw. Dysplasien, von denen nur 4 erwähnt seien.

1. *Dysostosis Typ Lèri:* Dominant vererbliche Knochenentwicklungsstörung ab 2.– 6. Lebensjahr mit Verplumpungen und Verbiegungen der Röhrenknochen, der Metacarpalia und -tarsalia, Veränderungen an den Hand- und Fußwurzelknochen. Fernerhin finden sich Deformierungen der großen Gelenke mit frühzeitiger Arthrose.

2. *Dysostosis Typ Morquio:* Rezessiv erbliche Entwicklungsstörung, beginnend um das 2.–6. Lebensjahr mit verzögertem Längenwachstum und einer progressiven Skeletdeformierung, besonders die Wirbelsäule betreffend. Die Extremitäten können im Gegensatz zur Achondroplasie normal konfiguriert, aber auch überlang sein. Seltener finden sich Veränderungen des Schädelskelets. Nur wenige Patienten überleben die 2. Lebensdekade.

3. *Dysostosis multiplex Pfaundler-Hurler (Gargoylismus, Wasserspeiergesicht):* Rezessiv erbliche Knochenentwicklungsstörung mit Hornhauttrübung, beginnend ab 1.–2. Lebensjahr. Es findet sich ein dysproportionierter Minderwuchs, der Schädel ist auffallend groß mit hervortretenden Stirn- und Scheitelbeinen und einer vergrößerten Sella. Die Epiphysenkerne sind unregelmäßig geformt, die Metaepiphysenregionen verbogen und verplumpt.

4. *Dysostosis cleidocranialis:* Die genetisch bedingte Knochenentwicklungsstörung manifestiert sich überwiegend an bindegewebig präformierten Knochen wie dem Schädel und den Schlüsselbeinen.

Dysplasie, kraniometaphysäre

Es handelt sich um eine seltene kongenitale und familiäre Erkrankung mit einer Entwicklungsstörung der Röhrenknochen, die bei dünner Kortikalis und Zeichen der Osteoporose

breit und plump anmuten. Am Schädel findet sich ein Hypertelorismus, Schädelbasis und Schädelkalotte sind sklerosiert, die Nasennebenhöhlen und auch das Mastoid nicht pneumatisiert. Die Mandibel ist verdickt, es finden sich Dentitionsstörungen. Klinisch fallen die Patienten neben dem Hypertelorismus und einer breiten flachen Nase durch zunehmende Hirnnervenausfälle, bedingt durch die Skeletveränderungen, auf.

Familiäre metaphysäre Dysplasie (Morbus Pyle)

Dieses seltene autosomal-rezessiv erbliche Erkrankungsbild des Skelets geht mit einem Hochwuchs, mit einer paddelartigen Verbreiterung der Röhrenknochenmetaphysen und mit einem Genu valgum einher. Das Os frontale kann prominent sein, die proximalen Klavikeln weisen Verdickungen auf, die Rippen sind vergröbert.

Madelungsche Deformität

Sie entsteht auf dem Boden einer meist erblichen Wachstumsstörung der distalen Radiusepiphysenfuge. In der Regel tritt das Krankheitsbild schon in der Präpubertät auf. Klinisch findet sich die Hand im Karpo-Antebrachialbereich bajonettartig nach volar abgebogen und gelegentlich gleichzeitig nach radial oder ulnar abgewinkelt. Das Caput ulnae ist im distalen Radio-Ulnargelenk nach dorsal subluxiert. In der Dorsovolaraufnahme weisen die Radius- und Ulnagelenkfläche eine starke Neigung zueinander auf, sie „blicken" sich an. Die Radiusdiaphyse ist leicht nach medial konvex gekrümmt. In der Seitaufnahme liegen Handrücken und Beugefläche des Unterarmes in annähernd gleicher Ebene, der Processus styloideus ulnae zeigt nach dorsal. Die proximale Handwurzelreihe steht spitzwinklig, das Os lunatum ist häufig subluxiert oder luxiert. Die Veränderungen führen zu einer vorzeitigen Arthrose.

Mongolismus (Down-Syndrom)

Der Erkrankung liegt eine Trisomie des Chromosoms 21 zugrunde. Bei ca. jeder 700. Geburt findet sich ein Down-Syndrom. Die Erkrankung geht mit typischen Gesichts- und Hautveränderungen einher, in der Regel werden gleichzeitig Herzvitien gefunden. *Röntgenologisch* imponieren breit ausladende Beckenschaufeln, flache Hüftpfannen und spitz zulaufende Sitzbeine. Es bestehen Akromikrien an Nase, Kiefer, Finger und Zehen, fernerhin werden diverse Mißbildungen des Schädelskelets beobachtet.

Neurofibromatose (v. Recklinghausensche Erkrankung) (s. auch S. 202)

Die relativ seltene erbliche Erkrankung mit Fehlbildung des neuro-ektodermalen und mesodermalen Gewebes weist in etwa 50% der Fälle eine Skeletbeteiligung auf. Im Rahmen der mesodermalen Fehlbildungen finden sich *Dysplasien* der Wirbelkörper mit kurzbogigen angulären Kyphosen, fernerhin Defekte besonders im Keilbein und im Felsenbeinbereich, die mittlere Schädelgrube ist fakultativ erweitert. Die Knochenstruktur kann in Form einer strähnigen Osteoporose verändert sein, die Röhrenknochen sind häufig verbogen und im Schaftbereich schmal, Pseudarthrosen werden infolge einer erhöhten Knochenbrüchigkeit relativ häufig beobachtet.

Ein großer Anteil der Skeletveränderungen wird durch *Arrosion* von seiten der Neurofibrome bewirkt: So finden sich z.B. erweiterte Foramina intervertebralia durch sanduhrartige Neurofibrome, die Dorsalkanten der Wirbelkörper können exkaviert sein, interkostale Neurofibrome führen zu Rippenarrosionen. Seltener werden intraossäre Neurofibrome mit zystenähnlichen Veränderungen beobachtet. An den Händen lassen sich gemischtförmige Veränderungen mit Knochen- und Gelenkarrosionen einerseits und verstärktem Längenwachstum mit Fehlstellungen von 2 oder 3 Phalangen andererseits nachweisen.

Onychoosteodysplasie

Autosomal-dominant vererbliche Erkrankung mit ektodermalen und mesodermalen Veränderungen. *Klinisch* fallen hypoplastische Finger- und Fußnägel auf, sie können auch ganz fehlen. *Röntgenologisch* imponieren bila-

terale hornartige Exostosen am Os ilium, die Patella kann subluxiert, hypoplastisch oder gar aplastisch sein, die lateralen Femurkondylen sind hypoplastisch und unregelmäßig konturiert, während die medialen vergrößert erscheinen. In der Regel ist das Radiusköpfchen hypoplastisch und nach dorsal luxiert.

Osteogenesis imperfecta (Osteopsathyrosis, Fragilitas ossium hereditaria)

Dabei handelt es sich um eine erblich bedingte Erkrankung des Skelets mit mangelhafter periostaler und enostaler Knochenneubildung infolge einer Osteoblastenstörung. Der Knochen ist insgesamt schmächtig, die Kompakta dünn und porotisch, besonders im Diaphysärbereich, wodurch es zu einer abnormen Knochenbrüchigkeit mit sekundären Verformungen, Verbiegungen und Minderwuchs kommt. Die Spongiosa ist äußerst rarefiziert, die einzelnen Knochenbälkchen sind sehr zart (Glasknochen). Neben den Knochenveränderungen kommen blaue Skleren und eine Innenohrschwerhörigkeit (Otosklerose) vor. *Man unterscheidet 3 Typen:*

1. Osteogenesis imperfecta congenita (Typ Vrolik): Die Frakturen treten schon intrauterin auf, die Kinder sind nicht lebensfähig.
2. Osteogenesis imperfecta tarda (Typ Lobstein): Durch die zahlreichen Knochenbrüche resultiert ein Minderwuchs.
3. Osteogenesis imperfecta levis (Typ Seedorff): Das Krankheitsbild ist nur wenig ausgeprägt, im Vordergrund steht eine Osteoporose. Knochenbrüche werden seltener beobachtet.

Osteopathia striata

Sie ist eine seltene enostale Knochenerkrankung mit charakteristischen, sehr dichten Längsstreifen in den Metaphysen der Röhrenknochen und seltener der Wirbelkörper.

Pseudohypoparathyreoidismus und Pseudo-Pseudohypoparathyreoidismus

Bei beiden Krankheitsbildern wird zwar normal Parathormon gebildet, die Erfolgsorgane, insbesondere die Nierentubuli, sprechen jedoch infolge eines genetisch bedingten Defek-

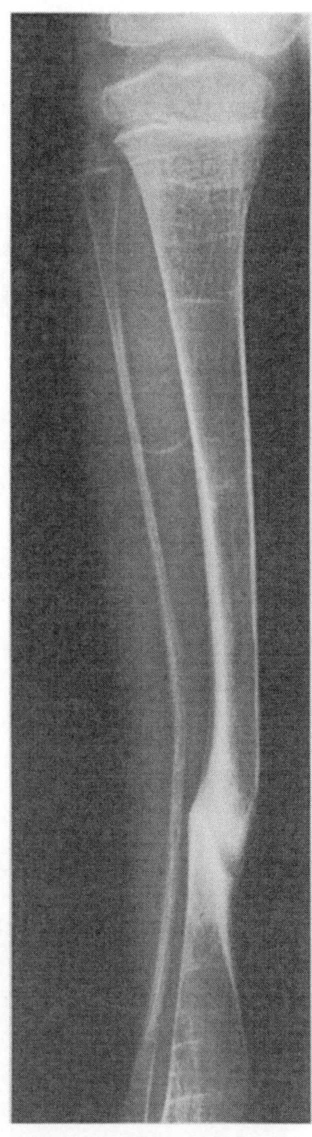

Abb. 8.1. Osteogenesis imperfecta tarda

tes auf dieses nicht an. Beim Pseudohypoparathyreoidismus finden sich demnach eine Hypokalzämie und eine Hyperphosphatämie, während beim Pseudo-Pseudohypoparathyreoidismus normale Serummineralkonzentrationen vorliegen. Die klinischen und röntgenologischen Veränderungen sind bei beiden Krankheitsbildern gleich. Die Patienten imponieren durch einen Klein- oder Zwergwuchs mit einem auffallend runden Gesicht, sie zeigen ektopische Verkalkungen, insbesondere der Cornea und der Linsen. In der Regel sind sie debil. Röntgenologisch bestehen Verkürzungen der Metacarpalia I, IV und V sowie des Metatarsale V, Verkrümmungen der Radii, Hüftgelenksdysplasien, Exostosenbildungen und Auftreibungen der epiphysären Skeletabschnitte.

Pyknodysostose

Die Pyknodysostose ist eine seltene Erbkrankheit, die sich röntgenologisch durch eine Zunahme der Knochendichte, Minderwuchs, Hypoplasie der Manibel und dysplastische Veränderungen der Schädelknochen sowie durch eine partielle Aplasie der Endphalangen und eine erhöhte Knochenbrüchigkeit auszeichnet. Im Gegensatz zur Marmorknochenkrankheit sind die Röhrenknochen nicht verdickt, auch findet sich nicht das Zeichen des „Knochens im Knochen".

Tuberöse Sklerose

Der seltenen familiären Erkrankung liegen neuro-ektodermale Fehlbildungen zugrunde, deren klinisches Korrelat das Adenoma sebaceum des Gesichtes, eine Epilepsie und geistige Retardierung sind. Gleichzeitig werden häufig kongenitale Herzvitien und Anomalien wie z.B. die Polydaktylie, Spina bifida und Kieferlippengaumenspalten gefunden. Am Skelet lassen sich *röntgenologisch* umschriebene *Osteoskleroseherde* nachweisen, die entweder rundlich, ovoid oder von unregelmäßiger Begrenzung sind. Sie können von Erbsen- bis Fünfmarkstückgröße reichen und sitzen zu etwa 40% im Becken und in der Lendenwirbelsäule, zu weiteren 40% an der Schädelkalotte und zu etwa 20% im übrigen Skelet. An den Hand- und Fußknochen finden sich häufig zystenähnliche Aufhellungen, gelegentlich werden auch periostale Verkalkungen beschrieben.

Turner-Syndrom

Durch eine Anomalie der Geschlechtschromosomen (in der Mehrzahl der Fälle Monosomie des X-Chromosoms, seltener auch strukturelle Aberrationen des X-Chromosoms) kommt es neben spezifischen klinischen Erscheinungen zu besonderen Skeletveränderungen, die im wesentlichen in einer Osteoporose und einem verzögerten Epiphysenfugenschluß, insbesondere der Beckenschaufelapophysen, liegen. Daneben gibt es diverse Fehlbildungen am Handskelet, im Handwurzelbereich und an den Knien. Klinisch imponieren ein Lymphödem (besonders untere Extremitäten) und das sog. Pterygium colli.

8.2 Allgemeine Skeleterkrankungen einschließlich fibroossärer Übergang

Anämien

In Abhängigkeit vom Schweregrad einer Anämie können Skeletveränderungen verschiedener Art auftreten. Bei starker Aktivität des Knochenmarkes wird spongiöser Knochen resorbiert, wodurch eine grobe Trabekulierung am Stamm- und Gliedmaßenskelet entsteht, darüber hinaus verdickt sich die Schädelkalotte und zeigt in extremen Fällen einen Bürstensaum (*Bürstenschädel*). Durch eine Erhöhung der Blutviskosität insbesondere bei *Hämoglobinopathien*, wie z.B. der *Sichelzellanämie* oder *Thalassämie*, entstehen thrombotische Gefäßverschlüsse, die wiederum *Knocheninfarkte und Nekrosen* z.B. am Femurkopf nach sich ziehen. In weniger ausgeprägten Fällen bewirkt die verminderte Knochendurchblutung ein *reduziertes Knochenwachstum,* was sich besonders an den Wirbelkörpern zeigt, wo z.B. bei der Sichelzellanämie regelrechte Fischwirbel entstehen. Die Sichelzellanämie prädisponiert Kinder zu einer Salmonellen-Osteomyelitis oder -Spondylitis wahrscheinlich auf dem Boden rezidivierender intestinaler Infarkte, die zu einer Invasion der Mikroorganismen in das Blut führen.

Caissonkrankheit

Die Caissonkrankheit wird sowohl bei den eigentlichen Caissonarbeitern wie aber auch bei Berufstauchern beobachtet. Vorbedingung für das Entstehen von Skeletveränderungen ist eine Überschreitung des Druckes von 1,6 Atmosphären und eine plötzliche Dekompression, wodurch der unter dem erhöhten Druck im Gewebe gebundene Stickstoff frei wird und in Form von Gasbläschen Blutkapillaren verschließt und auch in Gelenken auftritt. Durch den Kapillarverschluß kommt es zu *Knocheninfarkten,* besonders am Humerus sowie am Femur, und zu *Osteochondronekrosen,* die häufig erst nach Jahren röntgenologisch nachweisbar werden. Die Erkrankung, auch als Taucher- und Druckluftkrankheit bekannt, ist als Berufskrankheit meldepflichtig.

Fibroostitis

Im Gegensatz zur Fibroostose handelt es sich dabei um primär entzündliche Veränderungen im fibroossären Übergang, die insbesondere bei bilateral-symmetrischer Manifestation häufig als extraartikulärer Begleitbefund einer entzündlich-rheumatischen Gelenkerkrankung (z.B. Psoriasisarthritis, Reitersche Erkrankung, ankylosierende Spondylitis, chronische Polyarthritis) auftreten. Sie können gelegentlich den typischen klinischen und röntgenologischen Erscheinungen dieser Erkrankung vorauseilen, was besonders bei der Fibroostitis calcanei vor dem Manifestwerden einer ankylosierenden Spondylitis bemerkenswert ist. Daher sollte in solchen Fällen der erhobene Röntgenbefund die Suche nach den erwähnten Krankheitsbildern veranlassen. Isolierte Fibroostitiden z.B. im Ellenbogengelenk (Epikondylitis) können bei extremer Überbelastung auftreten, es ist jedoch fraglich, wieweit es sich dabei nicht primär um eine Fibroostose mit entzündlicher Begleitreaktion handelt.

Klinisch verursacht die Fibroostitis in der Regel Schmerzen.

Röntgenologisch finden sich im Gegensatz zur Fibroostose mehr unregelmäßig begrenzte und ausgefranst anmutende Knochensporne (*produktive Fibroostitis*), die umgebende Spongiosa ist verdichtet.

Seltener wird im fibroossären Übergangsgebiet eine umschriebene Destruktion gesehen (*rarefizierende Fibroostitis*), die der produktiven Fibroostitis vorausgehen kann. Dabei findet sich besonders im Tangentialbild ein unscharf begrenzter Defekt im Ansatzgebiet von Bändern und Sehnen, der von einer Spongiosaverdichtung umgeben ist. Im Aufsichtsbild erkennt man Aufhellungen, ebenfalls umgeben von einem Sklerosesaum bzw. -hof.

Fibroostose

Die Fibroostose basiert auf degenerativen Veränderungen und Überlastungen im Ansatzbereich von Sehnen und Bändern am Knochen. Bekannte Beispiele sind das sog. Stachelbecken der Organisten, die vorderen und hinteren Fersenbeinsporne, die Olekranonsporne und Knochenanlagerungen am Darmbeinkamm und den großen Rollhügeln.

Klinisch können diese degenerativen Veränderungen symptomlos verlaufen, gelegentlich treten aber auch reaktiv-entzündliche Erscheinungen besonders der benachbarten Schleimbeutel auf, wodurch Schmerzen und auch Bewegungseinschränkungen der Gelenke verursacht werden.

Röntgenologisch finden sich als Korrelat von reparativen Vorgängen im Bereich der Degeneration im fibroossären Übergang (z.B. Ansatzhöcker, Ansatzflächen und Ansatzfurchen) glatt begrenzte, regelrecht strukturierte bucklige oder stiftartige Ansatzsporne, wodurch die Insertion aus dem Knochen nach außen verlagert wird (*produktive Fibroostose*). Seltener kommen scharf begrenzte Defekte im Insertionsbereich aufgrund resorptiver degenerativer Veränderungen (*rarefizierende Fibroostose*) vor.

Die produktive Fibroostose ist besonders im Rahmen der Spondylosis hyperostotica sowie beim Vorliegen einer Fluorose und bei der Ochronose ausgeprägt. Bei der Akromegalie liegt der Knochenneubildung im Insertionsgebiet nicht ein degeneratives Geschehen, sondern eine hormonelle Stimulation zur Knochenneubildung im Knorpelbereich der Band- und Sehneninsertionen zugrunde, die im übrigen frei von Periost sind.

Spondylosis hyperostotica (ankylosierende Hyperostose der Wirbelsäule, Morbus Forestier)

Hierbei handelt es sich um eine überschießende pontifizierende Spondylosis deformans der Wirbelsäule, wobei sich ausgedehnte zuckergußartige Knochenanlagerungen besonders der Wirbelkörpervorderfläche sowie grobe, breit ausladende intervertebrale Knochenspangen finden. Die Patienten haben häufig einen latenten oder manifesten Diabetes mellitus, auch erkranken sie häufiger als die Normalbevölkerung an Gicht. Sehr häufig finden sich Residuen einer durchgemachten Scheuermannschen Erkrankung und eine Neigung zur Ossifizierung von Bandansätzen, Bändern und Gelenkkapseln, d.h. also des straffen fibrösen Bindegewebes. Differentialdiagnostisch ist die hyperostotische Spondylosis gegen den M. Bechterew und die Psoriasisspondylitis abzugrenzen.

Urticaria pigmentosa (Mastozytose)

Bei diesem seltenen Krankheitsbild findet sich eine pathologische Mastzellenwucherung mit einer charakteristischen dermatologischen Symptomatik. Gelegentlich kann es auch zu einer generalisierten viszeralen Mastzellenproliferation kommen mit Beteiligung von Leber, Milz, Lunge und Lymphknoten. Bei einer Beteiligung des Knochenmarkes entwickelt sich eine Osteosklerose, die entweder generalisiert oder auch multilokulär fleckförmig aussehen kann.

8.3 Gelenkerkrankungen

Arthritis psoriatica (Psoriasisarthritis, Arthropathio psoriatica)

Die Arthritis psoriatica tritt sowohl gemeinsam mit dem Vollbild einer Psoriasis, aber auch bei nur rudimentären Hautveränderungen auf. Patienten mit einer Psoriasis erkranken häufiger als die Durchschnittsbevölkerung an einer chronischen Polyarthritis, die dann sowohl serologisch wie röntgenologisch mit der typischen chronischen Polyarthritis identisch ist. Davon abzugrenzen ist andererseits die *Arthritis psoriatica im engeren Sinne,* die sowohl klinisch wie auch röntgenologisch von der chronischen Polyarthritis unterschiedliche Charakteristika zeigt. *Klinisch* leiden die Patienten häufiger an einem Finger- und Zehennagelbefall. *Röntgenologisch* imponiert an den Händen und Füßen ein charakteristisches Befallsmuster: Entzündliche destruktive und proliferative Veränderungen kommen entweder in *transversaler Anordnung,* insbesondere der distalen Interphalangealgelenke an mehreren oder allen Fingern, vor oder es besteht ein Befall eines Strahles mit Beteiligung mehrerer oder aller Gelenke in *axialer Anordnung.* Daneben werden aber auch gemischtförmige Veränderungen beschrieben. Die einzelnen Gelenke weisen zunehmende Zerstörungen der artikulierenden Flächen auf und münden entweder in eine Mutilation oder in eine knöcherne Ankylose ein. Im Gegensatz zur Polyarthritis finden sich bei der Psoriasisarthritis häufiger proliferative Veränderungen mit Anbauten und Verknöcherungen im Kapsel-, Band- und Sehnenansatzbereich (Kolbenphalanx) sowie periostale Verkalkungen. Die Psoriasisarthritis im engeren Sinne zeigt in der Regel keine gelenknahe Osteoporose. Der Verlauf der Gelenkveränderungen ist im Vergleich zur chronischen Polyarthritis rascher. An den *großen Gelenken* verläuft die entzündliche Destruktion ähnlich wie bei der chronischen Polyarthritis, es fallen dabei allerdings immer die starken proliferativen Veränderungen auf. An den Sakroiliakalgelenken finden sich häufig nur einseitig Veränderungen im Sinne einer *ankylosierenden Sakroiliitis* (Typ buntes Bild). Charakteristisch sind noch *Wirbelsäulenveränderungen* (Psoriasisspondylitis) mit Ausbildung von Parasyndesmophyten.

Arthropathia ochronotica (Ochronosis alcaptonurica)

Diese relativ seltene Stoffwechselerkrankung befällt überwiegend die großen Gelenke und die Wirbelsäule. Ihr liegt ein enzymatischer Gendefekt mit fehlender Homogentisinsäureoxydase zugrunde, wodurch das schwarzgefärbte polymerisierte Oxidationsprodukt der Homogentisinsäure im mesenchymalen Gewebe und dabei besonders im Faser- und Hyalinknorpel abgelagert wird. Der offensichtlich dadurch gestörte Knorpelmetabolismus zieht eine mechanische Minderwertigkeit des Knorpels nach sich und induziert eine *Arthrosis deformans.* Gegenüber der durch übliche Verschleißerscheinungen verursachten Arthrose manifestiert sich die ochronotisch bedingte schon im jüngeren Alter und verläuft in der Regel rascher. Auffallend sind dabei *gröbere Gelenkrandanbauten* und *Kalkeinlagerungen* in den *Gelenkknorpel.* Besonders die dorsalen lumbalen Zwischenwirbelscheiben weisen horizontalstreifige Verkalkungen auf, die befallenen Disci sind gesintert. Im Subchondralbereich bestehen unscharfe Aufhellungen und Verdichtungen. Sehr häufig findet sich ein *Vakuumphänomen* sowohl an den Bandscheiben wie auch am Gelenkknorpel.

Arthrosis deformans

Hierbei handelt es sich um eine Verschleißerkrankung, die sich in einem bewegten Gelenk

durch ein Mißverhältnis zwischen Belastung und Belastbarkeit des Gelenkknorpels entwikkelt. Prädisponierende Faktoren sind dabei insbesondere Fehlbelastungen (z.B. in dysplastischen Gelenken), aber auch primär minderwertiger Gelenkknorpel, z.B. im Rahmen von Stoffwechselerkrankungen wie der Ochronose.

Röntgenologisch finden sich im Gegensatz zu entzündlichen Gelenkerkrankungen zuerst Gelenkspaltverschmälerungen besonders in den Gelenkanteilen, die der stärksten Belastung ausgesetzt sind. Es folgen subchondrale Spongiosaverdichtungen und Aufhellungen (Geröllzysten). Allmählich tritt eine Verformung der artikulierenden Knochen auf. Bei weiterer Abnahme des Gelenkknorpels entstehen regelrechte Schliffflächen an den artikulierenden Knochen. Eine begleitende Osteoporose fehlt. Typisch sind Osteophytenbildungen an den Gelenkrändern.

Begleitarthritis

Bei vielen Infektionserkrankungen kommen Arthritiden vor, die von den eigentlichen rheumatischen Erkrankungen abzugrenzen sind. Sie basieren wahrscheinlich auf einem allergisch-hyperergischen Vorgang, denn ein Erreger kann im Gelenkpunktat nicht nachgewiesen werden. Begleitarthritiden kommen bei Virusinfektionen (z.B. Virushepatitis, Mumps und Röteln), bei bakteriellen Infektionen (Scharlach, Typhus, Paratyphus usw.) und in auffallender Häufigkeit auch bei nicht bakteriellen Darmerkrankungen wie z.B. der Colitis ulcerosa und der Enteritis regionalis Crohn vor. Röntgenologisch kann das Bild einer chronischen Polyarthritis imitiert werden, die größeren Gelenke wie z.B. das Kniegelenk, aber auch die Sacroiliacalverbindungen sind am häufigsten betroffen.

Chrondrokalzinose (Pseudogicht)

Hierbei handelt es sich um eine ätiologisch unklare Ablagerung von Kalziumpyrophosphatkristallen im Hyalin- und Faserknorpel sowie auch an der Gelenkkapsel und paraartikulär. Im Gelenkknorpel kommt es zu einer vorzeitigen Degeneration, bei Ansammlung der Kristalle in der Synovia entsteht die sog. Kristallsynovialitis mit einer entsprechenden klinischen und röntgenologischen Beschwerdesymptomatik. Diese *primäre Chondrokalzinose* ist ätiologisch von der *symptomatischen oder sekundären Chondrokalzinose* abzugrenzen, die bei einer Reihe von Stoffwechselerkrankungen wie z.B. Hämochromatose, hepatolentikuläre Degeneration (M. Wilson), Ochronose, Hyperparathyreoidismus, Hypophosphatasie und bei der Gicht auftritt.

Röntgenologisch finden sich bei der Chondrokalzinose im Faserknorpel (Menisci und Disci) punktförmige, grobschollige oder auch lineare Verkalkungen, im Hyalinknorpel strich- und bandförmige, parallel zur Gelenkkontur sich anordnende Kalkeinlagerungen. Paraartikuläre und Kapselverkalkungen von punkt- oder strich- und sogar bandförmigem Charakter kommen vor. Am häufigsten befallen werden Knie-, Schulter- und Hüft- sowie Handgelenke (Discus articularis ulnae). Gelegentlich finden sich auch Bandscheibenverkalkungen. Neben den Kalkeinlagerungen werden in der Regel arthrotische Veränderungen gesehen.

Chronische Polyarthritis

Bei der chronischen Polyarthritis handelt es sich um eine ätiologisch bisher noch nicht geklärte Systemerkrankung des Bindegewebes mit besonderem Befall der Synovialmembran der Gelenke, der Sehnenscheiden und der Schleimbeutel. Bevorzugt werden die Extremitätengelenke und hier besonders bilateral die kleinen Gelenke. Neben dem typischen klinischen Bild weisen serologische Parameter wie nachweisbare Rheumafaktoren in ca. 70% der Fälle auf die Erkrankung hin.

Röntgenologisch verläuft die Erkrankung primär polyartikulär mit der bereits erwähnten Bevorzugung des Hand- und Fußbereiches mit bilateral symmetrischer Ausbreitung. Erste Zeichen sind Weichteilschwellungen, insbesondere der proximalen Interphalangealgelenke, und gelenknahe Entkalkungen. Als nächstes imponiert besonders im Metakarpound Metatarsophalangealbereich ein Schwund der subchondralen Grenzlamelle, es folgen Usuren, insbesondere an der Radialseite der Metakarpalköpfchen und der Medialseite der

Metatarsalköpfchen, am Processus styloideus ulnae sowie auch an den proximalen Interphalangealgelenken. Die typischen Usuren liegen fast ausschließlich marginal und nicht zentral. Im weiteren Gefolge der Erkrankung kommt es über zunehmende Destruktionen zu Mutilationen und Fehlstellungen mit Subluxation und Luxation. Es tritt dann zunehmend auch ein Befall der großen Gelenke, der Sakroiliakal- und der Wirbelbogengelenke auf. Eine gefürchtete Komplikation ist die atlantoaxiale Dislokation. Die Differentialdiagnose hat die Arthritis psoriatica, die Gichtarthritis, die aktivierte Arthrose und die multizentrische Retikulohistiozytose zu berücksichtigen.

Gelenkkörper, freie

Freie Gelenkkörper, die als knochendichte, intraartikuläre Verschattungen von Stecknadelkopf- bis Kirschgröße erscheinen, können bedingt sein
1. durch eine Osteochondrosis dissecans (s.S. 281),
2. durch Kapselchondrome und Kapselosteome im Rahmen einer Arthrose,
3. durch abgelöste Knorpelfragmente unter Hinterlassung einer sog. Knorpelusur (wie z.B. bei der Chondropathia patellae) mit sekundärer metaplastischer Verkalkung,
4. durch abgebrochene Randwülste im Rahmen einer Arthrose,
5. durch Meniskuszerstörung mit Abbruch von Fragmenten und sekundärer metaplastischer Verkalkung,
6. im Rahmen der erblichen Gelenkchondromatose (M. Reichel).

Prädilektionsorte für freie Gelenkkörper sind das Knie- und Ellenbogengelenk.

Gichtarthropathie

Infolge einer Hyperurikämie kann es in Abhängigkeit von deren Ausmaß einerseits und der Zeitspanne andererseits zu Uratablagerungen im Knochen und Weichgewebe kommen, wo sie als Fremdkörper wirken und auf unterschiedliche Weise Gegenregulationen auslösen. *Röntgenologisch* finden sich je nach Verlauf – ob akut oder protrahiert – im befallenen Gelenk entweder Zeichen einer *akuten oder*

chronischen Arthritis oder auch nur einer *Arthrose.* Bei der akuten oder chronischen Gichtarthritis stehen neben den Zeichen der Entzündung (Weichteilschwellung, Gelenkspaltverschmälerung, Zerstörung der subchondralen Grenzlamelle, Usurenbildungen) polygonal begrenzte *Osteolysen* von Reiskorn- bis Kirschgröße in der Epi- und Metaphyse und gelegentlich bis in die Diaphysen hineinreichend im Vordergrund. Diese Osteolysen sind zumeist scharf begrenzt. Sie entsprechen den *sog. Tophi* und haben ihren Prädilektionsort am Großzehengrundgelenk, wo sie sich in 50% der Fälle als Erstmanifestation und in 75% aller Fälle finden. Weitere bevorzugte Lokalisationen sind die Zehen- und Fingergelenke, der Fuß- und Handwurzelbereich sowie die oberen Sprunggelenke. Als charakteristische Röntgenzeichen gelten fernerhin der sog. *überhängende Knochenrand,* der im Randgebiet eines eingebrochenen Tophus auftritt, weiterhin die *becherförmige artikuläre Mutilation* und der sog. *Tophusstachel* als Ausdruck einer periostalen Reaktion. Im Gegensatz zur chronischen Polyarthritis fehlt eine auffallende Demineralisation im gelenknahen Bereich, die Osteolysen sind bei der Gicht wesentlich ausgeprägter und überwiegen quantitativ gegenüber den Usuren.

Kollagenosen

Verschiedene Kollagenosen wie z.B. der Lupus erythematodes disseminatus, die progressive Sklerodermie, die Dermatomyositis und Polyarteriitis gehen häufig mit *Gelenkaffektionen im Sinne einer Arthritis* unterschiedlicher Ausprägung einher. Bei der Sklerodermie und der Dermatomyositis werden zusätzlich unterschiedlich ausgeprägte *Weichteilverkalkungen* (Calcinosis interstitialis oder Thibièrge-Weissenbach-Syndrom) beobachtet, die in Arealen von Reiskorn- bis Kirschgröße krümelig oder schollig anmuten. Besonders bei der Sklerodermie finden sich an den Händen charakteristische Veränderungen wie die *Krallenhand, reaktionslose konzentrische Osteolysen* und *Akroosteolysen* und eine gelenknahe oder *diffuse Entkalkung* des Handskelets neben den Zeichen einer seropositiven oder seronegativen chronischen Polyarthritis.

Morbus Reiter

Auf die Diagnose eines M. Reiter, der mit Mono-, Oligo- und Polyarthritiden einhergehen kann, weisen vor allem klinische Erscheinungen wie abakterielle Urethritis, Balanitis circinata und Keratokonjunktivitis hin. Die Erkrankung ist ausgesprochen androtrop. Die Gelenkerscheinungen finden sich häufiger an der unteren als an der oberen Extremität. Im einzelnen werden typische Arthritiszeichen an den befallenen Gelenken mit gleichzeitig einhergehender periostaler Verkalkung des gelenknahen Knochens beobachtet. Auffallend häufig kommt eine begleitende Sakroiliitis, oft einseitig, vor, an der Wirbelsäule treten gelegentlich Parasyndesmophyten wie bei der Psoriasisarthritis auf. Die beim M. Reiter beobachtete Calcaneopathia rheumatica setzt sich aus den Zeichen einer Fibroostose und Fibroostitis sowie einer Periostitis am Fersenbein zusammen.

Morbus Scheuermann (Adoleszentenkyphose)

Dem Krankheitsbild liegt eine konstitutionelle Minderwertigkeit der Wirbelkörperabschlußplatten zugrunde. Dadurch werden sie sekundär nekrotisch. Das Krankheitsbild beginnt bereits in der Präpubertät, typische Lokalisationen sind die Brustwirbelsäule (D 4 bis D 12), fernerhin der dorsolumbale Übergang, seltener die Lenden- und Halswirbelsäule. Als röntgenologisches Frühzeichen gelten die ventral betonte Diskusspaltverschmälerung und die leichte Wirbelkörperkeilform. In der Regel erkranken mindestens 3 benachbarte Wirbelkörper. Typisch ist der intraspongiöse Diskusprolaps (Schmorlsches Knorpelknötchen), wodurch es zu einer Volumenminderung im Bandscheibenraum mit einer sekundären Diskusspaltverschmälerung und zu einer mehr oder weniger ausgeprägten konsekutiven angulären segmentalen Kyphose kommt. Noch während des Wachstums wölbt sich die Kontur des einem Schmorlschen Knorpelknötchen gegenüberliegenden Wirbelkörpers an umschriebener Stelle buckelig vor (Edgren-Vaino-Zeichen). Häufig weisen die mehr oder weniger keilförmig veränderten Wirbelkörper eine größere Tiefenausdehnung als die gesunden auf.

Die genannten Röntgenzeichen lassen in der Regel die Unterscheidung von entzündlichen Wirbelsäulenveränderungen wie z.B. der Spondylitis und der Spondylodiscitis zu.

Multizentrische Retikulohistiozytose (Lipoid-Dermatoarthritis)

Sie stellt eine Sonderform einer „erosiv-destruktiven Arthropathie" dar und basiert auf einer systemischen Erkrankung der Haut und Synovia. *Klinisch* finden sich kutane und subkutane knötchenförmige Infiltrate von Reiskorn- bis Erbsengröße, besonders an den Händen. Das pathologisch-anatomische Substrat der röntgenologischen Veränderungen ist durch noduläre Infiltrate mit Histiozytenproliferationen in einem ödematösen und hochvaskularisierten Stroma insbesondere der Synoviaoberfläche gegeben. Veränderungen finden sich dementsprechend auch nur dort, wo Synovia vorkommt. Als Charakteristika können *folgende Röntgenzeichen* angesehen werden:

1. bilateral-symmetrischer Gelenkbefall mit besonderer Ausprägung an den Interphalangealgelenken der Hände und Füße (zu etwa 70–80%),
2. vorwiegend scharf konturierte, juxtaartikuläre und marginale, später zentrale Erosionen und Defekte,
3. in fortgeschrittenen Stadien breiter erscheinende Gelenkspalten durch Zerstörung der angrenzenden Knochenabschnitte und Auseinanderdrängung der artikulierenden Knochen durch verdickte Synovia,
4. keine gelenknahe Osteoporose (wie z.B. bei chronischer Polyarthritis), auch keine reaktiven Sklerosen bzw. Periostreaktionen (wie z.B. bei Psoriasisarthritis oder Gicht), keine peri- oder paraartikulären Weichteilverkalkungen (wie z.B. bei der Arthrose),
5. rascher Verlauf mit früh einsetzender Mutilation. Die röntgenologischen Erscheinungen können den klinischen vorauseilen.

Die Differentialdiagnose hat alle „erosivdestruktiven Arthropathien" zu berücksichtigen:
chronische Polyarthritis, mutilierende Arthrose, Psoriasisarthritis, Gichtarthritis, Reitersche Erkrankung.

Neurogene Osteoarthropathien

Wenn aufgrund neurologischer Ausfälle die Schmerzsensibilität eines Gelenkes ausfällt und zusätzlich organische oder vasomotorische Gefäßveränderungen auftreten, resultiert das Bild der neurogenen Osteoarthropathie.

Sie wird am häufigsten bei der Syringomyelie, der Tabes dorsalis, der familiären (Akro-)Osteolyse und der angeborenen Analgesie beobachtet.

Röntgenologisch verlaufen neurogene Osteoarthropathien in der Regel in *3 Stadien*: Zunächst kommt es im *osteochondronekrotischen Stadium* zu einer Knorpel- und Knochenzerstörung, wobei der gelenkbildende Knochen, z.B. der Humeruskopf, bröckelig zerfällt. Die Knochenbröckel (Knochenschotter) verteilen sich im Gelenkraum, sie können aber auch in die angrenzenden Bursen einbrechen. Sie werden entweder resorbiert oder bilden Zentren einer Knochenneubildung. Im 2. Stadium kommt es neben den Destruktionen zu oft *gigantischen Knochenneubildungen,* die ungeordnet verlaufen und sich am Knochen selbst wie in dem umgebenden Weichteilmantel abspielen. Im 3. Stadium folgt dann eine *Konsolidierung* der Veränderungen mit Gelenkumgestaltung, wobei sich besonders am Schultergelenk (Syringomyelie), aber auch an den Kniegelenken (Tabes dorsalis) die Konturen glätten und „neue" Gelenkkonturen entstehen.

Spondylitis, ankylosierende
(Morbus Bechterew)

Der M. Bechterew stellt im engeren Sinne eine Systemerkrankung des Stammskelets einschließlich der Becken- und Brustkorbverbindungen dar, bei der jedoch 20% der Patienten eine periphere Arthritis aufweisen, die vorwiegend in den stammnahen Gelenken lokalisiert ist. Auf die genetische Disposition, diese Erkrankung zu erwerben, weisen 2 Befunde hin:
1. die Bevorzugung des männlichen Geschlechts (8:1),

2. das bei dieser Erkrankung in 95% der Fälle nachweisbare Histokompatibilitätsantigen HLA-B 27, das in der Normalbevölkerung in ca. 7% gefunden wird.

Pathologisch-anatomisch treffen beim M. Bechterew 3 verschiedene morphologische Komponenten zusammen:
1. exsudativ-proliferativ fibrosierende Prozesse an großen und kleinen Gelenken;
2. verknöchernd-metaplastische Vorgänge am Stammskelet;
3. exsudativ-osteolytische Prozesse mit Zerstörung der Wirbelkörpervorderfront.

Bei der ankylosierenden Spondylitis werden etwa 83 Röntgenzeichen beobachtet, von denen jedes einzelne für sich betrachtet nicht beweisend für das Vorliegen der Erkrankung ist. Die ersten Röntgenveränderungen, die für einen M. Bechterew sprechen, finden sich in der Regel an den Sakroiliakalgelenken (ankylosierende Sakroiliitis mit dem „bunten" Bild von Destruktion, Sklerose und Ankylose) sowie am dorsolumbalen Übergang (Spondylitis anterior, Kastenwirbelbildung, Syndesmophytenentstehung) und an der übrigen Lendenwirbelsäule (Spondylitis anterior, Kastenwirbel, Syndesmophyten, Spondylarthritis). Erst in Spätstadien treten Ankylosierungen in den großen und kleinen Wirbelgelenken sowie Bandverknöcherungen auf, es resultiert das Bild des Bambusstabes an der Brust- und Lendenwirbelsäule mit der typischen Bechterewschen Kyphose. An den Gelenken des Gliedmaßenskelets können sich Veränderungen wie bei der Polyarthritis einstellen.

Literatur

Dihlmann W (1973) Gelenke – Wirbelverbindungen. Thieme, Stuttgart

Heuck F (1972) Skelet. In: Haubrich R (Hrsg) Klinische Röntgendiagnostik innerer Krankheiten, Bd III. Springer, Berlin Heidelberg New York

Spranger JW, Langer LO, Wiedemann HR (1974) Bone dysplasias, an atlas of constitutional disorders of skeletal development. Fischer, Stuttgart

Klinische Osteologie

Herausgeber: F. Kuhlencordt, H. Bartelheimer

Bearbeitet von P. C. Alnor, B. A. Ashton, H. Bartelheimer,
J. P. Bierich, R. Burckhardt, H. F. DeLuca, H.-J. Dulce, P. P. Fietzek,
H. M. Frost, L. S. Galante, J. G. Ghazarian, H. G. Hass, J. F. Habener,
J. Havlik, F. Heuck, G. Hierholzer, C. J. Hillyard, H. Höhling,
G. Hörster, C. Hugh Barry, K. H. Knese, J. Knop, H.-P. Kruse,
F. Kuhlencordt, T. Lauffenburger, C. Lentner, I. MacIntyre,
R. Montz, E. Morscher, B. E. C. Nordin, A. J. Olah, J. A. Parsons,
G. Pfleiderer, J. T. Potts Jr., W. Remagen, K. Riesner, J.-D. Ringe,
W. G. Robertson, A. Rösli, H. J. Schäfer, H. H. Schassan, R. Schenk,
F. Schmidt, D. Schönberg, G. Seifert, V. Tošovský, E. Uehlinger,
K. Vasenlow, G. D. Whedon, K. Zum Winkel, J. M. Zanelli

1980. Etwa 603 Abbildungen, etwa 52 Tabellen. Etwa 1600 Seiten
(etwa 190 Seiten in Englisch).
(Handbuch der inneren Medizin, Band 6: Erkrankungen der
Knochen, Muskeln und Gelenke, 5. völlig neubearbeitete und
erweiterte Auflage, Teil 1)
In 2 Bänden, die nur zusammen abgegeben werden.
Gebunden DM 780,–; approx. US $ 429.00
Vorbestellpreis/Subskriptionspreis
Gebunden DM 624,–; approx. US $ 343.20
(Der Vorbestellpreis gilt nach Erscheinen weiter als Subskriptions-
preis bei Verpflichtung zur Abnahme aller Teilbände bis zum
Erscheinen des letzten Teilbandes von Band 6)
ISBN 3-540-08730-3

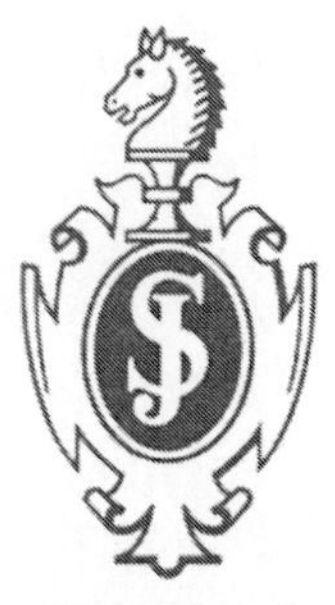

Springer-Verlag
Berlin
Heidelberg
New York

Mit diesem Doppelband wird erstmals eine umfassende Darstellung der klinischen Osteologie im deutschen Schrifttum vorgelegt.
Nach Darstellung der anatomischen, biochemischen und physiologischen Grundlagen und der modernen Untersuchungsver-
fahren, nimmt die Klinik unter den verschiedenen Aspekten des
Metabolismus, der Genetik, der Beziehungen zum Knochenmark,
der entzündlichen und der neoplastischen Osteopathien, den
größten Raum ein. Angestrebt wurde eine möglichst weitgehende
Aufzeichnung der aktuellen Probleme, von denen viele sich mit
solchen der Nachbargebiete, insbesondere der Endokrinologie, der
Gastroenterologie, der Nephrologie, der Hämatologie und der
Onkologie überdecken. Die neu gewonnenen Erkenntnisse haben
besondere Bedeutung für jene Disziplinen, die sich mit der
Statistik des Skelettes befassen, so der Orthopädie, der Unfall-
und der Allgemeinchirurgie.